中国科学院教材建设专家委员会规划教材

全国高等中医药院校规划教材

"十二五"江苏省高等学校重点教材（编号：2013-1-141）

案例版™

供五年制、七年制中医药学各专业使用

中医外科学
第 2 版

主　编　潘立群　裴晓华

（以下按姓氏笔画排序）

副主编　于庆生　王　军　朱晓男　杨素清　宋爱莉
　　　　陈海军　欧　春　赵建更　曾庆琪

编　委　于庆生　马朝群　王　军　卢子杰　成秀梅
　　　　朱　勇　朱　震　朱晓男　刘晓菲　闫景东
　　　　安月鹏　李　鑫　李大勇　李永刚　杨素清
　　　　宋爱莉　谷云飞　张　琦　陈海军　欧　春
　　　　金保方　赵建更　施　义　姚　昶　徐　阳
　　　　徐　彦　徐　晋　郭　顺　梁　晨　曾庆琪
　　　　裴晓华　樊　练　潘立群　薛建国　魏跃钢

秘　书　郭　顺

科学出版社

北　京

内 容 简 介

　　本教材为第2版，是"中国科学院教材建设专家委员会规划教材"、"'十二五'江苏省高等学校重点教材"之一。根据模拟教学的原则，在第1版的基础上进一步将临床案例设计为"虚拟病人"，学生为"虚拟医生"，教师则是沟通这两者的思维指导者。由此展开的临床分析被演绎为一个渐进的序贯过程，以"演变与对策"的方式实现。这种与当代中医外科临床直接接轨的模拟教学设计是本版教材的特色。内容更准确地反映当代中医外科学的学术内涵，加强了病机和内、外治法系统属性的描述。全书上下两篇，共分14章，主要阐述了发展简史及相关理论要点、病机、辨证治法以及外科常见病的临床诊治全过程。

　　本教材可供高等中医药院校中医、中西医结合、针灸等专业五年制、七年制学生教学使用，也适用于高年级学生临床实习用书。

图书在版编目（CIP）数据

中医外科学/潘立群，裴晓华主编．—2版．—北京：科学出版社，2015.6

中国科学院教材建设专家委员会规划教材　全国高等中医药院校规划教材　"十二五"江苏省高等学校重点教材

ISBN 978-7-03-044606-0

Ⅰ．中…　Ⅱ．①潘…　②裴…　Ⅲ．中医外科学–医学院校–教材　Ⅳ．R26

中国版本图书馆 CIP 数据核字（2015）第 124799 号

责任编辑：郭海燕／责任校对：朱光兰
责任印制：肖　兴／封面设计：范璧合

科学出版社 出版
北京东黄城根北街 16 号
邮政编码：100717
http://www.sciencep.com

大厂书文印刷有限公司 印刷
科学出版社发行　各地新华书店经销

*

2007 年 7 月第　一　版　　开本：787×1092　1/16
2015 年 6 月第　二　版　　印张：23 1/2
2015 年 6 月第三次印刷　　字数：584 000

定价：59.00 元
（如有印装质量问题，我社负责调换）

第 2 版序

　　模拟教学体系中的案例式教学法（case-based teaching）起源于 20 世纪 20 年代，由美国哈佛商学院首创，其案例都是来自于商业管理中的真实事件，通过情境和思维的模拟教学，培养学生解决实际问题的能力。其后于 60 年代，该教学法由加拿大麦克玛斯特大学医学院引入医学教育领域，更多地使用于临床教学，具有研究型学习（case study）的特点。其基本教学步骤一般按照"发现问题—分析问题—解决问题"的方式展开。而中医学的核心内涵是病机的主体地位及其审证求因、审因论治的构建过程，就过程的表现形式而言与上述教学模式具有相似性，因此将案例式教材作为中医教学的承载体是继承与发展，坚守与创新的有益探索，这在中医临床课程的建设中尤为重要。

　　根据模拟教学的原则，本版教材在第 1 版的基础上进一步将临床案例（病例）设计为"虚拟病人"，学生为"虚拟医生"，教师是沟通这两者的思维指导者而不是单纯的说教者；由此展开的临证分析被演绎为一个渐进的序贯过程，以"演变与对策"的方式实现。这种与当代中医外科临床直接接轨的模拟教学设计是本版教材的特色。

　　2007 年科学出版社从医学教育的根本宗旨——培养医学生的临床能力出发组织出版了案例版教材；经过 8 年的教学实践证明这是很有意义的工作，对于学生中医临床能力的培养起到了积极的作用，在业界获得了认同。因此，本教材于 2011 年被确定为"江苏省精品教材"，2013 年被遴选为"'十二五'江苏省重点教材建设项目"，但是依然存在着缺点和不足之处，尤其是在体现中医原创性学术思想和当代中医外科临床实践方面尚不能令人满意。为了更准确地反映当代中医外科学的学术内涵，在科学出版社的组织下我们对原书内容进行了修订。在总论中强化了经典著作对于中医外科学理论奠基作用的表述，将第二章"病因病理"改为"病机"，确立其作为中医学核心内涵的地位。加强了内、外治法系统属性的描述，增加了"内外治法相匹配"一节。在各论中着重对各病种的临证表现和相关病机的确立进行了修订，根据当代中医外科临床实践的具体变化对若干章节做了较大幅度的增删调整，以冀为本学科在新时期的发展作出力所能及的贡献。

　　综上所述，本版教材定位于临床应用类型，适用于本科高年级临床实习前的强化教学和训练，更适合本科的床边教学以及长学制本科和研究生的教学。

　　经编委会全体同仁一年的努力，第 2 版通过了"十二五"江苏省高等学校重点教材建设专家委员会的审定，获准出版。在此对所有参与、支持本教材编写、出版工作的专家和工作人员表示衷心的感谢，也感谢第 1 版全体编委的辛勤劳动。然由于水平所限，错误与讹漏之处在所难免，敬请同道批评斧正。

潘立群
2015 年 3 月于南京中医药大学

第 1 版序

案例教学（case-based teaching，CBT）和以问题为中心的教学（problem-based learning，PBL）是 20 世纪 60 年代欧美医学教育改革取得的成果，并成为医学教育的主流。两者的共同点都是首先提出一个案例（问题），再围绕这个案例展开讨论。

中医临床思维的核心思想或曰基本属性是审证求因。何谓"审证求因"？古代文献中无此专有名词，其意首见《伤寒论》。张仲景在太阳篇中言及"坏病"时谓："太阳病三日，已发汗，若吐若下若温针仍不解者，此为坏病，桂枝不中与也。观其脉证，知犯何逆，随证治之。"张仲景要审的是"太阳坏病"的脉证，寻求的是此坏病的病因，然后随证治之即辨证施治。这就是"观其脉证，知犯何逆，随证治之"的本意，后世对此多有引申。迨至 20 世纪 50 年代在高等中医药院校的教材中方才明确提出了"审证求因，审因论治"的概念。这一概念已经牢牢地抓住了中医临床思维的实质，临证首抓症候群，然后围绕症候群展开思维，得出辨证结果即证候。这里的证候与上述的 case and problem 都指的是发生在当时的，需要予以解决的一个临床案例（问题），中西医之间在这一点上真可谓具有异曲同工之妙，说明了西医教育正努力地挣脱由 Flexner 在 20 世纪初叶所倡导的"以学科为基础"的课程模式，向着综合、整体的方向转轨，而中医的审证求因思辨观本身就具有这一特色，中医案例版教材正是以审证求因思辨观作为指导思想的。就中医外科学而言，其学术特点是：审证求因，理法方药的统一性，整体辨证与局部辨证的相结合，以此构建中医外科学的整体观。

科学出版社从医学教育的根本宗旨——培养医学生的临床能力出发，组织了案例版教材的编写，这是很有意义的工作。中医外科学的一批同仁集自身之学识和数十年的教学、科研、医疗工作经验，几经披阅撰成此书，为本学科的发展作出了力所能及的贡献。然由于时间仓促，水平有限，错误与疏漏在所难免，敬请同道不吝斧正和赐教。（注：在各论各章的节级标题中，前为中医病名，括号内为西医病名）

潘立群

2007 年 4 月于南京中医药大学

目　录

上篇　总　论

下篇　各　论

上篇 总 论

第一章　发展简史及相关理论要点

第一节　中医外科学整体观的形成

任何学科一般都经历了起源、形成、发展、成熟四个历史时期，各个时期的实践和理论都有其独立的篇章，各篇章之间存在着内在的联系，这种联系的基础和源动力是每一片历史天空下生产力和生产关系之间的矛盾运动。因此考察作为文化母体派生的文化现象——医学及其历史时，就应该站在这一基础上进行学习和总结才是符合历史唯物主义的科学态度，中医外科学也是如此。

一、起源时期

原始人类在与大自然的交流中所产生的本能医学反映出了整体观的原始形态。这是一种不自由的必然，是脱胎于动物的人所具有的动物本能反应，瑞士医史学家 Henry Ernest Sigerist 在《西医文化史·人与医学》一书中指出："外科的干预属于最古老的治疗措施，它也是源自本能。出于本能，进入体内的一根棘刺或者任何别的异物都会被取出来；还有，本能也教我们用按压来止血。"同样，鲁迅在《南腔北调集·经验》中也曾生动地描述过中华民族先人早期医药实践的艰辛探索："大约古人一有病，最初只好这样尝一点，那样尝一点，吃了毒的就死，吃了不相干的就无效，有的竟吃到了对证的就好起来，于是知道这是对于某一种病痛的药。这样地累积下去，乃有草创的纪录。"这就是本能医学，起源时期的中医外科学属于这一范畴。

二、形成时期

春秋至汉末中医外科学进入了形成时期。此时医学已摆脱了本能越过经验走向了理性，其整体观便是古典理性医学的特征。Sigerist 在其代表作《伟大的医生》中写道："健康取决于一种体内的平衡状态，这种平衡遭受干扰便产生了疾病。《希波克拉底文集》的作者们对此享有共识。"这种相似性在人类文明史的早期，东西方医学著作中有着众多的记述。1973 年长沙马王堆 3 号汉墓出土的《五十二病方》约成书于公元前 3 世纪或更早，这是我国迄今为止发现最早的医学百科全书，其中载有大量的外科内容。在有关疽病的治疗中已鲜明地表述出辨证施治的整体观内容，而牝痔、牡痔的手术记载则是中华民族手术文明史中的不朽篇章。

公元前 8～前 2 世纪是形成时期的重要阶段，此正值春秋战国至汉武盛世，这是我国历史上的大变革时代。由于铁器和牛耕取代了青铜器，私田制取代了井田制，促使生产力获得了极大发展，中国社会从奴隶制进入了封建制，新兴地主阶级登上了历史舞台；文化作为其上层建筑就理所当然表现出现实批判和革新创造的能动性，所以学术思想异常活跃，这就是历史上著名的"诸子蜂起，百家争鸣"时期。在西方，这一时期被德国哲学家、心理学家 Karl Jaspers 称之为"轴心时代"。在北纬30度区间上下，从东方到西方，人类挣脱了原始文明的束缚，精神世界获得了空前突破和超越，产生了宗教和众多的精神领袖，奠定了影响至今的文明基石。《黄帝内经》就诞生在如此辉煌的时代，必然带有该时代的鲜明特征，这从《灵枢·痈疽第八十一》有关外科病机的叙述中可窥一斑。那百余字里行间所张扬的进取精神以及深入其中直面急难危重症挑战的临床实践凸显了以病机为主体地位的科学价值，从中使我们认识到之所以有如此成就，乃由其深厚的文化基因使然，这就是基于发生学原理的东方哲学及其象思维的系统属性——从《素问·至真要大论》有关病机十九条的叙述中，我们可以深刻地感悟到这一点。同样，这一时期的外科临床实践也是名家辈出，丰富多彩，《史记·扁鹊仓公列传》中不仅叙述了名医扁鹊（秦越人）、仓公（淳于意）的内、外、妇、儿科临床实践，也记载了俞跗的手术成就。

汉末，张仲景所著《伤寒杂病论》在继承内经等先秦、秦汉时期理论医学的基础上，确立了中医辨证论治的完整体系，"审证求因，审因论治"的基本思想发端于"桂枝汤证坏病"有关"观其脉证，知犯何逆，随证治之"的叙述中。该书多篇涉及外科临床，其中有关"狐惑病"、"寒疝"的描述是世界医学史上的首次报道，它所体现出的临证思想已有很鲜明的审证求因特色。仲景所阐明的理论尤其是阳明病篇的系统论述及其所创制的大量方剂是当代中医外科急腹症的理论基础和有效治疗手段，"阳明之为病，胃家实是也"是总纲而"太阳阳明者，脾约是也；正阳阳明者，胃家实是也；少阳阳明者，发汗利小便已，胃中燥烦实，大便难是也。"则是经典的审证求因辨证观了。而在理法方药的使用方面则当推《金匮要略·疮痈肠痈浸淫病脉证并治第十八》为外科名篇，其中"大黄牡丹汤"以其深邃的理论功底，严谨的审证求因，规范的制方原则，显著的临床疗效而成就其千古名方的地位。这一时期的外科临床也得到了长足的发展，华佗是世界公认的在全麻条件下开展胃肠手术和死骨剔除术的第一人，被尊为外科鼻祖；而淳于衍被《后汉书·外戚传》称为"女医"、"乳医"，是我国有记载的第一位乳腺病专科医师。

三、发 展 时 期

两晋至宋元中医外科学步入了发展时期，分为两个阶段。其一为两晋至隋唐是临床实践多样性阶段，先后出版了《刘涓子鬼遗方》，解决了局部辨脓、切开排脓、汞制剂治疗皮肤病等具体问题。《肘后方》首载碘制剂治疗甲状腺疾病的经验，其用疯狗脑防治狂犬病的记载开创了临床免疫学的先河。《诸病源候论》显现出分析还原的思想光辉，已明确提出疥疮的病因是疥虫，在当时的科技条件下能有如此定性准确的病因学认识，甚为罕见。此外，还有对油漆过敏导致皮肤疾病的描述，明确指出原因是其人"禀性畏漆故也"，免疫性疾病的本质昭然若揭。同时，该书在手术学的创新方面也有骄人的成就，详细介绍了大网膜脱出回纳术和肠吻合术，说明当时的外科手术水平已达到了相当的高度。作为隋唐三大医著之一的《千金要方》已使用脏器疗法治疗诸如夜盲症、干脚气（维生素A、维生素D缺乏症）、甲状腺肿等疾病，某些方面已体现出对因治疗的端倪。可是最令人叹为观止的还是孙思邈在世界医学史上首创的导尿术，虽然囿于农业生产力的限制，所使用的材料是"葱管（苔）"，但早于欧洲一千多年的创新思维显示了中华民族的聪明才智。所有这些临床实践，都是当时临床医学最高水平的体现，为其后的理论发展，整体观的形成奠定了基础。

发展期的第二阶段是宋元时期，中医外科学步入了理论创新阶段。正是由上述临床实践的铺垫，才可能有宋代外科学在理论方面尤其是整体观方面的创新。具体表现在重视整体与局部的病机关系，追求扶正与祛邪的相结合。在东轩居士《卫济宝书》五善五恶判断预后的基础上，《圣济总录》将其发展为五善七恶，充分体现出整体与局部辨证相结合的学术思想，具有重要的意义。这一时期的代表人物是陈自明，他在《外科精要》序中尖锐地指出了外科界中"少有精妙能究方论者。闻读其书，又不能探赜索隐，及至临病之际，仓卒之间，无非对病阅方，遍试诸药……多是庸俗不通文理之人。一见文繁，即便厌弃。"由此，大力推崇建立在整体观之上的审证求因，审因论治思维方法，尤其主张在中期使用内托法。他写道："若病急而元气实者，先治其标；病缓而元气虚者，先治其本；或病急而元气更虚者，必先治本而兼以治标。大抵肿高焮痛，脓水稠黏者元气未损也，治之则易。漫肿微痛，脓水清稀者，元气虚弱也，治之则难……若肿高焮痛者，先用仙方活命饮，后用托里消毒散，漫肿微痛者，宜托里散。"至此可见陈自明已完成了整体观思想尤其是内托法的思考。迨至元代，以齐德之为代表的一代医家继承了宋医学的上述思想，齐氏在其名著《外科精义》的卷上篇中说："取《黄帝内经》、《难经》、《灵枢》、《甲乙》及叔和、仲景、扁鹊、华佗、《千金》、《外台》、《圣惠》、《总录》，古今名医诸家方论之中，诊候疮肿之说，简编类次，贯成篇帙。首载诊候入式之法，次论血气色脉参应之源，后明脉之名状，所主证候及疮肿逆从之方，庶使为疮肿科者，览此则判然可晓，了无凝滞于胸次"从而使整体观成为了外科临床工作的指导思想。为了这一思想的实现，他在该书之始竟用了七个篇章叙述外科脉学，占了卷上篇五分之二的篇幅，这在历代医学著作中是罕见的，从而使外科整体观理论向着临床实用化方向迈进了一大步。在上述医学思想形成的过程中，宋、元外科医家继续在临床实践创新方面进行探索，发明了许多新疗法、新器材。特别是元，危亦林氏的《世医得效方》是我国第一部创伤外科学专著，载有详细的全麻药和在全麻条件下完整的骨科手术记录以及多种手术器械。至此，中医外科学完成了整体观思维框架的构建，初步体现出整体和局部辨证相结合的学术特点，为明清时期中医外科学的成熟奠定了基础。

四、成 熟 时 期

明清是中医外科学的成熟时期，其标志是三大学术流派的出现与学术争鸣格局的形成。以明·东海人陈实功（字毓仁）《外科正宗》为代表的正宗派，以清·吴县人王维德（字洪绪）《外科全生集》为代表的全生派，以清·锡山人高秉钧（字锦庭）《疡科心得集》为代表的心得派，都从各自的学术领域发展了中医外科学的整体观。陈实功创造性的继承了宋金元医学在这方面的思想，尤其重视气血在外科疾病中的作用与地位，从藏府辨证的角度，将病位落实于脾胃，此乃因"盖疮全赖脾土"。他说："脾胃盛则多食而易饥，其人自肥，气血亦壮，脾胃弱则少食而难化，其人多瘦，气血亦衰。故外科尤以调理脾胃为妥"。由此他认为："治外较难于治内，内之证或不及其外，外之证则必根于其内也。"将局部与整体的关系以藏府辨证的形式明确地肯定下来，这是中医外科学步入成熟殿堂的显著标志。王维德提出了以阴阳为主的辨证体系，主张以"阳和通腠，温补气血"之法治疗外科疾病的早期，从理论和学术渊源方面继承了内经的思想。《灵枢·痈疽第八十一》以"寒邪"作为外科疾病初期病机——气滞血瘀的符号，意在与热邪作出对应。王氏上述学术思想正是针对这一点而提出，其意在于疾病之初尚无热象之时，不宜妄用清热之法，保持寒热之间的动态平衡正是整体观在治疗学方面的体现。阳和通腠之"腠"乃指皮肉之间，从病机角度言指在初期，以阳和之法温补气血，目的在于疏通气血亦即消除初期以"寒邪"表征的气血凝滞病机，此即"以消为贵"的本意。王维德在这一点上可谓是创新性地运用和发展了内经的思想，但"以托为畏"却暴露出王氏的局限性，他把"阳和通腠，温补气血"这一理论过度的夸大了，夸大到了反对使用托法和手术的地步，即使在脓肿期依然以消为贵，这一点与内经思想是相悖的。因为此时如果不托毒排脓一如痈疽篇所言会出现热毒炽盛直至藏伤而死的不良后果。高秉钧引进了温病三焦辨证学说，结合审证求因之辨证观，创立了上中下三部分因说。他在《疡科心得集》中说"盖以疡科之证，在上部者，俱属风温风热，风性上行故也；在下部者，俱属湿火湿热，水性下趋故也；在中部者，多属气郁火郁，以气火之俱发于中也。其间即有互变，十证中不过一二。"这是基于临床实践，在外科整体观的指导下，吸收新兴温病学理论总结思考的结果。在上述理论创新的同时，高秉钧把许多温病方剂引进外科临床，使用犀角地黄汤、紫雪丹、至宝丹等治疗疔疮走黄、疽毒内陷一类的外科重病，这在临床治疗特别是在抢救危重急症方面极大地丰富了外科的内治法，体现出整体观的思想光辉。此外，高氏在鉴别诊断方面也作出了开创性的工作，其在该书例言中说，"集论列诸证，不循疡科书旧例，每以两证互相发明而治法昭然若揭。"以此作为体例，这是前辈医学著作中所没有的，可见《疡科心得集》在外科整体观方面的研究已经相当深入。上述成就充分说明了明清外科学已从学术体系的层面完成了整体观的构建。

第二节　坚实的理论基础

《灵枢·痈疽第八十一》："夫血脉营卫，周流不休，上应星宿，下应经数。寒邪客于经络之中则血泣，血泣则不通，不通则卫气归之，不得复反故痈肿。寒气化为热，热盛则腐肉，肉腐则为脓。脓不写则烂筋，筋烂则伤骨，骨伤则髓消。不当骨空，不得泄写，血枯空虚，则筋骨肌肉不相荣，经脉败漏，熏于五藏，藏伤故死矣。"

这一段内经原文是对外科病机的准确描述。从气滞血瘀的肿疡到瘀滞化热的脓疡，再到脓疡内溃，热与脓相合生为毒，由此而有热毒炽盛，耗伤阴津，引动肝风之变；肝肾同源，则可致热毒伤肾，重创肾主水的功能；若进一步发展，因"肾者主蛰，封藏之本，精之处也"则热毒必殃及精髓，肾之精髓消殒，其命危矣。这是从病程的发展阶段和藏府功能受损角度而言。如从气血运行视角看，当脓无出路，内溃入里，则必致热毒鸱张而扩入营血，伤津耗血以致血枯凝结，无力滋润肌肤筋骨而现极度消瘦羸弱之象。当热毒弥漫三焦则进一步毁损经脉，败血外溢，瘀斑遍布，此时热毒便可直陷藏府，出现五藏功能的败坏而致病人死亡。

征之于现代外科临床，这是一幅从一般感染到全身感染再到 DIC 引发 MOF 直至 shock 死亡的生动写照。之所以有如此的认识，就是遵循了以病机为主体地位的审证求因思维法则的结果。所谓审证求因就是在分析了一组相应的临床症候群之后抽象出病机的过程，其表现形式就是一个非还原定性、非精确定量的符号，如风、寒、暑、湿、燥、火、气、瘀、痰、饮、毒等。如果不遵循这样的思辨法则，必然将这些符号物质化、计量化，这是还原论的特色，若用在这里，岂不笑话？例如上述的"寒邪"，若给予还原定性的话，那岂不是把外科疾病的始因都归于寒了吗？寒之当令季节是冬，那么外科疾病岂不都发生在冬季了吗？这显然是巨大的悖论。究其原因，上述推理沿用的是人们习以为常的还原论和形式逻辑的演绎而非中医的系统观和象思维的内证，因此是错误的。那么这"寒"是什么呢？这是病机，而非气候的定性。从系统原理而论，中医外科初、中、后三期病程是序贯联系的，即初期是中期的起始，中期是初期的后续，中、后期的关系依然。其二，寒与热的关系也是相关联系的，两者除了互为反义之外，更多的是具有内在相互转变的关系，热是寒发展的结果。其三，何为热？"热胜则腐肉，肉腐则为脓"。对于脓肿的经典描述具有公理性，这就是"红、肿、热、痛、化脓"；也是"热"这一病机审证求因的依据。其四，寒对于热而言是反义，那么其相对的辨证依据——临床表现亦应相反。简言之就是：不"红、肿、热、痛、化脓"即局部不红或微红，不肿或微肿，不热，不痛或微痛或痒而绝对不化脓的外科疾病局部初期的表现，这就是"寒"这一病机的临证内涵。如此说理就有一通百通之感，就有中医学是扎根于临床实践深厚土壤之中的充足理由感和自信感。

再如，"脓不写则烂筋，筋烂则伤骨，骨伤则髓消。"这里的筋、骨、髓若给予还原定性则有如下的解释：脓液得不到引流外泄则腐烂肌腱，肌腱烂了就会腐蚀骨骼，骨骼腐蚀了就会消融骨髓。我们不否认在化脓性疾病过程中可以直观地看到上述腐败的肌腱、骨骼等，但怎么可能会出现这样按部就班的腐烂过程？从临床实际来看，在急性化脓期，哪怕是急性血源性化脓性骨髓炎一般在发病的 4 周内也是难以在脓液中见到腐败脱落的死骨的。而将髓定性为骨髓，则完全不能解释清楚黄骨髓与脂肪、红骨髓与血红蛋白、肌红蛋白之间的区别，这种差强人意说辞的后果，只能被人得出"中医不科学或伪科学"的结论。而问题的症结却在于这一判断所使用的方法不是中医这一科学体系所属有的，而是近代科技主义信奉的还原论思维和形式逻辑的顽强表现。如果用中医固有的系统方法论——审证求因的临证思维来分析则筋、骨、髓就是病机符号，就是一组递进的急性化脓性感染所导致的高热临床症候群的抽象。所谓"烂筋"是病机，是指肝主筋功能丧失后的肢体拘急、痉挛甚至角弓反张，这是高热惊厥抽搐的表现；病机表述应是：脓不泻而入里则热毒炽盛，引动肝风而失主筋之变。当病情严重程度递进后由"伤骨"引申出主骨的肾，其与热毒炽盛病机相关的变化更多的是主水功能的恶化；并由此直指封藏之本：先天之精，生命之本的丧失——"髓消"即死亡。我们从"血枯空虚"到"经脉败漏"再到"熏于五藏"的病机描述中看到的不就是极类似于 DIC 到 MOF 直至死亡的生动写照吗？如果不把这些视作以病机为主体的审证求因抽象而是定性定量的具象分析则"熏于五藏"只能被解释为熏烤"心脏，肝脏……"，如此等等岂非笑话，这就是当代中医学面对的困境。中西医学这两种不同的科学体系及其方法论在理论和实践上的差距是如此之大，而在治疗对象和实现目标方面又是这样的一致，恰似一个两端各趋于一点而中间分道扬镳的橄榄核，折射出中、西医在哲学基础、认识论、临床思维方面的巨大差异和潜在互补性。这是当代中医学面对的重大理论与实践问题，不应回避，也回避不了。因此保持中医思维的原创性、独立性和创新性是当代中医学包括中医外科学必须坚守的原则与底线。

第三节　临证思维的典范

张仲景在《金匮要略·疮痈肠痈浸淫病脉证并治第十八》中有关肠痈的论述是指导中医临床尤其是中医外科临床辨证施治的经典文献，体现出理法方药的统一性，这是病机学说实用化的重要原则。

一、大黄牡丹汤证

大黄牡丹汤证谓："肠痈者，少腹肿痞，按之即痛如淋，小便自调。时时发热，复恶寒，自汗出。其脉迟紧者，脓未成，可下之，当有血；脉洪数者，脓已成，不可下也，大黄牡丹汤主之。"从文中"少腹肿痞，按之即痛如淋"可知下腹部出现一无实质性肿块但按之即痛的部位；"之"，指示代词，指代某一特定不变的位置，即固定不移的疼痛——定痛，这是主证。"小便自调"，鉴别诊断，提示这一定痛不是与小便相关的"淋证"。"时时发热，复恶寒，自汗出"是与表证相鉴别。定痛者，审证求因，瘀血病机也。脉诊参之：紧者主瘀、主痛，佐证了上述主证为痛，病机为瘀的判断。迟者主里，主寒。"里"指藏府，与上述表证相鉴别呼应；句首有"肠痈者，少腹肿痞"，故可确定其病位是肠府。仲景遵循了《灵枢·痈疽第八十一》有关"寒"的学术思想，认定为疾病的早期，即气滞血瘀阶段，与热无必然关系；即导致此"寒"的原因可为热亦可为非热——其他病邪。言此是提醒读者：肠痈不等于"阑尾炎"，而西医"炎"的中医对应"病机"也不等于"热"；科学地把握中、西医之间病机与病理的区别是现代中医的基本功。由此，脉证合参，故曰"脓未成，可下之，当有血"，而这正合痈疽篇中的"血泣则不通，不通则卫气归之，不得复反故痈肿"之意，因此该证病机为肠府瘀血，其基础应是以"寒"为表征的本病早期临床症候群——由少腹肿痞到定痛的过程。

如果上述内容按西医的临床思维来解读，这血就是物质性的，是可被还原定性，精确定量的。如此则有用大黄牡丹汤泻下后可见血便的结论，这显然是违背临床常识，十分荒唐可笑的低级错误。若据此再来评判中医"不科学"则非但低级，简直就是"滑天下之大稽"的笑料了。究其原因，乃由其临床思维之不匹配使然；用西医的思维方法解读中医的问题必然出错。若按中医审证求因的临证思维则如上所述之"血"是病机，其内涵是一组临床症候群——"少腹肿痞，按之即痛如淋"。也就是说，用大黄牡丹汤泻下后少腹部的定痛就随泻下的药物一起排出体外——定痛消失了。如把肠痈大致对应为急性阑尾炎则该定痛点可设为麦氏点，此处的压痛即为 McBurney's sign 阳性，这是诊断急性阑尾炎的主要依据。当服用大黄牡丹汤泻下后定痛随之而消失，亦即 McBurney's sign 转阴，这就是泻下了"瘀血——定痛的病机。仲景所谓"当有血"的本意即在于此。由此，确立了大黄牡丹汤的方意是泻下瘀血。

"脉洪数者，脓已成，不可下也"，脉洪数，热盛大也，"热胜则腐肉，肉腐则为脓"。这种脓极有可能相当于西医的阑尾周围脓肿及其局限性腹膜炎。由于此时脓肿刚局限，从治疗学的角度而言应维护这种局限，以达到限制炎症，促进吸收的目的，所以非手术应是该阶段的主要治法，否则极有可能造成炎症的扩散，导致肠漏的发生。同理，中医的泻下法也可造成肠管蠕动的加剧，其生物力学模式的改变主要集中在两个方面：其一，平滑肌收缩力的加强；其二，集团性推送频次的增加。这些改变将破坏阑尾脓肿的局限，也能导致肠漏的发生。所以张仲景的结论是："脓已成，不可下也。"这说明中、西医的交汇之处在于治疗目的的一致性，这应该是中西医并重，相互配合一个值得推荐的切入点。

基于临床主证"少腹肿痞，按之即痛如淋"，审证求因抽象出病机：肠府瘀血（理）；审因论治确立治则：泻下瘀血（法）；据法选方：大黄牡丹汤（方）；由方定药：生大黄[后下]、芒硝[冲服]、桃仁、丹皮、冬瓜仁……（药）。这就是理法方药的统一性，是中医临证的主要原则。

二、薏苡附子败酱散证

薏苡附子败酱散证谓："肠痈之为病，其身甲错。腹皮急，按之濡；如肿状，腹无积聚；身无热，脉数。此为肠内有痈脓，薏苡附子败酱散主之。"

本方药物：薏苡仁、附子、败酱草。该方的方意为何呢？分析如下：

其一，从方论的叙述中可以看出其身甲错是肌肤皱褶粗糙，气血不荣之象，说明具有虚的一面。《金匮要略·血痹虚劳病脉证并治第六》："五劳虚极羸瘦，腹满不能饮食，食伤、忧伤、饮伤、房室伤、饥伤、劳伤、经络荣卫气伤。内有干血，肌肤甲错，两目黯黑。缓中补虚，大黄䗪虫丸主之"就是这方面的说明。

其二，腹皮急，按之却濡软，此矛盾征象之一；如肿状，腹无积聚，此矛盾征象之二；身无热，脉数，此矛盾征象之三。有此矛盾之证，治亦矛盾之法，故其组方中附子、败酱草是温清并用，加上薏苡仁则有温阳而清化湿热之意，此阳乃阳虚之本，湿热当为肠腑湿热，因原文中有"此为肠内有痈脓"之故。对于这种阳虚而又湿热的矛盾病机，仲景采用温清并用，标本同治的反佐配伍之法，充分体现出其建立在审证求因病机构建基础上的高超的临证辨治能力，是为后学之典范。当代中医名家余无言说过："仲景伤寒及金匮，其主方均有颠扑不破之价值，药味少而配合奇，分量重而效力专，认证用药，八法具备，为世模范，至今不衰。"

第四节　灿烂的手术文明与启示

中医外科学曾创造了灿烂的手术文明。《五十二病方》是我国现存的第一部大型医学文献，其中详载"牝痔"、"牡痔"的手术方法。《灵枢·痈疽第八十一》叙述了脱疽的截肢疗法为世界医学之首创。汉末杰出的医学家华佗号称外科鼻祖，首开剖腹术之先河，是世界医学史公认的腹部外科奠基人。《后汉书·方技传》记载了他精湛的外科手术技巧："若疾发结于内，针药所不能及者，乃令先以酒服麻沸散，即醉无所觉。因剐破腹背，抽割积聚，若在肠胃则断截湔洗，去除疾秽，既而缝合，敷以神膏，四五日创愈，一月之间皆平复。"南北朝龚庆宣著《刘涓子鬼遗方》首次总结了我国军阵外科学的经验，其中提出的："所破之法当在下，逆上破之，令脓得易出。"与现代外科的"低位、反挑、引流"切开排脓三大原则完全一致，对此，吴阶平院士曾给予高度的评价。隋·巢元方著《诸病源候论》，其中"金创肠断候"中首载肠吻合术，所介绍的吻合用缝合法极类似于当代外科的连续缝合法和 8 字间断缝合法。唐代大医学家孙思邈在《千金要方》中介绍了葱管（苔）导尿术，这是世界医学史上首次使用器械导尿的记录。西方只是在一千多年后的 1860 年才发明了橡胶管导尿术。10 世纪的宋医学非常重视解剖学，宋庆历年间所绘制的《欧希范五脏图》是根据 50 具尸体的解剖而完成的。其后又有《存真图》以纠正前者的错误。而西方只是到了 15 世纪文艺复兴时期才重又迎来了解剖学的春天。特别值得指出的是宋代外科学创用了烧灼法进行手术器械的消毒，这起码说明两点：①宋医学认识到外科感染源是一种可以用火焰焚毁的具有物质性的病邪，已具有分析、还原思维的雏形。②宋代手术器械使用了更为优质的钢材而非铁制造，否则极易变形而弃用。这是因为北宋继承了南北朝时期的灌钢法，并率先以煤作为燃料使熔炉温度得到极大的提高，加速了冶炼进程，获得了更为优质的钢材，之所以有如此成就，与当时领先于世界的发达科学技术水平不无关系，例如中国古代的四大发明，在宋代得到了极大的发展，火药被制作成火器成规模地用于作战始于宋代；指南针用于航海，制造出可以承载千余人的舰船发生在宋代；纸币的使用也源于 11 世纪的宋代，早于欧洲瑞典 500 多年，所以说宋代已出现了近代科技萌芽的端倪并不为过。元·危亦林所著《世医得效方》是我国第一部创伤外科学专著，他详细介绍了以乌头、曼陀罗为主的全麻药及麻醉注意事项和在全麻下施行骨外科手术的全过程。明代陈实功在其名著《外科正宗》中记载了 14 种手术，其中有气管吻合术及其抢救成功的实例。王肯堂在《证治准绳》中介绍了以"川乌、草乌、南星、半夏、川椒为末调擦"镇痛，用于局部手术的经验，这是局麻的首次报导。清·顾世澄在《疡医大全》中介绍了唇裂修补术，其方法与西医整形外科十分相近。中医外科学有过灿烂的手术文明，只是满清王朝的中后期，由于朝政腐败，列强入侵，才使我国沦为半殖民地半封建的社会，科学技术包括外科手术学均被窒息和禁锢，然而就是在这种形势下，清代民间依然蓬勃着外科手术的不灭之火，高文晋的《外科图说》是现存唯一的外科手术图谱，描绘了多种外科疾病的形态学特点及治疗方法；介绍了多种外科手术器械，与现代外科所用者有许多相似之处，令人叹为观止。著名医家王清任重视解剖学的研究，亲手解剖了 100 多具尸体，绘制了《亲见改正脏腑图》，据此著有《医林改错》，他说："著书不明脏腑，岂不如痴人说梦话；治病不明脏腑，何异于盲子夜行。"对中医外科学做出了巨大的贡献。但是随着西风东渐，西医外科手术学裹挟于工业革命的大潮，占据了手术领域，中医外科手术学由于生产力的局限和自身的学术导向而逐步淡出了历史舞台，形成了以外治法为特色的整体辨治体系。我们在回顾历史后，应该得到如下的启示：

（1）中医外科手术学有过灿烂的文明史和丰硕的成果，为中华民族的繁衍与进步做出了巨大的贡献，否认这一文明史的观点是错误的，因为它不仅否认了中医的一个重要组成部分，更是民族虚无主义的表现。

（2）外科不单纯是手术，后者仅是前者的组成部分。保守和手术只是治疗手段的不同而已。科学的态度应是严格地把握手术与非手术的界限，这实际上是一个尽人皆知的科学道理。西医学在近半个世纪的迅猛发展后，实现了高度的分析，以基因组学、蛋白质组学、代谢组学为标志的生命科学成果把人类对于生命的认识带入到了一个前所未有的高度。在这样的背景下，如何区分与非人类生命的界限，把握人类生命的实质，是自然界给人类生命科学提出的新问题，其他科技领域也存在着类似的问题，这实质上是现代生产力对基于柏拉图学派理论的近代还原论提出的挑战。于是，以系统论、控制论、信息论、混沌学、非线性控制理论、复杂适应系统理论等为代表的现代系统科学应运而生，这是辩证法的法则，西医学不能摆脱科学这一总的发展趋势。被称为现代科学革命"号手"的普里戈金说："今天,我们的兴趣正从'实体'转移到'关系',转移到'时间'上来"。近几十年来连续登场的 evidence based medicine、translational medicine、patient report outcome、systems and network biology 等理论和实践模式都是西医学力求摆脱还原论束缚向着现代系统科学转轨的标志,体现出后基因组时代追求整合型大科学的强烈要求。于是,外科手术领域就出现了诸如乳腺癌的前哨淋巴结技术支撑下的保乳手术,各种腔镜手术和介入手术,微创化趋势正方兴未艾。可以预言,随着科技的发展,基因工程、组织工程、微型机器人介入技术等将实现人类实体瘤细胞的逆转和脏器的修复与重建,当前这种大规模摧毁式的根治术必将以"古典手术"的冠名而完成使命,载入史册。所以应客观、历史地看待手术的价值,才能跟上时代的潮流,为新兴外科手术学的创建和发展做出贡献。

（3）中医外科学在其发展过程中发明和保存了丰富的外治法,具有便廉效验的特色。不仅可以外病外治,也可以内病外治,自古以来就是广泛运用于中医临床的治疗手段,具有其固有的适宜病种范畴。正如它不可能取代西医外科及其手术学一样,后者也不可能取代前者。在体表、体腔的复杂性窦漏、难愈性疮面、代谢性疾病的溃疡、肛门部疾病、大多数的皮肤疾病、泌尿、男科疾病以及骨折骨病、围手术期并发症的治疗与处理方面,中医外治法均显示出卓越的功效,尤其符合社区和新农合医疗的发展水平,对于合理使用卫生资源,巩固、普及、发展全民医疗保健具有积极的意义。

随着生命科学研究的蓬勃发展,如何在新兴外科手术学的创建和发展中充分研究、运用中医外治法的理论,发挥其自然疗法和绿色药物的优势,将传统的局限于体表的外治法引向体腔内,使之溶入新兴外科手术学体系,这无疑是极具挑战的课题,当代中医外科工作者在此方向上应该有大的作为。

当历史迈入 21 世纪时其主流医学是西医学。这是由当今工业和后工业化生产力的经济基础决定使然,并不以人的意志为转移。在此形势下,中医包括中医外科工作者应该如何面对,如何书写属于当代的中医外科学史?这是一个值得我们深思,无法回避的历史命题。交出一份满意的答卷,是我们学习发展简史的初衷。

（潘立群　裴晓华）

第二章 病 机

第一节 病机述要

一、何谓病机

王冰说："病之机要"，对此张景岳解释道："机者，要也，变也，病变所由出也"。即：病机是疾病发生发展转归的源点和根本，是基于临床症候群的象思维抽象。

二、病机纲要

病机的主体地位及其审证求因，审因论治的构建过程是中医学的核心内涵；这一命题的前半段是核心思想，后半段是方法论，哲学基础是系统科学。

提出病机理论者当首推黄帝内经。《素问·至真要大论篇第七十四》："本乎天者，天之气也；本乎地者，地之气也；天地合气，六节分而万物化生矣。故曰：谨守气宜，无失病机，此之谓也。"这其中，具有发生学品质的元整体观是病机成为中医学核心思想的根本原因。

三、病机基础

藏象学说是病机的理论基础，首见于《素问·六节藏象论篇第九》"帝曰：藏象何如？岐伯曰：心者，生之本，神之变也，其华在面，其充在血脉，为阳中之太阳，通于夏气。肺者，气之本，魄之处也，其华在毛，其充在皮，为阳中之太阴，通于秋气。肾者，主蛰，封藏之本，精之处也，其华在发，其充在骨，为阴中之少阴，通于冬气……"清晰地描述了基于功能态的以心肝脾肺肾为核心的五藏系统及其与四时自然之间阴阳变化的整体关系，这是中医学构建病机的朴素系统论基础。

其次，《六节藏象论》的描述也深刻地反映出象思维方法论的特色。"何为心"——"生之本，神之变也，其华在面，其充在血脉"者是也；"何为肺"——"气之本，魄之处也，其华在毛，其充在皮"者是也；"何为肝"——"罢极之本，魂之居也，其华在爪，其充在筋，以生血气，其味酸，其色苍"者是也……，它以类似黑箱理论的反馈方式建立起中医象思维的认识论体系，与基于形态结构分析的病理解剖学截然不同。

上述象思维法则是病机的认识论基础。《灵枢·外揣第四十五》"合而察之，切而验之，见而得之，若清水明镜之不失其形也。五音不彰，五色不明，五藏波荡，若是则内外相袭……故远者司外揣内，近者司内揣外也，是谓阴阳之极，天地之盖，请藏之灵兰之室，弗敢使泄也。"对此，《灵枢·本藏第四十七》一言以明之："视其外应，以知其内藏，则知所病矣。"王冰在《六节藏象论》的注释中则曰："象谓所见于外，可阅者也。"其实，《至真要大论》早已经典地运用了这一象思维的方法，其所载著名的病机十九条："诸风掉眩，皆属于肝；诸寒收引，皆属于肾；诸气膹郁，皆属于肺；诸湿肿满，皆属于脾；诸痛痒疮，皆属于心……"即为基于象思维的病机总结。在这样的理论系统内，张仲景在论述"桂枝汤证坏病"时首提"观其脉证，知犯何逆，随证治之"的临证原则，堪为后世之楷模。据此，近代医家将其定格为"审证求因，审因论治"，作为病机构建过程的模式而被广泛地运用，在临证时这一模式被演绎为"司外揣内"、"取类比象"、"以譬尽意"的具体方法。

四、病机三要素

病机三要素是：病因、病位、关系。病因是临证思维的第一层次，具有表象性和自然属性，是向病机属性转化的初步思维，如"善行而数变"向"风邪"的转化——局部辨证。病位是临证思维的第二层次，是病因的承载体，具有内藏性和人格属性，是一种在理论指导下的藏府辨证，由此搭建了病机的人格框架——整体辨证。就内、外科病机的大致形态而言，其共同点是病位的整体辨证；不同的是病因的局部辨证。外科由于具有肯定的局部病灶，因此其病机构建形态是典型的局部辨证与整体辨证的相结合，也就是临证思维第一、二层次的融合。内科没有外在的局部病灶，但并不影响其病因的局部辨证。例如在接诊肺痈病人时，患者主诉给出的最直接的局部表现就是"咯黄脓痰"，审证求因当为"痰热"，这是该病临证思维的第一层次，但单纯的"痰热"是无确切病机意义的，它必须落实于藏府病位，这一病位的认定无论其为肺、肺脾还是肺肠、肺肝抑或肺肾等都是整体辨证，也就是该病临证思维的第二层次。因此，病机构建的关键是对于上述思维层次的把握。

而关系则是病机构建中的决定性因素，是中医系统科学属性在疾病这一生命现象中的本质反映，因为它是融合临证思维层次的纽带，是使之灵机活泼的内生动力。如就湿热这一病因而言，其本身是病机系统的子系统，包含湿与热两个方面（次级子系统），存在着湿重于热（藿朴夏苓汤证）、热重于湿（王氏连朴饮证）、湿热并重（甘露消毒丹证）的不同关系（次次级子系统）。这些不同的关系是流动的，相互转化的，是随着疾病的进程不断演化着的参变量。病位是病机的另一子系统，也存在着亢害承制、生克传变的关系。正如《素问·玉机真藏论篇第十九》所言："五藏相通，移皆有次，五藏有病，则各传其所胜"。例如肝脾失调，是木旺克土还是土反侮木？这是临证者必须首先明确的病机关系；"知肝传脾，当先实脾"的治未病法则彰显了病机动态的系统属性。病因与病位之间则是藏象关系，临证表现为正邪之交争，常见的脾湿内蕴病机有两种可能：一者湿盛困脾，一者脾虚生湿；外、内湿表象下揭示的是标本虚实之间的系统关系；上述痰热与肺脾肾肠等的关系亦然。至于湿遏热伏、阴虚湿蕴、上热下寒、真热假寒等复杂病机关系更是当今临证之常见，显现出辨证法的思想光辉，正确掌握病机关系的演变是习中医者必须具备的核心能力。

五、非实体属性

病机具有非实体属性，表现为非还原定性，非精确定量的特点。尤其是患者所提供的主观性指标是构成主证的要素，是确立病机的物质基础，尽管这种物质不是人们所看得见摸得着的为近代科技所认定的实体，但它们却是物质世界中最广博的组成部分——非实体。已被现代天文学和量子力学证明存在着的暗物质、暗能量约占宇宙的70%，当代生产力和科学技术还不能破解这些非实体的未知问题，它们属于未来科学。中医的高明之处乃在于它并不着眼于该非实体物质的确定性和概念性，而是把握其各要素之间关系的动态变化，将眼光锁定于诊治对象输入、输出端相关信息的反馈与控制，特别重视疗效的决定性因素，其中患者的自我评价占据重要的地位。这是中医学固有内核的必然外延，尽管这种内核与外延在近、现代物理、化学分析的光环下显得些许古朴和粗糙，但这正是在人类思维否定之否定螺旋式上升的历史进程中，已具备了向着现代系统科学飞跃的质的基础，是中医学生生不息的内在根据。

六、"病机语汇"

确立"病机语汇"的理念是解决中医理论普适化的重要环节。在中医经典著作的叙述中读者看到的并不是严格意义上的逆向思维范式，多数是符合因果关系的自然演绎。这是因为人们与生俱来使用的是朴素逻辑，包括著作者。然而中医的实践是受制于其固有的方法论——黑箱控制模式的，审证求因思辨观浸透着中医的方方面面，其价值并非表现为文章的整体逻辑演绎而是存在于被描述主体的病机构建及其所衍生的"病机语汇"之中。如前述《灵枢·痈疽第八十一》中的"寒"、"血泣"、"热"、"烂筋"、"伤骨"、"髓消"、"经脉败漏"、"熏于五藏"；大黄牡丹汤证中的"脉迟紧者"、"脓未成"、"当有血"、"脓已成"等都是这种"病机语汇"。虽然它们是被作为字词使用于文章中的，但必须洞穿在表的字面，透视其鲜活的临床症候群，进而内悟出所蕴含的病机涵义，这样就解决了中医本体运用于公众语言交流过程中的普适性问题。因此在阅读、认知、写作中医文章和临证时只能用中医固有的思维方法去认识中医问题，而不能以世俗的流行目光望文生义，想当然的将"病机语汇"实体化。

在象思维的悟性科学体系中蕴含着无穷的修辞元素，这是五千年中华文明的积淀使然，中医学生长在这一片沃土之中必然保留其文化基因。因此在学习、理解、构建病机时必须对古汉语有所掌握，熟悉其修辞内容和手法才能胜任中医药工作。

七、病机新基础——面对现代理化检查资料的悟性

无论是影像学资料还是细胞学、分子生物学的定量、半定量数据对于中医临证而言其价值均非定性定量的具象，只是抽象；即转化为如同"风寒暑湿燥火"取类比象的象思维要素，是一种对于表象直觉冲击而产生的悟性——即"观物取象"进而"象以尽意"的心悟过程；就这一点而言该抽象参与病机的构成，同样只具"见仁见智"的个性化特征而没有所谓的"标准化"，这是中医思维在现代的发展。

对于上述资料的定性定量分析是西医的概念思维，是符合当代科学界定的理性，但不是构成病机的悟性。

第二节　外科病机的构建

一、一般规律——外科总病机

（一）内经思想的充分体现

外科总病机：气血凝滞，经络阻隔，藏府失和。分为两部分，气血凝滞，经络阻隔是外科局部病机，藏府失和是整体病机，这两部分的内在联系体现在《灵枢·痈疽第八十一》有关外科病机的具体描述上。它形象地描绘了外科疾病之始，气血凝滞，经络阻隔所致的肿疡；发展为瘀滞化热，热盛肉腐的脓疡；脓溃而为溃疡，脓毒不能外泄，倒陷营血，内攻藏府以致失和死亡的全过程。

（二）气血因素的价值

鼓舞气血以生肌敛疮是中医外科促愈的指导思想。陈实功在言及于此时尝谓："盖托里则气血壮而脾胃盛，使脓秽自排，毒气自解，死肉自溃，新肉自生，饮食自进，疮口自敛。"这是陈氏基于脾胃、气血理论构建外科整体观的经典表述。具体而言：首先，气血之凝滞是外科疾病发生

发展的局部因素；其次，气血的盛衰是外科疾病发生发展的整体因素。局部与整体辨证的相结合，也就是气血凝滞与盛衰的内在联系，这种联系贯穿于疾病的全过程，它的动态变化决定了疾病的转归，这个问题其实是病机构建的中心话题。气血旺盛则病不发，病发也能痊愈；反之，病易发也不易向愈。气血凝滞也是如此，凝滞则局部病发、成形；若凝滞不解则病进，解除则病退。其所以具有临床价值，乃因气血是治疗的着眼点，具体用药应根据个体的不同而有立有破，有补有泻，内外治相结合，总以维护气血的周流不休，充足旺盛为要，这应是一个重点。

（三）经络与藏府

经络与藏府并不是物质性的存在，而是一种抽象的病机符号，一种说理的工具。它更多的是整体观的体现，通过两者的联系把人体从内到外，从表入里构成为一个整体，这是基于藏象学说的审证求因思辨观之具体运用，如图2-1：

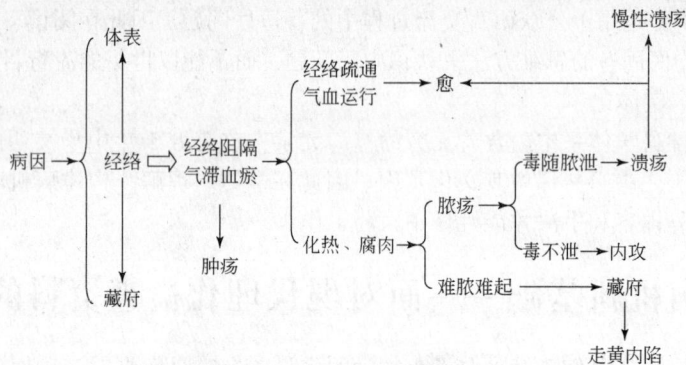

图2-1　外科总病机的一般规律

二、外科病因新说

风、气、痰、脓、湿、瘀、毒，是中医外科临证常见病因，其实质是临证思维第一层次，即局部辨证所得的病机要素。重视这些要素是外科区别于内科的主要特色。如何确认它们的实质，摒弃似是而非的成分，是进行临证思维的必要条件。之所以提出这一话题，是因为在以往的某些中医著作中，对这些病因的表述常局限于个别的，特殊的，表面的甚至是自然主义的层次，虽也运用了中医的术语进行了抽象，但远远不够，远不能将该"病因"的病机属性概括准确、完整，因此有必要进行基于当代临证实践的再抽象，以符合审证求因的一般性、普遍性原则，这样才能保持中医学说的原创性，这是中医临证思维现代化的必由之路。

（一）风

传统理论是用"善行而数变"的形式表述的，但这种表述很难与气的流窜不定区分开来。自然界的风，忽此忽彼，漂浮无定；发于人体的风亦是如此，瘾疹（荨麻疹）那种皮肤上"局限性水肿隆起"分批分处出现的特点与自然界的风极其相似，取类比象，审证求因，这种"局限性水肿隆起"的病因就是：风，而这种皮损亦被形象地称之为"风团"。比较两者特点进行再抽象，可以得出这样的结论：以处所的迅速变化为其特点。这种抽象较之"善行而数变"具有更大的确定性。忽此忽彼，漂浮无定是风的自然属性，处所的迅速变化则是风的病机属性。

（二）气

几乎已版的所有外科教材对气的解释都是"喜缓而怒盛"，其理论渊源就是肝主情志之疏泄，肝郁不舒则气郁，气郁与情志喜怒息息相关。这种从理论到理论的推导毫无临床实践的支持，只是一种主观的自圆其说。例如气肿的辨证要点是——喜缓而怒盛，但临床上是见不到这种一怒就隆起而一喜就平复的肿块的。于是便会生造出一些解释，令学生们难以理解，久之便将"不科学"甚至"伪科学"的帽子扣到中医的头上，以致一些学子丧失了对中医的信心，这是教材的偏颇。

上述问题的症结在于偏离了审证求因的思维轨迹，以致杜撰。临床资料显示，大凡气滞气郁的疾病都有一个明显的特点这就是：以时段为单位、为标志的变化。例如疝气，西医称之为疝，（常见如腹股沟斜疝、直疝），其特点就是在站立位时见肿块突出，平卧位时肿块消失——以体位变化为时段的标志，故中医将这种病以"气"命名——气疝，民间则有"疝气"、"小肠气"之俗称而西医则以还原、分析的方法，解剖定性为腹股沟疝，这是两种医学体系的不同。再如痞气、痞块，痞即空虚的气之意，痞块亦即气块，为什么以气名之？所谓痞气、痞块是指气聚有形而气散无形，没有实质性的肿块存在。这种聚散反映出一种以时段为单位或标志的特点。例如，肠粘连扭曲所导致的不全性梗阻，肠腔通而不畅，阻力增大。为克服此阻力，梗阻部位后方的肠管必然在其节段性运动或集团性推送的过程中加大收缩和向前的挤压力，以冀克服前方的阻力，由此导致该段肠管的高度扩张而在相应的体表上可触及到一个隆起的包块，同时伴有腹痛；当阻力被克服后，这个隆起的包块可随着所谓的高音调金属音或气过水声而消失，疼痛同时消失。间隔一段时间后，包块再次隆起、疼痛再发——表现出阵发性，在一个病程中周而复始。这种包块聚散的过程表现出鲜明的时段性，它是以两个肠蠕动波的间隔时间为单位的，这就是将痞块病机规定为气的临床症候群基础，与喜缓而怒盛的情志改变毫无关系。假如确实有所谓"喜缓而怒盛"的临床病例，那么这种喜与怒的变化也只是时段的标志，是时段的一种特殊标记法而不具有普遍性。像这种将特殊性替代普遍性的倾向在中医学的一些教材中是存在的，有待纠正。

经上述再抽象得出结论：以时段为单位或标志的变化是气的病机属性，时段的内涵则是其自然属性。

（三）痰

作为继发性病因，抽象的痰有多种。从阴邪的角度而言，包括有形之痰和无形之痰。前者可指肺中之痰，内科多关注于此。也指痰核痰包，这是外科局部辨证常用的病形词汇，同时这也是在表象描述的基础上进行抽象的病机属性，与西医的定性概念完全不同，必须区分开来。之所以如此，是因为痰这一病机要素直接关系到治则的确立和遣方用药的决心，这就是理法方药的统一性。无形之痰除通常所指的风痰、痰热、痰蒙等之外，在外科主要指阴证的病性，如被明代外科大家陈实功称为纯阴无阳之证的流痰，这既是一个病名，更是一个可以确定病性属阴的病机。

（四）湿

外科之湿包括外湿与内湿两方面。外湿即病因，即局部辨证，一般见于局部水肿和滋水渗出；若其进一步发展可形成局限性的痰包或痰块。亦可波及血脉导致血水互病的结局，所以唐容川在《血证论》中说"血病不离乎水，水病不离乎血。"现代临床常见的血管、淋巴回流障碍所导致的慢性水肿多见于此，在治疗时针对血水互病的病机，投以利水消肿方的同时每伍以活血化瘀之品。而脾作为枢机肩负着分清泌浊的责任，是外湿常见的藏府病位，其临床症候群基础就是内湿的表现，这是整体辨证；将局、整辨证的一、二思维层次融合就是外科湿证的病机构建。

（五）脓

其辨证要点是跳痛，这是与火邪的最大区别。从病机的视角而言，它是火邪的进一步发展，所以不能仅用火邪来概括它，这是将脓单列出的原因。何谓跳痛？即搏动性疼痛。该搏动源于心脏的自律性跳动，传向脉管，直至体表的微小血管。这种搏动是一种波；波在固态、液态中都有良好的传导性，在介质为单一状态时其振幅和频率无变化，故心跳的搏动能在血流中传导到微小血管而机体局部却不能感应这种搏动。当肿疡发展为脓疡即由固态向液态转变时，介质的单一性就转变为双重性或多重性，波在传播过程中遇到不同的传播介质时，会在不同介质的分界面上产生反射和折射，正负频率就有变化，于是在成脓之处就出现了波动（搏动）感，中医使用本土语言将其称为跳痛或啄痛。当脓肿完全液化之后就又转变为单一性介质，界面上的反射和折射消失故脓肿部位的搏动也消失；又因同一物体其液态容积要大于固态，所以此时转为胀痛。如果再发展到脓肿溃破，脓腔内压力骤然下降直至归零则胀痛转为微痛渐至不痛。这种由局部疼痛到跳痛再到胀痛直至不通的渐进性变化反映出由肿疡到脓疡再到脓肿完全液化溃破（溃疡）直至痊愈的发展过程。有意思的是我们的前辈如何在众多纷繁的临床症候中约定出"跳痛、啄痛"这样的局部症候要素，与上述物理学的解释竟有如此友好的契合，不能不慨叹于中医临证思维的缜密与方法论的科学。

（六）瘀

这是中医外科学最常见的致病因素，但在辨证要点的把握上诸多著作出现偏颇，如将皮下瘀血："肿而胀急，色初暗褐，后转青紫，逐渐变黄消退。"作为中医外科临证瘀血病机的辨证要点，这显然是极其片面的。因为皮下瘀血只是外科瘀血中之一种，它没有反映出瘀血病机的实质，这种实质是在众多瘀血表象的基础上，通过审证求因的思辨方法得到的一种悟性抽象。一般而言表现为两点：一是固定性疼痛（定痛），二为固定性肿块（定块）。固定性肿块的病机为瘀血是比较明了的，而固定性疼痛又如何理解呢？诚如前述，仲景在《金匮要略》大黄牡丹汤证明确指出肠痈定痛的表现："肠痈者少腹肿痞，按之即痛如淋，小便自调。"此定痛部位是少腹，并已与泌尿系统疾病的疼痛做出了鉴别。继而采用舍证从脉的方法对定痛的病机属性加以确定："其脉迟紧者，脓未成，可下之，当有血。"，迟者主寒，是继承了《灵枢·痈疽第八十一》："寒邪客于经络之中则血泣"的思想；紧者主瘀，主痛，言明肠腑有瘀血，此点与上述之定痛是一致的。当用大黄牡丹汤泻下之后，此定痛随泻下而消失，故言"当有血"。若把肠痈与急性阑尾炎相对照，此定痛即为 McBurney's sign。若把此瘀血作为有形之物的 blood，则无论如何都是不可理解的。因此，各种瘀血的形态、大小、颜色、肤温以及影像学资料等都是其自然属性，"定痛"、"定块"则是经过抽象的病机属性。

（七）毒

有三个内涵即：其一，来势急骤，进展迅速，病情危重。一般而言比内科的同病种要严重。其二，具有传染性，这些都被命之为毒，例如：秽毒、痰毒、时毒、风毒、湿毒等。有些无法归类的则另立"无名肿毒"一门，以体现出外科疾病的复杂性。其三，恶性肿瘤的病机标志。如何理解？这个问题依然要从审证求因的角度来探讨。

恶性肿瘤是相对于良性肿瘤而言，后者的病机大致不出局部的气、火、痰、瘀相互胶结和整体的藏府失调。恶性肿瘤是在此基础上的进一步发展，表现出局部状况的恶化：肿块紫暗、硬如岩突、或凹陷如火山口，基底坚硬，溃破臭秽流淌血水，所引流之淋巴结肿大成团而质地坚硬，一派险恶之象。整体可见消瘦、贫血、发热、疼痛甚或出现恶病质。其表现无非是气、火、痰、瘀各证和相关藏府恶化征象的多元并见，故曰胶结为毒。

（八）特点

病因是病机的组成成分，言其特点离不开病机构建的思维路径，也就是如何正确把握外科临证第一思维层次的问题。

1. 以火毒为最多见

从大量的临床资料中可知，外科感染性疾病无论是体表的还是体内的，在局部都可以看到红肿热痛甚者化脓的病灶，辨证属火热。在全身可见发热、面红、口干苦、便结、溲赤，舌红苔黄，脉数，辨证亦属火热。这种病来势都很急骤，进展迅速，从局部与整体辨证相结合的角度，得出病机为火毒，外科疾病中以感染性疾病多见，所以外科病因以火毒最为多见。正是有这些临床所见，内经病机十九条作出了总结："诸痛痒疮皆属于心"，心为火藏；金元四大家的刘完素遂将其发展为："诸痛痒疮皆属于心火"；清《医宗金鉴·外科心法要诀》继承了上述的理论和实践，明确地提出："痈疽原是火毒生，经络阻隔气血凝。"

2. 与毒有关

表现在三个方面：病重、传染性、恶性肿瘤的病机标志，已如前述。

3. 上中下三部分因

高锦庭《疡科心得集》："盖以疡科之证，在上部者，俱属风温风热，风性上行故也；在下部者，俱属湿火湿热，水性下趋故也；在中部者，多属气郁火郁，以气火之俱发于中也。"这种以部位定属性的划分法是高氏根据大量临床所见，运用审证求因之方法进行总结的结果。所谓"在上部者俱属风温风热"是指发于上部的外科局部之症多伴有风邪束表的全身症候，尤其是肺卫之证。常见的如颈痈与上呼吸道的急性感染直接相关，这从表象上与自然界的"风性上行"属性类似，取类比象故以"风"名之；"在下部者俱属湿火湿热"是指发于下部的外科局部之症多伴有下半身水肿的症候。常见的如流火、臁疮等病的水肿，就与下肢淋巴、静脉回流本身存在着阻力较大的生理性因素再加上炎症的病理损害相关，这从表象上看与自然界的"水性下趋"属性类似，取类比象故以"湿"名之；"在中部者多属气郁火郁"是指发于中部的外科局部之症正处于肝脾两经循行之处，多见于乳、前后阴、腋、股等私密之地，所病之因每与情志、隐私相关或罹患之后多有不便，由此而见的气郁乃至火郁是此时整体辨证常见的症候，故以"以气郁火郁"名之。这是高氏上中下三部分因理论的审证求因基础，但不能绝对化，也就是说不能抛开审证求因的思辨方法仅凭部位辨病机，届时依然要根据病机构建的原则审时度势才能保持中医的基本属性不变。高氏的这一理论可以看作是对外科病机的一种补充和提示。

4. 阴阳属性分明

明·汪机在《外科理例》前序中说"外科者，以其痈疽疮疡皆见于外故以外科名之。"可见中医内外科的立科依据是部位，这与西医学以治疗手段为内外科的分界完全不同。

临证以八纲辨证为首，而八纲辨证首明阴阳，这一点在中医外科的临证实践中尤为重要。疮疡以其在表可见，易于操作治疗而成为展示中医外科学术内涵的首选病种。

阳证疮疡，局部可见：红肿热痛、化脓，易起、易腐、易脓、易溃、易敛；整体可见：发热恶寒、口干苦、渴欲饮冷、大便干结、小便短赤，舌质红或红绛，苔黄或黄糙，脉洪数，审证求因：火毒为患。

阴证疮疡，局部可见：肿势平塌，根脚散漫，不红不热，溃后清稀，夹有败絮状物或臭秽，淋漓不尽，损筋伤骨，难起、难腐、难脓、难溃、难敛；整体可见：无热或潮热，自汗或盗汗，面色萎黄或苍白，午后颧红，手足心热或形寒肢冷，神萎乏力，纳谷不香，便结或溏，舌质淡胖或红瘦，苔腻、水滑或光剥，脉沉细或细数，审证求因：痰毒为患。

因此，火毒、痰毒成为中医外科病因属性的基本方面，这是学习、掌握中医外科病机学说的一个重要切入点。

三、外感六淫邪毒

首先应明确六淫是相对于六气的过度而言。六气是指风寒暑湿燥火这六种自然界正常的气候类型，无论其过度与否都有明确的季节性，这是它的自然属性而不是中医临证思维的病机属性。

自然属性向病机属性的转化，是典型的象思维方法演绎。过度的六气即六淫自有其特征性的表现，捕捉最具代表性者进行抽象，得出一个能反映该"气"、"淫"特点的理念，即为"观物取象"。如：自然界忽此忽彼，飘忽不定的风，即"物"，可以概括为"善行而数变"即"象"；而荨麻疹的皮损主证可见风团此起彼伏，发无定处，也具"善行而数变"的特点；这种经过审证所得到的主证即为"类"，以此"类"比照此"象"，在"善行而数变"的水平上取得类似、相近甚者一致，具有可比性，这就是"取类比象"，此时还处于自然属性的阶段。继而"象以尽意"，"意者医也"；在悟性思维的范畴内客体风的自然属性——"善行而数变"被内化为患病人的病机属性——"风邪"，这种象思维方法源自于天人相应的整体观。除一般地理解为自然界是一"大天"，人是一"小天"外，更包含有思维对象的同一（统一）性。当荨麻疹风团首见头面尔后又现于背部，再见于下肢、上肢……这种忽此忽彼，以处所的变化为其特点的病因，符合风飘忽无定，善行而数变的自然属性标准，故此，该皮损的病因可内化为"风邪"，成为病机的组成部分，这是临证思维第一层次——局部辨证。继而进入为病因"风邪"确定藏府病位的临证思维第二层次——整体辨证：在"表"；于是病机可以表述为：风邪束表。

其次，应明确所谓"邪毒"是外感六淫邪毒病因说中的另一个理念。邪，是指致病因素，毒在此表达的意义有两个方面：

（1）病势较重。对于表现出较重临床症候群的疾病以"毒"来标记是中医外科学的一个特点，说明相对于内科系统疾病而言，外科疾病表现是较为沉重的。

（2）传染性。邪毒便是这种理念的具体化表达。

再者，不可否认季节主令对于疾病的发生发展是有极其密切关系的，这种环境因素是中医学"天人相应"整体观中的一个命题。问题是这又不是绝对的，它只具有相对性。例如"暑"作为病因发于夏季是完全正确的，这是它的自然属性。然而在冬季就绝对不会发生吗？如果在严寒的冬季出现了中暑的临床症候时，就不能将其病因概括为"暑邪"吗？这显然有失偏颇。因为病人中暑的因素除了自然界的以外，还有许多环境因素和医源性因素，只要造成人体的高渗性脱水就会有类似的临床表现，有中暑的症候就可辨为暑证。这是中医的病机属性，它与暑的自然属性有联系但又有区别。因此不能一概而论，更不能把季节主令绝对化。如图2-2：

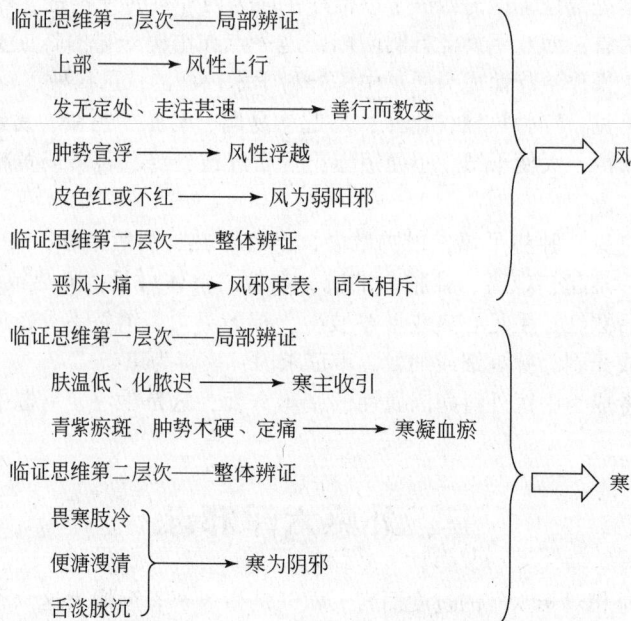

临证思维第一层次——局部辨证

上部 ——→ 风性上行

发无定处、走注甚速 ——→ 善行而数变

肿势宣浮 ——→ 风性浮越

皮色红或不红 ——→ 风为弱阳邪

临证思维第二层次——整体辨证

恶风头痛 ——→ 风邪束表，同气相斥

风

临证思维第一层次——局部辨证

肤温低、化脓迟 ——→ 寒主收引

青紫瘀斑、肿势木硬、定痛 ——→ 寒凝血瘀

临证思维第二层次——整体辨证

畏寒肢冷
便溏溲清 ——→ 寒为阴邪
舌淡脉沉

寒

图 2-2 外感六淫邪毒的外科病机思路

临证思维第一层次——局部辨证

焮红肿胀 ——→ 暑为阳邪

糜烂渗液 ——→ 暑必夹湿

化脓 ——→ 热盛肉腐

临证思维第二层次——整体辨证

倦怠、胸闷、纳呆 ⎤
便溏垢 ⎬——→ 暑犯中焦
舌红苔黄腻 ⎦

⟹ 暑

临证思维第一层次——局部辨证

疮面色淡、渗液 ——→ 湿为阴邪

水疱、凹陷性水肿 ——→ 湿聚为肿

临证思维第二层次——整体辨证

头昏困重、胸脘胀闷 ——→ 湿阻气机

便泄、舌淡苔白腻 ——→ 湿困脾运

⟹ 湿

临证思维第一层次——局部辨证

皮肤干燥、皲裂 ⎤
脱屑 ⎬——→ 燥盛则干

临证思维第二层次——整体辨证

口咽唇鼻眼干燥 ⎤
大便干结 ⎬——→ 易耗水津
舌红少津、苔干 ⎦

⟹ 燥

临证思维第一层次——局部辨证

疮面焮红灼热 ——→ 火为阳热之邪

肿势皮薄光泽 ——→ 升腾发越

疼痛 ——→ 火毒之剧，阻隔气血

易脓腐溃 ——→ 阳热炽烈，气血沸腾

临证思维第二层次——整体辨证

口渴喜饮冷 ⎤
便结溲赤 ⎬——→ 阳热之象
舌红绛、苔黄、脉数 ⎦

⟹ 火

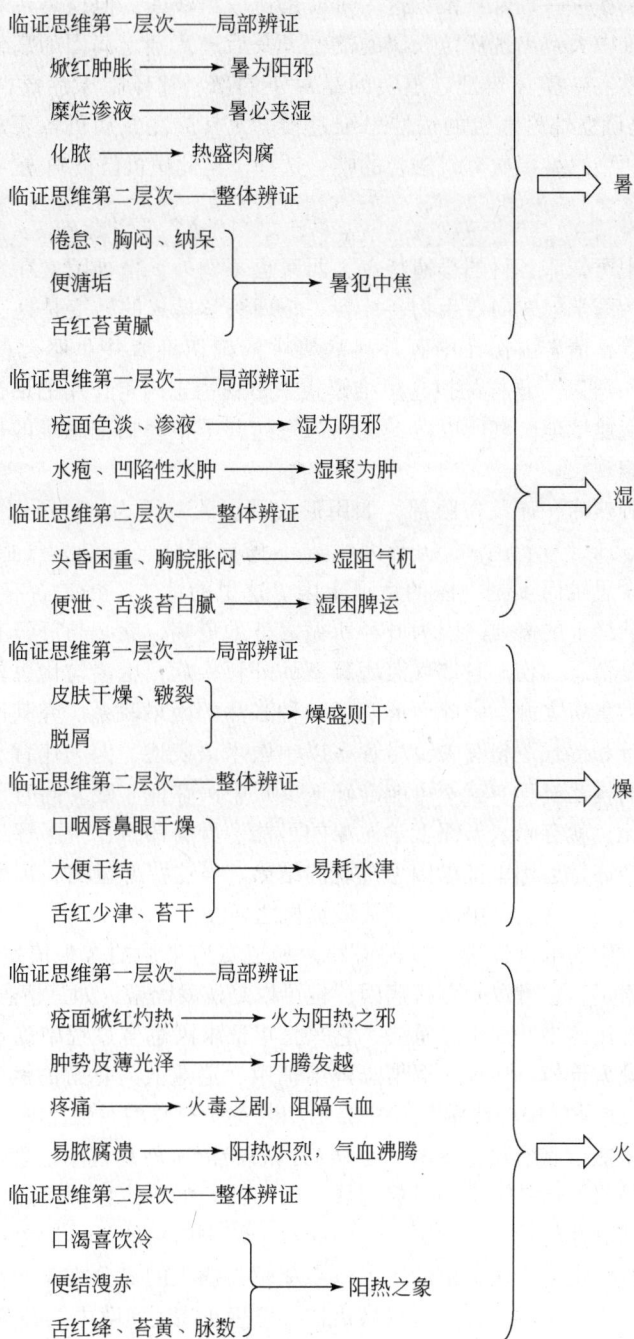

图 2-2 外感六淫邪毒的外科病机思路（续）

四、内 伤 藏 府

当病人就诊时，其所提供和表现的临床症候群是首要的。外科病人一般都首先向医生显示其局部病灶，此时的临证思维应该是进行局部的审证求因。局部病灶无非见于肿块、损伤、炎症，依据其临床表现，大致不出气、火、痰、瘀、湿、毒这六项局部病机要素，即病因的确立，这是外科临证思维的第一层次——局部辨证，这一辨证是比较粗浅的，但也是在八纲辨证指导下展开的。此时在医者的思维中大致出现病位归属的端倪。其后进入确定病因的病位归属程序，这是外科临证思维的第二层次——整体辨证。重要的是对于局部、整体临床症候群在病机构建中统一（同一）的把握，这是确立外科病机的悟性思维过程。尤其应注意病机各要素、藏府、正邪之间的关系，这是将上述两个思维层次有机融合的唯一选择。至此病机已被确立，辨证过程基本结束。

（一）情志内伤

重视情志因素是中医临床各科的普遍特点，西医也不例外。精神因素在多种疾病过程中均占有重要地位。传统生物医学模式向着生物—社会—心理医学模式的转变是这一临床实践的典型说明。然而从临证角度看，情志内伤在中医外科病机中的确切价值并非那么直观，那么"必然"。因此，若用"因为……所以"这样的概念思维模式来审视情志因素作用的话，那将陷入一种无法说清甚至无法自拔的尴尬境地。其所以然，是因为它违背了中医临证思维的根本准则——以病机为核心的审证求因思辨观。

例如左腋痛，红肿热痛，痛及左胁部，如用形式逻辑的"因为……所以"演绎，其"病机"表述可以为：胁肋部乃肝经所循，本病乃因情志不畅导致肝气郁结，气血阻隔，郁而化热所成——这是西医的概念思维而不是中医的审证求因。这里的情志不畅是否有依据是不被重视的，更多的只是一种逻辑演绎上的需要。因为肝经所循之处的疮疡，就必与肝经有关，而肝经气血凝滞原因的最好解释就是情志内伤。它如气滞痰凝型的外科疾病，也多与忧思伤脾相挂钩，其根据也就是书本理论：脾为生痰之源，由此而形成了种种必然的因果联系。究其原因，都与传统教材作者所习用的概念思维和形式逻辑有关，尽管多以中医术语表述，但其违背了象思维法则，阉割了病机及其审证求因的构建过程，就不可能准确地反映中医临证实践。同时也说明如果把形式逻辑的特殊性加以绝对化，就有陷入形而上学泥淖的可能。毋庸讳言，中医理论之所以将肝经所循部位的疾病定位在肝经亦是运用审证求因思辨观的结果。当这些部位的临证所见应该用其他藏府病机来归纳时也是正确的，这就是中医学的活泼灵机之所在。

如此时临床症候群中还可提供进一步的资料以形成藏府失调的客观依据时则应再深入一层，这便是此证的始动因素了。它可以是直接病因，也可以是诱发因素，如是情志因素则多见于后者。但这在病机构成和遣方用药中并非十分重要，它只是审证求因思辨过程中确定病位的一种说理工具，并无实在的临证处方价值。那种一遇情志郁结辄用"逍遥散"化解的做法，不仅不符合该方"血虚肝郁"的病机，更是"中药西用"、"中方西用"这一时弊的顽强反映。临床实践早已表明，精神刺激因素的消除不能单靠药物，所谓"心病当用心药治"就是这个道理。此时即便使用西药也不能直接解决心理障碍、精神失常和思想问题。因为西药的抗焦虑、镇静机制只是使用化学药物对病人实施的一种强制性的精神抑制罢了，因此对于情志内伤的最佳治疗还是心理疏导和细致的思想工作。由此客观约定了中医临证的一大特点就是与病人的充分交流和沟通，其间需要的是对病人人格的尊重和人本主义的关怀，这是病机核心思想在临证实践中的必然反映。

西医学也讲究精神刺激因素，当它将此因素作为一种确切的致病因子时遵循的是符合形式逻辑的概念思维。该思维是理性的，其基础是还原论，方法是分析，依据是实体物质，这种物质是可被测定并可提供客观运动过程的。例如，研究精神刺激因素在消化性溃疡疾病过程中的作用时，人们看到的是迷走神经张力升高后 H^+ 弥散的增加，由此所导致的胃蛋白酶原被激活为胃蛋白酶是造成消化性溃疡的客观物质因素，一种可被还原的定性定量因子。再如现代分子生物学已经明确，多种可被精确测量的细胞因子、信号转导通路、基因片段乃至碱基配对在肿瘤的发生与精神因素作用的研究中常呈明确的正相关表达。服务于现代社会的中西医是如此的不同而又是如此的表象重叠；在这种纷繁的比较面前如何保持自我不被异化和边缘化是一个关乎中医命运的重大理论和实践问题。如图 2-3。

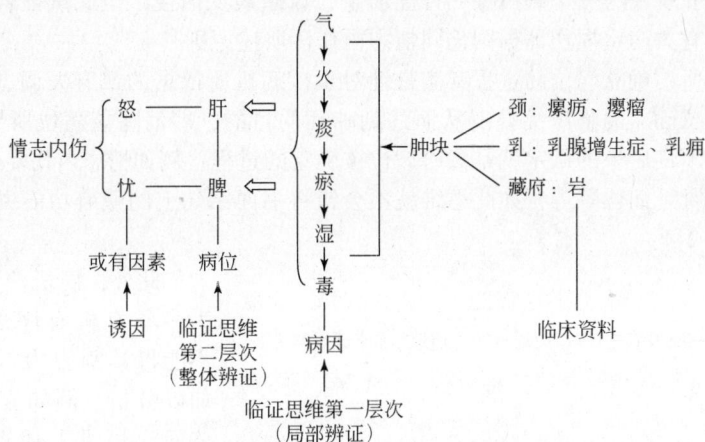

气
↓
火
↓
怒——肝 ⇐ 痰 ← 肿块 ⟨ 颈：瘰疬、瘿瘤
情志内伤⟨ ↓ 乳：乳腺增生症、乳痈
忧——脾 ⇐ 瘀 藏府：岩
↓
湿
↓
或有因素 病位 毒
↓
诱因 临证思维 病因 临床资料
第二层次
（整体辨证）
临证思维第一层次
（局部辨证）

图 2-3　情志内伤的外科病机思路

（二）房室损伤

在中医临床课程的病因学说中不乏房室损伤的阐述，除儿科无此说外，其余皆然，初学者对此莫衷一是。其所以如此，是因为传统教材都把房室损伤作为与肾相关疾病的直接始动因素，形成了一种固定的程式和教条登堂入室，这不能不认为是当代中医教学中的尴尬。

其实克服这一尴尬很简单，只要遵循中医的病机构建思路就能解决这个问题。用西医的临床思维来分析中医的临证问题必然会出现上述的尴尬。以下仅就"脱疽"一病用审证求因法剖析之。首抓临床症候群：患足冰冷苍白，趺阳脉搏动消失，趾甲粗糙，毳毛脱落，下肢酸重，间歇性跛行……最终趾节脱落；全身见腰酸，肢重，畏寒自汗，舌淡，苔白水滑，脉沉细。观察后可以得出：患足冰冷苍白，趺阳脉搏动消失，趾节脱落是为主要症候，对此局部审证求因的结果是寒凝血瘀，骨骼受损，这是临证思维第一层次——局部辨证。其后当确定藏府病位，根据临床症候群中最终的结果是趾节脱落，提示此病所损者为骨，骨又为肾所主，全身可见肾虚之或轻或重的表现，所以病位当为肾，这是临证思维第二层次——整体辨证。两个思维层次融合即可确定病机为：肾虚寒凝血瘀，骨骼受损，从临证角度看至此已告结束。如果临床资料中确有"房劳"证据，那么可以根据"肾者主蛰，封藏之本，精之处也"的理论指导，引申出"房劳"这一病因，若无客观依据则无须牵强。从临床实际看，这只是一个不确切的因素，重点依然是根据有无肾失封藏之临床症候而立法处方，所以"房劳损伤"不能作为一项亘古不变的陈规，因为没有任何药物、方剂或治疗手段可以纠正病人"房事过度"这一不良嗜好，这基本上属于心理和思想意识领域的问题，不是中医临证的理法方药体系可以解决的，从这一点而言，"房劳损伤"就不具有病机属性，充其量是诱因而已。相关现代实验结果提示精液中含有大量的前列腺素 E_2（PGE_2），这是血管活性物质，因此被称为"微血管调理素"，对于微血管的扩张具有重要的作用。如果房劳过度则将丢失大量的 PGE_2，从而影响微血管的舒缩导致血栓的形成，这也许就是陈实功所言："房劳过度，气竭精伤"的含意吧。但两者绝不是相等的关系，前者的价值只在于"医者意也"，医者只是极具个性化地将其体现在临证病机构建的思维过程之中。

再如流痰：临床症候群——病灶向附近或远处溃破，脓出稀薄如痰，夹有败絮样物质，可见死骨。患者消瘦，神疲肢冷或畏寒，面色不华或苍白，纳差便溏，舌质淡胖，苔薄，脉沉细。首抓主要症候，审证求因，脓溃出的流动性表现为一种处所的变化——风；脓出稀薄——寒；夹有败絮样物——痰浊，得出病因：风寒痰浊，这是临证思维第一层次——局部辨证。脓中可见死骨，引申出其病位与肾相关，一派肾虚的全身表现，这是临证思维第二层次——整体辨证。局、整辨证通过死骨这个媒介统一为一个病机——肾虚骼空，风寒痰浊内侵，至此辨证告一段落，如果临床资料中确能提供有关房室损伤证据则仍同情志内伤段所述原则。

应该强调的是所谓确立病位的过程其实是针对于该病机所依据的藏府失调进行辨证，其价值是消除支撑这一病位确立的临床症候群从而达到临证的目的，即消除该病位所导致的不良后果；反之也可以说：该不良后果的认定就是藏府病位被确立的过程；例如情志内伤症候群与肝系病位、房室损伤症候群与肾系病位等等，如此思维就不会错将书面字句上的藏府功能失常作为起始因素而谬之千里，如图2-4：

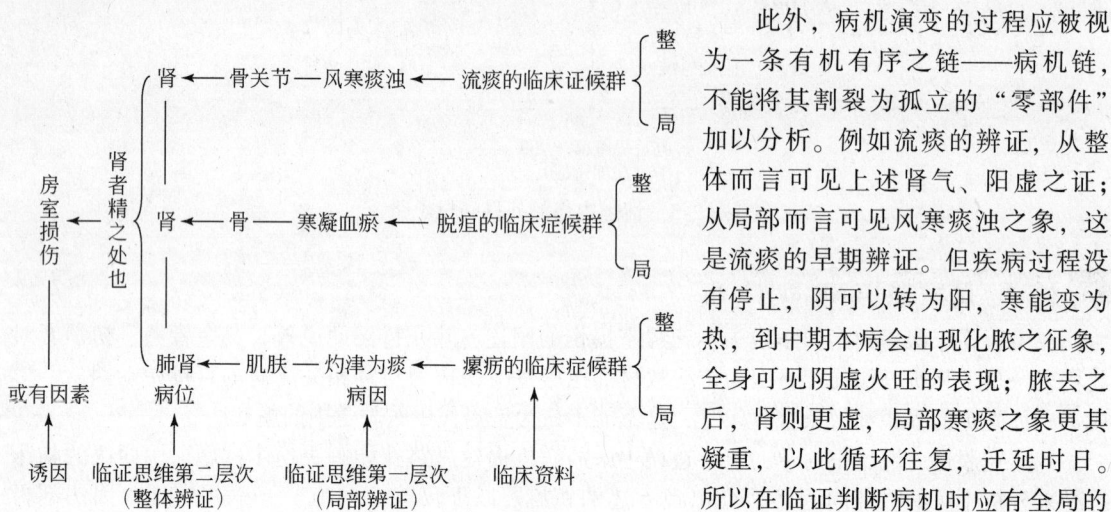

图2-4　房室损伤的外科病机思路

此外，病机演变的过程应被视为一条有机有序之链——病机链，不能将其割裂为孤立的"零部件"加以分析。例如流痰的辨证，从整体而言可见上述肾气、阳虚之证；从局部而言可见风寒痰浊之象，这是流痰的早期辨证。但疾病过程没有停止，阴可以转为阳，寒能变为热，到中期本病会出现化脓之征象，全身可见阴虚火旺的表现；脓去之后，肾则更虚，局部寒痰之象更其凝重，以此循环往复，迁延时日。所以在临证判断病机时应有全局的认识，把某时的辨证视作病机链的一部分，从而对未病和整个病程有一个正确的判断，便于做出妥善的兼顾，这应是中医外科临证思维中整体观的高层次体现。

第三节　病机总结

所谓病机就是能够规范相应治则和方药的中医临证之抽象，其内涵是一组相应的临床症候群；所谓审证求因就是在分析了临床症候群各要素的关联性之后归纳出病机的象思维过程；所谓审因论治就是依据病机确立治则，依据治则选定方剂，依据方剂处方用药的临证过程即：理法方药的统一性，这是中医临证的主要指导原则，常被"通俗"地称为辨证施治。

综上所述，病机的核心思想和理法方药统一性的临证原则是中医临床各学科所具有的共性，各科自有其个性即特殊性。外科的特殊性表现在对于局部辨证的重视，这一点较之于其他各科更为突出；这是因为外科疾病患者的主诉都与明确的局部症候有关，因此临证对于第一思维层次有着更高的要求。"然外科必本于内，知乎内以求其外，其视如掌乎？"明代大医汪机如是言。这又提示我们局、整辨证的统一；第一、二思维层次的融合在外科领域不仅具有重要意义，且已成为其临证的一大特色。

（潘立群　裴晓华）

第三章 辨 证

中医外科辨证与中医内科及其他科一样，都遵循整体辨证和局部辨证相结合的原则；而中医外科又有自身特点，即局部病灶资料必须经四诊才能获得，其辨证较之于内科系统更为表象、更为详细，从而使病机构建的过程更为和谐而直观。

第一节 整 体 辨 证

整体辨证基本等同于中医内科学，强调八纲、气血津液、卫气营血、藏府辨证；特别是藏府辨证，在整体辨证中占有重要地位，具有很强的实用性。

一、四 诊

四诊即：望、闻、问、切，是中医临证的基本功。其重要性一如《灵枢·外揣第四十五》所言："合而察之，切而验之，见而得之，若清水明镜之不失其形也。"《难经》则将其列为行医者的标准："经言望而知之谓之神，闻而知之谓之圣，问而知之谓之工，切脉而知之谓之巧。"这些对于中医各科而言具有普遍性，本教材则应关注其在外科领域内的具体运用。

（一）望诊

外科重病可有明显的外观改变。急性感染时可见患者面色红赤；嵌顿疝、急性肾绞痛、急性上消化道穿孔等骤发时患者出现面色苍白，冷汗淋漓的痛苦面容，与急性失血性休克前的那种面色苍白，汗出如油的虚脱貌形成了鲜明的对照；急性尿潴留患者的坐立不安，尿胀不出的窘迫状高度提示了膀胱颈部和前列腺后尿路的梗阻，而间歇性跛行的姿态则说明了下肢脉管的瘀阻。望诊包括望神、色、形、态，其中所表达出来的信息是重要的临床资料，善于在第一时间内准确地捕捉这些信息是临床医生的一项基本功。

（二）闻诊

外科主要用于嗅气味，一般化脓性创面无特殊气味或只有腥味。消化道空腔器官穿孔所致的化脓性腹膜炎，其病人身上散发出粪臭味，尤其是急性阑尾炎穿孔时可见。糖尿病足坏疽可散发出异臭而晚期肿瘤坏死创面的尸臭味用陈实功言则是"虽异香难解"。

（三）问诊

问诊即访谈，除可明确现病史外还可以掌握既往史和个人史，这对于某些外科疾病的诊断具有重要意义。例如，反复出现的感染要注意既往有无糖尿病史。因为随着现代社会生活方式的改变，肥胖、糖尿病、高脂血症、高尿酸血症等所谓的代谢性疾病和因素越来越成为外科感染、坏疽的始发原因，这不仅仅是一种访谈技巧，更显现出医学理论与实践的进步。再如，反复发作的顽固性腹痛，其重要原因之一就是腹部手术史，由手术所造成的腹腔粘连是上述顽固性腹痛甚或导致急性肠梗阻的主要因素。个人史所提供的嗜好，居留居住情况有助于多种外科疾病的诊断。善于与病人进行沟通，充分掌握第一手资料是临床工作者的素质体现，这一点对于中医临证而言尤其重要，这是因为审证所获取的信息基本上都是非实体属性的，都是需要与病人进行面对面的，仔细的，充满人本主义关怀的对话才能获得。

（四）切诊

1. 脉诊

脉诊作为构成整体辨证要素——脉象的采集方法，在中医临证中有着重要的意义。自宋元以降，在学术层面逐步形成了外科整体观，其重要标志之一是建立了完整的外科脉诊体系，齐德之是其中杰出的代表人物，他在《外科精义》中，针对外科界轻视脉诊，不重视整体辨证的时弊，曾尖锐地指出："夫大方脉、妇人、小儿、风科，必先诊脉，后对证处药。独疮科之流，多有不其脉候，专攻治外；或有证候疑难，别召方脉诊察，于疮科之辈甘当浅陋之名。噫！其小哉如是"，这对于今天的中医外科临床不无现实的指导意义。外科脉诊之要仍然是遵循整体与局部辨证相结合的原则，整体者是指遵从中医脉学的一般规律和标准，局部者是指在外科初、中、后三病期脉象的框架内结合各期局部病灶的特点进行综合性的判断，由此体现出一般和特殊规律的相结合，如图3-1：

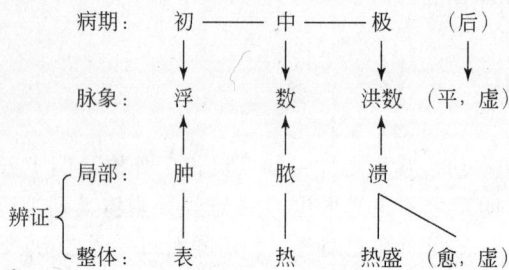

图 3-1　外科病期脉象与病机的相关性示意

浮——上、初、虚
沉——里、寒
迟——寒、虚、里
数——热
滑——痰、食滞
涩——瘀
大——病进、虚极
小——虚

图 3-2　脉学示意

图3-2 所示是中医脉学，与内科完全一致，反映出气血阴阳、藏府病位之所在。与图3-1 结合起来进行综合判断，也就是整体辨证与局部辨证的相结合，这就是外科脉诊的特色。就常见的八种脉象分析如下：

（1）浮脉：肿疡阶段，浮而有力为疾病之初，风邪束表，有浮紧与浮数之分。浮而无力为气血虚弱，因虚致病之象。溃疡阶段，脉浮指局部病灶进展极其迅速，已溃而整体外感之象尚未尽祛，若非如此则有再度外感的可能。

（2）沉脉：肿疡阶段，病起深在或寒凝络道。溃疡阶段，余毒在内，瘀滞未解。

（3）迟脉：肿疡阶段，寒邪为因或虚体感邪。溃疡阶段，邪去正衰。

（4）数脉：肿疡阶段，病起热胜，甚者化脓。溃疡阶段，虚热未净，遗毒稽留。

（5）滑脉：肿疡阶段，痰凝为患，若见滑数则为痰热甚者化脓。溃疡阶段，正虚痰恋，若为滑大，则为痰热未退或正气大虚。

（6）涩脉：肿疡阶段，实邪阻络，气血凝滞。溃疡阶段，阴血不足，干血内结。

（7）大脉：肿疡阶段，正实邪盛病进。溃疡阶段，元气亏虚，毒滞难化。

（8）小脉：肿疡阶段，正不胜邪。溃疡阶段，气血两虚。

以上脉象运用时必须互参并应与四诊资料综合起来全面考虑，因为它们只具有相对性，没有单独使用的临床价值。关于这一点，齐德之在《外科精义》中作了精辟的论述，他说："气血者，人之神也；脉者，气血之神也。所以治病之始，五决为纪。盖五决者，五藏之色脉也。脉应于内，色应于外。其色之与脉，当相参应。故曰，能合色脉可以万全也。"此外，辨脉之有力与无力，有余与不足亦为外科脉诊的特点和须注意之处。高锦庭在《疡科心得集》中尝谓："大约疮疡未溃之先，脉宜有余；已溃之后，脉宜不足。有余者，毒甚也；不足者，元气虚也。倘未溃而现不足之脉，火毒陷而元气虚也；已溃而现有余之脉，火毒甚而元气滞也。按定六部之脉，细察虚实，其间宜寒、宜热、宜散、宜收、宜攻、宜补、宜逆、宜从，总以适事为故，未可鲁莽图治也。"

【注】脓肿溃破之后由于病情的不同而有不同的转归。本教材所谓的"极期"是指病重者进入了火毒炽盛阶段，由于邪毒扩入营血，内攻藏府而致变证丛生，故其脉象洪数，治则当为清火凉血解毒，展示的是中医外科处理急难危重症候的临床实践，这是内经的思想。本教材所谓的"后期"是指病轻者在溃病后期将愈时出现的平人（正常）脉象，已无需治疗。或因病致虚，因虚致病者在此期出现了虚象则取补法，这应该是补法之依据，其缘由发展史章已有述及。《内经》产生于封建生产力和生产关系取代奴隶制的革新时代，故本教材言有"极期"。而"后期"一律取"补法"则是明清以来的思想，其时封建生产关系已成为社会生产力发展的桎梏，作为上层建筑代表的地主阶级文化已经腐朽没落，其特征就是丧失革新、创新的进取精神，沉沦于封闭保守的泥淖，这一文化取向在医学层面的反映："中医就是调理"的思想至今仍然是"继承与发展"战略的巨大障碍，值得我们深思。

2. 触诊

触诊是外科理学诊断的最常用方法。外科疾病的一大特点就是具有可见、可征的局部病灶。在医学理论的指导下，诊察者运用双手的感官功能，获知局部病灶的感性资料，包括病灶的大小、硬度、移动度、温度、形态、表面以及血管搏动情况等，结合其他临床资料，以形成正确的诊断。其涉及的范围很广泛，包括体表的痈疽疔疮、良恶性肿瘤、胸腹壁肿块、腹部包块、肠型、腹水、肌紧张、压痛、肛门直肠病变、前列腺病变、浅表静脉曲张、炎症等。这些资料具有实验室仪器检查所不具备的感觉优势。在触诊时检查者应同步展开相关联的思考，运用中、西医理论指导触诊实践，边实践边思考，主要用于临床诊断和鉴别诊断。经过如此临床实践的长期积累就会成为自己的临床经验，这对于一名外科医生而言是十分重要的成长过程。

二、五善七恶

这是判断预后的指标，源于宋代外科学所奠定的整体观已如前述。所谓整体观，其构成要素就是基于临证第一二思维层次的局、整辨证相结合。整体辨证的内容是辨善恶，其标准是五藏的功能表现。凡符合者称为五善，提示预后良好；反之，再加上气血、藏府衰败两项则被称为七恶，提示预后不良。局部辨证的内容是顺逆，所谓顺证是指疾病按着其固有的规律，局部顺序出现应有的症候者，提示预后良好。反之，为逆证，提示预后不良。由此，善与顺，恶与逆组成了判断预后的一组指标，体现出了中医外科的整体观特色，如图3-3：

所谓顺证从其理念出发，可以得到如下的启示：其一，在临床工作中要正确地掌握疾病的性质和规律，对于符合规律的临床表现无论其症候如何也不能违背规律而另行其是。正确的做法是遵循规律，优化过程，医者的责任只有四个字：因势利导。因，遵循；势，规律；利，优化；导，引导。例如严重感染，体温40℃，如果不把握该病的规律，见高热只一味的给予退热，甚至滥用激素而不针对该病的基本病因采取综合性的治疗措施则只能造成全身感染，导致败血症。正确的做法是在祛除病灶的基础上综合采用中西医药、生物、物理等疗法，促使炎症逐步消退，体温呈阶梯状下降，这样的处理符合人体抗感染的一般规律，也不会因盲目地使用激素引发负反馈机制，导致病人的肾上腺皮质功能衰竭。其二，学习中医尤其是中医临床课，不能只局限在对教材内容的一般性理解上，更不能只满

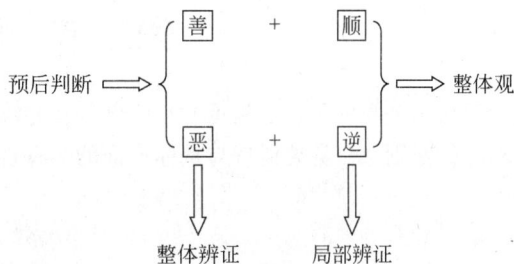

图3-3 五善七恶与整体观

足简单地重复前人的做法和经验上，对教材应有深层次的理解和挖掘，要做到这一点则必须把所学知识与当代中医外科临床紧密地结合起来，为当代社会的需要服务，这也许就是中医继承与发展的关系，案例式教学法是实现这一目标的有效手段。

三、经　　络

经络是审证求因的产物，用于临床的价值只是辨证的需要。正如《外科大成》所谓："经络一明，然后知症见何经，用何经之药以治之，了然无谬。"一般而言，经络的价值有二：一是参与辨证，一是引经用药。

（一）参与辨证

作为已被实践证实的成熟理论，经络在指导辨证，形成病机的过程中具有重要的价值。但必须说明的是这只是理论的指导而非病机构成的要素。

1. 经络的循行

头顶正中、两旁：属督脉经、足太阳膀胱经。

面部：属足阳明胃经。

耳部前、后：属足少阳胆经、手少阳三焦经。

乳房、乳头、乳外：属足阳明胃经、足厥阴肝经、足少阳胆经。

背部中行、两旁：属督脉经、足太阳膀胱经。

腹部：总属阴经，中行属任脉经。

臀部内、外侧：属手三阴经、手三阳经。

腿部内、外侧：属足三阴经、足三阳经。

手、足心部：属手厥阴心包经、足少阴肾经。

2. 十二经脉气血之多少

这一命题的理论意义源于它的临床实践，是审证求因之结果使然。前辈医家从大量的临床实践中总结出的这些理论其价值仍是应用，在辨证用药中如能予以考虑则更可获得理法方药的紧凑性。当然，不能把它当作一种教条，一种程式，只能作为辨证的参考和补充，否则就丧失了临床指导价值。内容是：手阳明大肠经、足阳明胃经为多气多血之经；手太阳小肠经、足太阳膀胱经、手厥阴心包经、足厥阴肝经为多血少气之经；手少阳三焦经、足少阳胆经、手少阴心经、足少阴肾经，手太阴肺经、足太阴脾经为多气少血之经。

（二）引经用药

其意义旨在使处方用药更符合病机所规定的藏府病位，具有归经的涵义，实用价值如何见仁见智，没有一定之规，重在临证实践。

第二节　局部辨证

局部辨证是外科辨证的重要组成部分，是获取病机第一要素——病因的临证过程，应遵从审证求因的原则，自觉地保持与整体辨证的一致性，从而实现内治与外治的统一。

一、辨　阴　阳

阴阳是八纲辨证的纲领，是中医临证思维的基础，这是一般性的指导原则。在外科局部辨证中，阴阳还具有其相对性的意义，这表现在多个方面，分述如下：

（一）发病缓急

急者属阳，缓者属阴；这里的阴阳不表示阴证、阳证的性质而只是就发病的缓急相对而言。例如"流注"，由于该病病位深在，局部表现在早期并不明显，有的仅表现出酸楚隐痛，肤色和局部温度正常——缓的表现，就这一点而言可辨为阴，但却是阳热实证。

（二）皮肤颜色

红赤属阳，苍白或皮色不变属阴；也只具相对性。《疡科心得集》："流注其色虽白，不可认作虚证，阴证。"

（三）皮肤温度

热属阳，冷属阴；只具相对性，理由同上。

（四）病位深浅

浅属阳，深属阴；相对而言。所谓痈属阳，疽属阴亦此意，非指性；否则瘰疬这一典型的阴证，附骨疽这一经典的阳证就无法解释。

（五）病灶高度

高肿突起属阳，平塌下陷属阴；一般而言如是，但不尽然。例如臀痈，病灶深在，在疾病过程中不会出现高突之象，一旦脓肿切开引流，肿势会很快平复，引流口凹陷，但这不是阴证。

（六）肿势范围

局限属阳，散漫属阴，这是仅就形态而言，只具有相对性。例如下肢流火的红斑不可谓不散漫而瘰疬亦不可谓不局限。

病灶局限与散漫不仅是形态的差异，更是疾病状况的反映。就局部而言，局限是脓毒被箍集，被收束，未扩散的说明；散漫是脓毒扩散，未被控制的征象。就整体而言，局限是气血旺盛，有力束毒的表象；散漫是气血虚弱，无力围聚或毒力过分强大的佐证，例如疔疮走黄就是如此。局部与整体之间的关系是如此密切，由此可见整体观在外科学术思想中占有的重要主导地位。

其次，局限与散漫从范围而言也各具相对性。肿疡初起形症未成，即使范围较大，其也有境界——局限。疔疮走黄，即使范围很小，其也无境界——散漫。提示我们在临证时应全面地看问题，一切以把握疾病的性质为准则。

再次，局限与散漫和成脓与否并不成正相关关系。形症未成也是局限，并未成脓。发，其境界不清，谓之"散漫"却已成脓。之所以提出这些问题是要说明中西医之间的巨大差异，以还原论作为认识论基础的西医，讲究的是解剖形态学的改变，其所谓的局限就是脓肿的形成，可见的脓腔和脓液这些有形物质，必须经过精确定性定量之后才能予以确定。中医却是更广义的，也是表象的，是审证求因的过程，它所谓的局限和散漫仅是根脚（边界）的清晰与否，要作出有无成脓的结论，尚须多元的症候；例如有无：啄痛（跳痛）、皮肤焮红、灼热、皮薄光泽、应指等才能作出判断。

（七）肿块硬度

软硬适度属阳，过硬过软属阴。阳者顺也，阴者逆也，预后截然不同。这是因为前者符合疾病发生发展的规律而后者相反，这里的阴阳是指预后的相对状况并不是指病性而言。

(八) 疼痛感觉

剧痛属阳，不痛、隐痛属阴。流注之类的深部脓肿在早期仅有隐痛之感，其阴阳本质的属性并不以痛觉的程度为标准。

(九) 脓质情况

稠厚属阳，稀薄属阴。并不绝对，脓液虽然稀薄但非血水，也不臭秽可属阳。

(十) 疮面色泽

鲜红润泽属阳，晦暗不泽属阴。但色泽的红润与否是相对的，除局部的病因之外，气血的强弱也具有意义，所以其局部之阴阳分别也只具相对性。

(十一) 预后顺逆

易消、易脓、易溃、易敛属阳，难消、难脓、难溃、难敛属阴。然而附骨疽的病程和转归并不完全与上述标准相符。

二、辨　肿　痛

(1) 焮热色红、皮薄光泽、肿痛剧烈——炎上发越，气血沸腾，故为火。

(2) 冰冷苍白，皮色不泽，木硬酸痛——收引固缩，气血凝滞，故为寒。

(3) 不红微热，漫肿宣浮，发无定处——善行数变，以处所的变化为特点，故为风。

(4) 不红不热，范围有定，攻痛无常——无明确的阴阳之标识，只以时段的变化为特点，故为气。

(5) 重着垂胀，按之不起或水疱流滋——水性下趋，重浊黏滞，故为湿。

(6) 皮色如常，软如绵或硬如核，不痛或酸痛——过硬过软，肿势局限故为痰。

(7) 痛有定处，癥块固定——定痛、定块，故为瘀。

(8) 形如岩突，固定疼痛——瘀滞至极，化毒成岩，故为郁结。

(9) 肿而中软，痛如鸡啄——跳痛，是心跳搏动波的传导故为脓。

(10) 转移性腹痛——按原肠走向的肠蠕动窜痛故为风行气滞并见，说明是中空脏器的功能障碍或早期局限在黏膜层的炎症。

(11) 阵发性腹痛——以时段间隔为发作特点且局限于一定范围内的疼痛，当为气滞向血瘀的变化，说明是中空脏器的梗阻早期。

(12) 持续而固定性的腹痛——定痛的特点故为血瘀，说明是腹壁腹膜的炎症。

(13) 持续性腹痛阵发性加剧——固定和时段痛的特点，病机概括：血瘀气滞。说明炎症与梗阻并存且炎症已波及所在部位的腹壁腹膜，是中空脏器梗阻中后期腹痛的特点。

上述有关肿痛的局部辨证不是孤立存在的，同样须与整体辨证相结合，形成对于疾病的全局性考虑，这是中医外科辨证的主要原则。

三、辨　麻　木

麻木是由气血阻滞所成，其机理与疼痛一致，无非是轻重程度不同而已。就麻木本身而言亦分轻重。轻者，局部气血阻滞，病损层次较浅，多在皮肤；重者，邪毒深重，腐肉伤筋损骨，毁损机体重要神经组织。如臀大肌深部脓肿，导致臀上皮神经坏死则可出现股外侧皮肤感觉麻木，痛觉减退，甚至消失。又如麻风杆菌毁损感觉神经时会出现相应部位的麻木，因其以感觉麻为主要症候，麻木区域呈进行性扩展，这种以处所的变化作为特点的症候，审证求因归纳为"风"，因此中医把这种病命名为"麻风"。

四、辨 痒

痒为症状，是皮肤病局部辨证的重要内容。其之成因与痛、麻等一样，同属经络阻隔、气血凝滞之列。根据不同的临床表现，可以得出相应的病机，分述如下：

(1) 走窜无定，遍体作痒，多为干性——发无定处，阳邪为患，故为风胜。

(2) 浸淫四窜，表皮蚀烂，越腐越痒——黏腻流滋，阴邪为患，故为湿胜。

(3) 红斑丘疹，灼热作痒，甚者糜烂——热性明显，故为热胜。

(4) 瘙痒剧烈，有如虫行，常易传染——疥疮之典型表现，故为虫淫。

(5) 皮肤干燥增厚，分片持续脱屑作痒——干燥乃因肌肤血失所养，分片持续脱屑是为风胜，故为血虚风胜。

五、辨 脓

成脓之因，自《灵枢·痈疽第八十一》以来均推崇火热为主要发病因素，其"寒气化为热，热胜则腐肉，肉腐则为脓"的著名论断即已充分阐明了这一传统思想。然而临床实践提示，除上述"热"因之外还有"湿"的因素，这一认识也是来源于审证求因的结果。脓者，总体而言属水湿，在生活和自然界中的许多现象都说明了有机物的腐败与否都和水湿密切相关。例如：木乃伊，千年古尸不腐，究其原因就是存尸的沙漠环境是干燥的，只热无湿之故。李梴在《医学入门》中说过："盖热非湿则不能腐坏肌肉为脓"已经说明了这一常见的临床现象。由此得到的启示是：保持创面的干燥是防止外科感染的重要手段 。临床所采用的各种引流技术例如：颅腔引流术、胸腔闭式引流术、腹腔引流术、脓腔引流术、皮片引流术、药捻引流术、挂线引流术以及纱布作为创面覆盖的敷料等都是这一思想的体现。因此，中、西医外科都确立并强调这样一条临床指导原则：充分引流，保持创面的干燥。

临床实践提示脓是载毒外出的最好形式。可以认为外科医生的一项重要工作就是与脓打交道，正确地处理脓肿这一局部病灶是外科临床的永恒主题。

(一) 辨脓之有无

两手示指端间隔置于脓肿部位，以一示指按压，另一指端出现波动感，这感觉称为应指，提示脓已成。

有脓：最痛之处，应指之处。无脓：肿块仍硬，不应指。

(二) 辨脓方法

1. 按触法

确定有无应指，同上。

2. 穿刺法

本法适用于深部脓肿。用穿刺针沿着最痛之处向下刺入，边深入边抽吸，在适度范围内调整针尖的方向，一旦得脓即应停下，动作不可盲目、粗暴，以免伤及深部组织内的重要结构，进而可沿穿刺针指示的方向切开排脓。

3. 辨脓深浅

浅部：肿块高突，按之中软，皮薄灼热应指。深部：肿块弥漫，不软，微热或不热，微红或不红，重按疼痛明显，可伴全身症状。

4. 辨脓形质

宜稠不宜清，稠者气血充足，清稀者气血虚弱。如先出稠厚脓液，次出黄稠滋水，是将愈之象。一般而言，脓由稀转厚属顺证，由厚转稀属逆证。

5. 辨脓色泽

宜明净不宜污浊。色泽是外科致病因子是否单一、过度、污秽的一项指标。凡洁净者说明致病因子单一，为常见菌群感染；也是正气抗邪有力，预后较好的表现。凡不净者说明致病因子混杂，常为混合性感染；也是正气较弱，抗邪乏力的表现。故脓黄白质稠，色泽洁净为气血旺盛。脓黄浊质稠，色泽不净为正气相对不足，气火有余。脓黄白质稀，色泽洁净，气血虽虚，未为败象。

6. 辨脓气味

脓液一般略有腥味而无臭味。味腥质稠厚为顺证，味臭质稀薄为逆证。

六、辨　溃　疡

（一）辨色泽

阳证溃疡，色泽红活，阴证溃疡，色泽晦暗。如高突之疮顶突然陷黑无脓，四周暗红而肿，迅速扩散则可能是疔疮走黄。如疮面光白板亮，状如镜面，新肉不生，不知疼痛则为虚陷之象。

（二）辨形态

溃疡的形态在一定程度上说明了其所属的性质。

（1）癌性溃疡或高如岩突或深如洞穴或韧若牛领，例如各种实体癌瘤。

（2）结核性溃疡呈潜形，底大而出口小并形成窦道，例如瘰疬、流痰。

（3）营养性溃疡呈凿形，例如麻风。

（4）压迫性溃疡或如浅盘状或呈不规则形，例如褥疮。

（5）脓毒性溃疡呈底小口大的河堤状，例如各种阳证疮疡。

中医外科临床的局部辨证体现出了鲜明的整体观思想，其指导原则就是八纲、气血津液辨证，一般不涉及藏府而思维模式依然是病机及其构建过程；所不同的是局部辨证的取舍范围较整体辨证为小，是病机构成中病因的认定基础。

（潘立群　裴晓华）

第四章 治 法

中医外科治法分为内治法和外治法，强调局、整辨证统一，内外治法匹配。一如中医学将人之生命视为复杂开放巨系统，治法尤其在这一方面表现出鲜明的系统特色，主要表现在以托法枢机作用为特点的内治法；以序贯性过程展开为特点的外治法。

第一节 内 治 法

内治法是中医外科整体观的集中体现。它的立论依据不单是整体辨证而是整体辨证与局部辨证的相结合，也就说外科相对更重视局部病因，这一点有异于内科学。其中最具特色的是内托法，充分显示了中医外科学着重于分阶段动态联系实施整体性治疗的系统科学思想。

一、内治法三总则

消托补三法与外科病程的一般关系：外科病程分为初（初起）、中（成脓）、后（溃后）三个阶段。相应的局部辨证病灶为肿疡、脓疡、溃疡，结合整体辨证而立有消、托、补三法，这是原则性的，如图4-1：

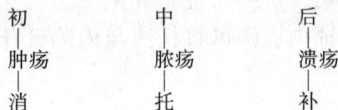

<pre>
     初   中   后
    肿疡   脓疡   溃疡
     消   托   补
</pre>

图 4-1　消托补三法与外科病程的一般关系

但是这种分法并不符合现代中医临床的实际，也有悖于内经的原创精神；只是说明了明清以降，封建生产关系成为新兴生产力发展的桎梏后，作为其上层建筑的地主阶级文化也因之走向保守和没落。尤其是后期用补法，完全摈弃了内经痈疽篇所倡导的直面外科极期急难危重症候的创新精神。这种仅满足于"补"的消极心态一直延续至今，尚有蔓延之势，不可谓不是中医继承与发展战略所面对的重大问题。

（一）消法

消法是运用方药使初期的肿疡得以消散的治法总则。这里特别注意"初期的肿疡"这一界定，即把肿疡分为两个阶段：初期和后期，也就是所谓的形症未成和形症已成。消法适用于形证未成的肿疡初期阶段，此阶段的局部特点当为皮肤不红或微红，微微隆起但境界不明确，肤温不热，痒麻或微痛而绝无红肿热痛化脓之表现。对此，《灵枢·痈疽第八十一》已用"寒气"这一病因将其表述得十分清楚，即气滞血瘀。这一病机的来源显然是司外揣内，审证求因的结果，与此相对应的现代医学炎症阶段大致为单纯性炎即炎症渗出物是浆液性的，基本无细胞形态，不遗留痕迹。这点是我们认定消法之现代中医临床适应证的基础。由此可以将传统中医外科消法的运用范围从体表扩展到体腔内，凡辨证属肿疡初期，形症未成相当于急性单纯性炎症的外科疾患均可用消法。而具体的运用又是极其灵活的，根据病机可以采用多种内治法。肿疡后期即形症已成时则不适用消法，以免"养痈成患"。《外科启玄》明确指出："如形症已成，不可此法也。"因为肿疡一旦高高隆起则红、热、痛不可避免，这就是"寒气化为热"之意，那么它应归入何法呢，显然应依序延至托法以冀成脓。

（二）托法

托法是使用补益气血和透脓的方药扶助正气托毒外出的治法总则。一般而言适用于外科疾病的中期，有正虚与正实之区别。然而病期的划分不是绝对的，其间有交叉，重要的是关注病程的变化和发展。

《外科启玄》"托者起也，上也"其意就是启发透达外出，将毒邪由深及浅，由里出表加以祛除之意。其二，这一祛邪的内在动力是正气，正气的盛衰决定了祛邪力量的强弱。因此，托法使用补益气血之品的用意乃在扶正而非补虚，其实质可以用四个字来概括："扶正达邪"，即扶助正气透邪外出之意。围绕这一实质其组方亦有鲜明的特点，以生黄芪、生甘草、皂角刺、山甲片为主药伍以四物四君组成。黄芪、甘草用生乃在于生黄芪敛汗托疮消肿善于走表，生甘草清热解毒，均应重用。皂角刺、山甲片有透脓外达的功效与生黄芪、生甘草同用正体现出托法透邪外出的组方主旨，配以四君四物是扶助正气之意，故均用草木之流而非血肉有情之品。当然也从脓为气血所化考虑，这是因为外科感染性疾病其邪毒外达的一条主要途径就是脓，故扶正的主要对象是气血。针对此点前辈医家多有论述：例如《本草便读》："黄芪固卫气而实皮毛，敛汗托疮宜生乃效。"《外科全生集·大痈溃后议》："炙芪只补气，不能托毒，炙草只补中不能解毒……如需用芪草亦皆生用，不用炙也。""殊不知托里散内用人参者，并非以参补虚，不过以参助芪，添其托毒之力，却无补毒之害。"

托法分为透托法和补托法，相应的病机都是邪盛而前者正实，后者正虚，由正虚的不同内涵而有各自的代表方剂。

补托法与内陷证的治疗关系密切，按照正虚之异陷证分为火陷、干陷、虚陷，其主要方剂与补托法相同，如果将其外延包含辨证内容则可将托法与内陷证相联系以使知识前后贯通，颇有裨益，如图4-2：

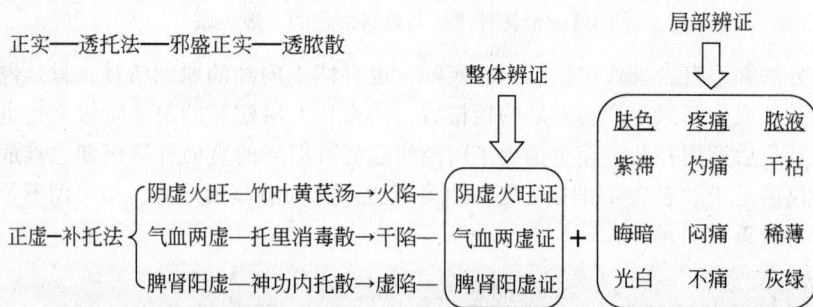

正实——透托法——邪盛正实——透脓散

局部辨证

整体辨证

肤色	疼痛	脓液
紫滞	灼痛	干枯
晦暗	闷痛	稀薄
光白	不痛	灰绿

阴虚火旺—竹叶黄芪汤→火陷—　阴虚火旺证
正虚—补托法　气血两虚—托里消毒散→干陷—　气血两虚证　＋
脾肾阳虚—神功内托散→虚陷—　脾肾阳虚证

图4-2　透托法、补托法辨证要点

（三）补法

补法是使用补益的药物助养生新，促使机体愈合的治法总则，适用于溃疡的后期。外科疾病的后期特别是生肌收口阶段，只要有虚证存在均可运用。《外科启玄》指出"言补者，治虚之法也。"也就是说无虚之证即使是溃疡之后也不可用补法，相关论述可见第三章后【注】。

二、具体运用

（1）解表法：使用解表发汗的药物使邪从汗而解的治法。

适应证：感染早期有表证存在者，病变在头面部者，变化迅速者（符合风邪"以处所的变化"之抽象）。

方药：辛凉解表——银翘散、牛蒡解肌汤

辛温解表——荆防败毒散、万灵丹

注意点：张仲景"疮家身虽疼痛，不可发汗，发汗则痉"并议：

首先需明确三个基本观点，其一疮家：指患有慢性外科疾病的病人。张仲景在伤寒论中多处使用"某家"的词语以体现某慢性疾患之意。例如"喘家作桂枝汤加厚朴杏子佳"指的是慢性咳喘病人使用桂枝加厚朴杏子汤效果好。由此可见这里的疮家指的就是患慢性外科疾病，长期因脓疡破溃、发热出汗等原因耗伤大量气血阴津者。其二痉，"痉者，强直也。"张仲景在《金匮要略·痉湿暍病脉证并治第二》中将痉分为刚痉和柔痉，以表实表虚异之。鉴别点乃在于前者恶寒无汗，后者汗出恶风；共同症状应有头痛，颈项强直，角弓反张，口噤等。仲景在此以外感风寒作为病机：风寒束表，卫阳闭塞，气血不畅，肝筋不得濡养，则风动筋脉拘急。后世温病在此基础上发展为温病痉厥，盖因热盛化火或津伤化燥以致肝筋不得濡养而动风。总之，阴津不能濡养肝筋是发痉的直接原因。其三"不可发汗"，仲景所言之意是不可过汗而不是绝对不可发汗。

综上所述，可以将此问题归纳为：疮家因长期患外科疾病气血阴津亏耗，若再加大量发汗，因汗为心液，过汗则津血更为损伤，肝筋不得濡养而拘急动风以致发痉。故疮家遇有外感应酌予发表，不可过汗。这对现代外科临床而言也有意义，如果一位外科病人长期处于消耗状态则其内环境必定紊乱，一旦出现血清钾过低的情况则有发生软瘫抽搐的可能。

（2）通里法：使用泻下的药物祛除热、瘀、结诸邪而使府气通畅的治法。

适应证：表邪入里化热而成热结，急腹症（里实热证、阴虚肠燥证）。

方药：攻下——大承气汤、内疏黄连汤、凉膈散

润下——润肠汤

注意点：中病即止。

（3）清热法：使用寒凉的药物使内蕴之热毒得以清解的治法。

适应证：红肿热痛的阳证，气分热、血分热、热闭心包、阴虚内热诸证。

方药：清热解毒通用方——五神汤、黄连解毒汤

清气分热——白虎汤

清血分热——犀角地黄汤

清心开窍——安宫牛黄丸、紫雪丹、至宝丹

养阴清热——知柏地黄丸、清骨散

注意点：须防苦寒败胃。

（4）温通法：使用温经通络、散寒化痰的药物治疗阴寒凝滞之证的治法。

适应证：寒痰阻于筋骨——如流痰，寒凝血脉——如脱疽。

方药：温经通阳——阳和汤

温经散寒——当归四逆汤

注意点：助火劫阴，阴虚者忌。

（5）祛痰法：使用咸寒化痰软坚的药物祛除痰邪的治法。

适应证：风热挟痰，气郁挟痰，体虚生痰之证。

方药：疏风化痰——牛蒡解肌汤

解郁化痰——逍遥蒌贝散

养营化痰——香贝养营汤

注意点：温化之品辨证用之。

（6）理湿法：使用燥湿或淡渗的药物以祛除湿邪的治法。

适应证：兼内湿困脾者，下肢疾病，皮肤渗液，肝经湿热，风湿袭表诸证。

方药：芳香理脾——三仁汤、平胃散

　　　　清热利湿——二妙丸、萆薢渗湿汤

　　　　清肝化湿——龙胆泻肝汤

　　　　除湿祛风——豨莶丸

注意点：阴伤者慎用。

（7）行气法：使用理气的药物以达到消肿止痛目的的治法。

适应证：气滞血瘀，以时段的变化为标志者。

方药：行气活血——舒肝溃坚汤、开郁散

　　　　疏肝行气——柴胡四逆散、五香流气饮

注意点：须防耗气伤阴。

（8）活血法：使用活血化瘀的药物使经络疏通，气血调和流畅的治法。

适应证：凡肿块推之不移，固定疼痛或皮肤增厚、硬、结节、肿块、血管扩张等症候者。

方药：养血活血祛瘀——桃红四物汤、大黄䗪虫丸

　　　　活血破瘀——活血散瘀汤、代抵挡汤

注意点：虚损者慎用破血药。

（9）内托法：使用补益气血和透脓的方药，扶正达邪托毒外出的治法。

适应证：肿疡之后，脓疡，溃疡之初。

方药：透托法——邪盛正实——透脓散

　　　　补托法——邪盛正虚——$\begin{cases} 阴虚——竹叶黄芪汤 \\ 气血虚——托里消毒散 \\ 阳虚——神功内托散 \end{cases}$

注意点：肿疡之初，形证未成不用。

（10）补法：补虚之法。即"虚者补之"，"损者益之"之意。

适应证：气虚、血虚、阴虚、阳虚诸证。

方药：益气——四君子汤

　　　　养血——四物汤

　　　　滋阴——六味地黄丸、左归丸

　　　　温阳——附桂八味丸、右归丸

　　　　养阴清热——知柏地黄丸、清骨散

注意点：阴阳互根，气血双补的原则，慎防助邪之害。

（11）养胃法：使用扶持胃气的药物促进气血生化的治法。

适应证：脾胃虚弱运化失职，湿浊中阻胃失和降，阴伤胃败诸证。

方药：理脾和胃——异功散

　　　　和胃化浊——二陈汤、温胆汤

　　　　清养胃阴——益胃汤

注意点：分清标本虚实，顾护胃气为要旨。

陈实功将脾胃论思想引入到外科理论及临床运用中，他明确地说"盖疮全赖脾土，调理必要端详""盖托里则气血壮而脾胃盛，脓秽自排，毒气自解，死肉自溃，新肉自生，饮食自进，疮口自敛。"这是对宋元以来中医外科学整体观的重大发展，已如前述。张山雷继承了上述学术思想，在《疡科纲要》中说："外疡既溃，脓毒既泄，其势已衰，用药之法，清其余毒，化其余肿而已，其尤要者，则扶持胃气，清养胃阴，使纳谷旺而正气自充，虽有大疡，生新甚速。"这是从

临床运用角度谈养胃法的重要性，其着眼点乃在外科疾病大都是火毒为患最伤气阴，故在外科疾病的后期常见到气阴两伤的表现。而胃中嘈杂隐痛、口糜满布，舌质干红、苔光，脉细数是其主要的症候，病位应是胃。苔光是无胃气之象，胃气是正气，正气亏虚则邪气上升，所以见口糜满布，概括病机谓浊气上泛；胃中嘈杂隐痛是虚火使然，阴虚火旺，阴伤胃败是基本病机，故其治疗则为益气养阴，清热和胃，代表方剂选吴鞠通《瘟病条辨》的益胃汤为妥。

上述症候在当代临床主要表现在二重感染方面，白色念珠菌所致的霉菌感染可见典型的口糜满布之症，这大都与滥用抗生素有关，此时投以辨证中药，不用或少用抗生素可获得改善。

三、内治法的系统属性

内治法的系统属性集中表现在基于托法枢机作用的动态联系上。临证实践表明，外科病程并不是初、中、后简单孤立的三分期，而应根据审证求因原则进行具体的分析。初期应分为形症未成的肿疡初期和形症已成的肿疡后期；肿疡初期的病机已如《灵枢·痈疽第八十一》中"寒邪"的气滞血瘀之抽象，为消法的适应证。肿疡后期的病机即为"寒气化为热"的瘀滞化热之抽象，超越了消法的适应范畴，依序应为托法的适应证，以冀促脓。中期脓疡的病机即为"热盛则腐肉，肉腐则为脓"的热毒炽盛之抽象，是为托法的正治，以冀溃脓。而后期的溃疡之初，脓腐尚在并未尽祛，绝无补法可言，依序仍为托法的适应证，以冀排脓。迨至溃疡之末，脓腐祛尽，凡"虚者补之"，"损者益之"而已，无虚者不言补也。

其次，上述各阶段治疗是作为一个整体过程展开的，且每一个阶段都有其预定的目标值，即有序度，不断提高有序度是基于托法枢机作用的必然要求，这是内治法系统属性的核心所在，如图4-3：

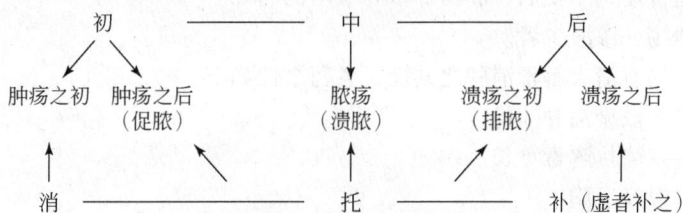

图 4-3　基于托法枢机作用的消托补三法之适应证

第二节　外　治　法

外治法是中医外科临床的常用治法，有着鲜明的学科特色；表现在局部辨证中蕴含的整体观思想和按疾病规律序贯性治疗的系统性原则。

一、何谓外治法

外治法是指运用药物、手术、物理方法直接作用于病变部位，以祛除局部病灶为目的的一种治疗方法。

二、具体运用

（一）药物疗法

由中药制成不同的制剂，运用于局部病灶以达到治疗目的的外治法。

1. 膏药

膏药别称薄贴、硬膏。

将辨证方药浸泡于植物油中煎熬，去渣存性，加入赋形剂再煎熬，待其溶解后离火降温凝结为药肉；继之将药肉涂敷于布、纸等载体上而成的一种外用制剂。也有直接捶击药物成泥而为千捶膏者亦属膏药范畴。

适应证：疮疡初、中、后期。

方药：阳证——所用药物均有清火解毒消肿之共性，各药个性如下：

　　太乙膏——生肌见长

　　千捶膏——清火解毒力强

　　阴证——温经通阳通络

　　阳和解凝膏

注意点：接触性皮炎的预防。脓水过多不用。不可去之过早。

2. 油膏

油膏别称软膏。

将辨证方药用动物脂肪煎熬，去渣待其自然冷却凝结成膏的一种外用制剂。由于油膏的柔软和可塑性，因此更适合使用于皮肤、肛门等多有皱褶的病灶。

适应证：肿、溃疡，渗液少者。

方药：阳证——均有清火解毒消肿之共性，各药个性如下：

　　金黄膏——散瘀消肿为优

　　玉露膏——清热解毒见长

　　阴证——温经通阳

　　回阳玉龙膏

　　半阴半阳证——调和阴阳

　　冲和膏

　　生肌收口——均有生肌收口之功能，用于溃疡后期，各药个性如下：

　　生肌玉红膏——生肌祛腐

　　生肌白玉膏——生肌润肤

　　（附）生肌散——收涩生肌

注意点：薄用；接触性皮炎的预防。

3. 箍围药

箍围药别称敷贴。

将辨证方药粉碎后用各种相应的液汁调成糊剂，敷于局部，以其箍集围聚，收束邪毒的功效治疗局部病灶的外用制剂。

适应证：疮疡初、中、后期，凡肿势散漫不聚而无集中之硬块者，具体而言：

　　初起肿疡之消散——促使病灶吸收

　　后期肿疡、脓疡之局限——促使成脓和破溃

　　溃疡之消肿——促使余毒之消除

　方药：阳证——清热解毒消肿，各药个性如下：

　　　金黄散——肿而结块者，散瘀化痰为优

　　　玉露散——肿而无结块者，清热解毒见长

　　　阴证——温经通阳

　　　回阳玉龙膏

　　　半阴半阳证——调和阴阳

　　　冲和膏

　注意点：保持敷药的湿润。

4. 掺药

掺药又称散剂、粉剂

将植物、动物、矿物类药研成粉末，根据制方规律，配伍成方。使用时掺布于膏药、油膏或纸捻上故称其为掺药。

适用证：辨证选择，范围广泛。

制剂要求：研至无声为度，矿物药应予水飞，香料药物应以瓷瓶保存。

（1）消散药：具有使初起肿疡消散功效的外用制剂。

适应证：肿疡初起

方药：阳证——阳毒内消散

　　　阴证——阴毒内消散

注意点：分清阴阳，辨证用药。形症已成不用。

（2）提脓祛腐药：具有促进腐肉液化脱落、脓毒排出功效的外用制剂。

适应证：溃疡之初，脓腐未脱。

方药：升丹——常用的是小升丹（三仙丹）：水银、火硝、白矾

主要化学成分是 HgO 和 $Hg(NO_3)_2$

制剂——熟石膏：升丹（5：5 五五丹、7：3 七三丹、8：2 八二丹、9：1 九一丹）

用法：用中药油膏或医用凡士林涂抹纸捻表面黏取升丹即为药捻，如五五丹药捻、七三丹药捻等；也可用中药油布直接黏取升丹，分别置入瘘管、开放疮面以提脓祛腐即外黏法。

高锦庭《谦益斋外科医案》："升降二丹最为疡科圣药。升者，春生之气，即可祛腐而又生新。"对此，有实验表明：

Hg^{2+} 能与细菌呼吸酶中的—SH 结合而强力杀菌——提毒

在组织中：$Hg(NO_3)_2 + H_2O = 2HNO_3 + HgO$

高浓度的 HNO_3 可使坏死的蛋白质凝固而脱落——祛腐（五五丹）

低浓度的 HNO_3 尚有刺激新生肉芽生长的作用——生新（九一丹）

升丹常用制剂已如上述。其所含升丹浓度按 $50\% \to 30\% \to 20\% \to 10\%$ 的梯次递减；所对应的临床症候是脓腐程度的渐次下移和新生肉芽的对应生长。脓腐坏死与肉芽新生是一对矛盾，具有同一性，即两者共存于同一个疮面；同时又具有矛盾竞争性，即创面的愈合与否决定于何者占优，此消彼长，这是辨证法，是生命科学系统属性的体现。

注意点：过敏、中毒。

（3）腐蚀药：具有使病灶干性坏死，腐蚀枯落功效的外用制剂，又名追蚀法。

适应证：代刀破头、赘疣、瘰疬、痔、漏管窦道、体表肿瘤。

方药：白降丹。主要化学成分含汞、砒（As_2O_3，可溶性盐类，剧毒）。

用法：按欲祛除窦道长度、内径之需，用绵纸内裹降丹，植入窦道中以拔毒化管即内裹法。

或制成三品一条枪攻溃拔核枯痔，或直接用药腐蚀。其意义在于这种整块祛除病灶的方法非常满足于控制结核、肿瘤等难治性疾病播散、转移的要求。

注意点：过敏、中毒、损伤。

升降二丹的区别：

升丹——提脓祛腐——湿性坏死（脓）

降丹——腐蚀枯落——干性坏死（病灶）

升丹是中医外科临床最常用的外治药。可以说没有升丹就没有中医外科学。但因其含汞，具有积蓄性肾毒作用，故世界卫生组织将其列为禁用。而对于降丹，高锦庭在《谦益斋外科医案》中早已写过："降者，肃杀之气，可暂用以蚀其恶肉而不可多用，以反伤其新肉。所谓单刀之将，当一战成功耳。"非常清楚地言明了降丹由于剧毒性只能暂用少用，中病即止的原因。毒性外用药如何保障其临床使用的安全性值得探讨，目前采取的措施大致如下：①不长期、大量使用。②每次换药须彻底清除疮面内残留的药物。③保持引流通畅。④益肾利尿排毒中药的使用。⑤定期监测汞、铅、砷等重金属离子和有毒物质含量，及时调整治疗方案。

上述问题使我们不得不面对一个严峻的现实：丹药对于中医外科如此重要，高锦庭称之为"疡科圣药"，陈实功则誉之为"灵药"，它以"以毒攻毒"的理论纵横外科舞台千百年，疗效卓著，自有其深刻的科学道理。然其毒副作用也是客观事实，禁用之声不绝于耳亦事出有因，这是摆在当代中医外科学界面前亟待解决的现实问题。应取的态度是：放任不管的滥用和绝对封杀的禁用都是错误的；正确的是科学规范的利用。这就要求中医外科工作者通过科学研究从基础到应用基础再到临床这一路径进行艰辛的探索，得出符合现代科学标准的临床运用规范，从而使得这一朵祖国医学奇葩获得重生，更好地服务于21世纪现代社会。

（4）平胬药：由酸涩收敛的药物组成，具有消除胬肉（炎性水肿肉芽）功效的外用制剂。

适应证：疮面胬肉突出，水肿。

方药：平胬丹、枯矾。

注意点：药物的浓度不能过高，以免疮面疼痛。

（5）祛腐生肌药：具有提脓祛腐、活血解毒，收敛生肌功效的外用制剂。

适应证：溃疡日久，腐肉难脱，新肉不生，久不收口。

方药：溃疡阳证

　　　月白珍珠散——解毒生肌

　　　拔毒生肌散——拔毒生肌

　　　溃疡阴证

　　　回阳生肌散——补气活血消肿生肌

　　　回阳玉龙散——温阳化痰祛腐生肌

注意点：本品与升丹在使用范畴方面有所区别，升丹用于溃疡之初而本品用于慢性溃疡较为合适，同时应配合内治法，以扶正与祛邪相结合为原则。

（6）生肌收口药：具有促进疮面愈合，收敛生肌功效的外用制剂。

适应证：腐肉已脱，滋水将净而生新乏力之疮面。

方药：生肌散、八宝丹——阴证、阳证均可使用。

注意点：脓毒未清，腐肉未净时不用。

（7）清热收涩药：具有清热收涩止痒功效的外用制剂。

掺布于渗出糜烂的疮面可达到清热、干燥、止痒的目的。

适应证：凡皮炎、丘疹、糜烂而渗出不多者。

方药：青黛散——用于潮红而无渗液之疮面。

三石散——用于糜烂而稍有渗液的疮面。

注意点：渗出较多和毛发较密之处不用。

5. 酊剂

中药醇提物溶解于乙醇所形成的溶液。

适应证：未溃之创面。

方药：红灵酒——冻疮、脱疽

红花酒——皮下瘀血

土槿皮酊——真菌性皮肤病

注意点：皮肤破损处不能用，以免疼痛。

6. 草药

具有治疗外科局部病灶功效的鲜草。

适应证：一切外科疾病之未溃病灶、创伤所致的皮下瘀血、闭合性骨折、蛇伤、急腹症以及肛肠病、皮肤病。

用法：洗净，捣烂敷于病灶处或煎汤熏洗患处。

注意点：必须洗净后再用。

（二）手术疗法

这里所说的手术是广义的。包括各种需运用器械、药物、材料、手法直接作用于人体，以祛除局部病灶为目的的外科治疗方法，与西医的 surgery operation 不完全是一个概念。

1. 切开排脓法

切开排浓法是脓疡阶段的主要外治法，与内托法相配合可以达到毒随脓泻，治病求本的目的。

适应证：凡外疡脓已成者或袋脓者。

用法：经辨脓确认脓已成即可切开，采用低位、反挑、引流通畅的原则。脓肿切开方向因病而异，乳房部宜取放射形，颜面部宜与皮纹方向一致，手指宜取侧方，不宜超越关节水平，关节区宜取横或 Z 字形切口，体表宜避开血管、神经组织。

注意点：应有明确的无菌观念。避免损伤血管、神经等重要组织。禁止暴力挤压，保持引流通畅。预防刀晕发生。

2. 烙法

烙法是运用金属针状器物，经火焰、电热加温后穿刺瘀血、脓肿等病灶，以达到治疗目的的外治法。

适应证：目前该法常使用于甲下瘀血脓肿的穿刺引流。

用法：取口径适当的注射器针头经火焰烧灼发红后，直接烙穿指、趾甲，引流瘀血或脓液。

注意点：避免损伤甲床。

3. 砭镰法

砭镰法俗称"飞针"。是用三棱针或刀锋在患处连续快速浅刺，使之少量出血，促使热毒随血外泄的外治法。

适应证：阳证，如丹毒、红丝疔、外伤瘀血肿痛等。

用法：常规消毒下，用三棱针或刀锋迅速移动击刺皮肤或黏膜使之少量出血为度，可予敷料包扎。

注意点：不可击刺过深，免伤血管导致出血。阴证、虚证不用。

4. 挂线法

挂线法是以丝线或橡皮筋等穿过瘘管、窦道，利用其紧力从管道的两端向中心缓慢勒割，达到边切割引流边修复愈合的目的，以保证肛门括约肌的完整性。

适应证：肛瘘。

用法：先用球头银丝自甲孔入瘘管、窦道，从乙孔穿出。然后用丝线做成双套结，将橡皮筋线1根结扎在自乙孔穿出的银丝球头上，再从甲孔退出。如此橡皮筋线和丝线就贯穿管道两端。剪开橡皮筋线和丝线的联结，丝线留作备用。再在橡皮筋线下置2根丝线后将橡皮筋线收紧打结，再用预置丝线分别在橡皮筋线打结处予以结扎固定，最后抽出管道内保留的备用丝线。

注意点：应保持线的紧张度；探查时避免使用暴力，防止假道的形成。

5. 结扎法

结扎法又名缠扎法，其意在于阻断被结扎处的气血，使远端组织干枯坏死脱落以达到治疗目的，也可以用于结扎止血。

适应证：体表较小的赘疣、痔、搏动性出血。

用法：头大蒂小的赘疣、痔可在其根部直接用丝线结扎；头小蒂大的痔核可用缝扎法结扎其根部；出血时可以直接结扎破损的血管。

注意点：癌、血管瘤禁用。结扎线应俟其自然脱落，不应粗暴解除，以防出血。

（三）其他疗法

1. 垫棉法

垫棉法是用敷料作为衬垫，施压于患处以达到治疗目的的一种外治法。

适应证：皮肤与基底组织不能黏合，留有空腔，阻碍机体修复愈合者。

　　　　袋脓——不主张首选，应行扩创引流术。

　　　　皮肤与肌肉不黏合——加压包扎，促进黏合以利于组织的修复。

注意点：凡患处红肿热痛化脓者禁用。

2. 扩创引流法

扩创引流法是用手术的方法扩大切口，以利脓腔引流的外治法。

适应证：凡袋脓或已用其他方法引流不理想者。

　　　　脓腔——以引流通畅为原则

　　　　有头疽——不作盲目的修剪

　　　　瘰疬——剪除空腔之皮肤

　　　　脂瘤——祛除囊壁是要点

注意点：视扩创部位的具体情况给予包扎或加压包扎。

3. 药筒拔法

药筒拔法是把竹筒置于中药中煎煮制得药筒，趁热合于患处，以负压吸取脓液或毒汁的一种外治法。

适应证：有头疽坚肿不消或毒蛇咬伤毒汁难出者。

用法：取鲜菖蒲、羌活、独活、紫苏、蕲艾、白芷、甘草各15g，连须葱60g浓煎备用。将鲜竹数段刮去青皮留白，靠节钻一小孔以衫木栓之，将竹筒置于药中煎煮数十滚，趁热扣于患处自然吸住，待药筒温度下降，拔出衫木栓，药筒便脱落，清除脓血和毒汁后应妥善保护创面。根据病情需要，每日一次或数次施术。

注意点：须防烫伤。避开血管，以免出血。

4. 灸法

灸法是利用药物近患处燃烧所产生的温度和药力，透皮吸收以达到阳和通腠，温经活血目的的外治法。

适应证：肿疡初起、坚肿不消或不成形症者，气血虚弱、阴寒毒邪凝滞不能启发者，溃疡僵硬、脓水稀薄、新肉不生者。

用法：

明灸——清艾柱直接施灸，用于肿疡初起。

隔灸——将清艾柱隔着药饼或生姜、蒜片燃灸，用于气血虚弱、阴寒毒邪凝滞筋骨之证。

雷火神针灸——将艾绒配以药物制成药艾条隔纸燃灸，用于溃疡僵硬，新肉不生之证以及痹证。

注意点：分别阴阳，辨证论治。须防灼伤。

5. 熏法

熏法是利用药物燃烧后所形成的烟气和热力使腠理疏通，气血流畅，邪毒消散的一种外治法。

适应证：肿疡、溃疡均可用之。

神灯照法——活血消肿，解毒止痛，用于痈疽轻证

桑柴火烘法——助阳消肿，化腐生肌，用于难腐难溃难愈坚肿不消的疮面

注意点：须防灼伤。

6. 熨法

熨法是将药物加热后，布包熨敷患处的一种热疗外治法。

适应证：风寒痰湿凝滞筋骨肌肉之证，乳痈初起。

用法：取赤皮葱240g，捣烂后与熨风散药末混匀，加醋拌炒热熨患处，具有温经散风止痛之功效，用于附骨疽初起、痹证、流痰等证。

取皮硝80g置于布袋内封口，敷患乳上；再用热水袋附其上促皮硝融化，透皮消肿，用于乳痈初起。

注意点：须防烫伤。

7. 浸渍法

浸渍法是运用药物煎汤湿敷、淋洗、坐浴患部的外治法。

适应证：糜烂渗出、脱屑瘙痒性皮肤疾病，前、后阴疾病。

用法：皮肤糜烂渗出可用湿敷法，脱屑瘙痒可用淋洗法，慢性前列腺炎、前列腺增生症、肛门疾病可用坐浴法。

注意点：保温避风寒。

三、外治法的系统属性

《理瀹骈文》说："外治之理，即内治之理，外治之药，即内治之药，所异者法耳。"这是中医外科整体观的朴素系统论基础，此其一。

其二，外治法的运用基础是局部辨证而局部辨证的立论原则是八纲辨证，这本身就是整体观的体现。在临床实践中，只有遵循上述原则，才能正确地把握外科疾病的病机，才能有效地发挥扶正与祛邪相结合，内治与外治并举的临床特长。

其三，就外治法本身的实践模式而言也体现出明显的系统属性，这就是它的序贯性原则。该原则十分强调治疗的过程性：疾病之初，肿疡初起，形症未成用消法。形症已成，为促其成脓可用膏药、油膏、箍围药等分别施治。成脓之后应切开排脓或用膏药代刀破头。溃脓之初以提脓祛腐法载毒外出，根据疮面脓腐的多寡稠稀，肉芽的鲜活晦暗，顺序选择五五丹→七三丹→八二丹→九一丹，其中看到的是依据脓腐与肉芽之间的矛盾运动而序贯用药的系统思维。如为窦道、

痰核、痔亦可使用腐蚀枯落法直接祛除病灶。

溃疡后期，提脓祛腐法并不能直接换用为生肌收口法；九一丹疮面脓腐虽还在但已是强弩之末，作为对立面的新生肉芽却已蓬勃益然，矛盾已处于质变的前夜。所以九一丹可以其祛腐生肌的特长担当起向生肌收口阶段过渡的角色。当疮面转为以新生肉芽的修复为主时即已进入生肌收口阶段之初，脓腐虽已转为次要矛盾但还存在，所以此时当用生肌玉红膏接替九一丹继续过渡，以生肌为主继续清除脓腐之残余，称之为生肌祛腐。迨至脓腐祛净，肉芽覆盖时则进入生肌收口阶段之末，可用生肌白玉膏以润肤敛口，其间根据病情的兼夹尚可以掺药配伍之。这种将整个外治法作为一个过程看待，重视其渐进性的阶段转化，序贯予以治疗的原则符合五善七恶中顺证的思想，如图4-4：

肿疡之初，用消法→肿疡之末，用箍围法 → 脓成，切开排脓
→溃疡之初，用提脓祛腐法→（五五丹→七三丹→八二丹）→溃疡之末，祛腐生肌用九一丹
→ 收口之初，生肌祛腐用生肌玉红膏→收口之末，生肌润肤用生肌白玉膏 → 敛口痊愈

图4-4　中医外治法的序贯性原则

四、中医外科治法的系统属性

已如前述，内治法的系统属性是基于托法枢机作用的动态联系；外治法主要体现在符合顺证思想的序贯性原则。这是中医外科治法这一母系统内的两个子系统。母系统的性质、功能不是各子系统的相加和而是高于子系统的层次跃迁，是更高级的整体涌现，这是一般系统论的观点。以此来观察中医外科治法的系统属性就是：在病机统率下内外治法匹配使用的整体观，这是中医外科学显著的学科特点，图示4-5如下：

肿疡之初：　内治——消法，促其内消　外治——消散法；
→肿疡之后：内治——托法，促其成脓　外治——箍围法；
→脓疡：　　内治——托法，促其溃脓　外治——切开排脓法；
→溃疡之初：内治——托法，促其排脓　外治——提脓祛腐法；
→溃疡之后：内治——养胃法，鼓舞气血　外治——祛腐生肌→生肌祛腐法；
→生肌敛口：内治——补法，虚者补之　外治——生肌润肤法。

图4-5　中医外科治法的系统属性

中医外科学的学术特点——上篇小结

完成上述全部理论工作之后，再来回答这一问题，结论如下：

（1）病机的主体地位及其审证求因，审因论治的构建过程是中医学的核心内涵；这一命题的前半段是核心思想，后半段是方法论，哲学基础是系统科学。

（2）理法方药的统一性是中医临证的主要原则。

以上是中医学的共性。

（3）整体辨证与局部辨证相结合，是外科的个性。

一般而言，外科疾病都有局部病灶，体表、体腔都一样，这一点与大内科系统有着明显的不同。其次，外科疾病必定有全身临床表现，无非程度轻重不同而已，这说明局部与整体的内在联系。因此外科在临证时更为重视第一、二思维层次的融合；在治疗上就十分强调内治与外治，扶正与祛邪的匹配和结合。

（潘立群　裴晓华）

下篇 各论

第五章 疮 疡

第一节 概 述

疮疡是各种致病因素侵袭人体后引起的体表化脓性疾病，相当于西医的外科感染。对疮疡的辨证施治是中医外科的特色。

疮疡的致病因素分外感和内伤两大类。外感是疮疡发病的必备条件，内伤是外感的基础。正所谓"正气存内，邪不可干"。内伤既可以是各种致病因素引起的藏府功能紊乱，正气不足，既"内正不能拒"，也可以是局部虚弱，不耐邪侵，既"最虚之处，便是容邪之地"。

外邪有阴阳之分，内正有强弱之别。疮疡一旦发生，因其感受病邪不同，正气盛衰有别，其发病过程有急性疮疡和慢性疮疡之分。

急性疮疡因感受热毒、火毒而发，若机体正气不虚，多表现为正盛而邪实，属阳证、实证，又称阳证疮疡。其临床表现为发病较急，局部疼痛、肿势高突、色红灼热，根盘收束，很快化脓。化脓时疼痛增剧，皮薄光亮，肿块变软。溃后脓出黄白稠厚，腐肉易脱，疮口易敛。早期可有发热恶寒，头痛身痛，食欲不振，口渴，便秘，溲赤等全身症状，化脓时加重，溃后逐渐减轻或消失。因正气能够约束邪气，拒邪于外，托毒外出，濡养新生，而表现为易肿、易消、易脓、易溃、易敛的阳证特点。

慢性疮疡大多因虚致病，常由内伤而引起。一种是由急性疮疡转化而来，虽同样感受火热毒邪，但因病前有藏府失和，如消渴病，或病中气血耗伤，如脓出过多，或失治误治，损伤正气，如苦寒伤正等，局部常有肿势平塌，根脚散漫，肿硬紫暗，难脓难腐，溃后脓水稀少，新肉不生，疮口难敛等逆证之表现。全身则有食欲不振，面色无华，少气懒言等气血不足的症状，甚或藏府功能失常而出现"七恶"症状。总因藏府失和，气血不足表现出正气内虚，不能拒邪于外，不能化腐成脓，不能托毒外出，不能濡养新生的阴证特点。其本质是邪盛正虚或正虚。另一种慢性疮疡则因脾肾阳虚，感受寒湿痰浊而发病。其发病缓慢，不红不热，不痛或微痛，日久暗红微热，按之应指，痛而不甚；溃后脓水稀薄如痰，淋漓不断，新肉不生，疮口难敛，疮周皮色紫暗。早期无全身症状，成脓时可有潮热盗汗等虚痨之表现，且溃后全身症状加重。早期的病机是脾肾阳虚，寒痰凝滞，中期的本质是日久阳损及阴，或瘀久化热，致使阴虚火旺，化腐成脓。溃后因气血耗伤而虚热更甚。从起病情况，发展过程及预后转归看，属典型的阴证疮疡。

疮疡与其他体表外科疾病的区别在于其疾病演变过程中可出现"化脓"阶段。各种致病因素侵袭人体后，引起局部气血凝滞，经络阻塞，致使营气不从，逆于肉理，而发生痈肿，这是疮疡初期的病机基础。营气不从，瘀久则化热，热盛则肉腐，肉腐则成脓是疮疡中期阶段的病机变化，是在经络阻塞，营气不从，逆于肉理的基础上变化而来。"气者卫也，血者荣也"，所以说脓是气血所化生。脓既是疮疡的病机产物，又是疮疡中、后期多种变化的致病因素。疮疡的中期包括酿脓、成脓、溃脓三个阶段。若脓成不溃，或溃后脓出不畅，脓毒不仅旁窜深溃，腐蚀好肉，损筋坏骨，亦可入营入里，内犯藏府，引起如走黄、内陷等全身性危险性症候。由于脓是气血所化生，出脓后则存在不同程度的气血耗伤，加之溃疡的愈合有赖于气血的濡养，以及疾病过程中可能出现的藏府功能紊乱，在疮疡的后期，主要的病机是气血不足，正气内虚。

疮疡疾病症候的阴阳属性及其不同阶段的病机特点是指导外科临证的基础。但在分析临证个案的发病机制时，还要结合其发病季节、患病部位、患者年龄等诸多因素综合分析，才能构建符合实际，全面完整的病机。如同为急性化脓性疾病的颈痈和背疽，两者均为热毒所引起，但前者多见于春季，发病前常有乳蛾、口疳、龋齿病史，病位在上，结块坚实，皮色不变，故其病机为外感风热毒邪，流窜颈部，挟痰蕴结，气血凝滞而成。后者多见于中老年人、多有情志不畅，恣食膏粱厚味等病史，病位在中，故其病机为内有肝脾郁结，湿热内蕴，外感火热毒邪，内外毒邪互相搏结，凝聚肌肤，气血凝滞而成。即使同一种疾病，在病机构建上也不完全相同，如丹毒中的抱头火丹、内发丹毒、流火，因其发病部位不同，在病机上存在着风、郁、湿的区别。这种病机上的不同，产生了同一疾病的不同证型，也是中医"证"的内涵。

总之，阳证疮疡，正邪交争，火毒为患；阴证疮疡，因虚致痰，痰毒为患，治疗不离"阳毒可以攻毒，阴毒必须扶正"之旨，前者总以清火解毒为原则，后者酌情于扶正化痰解毒之间。

第二节　疖　病

一、病　案

患者，男，65 岁。2010 年 10 月 16 日上午 9：00 某中医院外科门诊。

一、现病史：1 个月前项后发际处出现多发疼痛性红色结块，每于此处将愈时，又于他处续发，缠绵不愈。

刻诊：项后发际处十余个疼痛性红色结块反复发作，伴有口干，低热，消瘦，乏力，舌质红，苔少，脉细数。

二、既往史：消渴病史 5 年，口服苯乙双胍治疗，血糖控制情况不明。

三、个人史：否认传染病史、无疫区居住史。嗜烟酒，每日饮白酒约 3 两，吸烟约 1 包，持续 30 余年。

四、体检摘要：T37.0℃，P 80 次/分，BP 140/80mmHg，R18 次/分。

神清，检查合作，皮肤巩膜自然光线下未见黄染，心肺正常，HR80 次/分，腹平软，肝脾未触及肿大。

专科检查：项后发际处有红色结块十余个，每个直径 1～2cm，有散在结痂，突起根浅，未结痂的结块中心有一脓头，灼热，触之疼痛。

五、实验室及其他检查

(1) 血常规：白细胞总数 $12.0×10^9$/L，中性粒细胞 0.81，淋巴细胞 0.16，单核细胞 0.02。

(2) 血糖：18.4 mmol/L。

(3) 尿常规：尿糖 4 个"+"。

二、分析思路

(一) 主证分析

本例主要症候是项后发际处有疼痛性结块十余个反复发作，分析即应紧扣这一症候展开。

患者体表有化脓性、疼痛性结块提示为毒邪侵袭，蕴阻肌肤。结块突起根浅提示病位不深，位于肌表。病情反复发作，缠绵不愈则说明患者正气虚弱，无力驱邪外出，毒邪留恋，审证求因，充分提示为体虚毒恋的病机发展过程。

（二）次证分析

口干，低热，消瘦，乏力是本例的次证，均是体内毒邪久蕴，阴津耗伤，虚热内生之象，舌质红，苔少，脉细数是其必然。

（三）病机归纳

正气虚弱，毒邪留恋，阴虚内热为患。

（四）西医学认识

本病相当于西医学的疖病。

疖是单个毛囊及其皮脂腺的急性化脓性感染，病菌以金黄色葡萄球菌为主。感染好发于颈项、头面、背部毛囊与皮脂腺丰富的部位，与皮肤不洁、擦伤、环境温度较高或机体抗感染能力降低有关。不同部位同时发生几处疖，或者在一段时间内反复发生疖，称为疖病，与病人的抗感染能力较低（如有糖尿病）或皮肤不洁相关。

（五）临床体征意义

项后发际是临床中外科感染的好发之处；红色结块的直径 1~2cm，与疖肿的病变范围（3cm左右）相符；结块十余个，且有散在结痂，提示病变非同时发生，而是反复发作，缠绵难愈；结块突起根浅，中心有脓头则提示病变部位浅在，易脓、易溃、易敛；结块灼热，触之疼痛为毒邪蕴阻肌肤，气血凝滞化热之征象。

（六）实验室及其他检查意义

白细胞总数和中性粒细胞比例升高，符合细菌感染的特点。血糖明显升高和尿糖呈强阳性提示患者存在糖尿病，且未能得到有效的控制。

三、诊 断

中医诊断：疖病（体虚毒恋，阴虚内热型）。
西医诊断：疖病。

四、鉴别诊断

（1）皮下脓肿（痈）：常为单发，初起无头，局部顶高色赤，表皮紧张光亮，肿势范围较大，6~9cm，初起即伴有明显全身症状。故本例可除外该诊断。

（2）囊肿型痤疮（粉刺）：好发于面颊部和背部，初为坚实丘疹，挤之有白色粉样物质，反复挤压形成大小不等的结节，病程较长，30岁以后发病减少，故本例不予支持。

五、治 疗

（一）中医药内治

（1）治则：养阴清热解毒。
（2）方剂：仙方活命饮合增液汤加减。
（3）常用药物：金银花、赤芍、乳香、没药、天花粉、皂角刺、穿山甲、陈皮、防风、玄参、生地、麦冬等。

（二）外治

（1）用金黄散或玉露散，以金银花露或菊花露调成糊状敷于患处，或紫金锭水调外敷。

（2）用鲜野菊花叶、蒲公英、芙蓉叶、龙葵、败酱草、丝瓜叶取其一种，洗净捣烂敷于患处，每天1~2次，或煎后每日外洗2次。

（三）其他疗法

（1）抗菌治疗：可选用青霉素或头孢类药物治疗。

（2）控制血糖：患者糖尿病史较长，且病情较重，应给予积极的降糖治疗，以使血糖尽快得到控制。

六、演变与对策

如果上述治疗不能控制病情则有可能出现如下临床病象。

（1）证候：项后发际处结块疼痛加重，伴发热，恶心呕吐，睡眠、饮食较差，大便干结。舌质红，苔黄腻，脉滑数。

（2）体征变化：项后发际处红色结块范围扩大，蔓延成片，有多个粟粒样脓头，触痛明显。

（3）实验室及其他检查：白细胞总数和中性粒细胞比例明显升高。

（4）病机概括：阴虚之体，水亏火炽，热毒蕴结更甚，燔灼肌肤，肉腐成脓而成。

（5）诊断：中医诊断：脑疽（阴虚火炽型）；西医诊断：痈。

（6）治疗：可参照"有头疽"的治疗方案。

七、相关问题的讨论

（一）疖的分类

疖是指发生在肌肤浅表部位、范围较小的急性化脓性疾病。根据病因、证候不同，又可分有头疖、无头疖、蝼蛄疖、疖病等。其特点是肿势限局，范围多在2~3cm，突起根浅，色红、灼热、疼痛，易脓、易溃、易敛。相当于西医的疖、头皮穿凿性脓肿、疖病等。

（二）蝼蛄疖

系由于患疖后处理不当，疮口过小引起脓毒潴留，或搔抓染毒，致脓毒旁窜，在头顶皮肉较薄处易蔓延、窜空而成。多发于儿童头部。临床常见两种类型。一种是坚硬型，疮形肿势虽小，但根脚坚硬，溃破出脓而坚硬不退，疮口愈合后还会复发，常为一处未愈，他处又生。一种是多发型，疮大如梅李，相联三五枚，溃破脓出而不易愈合，日久头皮窜空，如蝼蛄串穴之状。不论何型，局部皮厚且硬者较重，皮薄成空壳者较轻。若无适当治疗，则迁延日久，可损及颅骨，如以探针或药线探之，可触及粗糙的骨质，必待死骨脱出，方能收口。

外治法宜作十字形切开，如遇出血，可用棉垫加多头带缚扎以压迫止血。若有死骨，待松动时用镊子钳出。可配合垫棉法，使皮肉粘连而愈合。

第三节　颜面疔疮

一、病　案

患者，男，40岁。2004年8月25日上午10：00某中医院外科。

一、现病史：3天前无明显诱因于左颧部出现一粟米样脓头，微痒略麻，逐渐红肿热痛，未经诊治，症状渐重，昨日起恶寒发热。

刻诊：左颧部脓头，周围红肿疼痛，伴发热，头痛，周身不适。舌质红，苔黄，脉数。

二、既往史：健康，平素嗜食醇酒肥甘。

三、个人史：农民，生活条件一般，否认传染病史。

四、体检摘要：T 37.8℃，P 88次/分，R 20次/分，BP 130/70mmHg。

神清，查体合作，心肺未见明显异常，腹平软，全腹无压痛。

专科检查：颜面潮红，左颧部可见一粟米样脓头，根深坚硬，如钉丁之状。周围红肿明显，范围约5.0cm，延及同侧眼睑及耳郭前方，皮温高。

五、实验室及其他检查

(1) 血常规：白细胞总数15.4×10⁹/L，中性粒细胞0.80，淋巴细胞0.17，单核细胞0.02。

(2) 尿常规：正常。

(3) 心电图：正常。

二、分析思路

（一）主证分析

本例主要症候是左颧部出现一粟米样脓头，分析即应紧扣这一症候展开。

脓头微痒略麻，逐渐红肿热痛系由于火热之毒蕴蒸肌肤，以致气血凝滞，火毒结聚而成。本病病情变化迅速，如果处理不当，容易造成毒邪走散。

（二）次证分析

头痛、恶寒发热、周身不适是毒邪炽盛，正邪相争的表现；舌红、苔黄、脉数为热毒蕴结之象。

（三）病机归纳

火邪内侵颜面，三阳之会，火益其势，热毒炽盛为患。

（四）西医学认识

本病相当于西医学的疖。

本病表现为单个粟米样脓头，周围红肿热痛，提示为单个毛囊及其所属皮脂腺的化脓性感染，属西医学疖的范畴，多为感染金黄色葡萄球菌所致。一般的疖，病位浅，无根脚，多无明显的全身症状。而本病肿势高突，红肿范围大，根深坚硬，提示其为较严重的疖，已波及到毛囊周围的软组织，故伴有较严重的全身表现，如寒战发热，头痛，周身不适等。

（五）临床体征意义

疮形如粟，肿形高耸，根深坚硬，如钉丁之状提示毒邪较深，较重，火毒炽盛；局部红肿热痛提示火热之毒为患；红肿范围5cm，与疔疮的病变范围相符。

（六）实验室及其他检查意义

白细胞总数及中性粒细胞比例明显升高，符合细菌感染的特点，为临床诊断提供依据。

三、诊　　断

中医诊断：颧疔（初期，热毒蕴结型）。
西医诊断：疖。

四、鉴别诊断

痈（有头疽）：初起即有多个粟粒样脓头，肿块渐大，脓头相继增多，溃后状如蜂窝，红肿范围多超过9cm，多发于项背部，发展缓慢，病程较长。

五、治　　疗

（一）中医药内治

（1）治则：清热解毒。
（2）方剂：五味消毒饮、黄连解毒汤。
（3）常用药物：金银花、野菊花、地丁、蒲公英、天葵子、黄连、黄芩、黄柏、山栀。恶寒发热者加蟾蜍丸，三粒吞服；毒肿甚者加大青叶，重用黄连；壮热口渴加竹叶、石膏、连翘。

（二）外治

忌挤压。用金黄散、玉露散以金银花露或水调成糊状围敷以箍毒消肿。

（三）其他疗法

（1）抗菌治疗：可选用青霉素或头孢类治疗。
（2）支持疗法：保证患者有充分的休息与睡眠，维持良好的精神状态，加强营养支持。

六、演变与对策

如果上述治疗不能控制病情则有可能出现如下临床病象。

1. 演变之一
（1）证候：疼痛加剧，伴发热口渴，便干溲赤，舌质红，苔黄腻，脉象弦滑数。
（2）体征变化：肿势逐渐扩大，四周浸润明显，脓头破溃。
（3）实验室及其他检查：白细胞总数及中性粒细胞比例较前升高。
（4）病机概括：火毒结聚，热盛肉腐成脓。
（5）诊断：中医诊断：颧疔（火毒鸱张型）；西医诊断：疖。
（6）治疗

1）中医药内治

治则：清火解毒，托里透脓。

方剂：黄连解毒汤合透脓散加减。

常用药物：黄连、黄芩、黄柏、山栀、野菊花、地丁、天葵子、生黄芪、生甘草、皂角刺、当归尾、山甲、桔梗、白芷。

2）外治：忌挤压。提脓祛腐。九一丹、八二丹点疮头，再用玉露膏或千捶膏敷贴。若脓出不畅，用药线引流；若脓已成熟应指时，可切开排脓。

2. 演变之二

（1）证候：肿消痛止，身热减退。舌淡红，苔薄，脉平缓。

（2）体征变化：肿势局限，顶高根软溃脓，脓栓（疔根）随脓外出，

（3）实验室及其他检查：血常规白细胞总数及中性粒细胞比例恢复正常。

（4）病机概括：毒随脓泄，邪去正安。

（5）诊断：中医诊断：颧疔（毒祛正安型）；西医诊断：疖。

（6）治疗：不必内治，仅外治既可收功。

外治：提脓祛腐，生肌收口。疮口掺九一丹，外敷金黄膏，脓尽改用生肌玉红膏或红油膏盖贴。

3. 演变之三（变证——走黄）

（1）证候：突然寒战、高热（多数在39℃以上），头痛、烦躁、胸闷、四肢酸软无力或伴恶心呕吐，口渴喜饮，便秘腹胀或腹泻；或伴肢体拘急甚至神志昏迷，呓语谵妄，舌质红绛，苔多黄燥，脉洪数或弦滑数。

（2）体征变化：原发灶处忽然疮顶陷黑无脓，肿势散漫，迅速向四周扩散，边界不清，失去护场，皮色转为暗红。

（3）实验室及其他检查：血常规白细胞总数及中性粒细胞比例显著增高，尿蛋白阳性，脓液及血细菌培养可发现致病菌，还需根据情况行肝肾功能及电解质的测定以及心电图、胸片、B超的检查，协助诊断治疗。

（4）病机概括：火毒炽盛，倒陷营血，内攻藏府。

（5）诊断：中医诊断：疔疮走黄（毒攻藏府型）；西医诊断：脓毒败血症。

（6）治疗

1）中医药内治

治则：凉血清热解毒。

方剂：五味消毒饮、黄连解毒汤、犀角地黄汤三方合并加减。

常用药物：金银花、野菊花、蒲公英、紫花地丁、黄连、黄柏、黄芩、水牛角、生地、赤芍。神识昏糊，加紫血丹或安宫牛黄丸；咳吐痰血，加象贝母、天花粉、藕节炭、鲜茅根；咳喘另加鲜竹沥（炖温冲服）；大便溏泄，加地榆炭，黄芩炭，金银花改为金银花炭；大便秘结，苔黄腻，脉滑数有力者加生大黄，芒硝；呕吐口渴加竹叶、生石膏、生山栀；阴液损伤者加鲜石斛、玄参、麦冬；痉厥加羚羊角、钩藤、龙齿、茯神；继发黄疸者加生大黄、生山栀、茵陈；并发流注、附骨疽、肺痈者则参照各病治疗。

2）外治：忌挤压。疮顶陷黑处用八二丹，盖以金黄膏，四周用金黄散或玉露散冷开水调制以箍围，并时时湿润。或用药制苍耳虫10～15条捣烂，外敷患部，盖贴金黄膏。

3）其他疗法：早期应用大剂量广谱抗生素。维持水、电解质平衡及对症处理。清开灵40ml，稀释后静脉滴注，每日1次。

七、相关问题的讨论

(一) 关于疔

　　疔是一种发病迅速，易于变化而危险性较大的急性化脓性疾病。多发于颜面和手足等处。其特点是疮形虽小，但根脚坚硬，有如钉丁之状，病情变化迅速，容易造成毒邪走散。如果处理不当，发于颜面部的疔疮，很容易走黄而有生命危险；发于手足部的疔疮，则易损筋伤骨而影响功能。

(二) 走黄

　　是疔疮火毒炽盛，早期失治，毒势未能及时控制，走散入营，内攻藏府而引起的一种全身性危急疾病，又名癀走。其特点是疮顶忽然凹陷，色黑无脓，肿势迅速扩散，伴见心烦作躁，神识昏愦等七恶证。凡是疔疮，均可走黄，然颜面部疔疮因其所生之处，经脉众多，为诸阳所聚之地，故尤易发生走黄。西医学认为，面部血管丰富，炎症脓栓极易沿内眦静脉丛进入颅内的海绵状血管窦，引起化脓性海绵状静脉窦炎，出现颜面部进行性肿胀，并可有寒战、高热、头痛、呕吐、昏迷等，病情严重，死亡率很高。

(三) 临床用药经验

　　疔疮发病总有火毒凝结所致，用药宜清热解毒为原则，故选五味消毒饮，黄连解毒汤大剂苦寒之剂以直折火势。火毒以外泄为目的，所以古人提出"疔无消法"，忌内服发散药而使毒邪走散。特别是行气活血药物很少应用，外用药宜束宜箍围，中心留头以泄脓排毒。前贤有"疔毒宜汗泄"之说，单用治宜谨慎，在毒邪结聚尚未酿脓之际，运用汗法，可使营卫和畅，经络疏通，确有实效，若成脓腐时运用汗法，此时气血受伤，汗之反使营卫失固而毒邪走窜，引起变证。

第四节　蛇　头　疔

一、病　案

　　患者，男，35 岁。2004 年 5 月 16 日上午 9：00 某中医院外科门诊。
　　一、现病史：左手示指末端被鱼骨刺伤一周，初起指端感觉麻痒而痛，近日加重。
　　刻诊：左手示指末端刺痛，灼热肿胀，色红不明显。伴畏寒发热，无头痛、恶心呕吐等其他不适症状。舌质红，苔黄，脉数。
　　二、既往史：健康。
　　三、个人史：否认传染病史、无疫区居住史。生活条件一般，无特殊不良嗜好。
　　四、体检摘要：T37.4℃，P 88 次/分，BP 140/80mmHg，R18 次/分。
　　神清，检查合作，皮肤巩膜自然光线下未见黄染，心肺正常，HR88 次/分，腹平软，肝脾未触及肿大。
　　专科检查：左手示指末节肿胀，皮色发红，灼热，触之疼痛，皮肤张力稍高，屈伸活动略受限。
　　五、实验室及其他检查

(1) 左手示指 X 线摄片：未见骨质异常。

(2) 血常规：白细胞总数 $12.5\times10^9/L$，中性粒细胞 0.83，淋巴细胞 0.15，单核细胞 0.02。

(3) 尿常规：正常。

二、分析思路

(一) 主证分析

左手示指末端被鱼骨刺伤后局部刺痛，灼热，肿胀是本例的主要症候，由火毒为患。究其来源，应是外伤染毒而成。

(二) 次证分析

畏寒发热是体内火毒使然。舌质红，苔黄，脉数均为火毒凝结之依据。

(三) 病机归纳

外伤染毒，火毒阻塞经络，气血凝滞之变。

(四) 西医学认识

本病相当于西医学的化脓性指头炎。

由手指末节皮肤受伤后引起的皮下化脓性感染，致病菌多为金黄色葡萄球菌。感染加重时，指头肿胀加重，可出现神经末梢因受压和营养障碍而麻痹，局部组织坏死或指骨末节骨髓炎，导致局部创口愈合迟缓。

(五) 临床体征意义

发于手足部的疔疮因具体的发病部位及形态、预后的不同有多种命名。本例发生于左手示指末节，肿胀形如蛇头，故名蛇头疔；皮色发红，灼热，触之疼痛为气血凝滞化热之象；而皮肤张力稍高，示指屈伸活动略受限则提示本病正处于由初期向中期（成脓期）转化的关键阶段，如治疗不当，可造成损筋伤骨的后果。

(六) 实验室及其他检查意义

左手示指 X 线摄片未见骨质异常提示目前尚未造成骨质破坏，在治疗过程中还需要进一步监测。白细胞总数和中性粒细胞比例升高，符合细菌感染的特点。

三、诊 断

中医诊断：蛇头疔（火毒凝结型）。

西医诊断：左示指化脓性指头炎。

四、鉴别诊断

类丹毒（类火丹）：发病前多有猪骨、鱼虾等刺伤史，或破损皮肤接触猪肉、鱼虾史。红肿不如疔疮明显，常表现为游走性的红紫色斑片，一般不会化脓，全身症状多不明显。

五、治　疗

以清热解毒为主，脓成后应尽早切开排脓，愈后需加强功能锻炼。

（一）中医药内治

（1）治则：清热解毒。

（2）方剂：五味消毒饮加减。

（3）常用药物：金银花、野菊花、地丁、蒲公英、黄芩、山栀、桑枝、忍冬藤等。

（二）外治

金黄膏或玉露膏外敷。

（三）其他疗法

犀黄丸，每次 3g，每日 2 次，内服。

六、演变与对策

如果上述治疗不能控制病情则有可能出现如下临床病象。

1. 演变之一

（1）证候：剧烈跳痛，患肢下垂时疼痛更甚，阵阵啄痛不休，常影响食欲和睡眠。伴有恶寒发热，头痛，全身不适等症状。舌质红，苔黄，脉洪数。

（2）体征变化：肿势更为扩大，手指末节呈蛇头状肿胀，局部触痛明显。

（3）实验室及其他检查

1）左手示指 X 线摄片：可见软组织肿胀，未见骨质异常。

2）血常规：白细胞总数和中性粒细胞比例明显升高。

（4）病机概括：火毒炽盛，热盛肉腐。

（5）诊断：中医诊断：蛇头疔（热盛肉腐型）；西医诊断：左示指化脓性指头炎。

（6）治疗

1）中医药内治

治则：清热透脓托毒。

方剂：五味消毒饮合透脓散加减。

常用药物：金银花、野菊花、地丁、黄连、山栀、皂角刺、当归尾、穿山甲。

2）外治：应及早切开排脓，在左手示指掌面一边作纵形切口，务必引流通畅，必要时可对口引流，不可在指掌面正中切开。

2. 演变之二

（1）证候：左示指溃破，溃后脓水臭秽，经久不愈。舌质红，少苔，脉细数。

（2）体征变化：左手示指溃后余肿不消，胬肉突出。

（3）实验室及其他检查

1）左示指 X 线摄片：可见游离的骨片。

2）血常规：白细胞总数和中性粒细胞比例轻度升高。

3）脓液细菌培养：可见致病菌生长。

（4）病机概括：火毒留恋，损筋伤骨。

（5）诊断：中医诊断：蛇头疗（余毒留恋型）；西医诊断：左示指化脓性指头炎合并指骨骨髓炎。

（6）治疗：以外治法为主。

用七三丹提脓祛腐，待死骨松动时用血管钳或镊子钳出死骨，脓尽用生肌散、白玉膏外敷。若胬肉高突，修剪胬肉后，用平胬丹或枯矾粉外敷。伤口愈合后，用桂枝、桑枝、红花、丝瓜络、伸筋草等煎汤熏洗，并加强患指屈伸功能锻炼。

3. 演变之三（变证——红丝疗）

（1）证候：左手示指伤处红肿疼痛，起红丝一条，由手部向腋部走窜。舌质红，苔薄黄，脉濡数。

（2）体征变化：皮肤破损处见红肿热痛，继则在前臂起红丝一条，迅速向躯干方向走窜，停于腋部。腋窝臖核肿大作痛。

（3）实验室及其他检查：白细胞总数和中性粒细胞比例轻度升高。

（4）病机概括：外有皮肤破损感染毒邪，内有火毒凝聚，以致毒流经脉，向上走窜而继发红丝疗。

（5）诊断：中医诊断：红丝疗（火毒入络型）；西医诊断：左示指化脓性指头炎合并急性淋巴管炎。

（6）治疗

1）中医药内治

治则：清热解毒。

方剂：五味消毒饮加减。

常用药物：金银花、野菊花、地丁、蒲公英、天葵子、连翘、丹皮等。

2）外治：宜用砭镰法，局部皮肤消毒后，以刀针沿红丝行走途径，寸寸挑断，并用拇指和示指轻捏针孔周围皮肤，微令出血，或在红丝尽头挑断，挑破处均盖贴太乙膏掺红灵丹。

七、相关问题的讨论

（一）手足部疗疮的种类

手足部疗疮是发生在手足部的急性化脓性疾病，又名瘭疽。临床比较常见的有蛇眼疗、蛇头疗、蛇腹疗、托盘疗、足底疗等，分别相当于西医的甲沟炎、化脓性指头炎、化脓性腱鞘炎、掌中间隙感染、足底皮下脓肿等。

因发病部位及形态、预后的不同有多种命名，如生在指头顶端的，肿胀形如蛇头者，叫蛇头疗；生于指甲缘的，因其色紫而凸，或溃后胬肉高突，形如蛇眼，叫蛇眼疗；又因脓积于甲下，指甲面可见黄白色脓影，重者指甲浮空，痛胀难忍，故名代指；生在甲后的，叫蛇背疗；生在手指螺纹的，叫螺疗；生在手指指节间，绕指肿痛，叫蛀节疗；若一指通肿、色红，指微屈而难伸，形如泥鳅，称泥鳅疗；生于指中节前肿如鱼肚、蛇肚的，叫鱼肚疗或蛇腹疗；生于手掌心的，形如盘中托珠之状，叫托盘疗；生于足掌中心的，叫足底疗；生在涌泉穴者，叫涌泉疗等等。

（二）切开排脓原则

脓成应及早切开排脓，一般应尽可能循经直开。蛇眼疗宜沿甲旁0.2cm挑开引流；蛇头、肚疗宜在手指侧面作纵形切口，切口长度不得超过上下指关节面。托盘疗应依掌横纹切开，切口应够大，保持引流通畅，手掌处显有白点者，应先剪去厚皮，再挑破脓头。注意不要因手背肿胀较手掌为甚，而误认为脓腔在手背部而妄行切开。甲下溃空者需拔甲，拔甲后敷以红油膏纱布包扎。

第五节 颈 痈

一、病 案

患者，女，14岁。2012年4月15日上午10：00某中医院外科门诊。

一、现病史：3天前始左下颌部结块，肿胀，疼痛。今晨起肿痛加重，伴恶寒发热、头痛、口干。

刻诊：左下颌部肿胀，疼痛，伴恶寒发热、头痛、口干，舌质红，苔黄腻，脉滑数。

二、既往史：1周前因患扁桃腺炎，口服抗生素3天后咽痛缓解。

三、个人史：否认传染病史、无疫区居住史。生活条件一般，无特殊不良嗜好。

四、体检摘要：T38.1℃，P92次/分，BP 120/60mmHg，R20次/分。

神清，检查合作，皮肤巩膜自然光线下未见黄染，颈软，气管居中，心肺听诊正常，腹平软，肝脾未触及肿大，未引出病理性神经反射。

专科检查：左颌下肿胀，皮色不变，无脓头，扪之灼热。内有结块，大小6.0cm×5.0 cm，质地坚实无波动感，活动度不大，按之疼痛加重。

五、实验室及其他检查

(1) 血常规：白细胞总数$12.2×10^9$/L，中性粒细胞0.81。

(2) 血糖：正常。

(3) 尿常规：正常。

(4) B超：左颌下多个淋巴结肿大，边界清楚，血流较丰富，未见液性暗区。

二、分 析 思 路

（一）主证分析

本例主要症候是颈旁左侧肿胀结块，灼热疼痛，分析即应紧扣这一症候展开。其特点是位于人体上部，结块坚实，边界清楚，皮色不变。分析肿的性质，兼具风肿（人体上部，发病较急）、热肿（灼热疼痛、肿势高突）、痰肿（皮色不变，肿块坚实）的特点，发病前有乳蛾病史，综合分析，其病机是外感风温风热，挟痰蕴结于少阳、阳明经络，导致局部气血凝滞而成。正如《疡科心得集·辨颈痈锁喉痈论》所云："颈痈生于颈之两旁，多因风温痰热而发。盖风温外袭，必鼓动其肝木，而相火亦因之俱动。相火上逆，脾中痰热随之，颈为少阳络脉循行之地，其循经之邪至此而结，故发痈也。"

（二）次证分析

恶寒发热、头痛是邪正交争，营卫不和的外在表现；口干、舌质红为热毒伤津之象；苔黄腻、脉滑数提示痰热为患。因此次证的产生盖由外感风温风热，挟痰蕴结颈项而成，与主证在病机构建上具有一致性。

（三）病机归纳

外感风热邪毒，挟痰蕴结于少阳、阳明经络，气血凝滞而成痈肿。

（四）西医学认识

本病相当于西医学的颈部急性化脓性淋巴结炎。

多由于致病菌从颈部以上的感染性病灶，如头面部疖、痈、扁桃腺炎、龋齿、口腔溃疡等处侵入淋巴系统，导致颈部淋巴结的急性化脓性炎症。致病菌有溶血性链球菌、金黄色葡萄球菌等。

（五）临床体征意义

结块表面无脓头，灼热疼痛，是诊断痈的依据，结合发病部位，进而诊断为颈痈。结块坚实无波动，皮色不变，提示尚未成脓，是辨为初期的要点。结块疼痛在前，恶寒发热、头痛在后，刻诊时口干，舌质红，苔黄腻，脉滑数等反映了本案风热挟痰蕴结，正盛邪实的病机演化过程。

（六）实验室及其他检查意义

白细胞总数和中性粒细胞比例升高，符合细菌感染的血象变化。B超结果提示多个淋巴结肿大，充血，符合急性淋巴结炎的表现。无液性暗区，说明尚未成脓。

三、诊　断

中医诊断：颈痈（风热痰毒型）。

西医诊断：颈部急性淋巴结炎。

四、鉴别诊断

（1）流行性腮腺炎（痄腮）：发在腮部，常双侧发病，色白濡肿，酸胀少痛，颊黏膜腮腺开口处可见红肿，进食时局部疼痛，一般不化脓，1~2周消退，有传染性。血、尿淀粉酶常升高。

（2）淋巴结炎（瘰核）：结块如果核，质地坚实，边界清楚，活动度好，无全身症状。与本病鉴别相关的是由颈部以上慢性感染性病灶如痤疮、疖、口腔溃疡等引起的颈部慢性淋巴结炎。结块可长时间存在，并可随原发感染灶的加重而增大或出现疼痛，甚或发展为颈痈。

五、治　疗

（一）中医药内治

（1）治则：疏风清热，化痰消肿。

（2）方剂：牛蒡解肌汤加减。

（3）常用药物：牛蒡子、薄荷、荆芥、连翘、山栀、丹皮、石斛、玄参、夏枯草、金银花、地丁、黄芩、山栀子。恶寒发热加蟾蜍丸，三粒吞服；毒盛肿甚者加大青叶，重用黄芩；壮热口渴加竹叶、生石膏。

（二）外治

金黄散，以冷开水或醋等调成糊状外敷。

（三）其他疗法

参见"颜面部疔疮"。

六、演变与对策

如果上述治疗不能控制病情则有可能出现如下临床病象。

1. 演变之一

（1）证候：1周后肿胀疼痛加剧，痛如鸡啄，多伴有发热持续不退、恶心、头痛等全身症状。常影响食欲和睡眠，舌红，苔黄，脉洪数。

（2）体征变化：肿势逐渐高突，焮红灼热，皮薄光亮，按之应指。

（3）实验室及其他检查：血常规：白细胞总数和中性粒细胞比例持续升高。

（4）病机概括：热盛肉腐成脓。

（5）诊断：中医诊断：颈痈（热盛肉腐型）；西医诊断：颈部急性化脓性淋巴结炎。

（6）治疗

1）中医药内治

治则：和营清热，透脓托毒。

方剂：仙方活命饮合透脓散加减。

常用药物：穿山甲、皂角刺、当归尾、甘草、银花、赤芍、乳香、没药、天花粉、陈皮、防风、贝母、白芷、蒲公英、野菊花、紫花地丁、生黄芪、生甘草。

2）外治：切开排脓，以得脓为度，切口周围外敷金黄膏或玉露膏。

2. 演变之二

（1）证候：疼痛减轻，红热消退，但颈旁结块逐渐坚硬，日久未能消散，伴面色无华，神疲乏力，纳少，舌淡，苔薄，脉沉细。

（2）体征变化：颈旁结块质地坚硬，边界清楚，不红不热，按之微痛或不痛，活动度欠佳。

（3）实验室及其他检查：血常规：白细胞总数和中性粒细胞比例正常或轻度升高。

（4）病机概括：苦寒伤正，正虚无力驱邪外出，毒聚不散，血瘀痰凝互结。

（5）诊断：中医：颈痈（血瘀痰凝型）；西医：颈部慢性淋巴结炎。

（6）治疗

1）中医药内治

治则：养营化痰，散瘀消肿。

方剂：香贝养营汤合桃红四物汤加减。

常用药物：香附、贝母、人参、白术、茯苓、陈皮、桔梗、桃仁、红花、熟地、川芎、当归、赤芍、甘草等。

2）外治：冲和膏外敷。如不能控制病情又呈现红肿热痛而化脓时则按本病中期的方法治疗。

七、相关问题的讨论

痈

中西医皆有"痈"病，但其概念不同。西医的痈，相当于中医的有头疽；中医的痈，又有"内痈"、"外痈"之分。内痈发于藏府，不属疮疡范畴。外痈是指发生于体表皮肉之间的急性化脓性疾病，其中一部分中医古籍中虽称为痈，并沿用至今，但其范围较大，实属发的范畴，如锁喉痈、臀痈等。现代中医痈的概念是指发于体表皮肉之间的急性化脓性疾病，其特点是局部光软无头，红肿疼痛（少数初起皮色不变），结块范围多在 6~9cm，发病迅速，易肿、易脓、易溃、易敛，或伴有恶寒、发热、口渴等全身症状，一般不会损伤筋骨，也不易造成内陷。相当于西医的急性化脓性淋巴结炎、皮肤浅表脓肿等。痈多以发病部位命名，如颈痈、腋痈、脐痈等。

第六节 有 头 疽

一、病 案

患者，男，45 岁。2012 年 5 月 12 日上午 9：30 某院外科门诊。

一、现病史：患者于 5 天前颈后部出现白色脓头，焮热红肿胀痛，脓头逐渐增多，红肿范围扩大，疼痛加重。

刻诊：颈后部肿胀疼痛，伴发热，头痛，食欲不振。舌红，苔薄黄，脉数。

二、既往史：否认类似疾病和其他重大疾病史。

三、个人史：否认疫水接触和传染病史，生活及工作环境良好。

四、体检摘要：T38.1℃；P88 次/分，BP130/85mmHg，R18 次/分。

神清语明，查体合作，皮肤及黏膜无黄染，心肺正常，腹部未查及阳性体征。

专科检查：颈后部皮肤色红，可见多个白色脓头，肿势高突，肿胀范围 12.0cm×8.0 cm，肤温增高，触之疼痛，无波动感。

五、实验室及其他检查

(1) 胸部 X 线：未见异常。

(2) 心电图：正常心电图。

(3) 彩超：肝、胆、胰未见异常。

(4) 血常规：白细胞总数 13.8×10^9/L，中性粒细胞 0.78，淋巴细胞 0.11，单核细胞 0.07。

(5) 血糖测定：正常。

(6) 尿常规：未见异常。

二、分 析 思 路

(一) 主证分析

本例主要症候是颈后部焮热红肿胀痛，多个白色脓头，分析即应紧扣这一症候展开。

其特点是初起皮肤上即有粟粒样脓头，焮热红肿胀痛，继而迅速扩散，脓头相继增多。结合本案，发病为初夏之季，颈后首先出现白色脓头，局部红肿热痛，继而脓头逐渐增多，红肿范围扩大，疼痛加重。审证求因，提示其病机为外感风温热毒之邪，凝聚肌肤而发病。

(二) 次证分析

发热为正邪相争，正盛邪实的表现。头痛为风温入侵，热性上炎，扰动清窍而引起。食欲不振表明邪毒伤及胃气，脾胃运化失司。舌苔脉象均支持感受风温湿热之邪，邪留肌肤，气血凝滞之判断。

(三) 病机归纳

本病良由风温热毒蕴结肌肤，气血凝滞，经络阻隔而成。

（四）西医学认识

本病相当于西医学的痈。

该病为金黄色葡萄球菌所引起的多个相邻的毛囊及其皮脂腺或汗腺的急性化脓性感染。感染先从一个毛囊底部开始，沿深部阻力较小的脂肪柱蔓延至皮下深筋膜，再沿深筋膜向四周扩散，累及邻近的多个脂肪柱，然后向上穿入毛囊群而形成多个脓头。

（五）临床体征意义

患者一般状态尚可，无重要脏器及生命指征的恶化改变。局部呈大片红色炎症浸润区，高出体表，坚硬，水肿，皮温高，提示热毒炽盛，由于肿胀明显，局部皮肤张力较大，故触之疼痛剧烈。无波动感提示尚未成脓。

（六）实验室及其他检查意义

血常规符合感染的指标，与病程、病理性质一致。排除心、肺等重要脏器的疾病。

三、诊　　断

中医诊断：脑疽（风热蕴结型）。

西医诊断：颈痈。

四、鉴别诊断

（1）疖病（发际疮）：生于项后部，病小而位浅，范围局限，多小于3cm，或多个簇生在一起，2～3天化脓，溃脓后3～4天即能愈合，无明显全身症状，易脓、易溃、易敛，但易反复发作，缠绵不愈。

（2）脂瘤染毒（皮脂腺囊肿感染）：患处素有结块，与表皮粘连，其中心皮肤常可见粗大黑色毛孔，挤之有粉渣样物溢出，且有臭味。染毒后红肿较限局，范围明显小于头疽，约10天左右化脓，脓出夹有粉渣样物，愈合较为缓慢，易复发，全身症状较轻。

五、治　　疗

（一）中医药内治

（1）治则：清热泻火，和营托毒。

（2）方剂：仙方活命饮合透脓散加减。

（3）常用药物：金银花、黄芩、栀子、防风、白芷、当归、陈皮、白芍、贝母、天花粉、乳香、没药、生黄芪、生甘草、穿山甲、皂角刺，大便秘结加生大黄、芒硝，尿赤加鸭跖草、牛膝、灯心草。

（二）外治

外敷金黄膏箍集围聚，清热解毒。

六、演变与对策

如果上述治疗不能控制病情则有可能出现如下临床病象。

1. 演变之一

（1）证候：疮面逐渐腐烂，形似蜂窝，肿势范围较大，常超过 9cm，甚至大逾盈尺。伴高热口渴，便秘溲赤。舌质红，苔黄，脉滑数。

（2）体征变化：肿势范围扩大，脓头相继增多，疮面逐渐腐烂，形似蜂窝。

（3）实验室及其他检查：血常规检查，白细胞总数及中性粒细胞比例进一步升高。脓液培养多见金黄色葡萄球菌生长。

（4）病机概括：热毒炽盛，肉腐成脓。

（5）诊断：中医诊断：脑疽（热毒炽盛型）；西医诊断：痈。

（6）治疗

1）中医药内治

治则：和营托毒，清热利湿。

方剂：仙方活命饮加减。

常用药物：金银花、防风、白芷、当归、陈皮、白芍、贝母、天花粉、乳香、没药、穿山甲、皂角刺。便秘加生大黄、枳实；溲赤加黄柏、车前子。

2）外治：若脓腐阻塞疮口，脓液蓄积，引流不畅者，可用五五丹药线或八二丹药线多枚分别插入疮口，蚀脓引流。若疮肿出现波动，可采用手术扩创引流，作 + 或 + + 字形切开，务求脓泄畅达。待脓腐大部脱落，疮面渐洁，改掺九一丹，外敷红油膏。

2. 演变之二

（1）证候：肤温如常，口干引饮，嗳气不舒，胃中嘈杂。舌红而干，苔薄剥，脉细数。

（2）体征变化：疮面脓腐渐尽，新肉生长，肉色淡红，收口延缓。

（3）实验室及其他检查：血常规检查，白细胞总数及中性粒细胞比例正常或偏高。可伴有红细胞总数及血红蛋白含量降低。

（4）病机概括：气阴耗伤，胃失和降。

（5）诊断：中医诊断：脑疽（阴伤胃弱型）；西医诊断：痈。

（6）治疗

1）中医药内治

治则：益气养阴和胃。

方剂：益胃汤加减。

常用药物：沙参、麦冬、玉竹、天花粉、木香、党参、茯苓、白术、甘草、白芍、白扁豆。大便干结加全瓜蒌，低热加地骨皮，身痛加徐长卿。

2）外治：以生肌散掺布疮口，外敷白玉膏促进生肌收口。

3. 演变之三

（1）证候：疮顶不高，根盘散漫，疮色紫滞，干枯无脓，灼热疼痛，神昏气促，恶心呕吐，腰痛，尿少，尿赤。舌质红瘦，苔光剥，脉细数。

（2）体征变化：疮陷散漫，疮色紫滞，干枯无脓。

（3）实验检查：血常规检查，白细胞总数及中性粒细胞比例超过正常值。

（4）病机概括：阴液不足，火毒炽盛，正不胜邪，内犯藏府。

（5）诊断：中医诊断：内陷（火陷证）；西医诊断：脓毒败血症。

（6）治疗

1）中医药内治

治则：养阴清心，托毒透邪。

方剂：竹叶黄芪汤加减。

常用药物：生黄芪、生甘草、竹叶心、水牛角、生地、玄参、金银花、连翘、知母、地骨皮、麦冬、黄芩、栀子、归尾、穿山甲、皂角刺。如神昏谵语加安宫牛黄丸或紫雪丹；咳吐痰血宜加鲜茅根，鲜芦根；痰多不畅加竹沥频服；胸闷纳呆、呕恶、苔厚腻加陈皮、半夏、苍术、厚朴；如腹胀满燥结加生大黄、芒硝、枳实。

2）外治：参照演变之一。

3）应用抗生素及对症治疗：根据病情及脓液培养的结果选用抗生素治疗。控制高热，纠正电解质紊乱，维持酸碱平衡，支持疗法等。

4. 演变之四

（1）证候：局部，疮口中央糜烂，脓少而薄，疮色灰暗，肿势平塌，散漫不聚，全身出现发热或恶寒，神疲，食少，自汗胁痛，神昏谵语，气息粗促，舌苔黄腻，舌质淡，脉象细数；或体温反而不高，肢冷，大便溏薄，小便频数，舌苔灰腻，舌质淡，脉沉细等。

（2）体征变化：疮色灰暗，肿势平塌，散漫不聚，脓腐不透，闷痛微痛，脓少而薄。

（3）实验检查：血常规检查，白细胞总数及中性粒细胞比例超过正常值。

（4）病机概括：气血两亏，正不胜邪。

（5）诊断：中医诊断：内陷（干陷证）；西医诊断：脓毒败血症。

（6）治疗

1）中医药内治

治则：补养气血，托毒透邪。

方剂：托里消毒散加减。

常用药物：生黄芪、生甘草、人参、茯苓、当归、白芍、白术、白芷、川芎、桔梗、皂角刺、穿山甲、水牛角、栀子、金银花、黄芩。胸闷纳呆加陈皮、半夏、苍术、竹茹、枳壳；发痉抽搐加石决明、钩藤、蜈蚣、全蝎，便溏纳呆加焦山楂、鸡内金、香谷麦芽。

2）外治：同前。

3）应用抗生素及对症治疗：同前。

5. 演变之五

（1）证候：体温不升，形神委顿，自汗肢冷，气息低促，纳食日减，腹痛便泄，舌质淡，苔薄白或无苔，脉沉细或虚大无力，旋即可陷入昏迷厥脱。

（2）体征变化：肿势已退，疮口腐肉已尽，脓水稀薄色灰，或偶带绿色，新肉不生，状如镜面，光白板亮、不知疼痛。

（3）实验检查：血常规检查，白细胞总数及中性粒细胞比例正常或超过正常值。

（4）病机概括：脾肾阳衰，生化乏源，阴阳两竭。

（5）诊断：中医诊断：内陷（虚陷证）；西医诊断：脓毒败血症。

（6）治疗

1）中医药内治

治则：温补脾肾，托毒透邪。

方剂：神功内托散加减。

常用药物：附子、肉桂、当归、白术、黄芪、人参、白芍、陈皮、茯苓、木香、甘草、川芎、桔梗、皂角刺、穿山甲、煨姜，大枣。自汗肢冷加仙茅、仙灵脾，昏迷厥脱加别直参（另煎服）、龙骨（先煎）、牡蛎（先煎）。

2）外治：同前。

3）应用抗生素及对症治疗：同前。

七、相关问题的讨论

（一）有头疽特点是发生于肌肤间的急性化脓性疾病

其特点是初起皮肤上即有粟粒样脓头，焮热红肿胀痛，迅速向深部及周围扩散，脓头相继增多，溃烂后状如莲蓬、蜂窝，范围常超过 9～12cm，大者可在 30cm 以上。好发于项后、背部等皮肤厚韧之处，多见于中老年人及消渴病患者，并容易发生内陷。

按局部症状可分为四候，每候约 7 天。《疡科心得集·辨脑疽对口论》云"对疽、发背必以候数为期，七日成形，二候成脓，三候脱腐，四候生肌。"

（二）疽毒内陷

有头疽患者若体质虚弱，则正虚毒滞难化，不能透毒外出，可使病情加剧，甚至发生疽毒内陷。相当于西医的全身感染。

内陷辨证分为火陷证、干陷证和虚陷证。火陷证多发生于疽证 1～2 候的毒盛期。干陷证多发生于疽证 2～3 候的溃脓期。虚陷证多发生于疽证 4 候的收口期。

（三）消渴病患者易并发有头疽

本病患者多合并消渴病，因消渴患者多为素体阴虚，水亏火炽而发有头疽。现代医学认为糖尿病易并发感染的原因主要与糖尿病状态下机体免疫防御功能低下有关。而在防治糖尿病并发感染时，配以辨证方药可取得较好的疗效。高血糖亦可影响粒细胞、淋巴细胞、吞噬细菌的功能，高血糖的机体环境又有利于细菌的生长，所以糖尿病感染的发生率较高。因此，积极控制血糖是治疗糖尿病合并体表感染的重要环节并可根据临床情况，合理选择广谱抗生素治疗。

（四）手术

若疮肿有明显波动，提示已经成脓，可采用手术切开排脓，作+字、++字或+++字形切开，切口线应超出病变边缘皮肤，清除已化脓和尚未化脓、但已失活的组织，如坏死组织一时难脱，可分次祛除。然后填塞提脓祛腐药纱条，外加纱布绷带包扎。

第七节 丹 毒

一、病 案

患者，男，62 岁。2012 年 7 月 8 日上午 10：00 某院外科门诊。

一、现病史：患者 1 天前突感恶寒发热，继而右小腿皮肤发红成片、色如涂丹，范围逐渐扩大，疼痛加重。

刻诊：右小腿红赤肿胀、灼热疼痛，发热，食欲不振。舌红，苔薄黄腻，脉滑数。

二、既往史：足癣病史 10 余年；5 年前曾患丹毒，1 年前复发 1 次。

三、个人史：未到过疫区，生活及工作环境良好。

四、体检摘要：T38.6℃，P94 次/分，R18 次/分，BP130/85mmHg。

神清语明，查体合作，皮肤及黏膜无黄染，心肺正常，HR：94 次/分。腹平软，肝脾肋下未及，未引出病理性神经反射。

专科检查：右小腿皮肤色红，边界清楚，压之皮肤红色减退，放手后立即恢复，右小腿肿胀，表面紧张光亮，肤温增高，触痛明显，右足4、5趾间皮肤糜烂。

五、实验室及其他检查

（1）胸部 X 线：未见异常。

（2）心电图：正常心电图。

（3）血常规：白细胞总数 $14.7 \times 10^9/L$，中性粒细胞 0.81，淋巴细胞 0.09。

二、分 析 思 路

（一）主证分析

本例主要症候是发热恶寒，继而右小腿皮肤突然变红，焮热肿胀疼痛，分析即应紧扣这一症候展开。其局部红肿热痛是辨别阳证疮疡的主要依据。

本例特点是病起突然，恶寒发热，继而局部皮肤变赤，色如丹涂脂染，焮热肿胀疼痛，边界清楚，迅速扩大。审证求因，当为湿热毒蕴之证，正如《圣济总录·诸丹毒》所云："论曰热毒之气，暴发于皮肤间，不得外泄，则蓄热为丹毒"。

（二）次证分析

食欲不振表明邪毒伤及胃气，脾胃运化失司。舌苔脉象均支持感触湿热火毒之邪，邪留肌肤，气血运行失常之判断。

（三）病机归纳

盖因湿热火毒之邪，乘隙侵入，凝聚肌肤而发病。

（四）西医学认识

本病相当于西医学的网状淋巴管炎。

本病是由乙型溶血性链球菌从皮肤或黏膜的细微破损处侵入皮内网状淋巴管所引起的急性炎症。病人常先有皮肤或黏膜的某种病损，发病后淋巴管网分布区域的皮肤出现炎症反应，引流区淋巴结也常累及，病变蔓延很快，全身反应较剧，很少坏死或化脓，但易复发。

（五）临床体征意义

趾间皮肤糜烂，此为湿热火毒之邪侵入之处。红斑见于小腿，焮热、肿胀乃湿热下注，壅于脉络、肌肤之象。

（六）实验室及其他检查意义

血常规白细胞总数及中性粒细胞比例增高，符合感染的指标，与病程、病理性质一致。排除心、肺等重要脏器的疾病。

三、诊 断

中医诊断：丹毒（湿热毒蕴型）。

西医诊断：右下肢网状淋巴管炎。

四、鉴 别 诊 断

（1）急性蜂窝组织炎（发）：发的病变范围大，临床症状也较重，其特点是局部红肿疼痛，但中间明显隆起而色深，四周肿势较轻而色较淡，边界不清，胀痛呈持续性，化脓时跳痛，大多发生坏死、化脓溃烂。

（2）接触性皮炎（漆疮、膏药风）：有过敏物接触史；皮损以红肿、水疱、丘疹为主，伴焮热、瘙痒，多无疼痛；一般无明显的全身症状。

（3）类丹毒（类火丹）：多发于手部，有骨或鱼虾等刺划破皮肤史，红斑范围小，症状轻，无明显全身症状。

五、治 疗

（一）中医药内治

（1）治则：清热利湿解毒。

（2）方剂：五神汤加减。

（3）常用药物：紫花地丁、金银花、苡仁、黄柏、茯苓、丹皮、泽泻、滑石、通草、牛膝、车前子。

（二）外治

（1）用玉露散或金黄散。以冷开水或鲜丝瓜叶捣汁或金银花露调敷。或鲜荷花叶、鲜蒲公英、鲜地丁全草、鲜马齿苋，鲜冬青树叶等捣烂湿敷，干后调换，或以冷水时时湿润。

（2）砭镰法：患处消毒后，用七星针或三棱针叩刺患部皮肤，放血泄毒。此法只适用于下肢复发性丹毒，禁用于赤游丹、抱头火丹患者。

六、演变与对策

如果上述治疗不能控制病情则有可能出现如下临床病象。

（1）证候：患肢红斑渐褪，疼痛轻减但肿胀明显，身热已退，脘闷胃呆。舌红，苔腻，脉滑数。

（2）体征变化：右下肢紧张性水肿，肤温正常或略高，肤色暗或暗红。

（3）实验室及其他检查：血常规正常。

（4）病机概括：湿热下注，以湿为主，经脉不通。

（5）诊断：中医诊断：丹毒（湿热下注型）；西医诊断：右下肢淋巴水肿。

（6）治疗

1）中医药内治

治则：利湿清热，活血通脉。

方剂：萆薢渗湿汤加减。

常用药物：萆薢、苡仁、黄柏、茯苓、丹皮、泽泻、滑石、通草、牛膝、木瓜、皂刺、桂枝、红花、桃仁。

2）外治：毛茛膏箍围外敷。

七、相关问题的讨论

（一）丹毒的特点和名称

丹毒是患部皮肤突然发红成片、色如丹涂脂染的急性感染性疾病。根据其发病部位的不同又有不同的病名,如生于躯干部者,称内发丹毒;发于头面部者,称抱头火丹;发于小腿足部者,称流火;新生儿多生于臀部,称赤游丹。本病西医也称丹毒。其特点是病起突然,恶寒发热,局部皮肤忽然变赤,焮热肿胀,边界清楚,迅速扩大,数日内可逐渐痊愈,但容易复发。

(二) 内发丹毒

发于躯干部者称内发丹毒,多挟肝脾郁火。

(1) 证候:发于胸腹腰胯部,皮肤红肿蔓延,摸之灼手,肿胀疼痛,伴口干且苦。舌红,苔黄腻,脉弦滑数。

(2) 病机概括:肝经湿热蕴结。

(3) 治则:清肝泻火利湿。

(4) 方剂:柴胡清肝汤、龙胆泻肝汤或化斑解毒汤加减。

(三) 抱头火丹

发于头面部者,称抱头火丹,多挟风热。如由于鼻部破损引起者,先发于鼻额,再现两眼睑肿胀不能开视;如由于耳部破损引起者,先肿于耳之上下前后,再肿及头角;如由于头皮破损引起者,先肿于头额,次肿及脑后。

(1) 证候:发于头面部,皮肤焮红灼热,肿胀疼痛,甚则发生水疱,眼胞肿胀难睁。伴恶寒,发热,头痛。舌质红,苔薄黄,脉浮数。

(2) 病机概括:风热毒蕴,瘀滞肌肤。

(3) 治则:疏风清热解毒。

(4) 方剂:普济消毒饮。

(四) 与感冒相鉴别

丹毒一般发病急剧,常有恶寒、发热等全身症状,与感冒症状相似,因此,该病初期往往会被误认为是感冒。若仔细观察常会发现局部隐痛不适,多有足癣、口鼻黏膜损伤,皮肤外伤的记录。特别是既往有丹毒病史者,应注意是否复发。初期丹毒患者血常规中白细胞总数及中性粒细胞比率明显升高。

第八节　臀　痈

一、病　案

患者,男,32 岁。2012 年 8 月 23 日上午 10:00 某院外科门诊。

一、现病史:2 天前臀部焮红肿胀疼痛并逐渐扩大而有硬结,患侧下肢行动困难,今晨出现恶寒发热。

刻诊:右侧臀部红肿热痛,伴有恶寒发热,食欲不振。舌红,苔薄黄,脉滑数。

二、既往史:患者臀部疖肿反复发作 5 年之久,否认高血压、糖尿病史。

三、个人史:平素喜食油腻及煎炸烧烤类食物,嗜烟酒,生活及工作环境良好。

四、体检摘要:T 38.6℃,P 96 次/分,R 18 次/分,BP 130/85mmHg。

神清语明,查体合作,皮肤及黏膜无黄染,心肺正常,HR:96 次/分。腹部未查及阳性体征。

专科检查:右侧臀部肿胀焮红,皮肤红肿以中心最为明显而四周较淡,边缘不清,范围

12.0cm×10.0cm，中心有硬结，触痛明显。

五、实验室及其他检查

(1) 胸部 X 线：未见异常。

(2) 心电图：正常心电图。

(3) 血常规：白细胞总数 $15.4×10^9/L$，中性粒细胞 0.85，淋巴细胞 0.11，单核细胞 0.04。

(4) 大、小便常规：均未见异常。

二、分析思路

（一）主证分析

本例主要症候是右侧臀部掀红肿胀疼痛，分析即应紧扣这一症候展开。

皮肤红肿以中心最为明显，而四周较淡，边缘不清，红肿逐渐扩大而有硬结。由此可见，本病发病特点是来势急，病位深，范围大。此为湿热毒邪蕴结之象，审证求因，提示湿热火毒之邪，相互搏结，营气不从，逆于肉理而成。

（二）次证分析

恶寒发热为正邪相争，正盛邪实的表现。食欲不振表明邪毒伤及胃气，脾胃运化失司。舌苔脉象均支持湿热火毒之病机抽象。

（三）病机归纳

湿热火毒，相互搏结，营气不从，逆于肉理而成。

（四）西医学认识

本病相当于西医学的臀部蜂窝组织炎。

本病是发生于臀部皮下、筋膜下、肌间隙或深部蜂窝组织的一种急性弥漫性化脓性感染。其特点是病变不易局限，扩散迅速，与正常组织无明显的间隙。致病菌主要是溶血性链球菌，其次为金黄色葡萄球菌，亦可为厌氧菌。炎症可由皮肤或软组织损伤引起，亦可由局部化脓性病灶直接扩散或经淋巴、血流传播而发生。

（五）临床体征意义

由于病变部位为皮下疏松结缔组织，故炎症易于向周围扩散，肿胀范围较大，局部呈大片红色炎症浸润区，高出体表，坚硬，水肿，肤温高，与正常组织界限不清。

（六）实验室及其他检查意义

符合体表感染的指标，与病程、病理性质一致。排除心、肺等重要脏器的疾病。

三、诊 断

中医诊断：臀痈（湿热火毒型）。

西医诊断：臀部蜂窝组织炎。

四、鉴别诊断

(1) 痈（有头疽）：患处初起有粟粒脓头，痒痛并作，脓头逐渐增多，溃烂时状如蜂窝。

（2）转移性多发性深部组织脓肿（流注）：患处漫肿疼痛，皮色如常，不局限于臀部一处，有此处未愈，他处又起的特点。

五、治　疗

（一）中医药内治

（1）治则：清热解毒，和营化湿。

（2）方剂：仙方活命饮加减。

（3）常用药物：金银花、防风、白芷、黄柏、栀子、当归、陈皮、白芍、贝母、天花粉、乳香、没药、穿山甲、皂角刺。口干苦加紫地丁、藿香、天花粉，恶心呕吐加半夏、竹茹、枳壳，便秘加生大黄、芒硝。

（二）外治

外敷金黄膏或玉露膏清热解毒、消肿止痛。

六、演变与对策

如果上述治疗不能控制病情则有可能出现如下临床病象。

1. 演变之一

（1）证候：高热口渴，便秘溲赤。舌质红，苔黄，脉滑数。

（2）体征变化：疮面逐渐腐烂溃脓，肿势范围扩大。

（3）实验室及其他检查：血常规检查，白细胞总数及中性粒细胞比例超过正常值。脓液培养多见溶血性链球菌、金黄色葡萄球菌生长。

（4）病机概括：热盛肉腐成脓。

（5）诊断：中医诊断：臀痈（热毒蕴结型）；西医诊断：臀部蜂窝组织炎。

（6）治疗

1）中医药内治

治则：清热凉血，托毒外出。

方剂：仙方活命饮合透脓散加减。

常用药物：黄柏、栀子、金银花、防风、白芷、当归、陈皮、白芍、贝母、天花粉、生黄芪、生甘草、归尾、穿山甲、皂角刺、甘草。

2）外治：溃后用八二丹、红油膏盖贴，脓腔深者用药线引流。若疮肿有明显波动，腐黑坏死组织与正常组织分界明显时就可以切开，切口应注意低位并清除腐肉，以排脓顺畅为目的。

2. 演变之二

（1）证候：溃后腐落，收口乏力，面色萎黄，神疲肢倦，纳谷不香。舌质淡，苔薄白，脉细。

（2）体征变化：溃后腐肉大片脱落，疮口较深，形成空腔，收口缓慢。

（3）实验室及其他检查：血常规检查，白细胞总数及中性粒细胞比例正常或偏高。可伴有红细胞总数及血红蛋白含量降低。

（4）病机概括：溃后气血虚弱。

（5）诊断：中医诊断：臀痈（气血虚弱型）；西医诊断：臀部蜂窝组织炎。

（6）治疗

1）中医药内治

治则：调补气血。

方剂：八珍汤加味。

常用药物：人参、茯苓、白术、甘草、白芍、川芎、当归、熟地、黄芪、山药、山萸、泽泻、木香、枳壳。

2）外治：用生肌白玉膏收口；疮口有空腔不易愈合者，用垫棉法加压固定。

七、相关问题的讨论

（一）臀痈特点

臀痈是发生于臀部肌肉丰厚处范围较大的急性化脓性疾病。由肌内注射引起者俗称针毒结块；相当于西医的臀部蜂窝组织炎。其特点是发病来势急，病位深，范围大，早期体表红肿热痛不明显，但全身症状较重为特点。成脓较快，但腐溃较难，收口亦慢。虽名为"臀痈"，但据其证候特点，属发的范围。

（二）发

发是病变范围较痈大的急性化脓性疾病。相当于西医的蜂窝组织炎。其特点是初起无头、红肿蔓延成片，中央明显，四周较淡，边界不清，灼热疼痛，有的3～5日后中央色褐腐溃，周围湿烂，全身症状明显。

常见的发有生于结喉处的锁喉痈、生于臀部的臀痈、生于手背部的手发背、生于足背的足发背。

（三）锁喉痈

锁喉痈是发于颈前正中结喉处的急性化脓性疾病，因其红肿绕喉故名。又称猛疽，结喉痈，俗称盘颈痰毒。相当于西医的口底部蜂窝组织炎。多发生于儿童，其特点是来势暴急，初起结喉处红肿绕喉，根脚散漫，坚硬灼热疼痛，范围较大，肿势蔓延至颈部两侧、腮颊及胸前，可连及咽喉、舌下，并发喉风、重舌甚至窒息等险症，宜采用中西医综合性的治法方为正确。

（四）手术

若疮肿有明显波动，提示已经成脓，应切开引流。切口应注意低位、清除腐肉，以排脓顺畅为目的。口底及颌下急性蜂窝织炎应及早切开减压，避免喉头水肿，压迫气管；其他各型皮下蜂窝织炎，为缓解炎症扩展和减少皮肤坏死，也可在病变处作多个小切口以利引流。

第九节 瘰 疬

一、病 案

患者，女，19岁。2014年7月23日上午9：00某院外科门诊

一、现病史：患者半年前，颈左侧出现豆粒大小包块，逐渐增多，增大，无疼痛，不发热，否认咽痛及牙痛史。易怒，饮食量少，月经及二便正常。

刻诊：颈左侧数个包块，无痛。急躁易怒，少食，二便正常。舌质淡红，苔薄白，脉弦滑。

二、既往史：否认结核及其他重大疾病病史。否认慢性咽炎，慢性扁桃体炎。

三、个人史：未到过疫区，生活及工作环境良好。

四、体检摘要：T 36.6℃，P 80次/分，R 18次/分，BP 110/60mmHg。

神清，查体合作。皮肤及黏膜无黄染，两肺呼吸音，未闻及干湿性啰音，心界正常，HR80次/分，律齐。腹部未查及阳性体征。

专科检查：颈左侧胸锁乳突肌前可触及4个分别约为1.5cm×1.5cm、1.0cm×1.5cm、1.0cm×1.0cm、1.0cm×1.0cm大小的包块、呈纵向分布累累如串珠状，质地坚实，表面光滑，可移动，与皮肤无粘连，按之不痛，皮色皮温正常。咽部无充血，扁桃体不大。

五、实验室及其他检查

（1）胸部X线：未见异常。

（2）心电图：正常心电图。

（3）血常规：白细胞总数：$8.8×10^9$/L，中性粒细胞0.56，淋巴细胞0.37，单核细胞0.07。

（4）尿常规：未见异常。

（5）大便常规：未见异常。

（6）血沉：40mm/h。

（7）结核菌素试验：阳性。

二、分析思路

（一）主证分析

本例主要症候是颈左侧包块，分析即应紧扣这一症候展开。

患者颈部肿块，初起时结核如豆，不红不痛，缓缓增大，审生多个。本例肿块具有生长缓慢、不红不热不痛的特点。从阴阳辨证和邪正盛衰的角度分析，疾病的属性应为阴证、虚证。其中以生长缓慢，不红不热为主要依据。另外，本例肿块还有质地坚实，表面光滑，推之能移的特点。审证求因，本病当为痰邪凝结，结而成核所致。

（二）次证分析

易怒为肝气不舒，少食为脾气虚弱，与局部辨证相结合，说明肝气郁结，气郁伤脾，脾失健运，痰湿内生，气滞痰凝互结，循经滞于颈项而成；舌质淡红，苔薄白，脉弦滑，为肝郁脾虚之象。

（三）病机归纳

肝脾不调，聚湿为痰；痰气互结，滞于颈项所致。

（四）西医学认识

本病相当于西医学的颈部淋巴结结核。

该病是结核杆菌感染所致的慢性特异性感染性疾病。致病菌多由口腔（龋齿）或扁桃体侵入，但在侵入部位多无结核病变可见。近5%继发于肺或支气管结核病变。亦可通过血行感染致病。流行病学调查显示本病虽可发生在各个年龄阶段，但以儿童及青少年为多。男女发病率大致相当，但在脓肿型及破溃型患者中，女性明显多于男性，女与男之比为2.5∶1。肿大的淋巴结多位于一侧或两侧胸锁乳突肌的前缘或后缘。初期，肿大的淋巴结较硬，无痛，可移动。病变继续发展，发生淋巴结周围炎，使淋巴结与皮肤和周围组织发生粘连；或肿大的淋巴结相互粘连，融合成团，形成不易推动的结节性肿块。晚期，淋巴结发生干酪样坏死、液化，形成寒性脓肿。脓肿破溃后形成经久不愈的窦道或慢性溃疡。病人多无明显的全身症状，少数病人可有低热、盗汗、食欲不振、消瘦等全身症状。

（五）临床体征意义

患者为青年，颈侧肿块，初起如豆，缓慢生长，窜生多个，是辨病的主要依据。肿块生长缓慢，不红不热，无痛，无明显全身症状，反映出疾病的属性属阴证、虚证。肿块坚实，表面光滑，可移动，不红不热，扪之不痛，既说明肿块具有因痰致肿的特点，是痰邪为患，又反映出病情的进展尚无化热趋势，仍属早期。

（六）实验室及其他检查意义

（1）胸部 X 线：未见异常。可除外肺部结核病史。

（2）血常规：淋巴细胞比例偏高，说明有慢性炎症存在，是诊断结核的参考指标。

（3）血沉：40mm/h，高于正常值，是诊断结核的参考指标。

（4）结核菌素试验：阳性说明曾感染过结核菌。支持淋巴结结核的诊断。

三、诊　断

中医诊断：瘰疬（气滞痰凝型）。

西医诊断：颈部淋巴结结核。

四、鉴别诊断

（1）急性颈化脓性淋巴结炎（颈痈）：虽亦生于颈之两侧，但发病较快，初起即寒热交作，结块形如鸡卵，漫肿坚硬，焮热疼痛，易消、易脓、易溃、易敛。

（2）淋巴结炎（臖核）：可由头面、口腔，或四肢等部皮肤破损或生疮引起，一般单个，在颏颌、颈部、腋部、胯腹部结核如豆，边界清楚，起发迅速，压之疼痛明显，一般无全身症状。

（3）颈部原发或转移性恶性肿瘤（失荣）：多见于中老年。生于耳前后及项间，初起结核形如堆栗，按之坚硬，推之不移，生长迅速，溃破后疮面如石榴样或菜花样，血水淋漓。常由口腔、喉部、鼻部或内脏的恶性肿瘤转移而来。

五、治　疗

（一）中医药内治

（1）治则：疏肝理气，化痰散结。

（2）方剂：开郁散加减。

（3）常用药物：柴胡、当归、白芍、白芥子、白术、全蝎、郁金、茯苓、香附、天葵子、炙甘草。肝火偏胜者加黄芩、山栀。

（二）外治

本例病属初期，局部肿块处可敷冲和膏或用阳和解凝膏掺黑退消，5～7 日一换。

六、演变与对策

如果上述治疗不能控制病情则有可能出现如下临床病象。

1. 演变之一

（1）证候：结块增大，渐感疼痛。可伴轻微发热，或午后潮热，夜间盗汗。食欲不振，全身乏力等。舌红，少苔，脉细数。

（2）体征变化：结块增大，皮核粘连。有时相邻的肿块可互相融合成块，推之不动。如皮色渐转暗红，按之微热及微有波动感者为内脓已成。

（3）实验室及其他检查：有波动感者抽吸脓液培养可见结核菌生长或涂片可查到结核菌。

（4）病机概括：日久痰浊化热，或肝郁化火，下烁肾阴，热胜肉腐。

（5）诊断：中医诊断：瘰疬（阴虚火旺型）；西医诊断：颈部淋巴结结核。

（6）治疗

1）中医药内治

治则：滋阴降火。

方剂：六味地黄丸合清骨散加减。

常用药物：熟地、山萸肉、山药、丹皮、茯苓、泽泻、银柴胡、鳖甲、炙甘草、秦艽、青蒿、地骨皮、胡黄连、知母、夏枯草。

2）外治法：外敷冲和膏，如脓成未熟，改用千捶膏。脓熟宜切开排脓充分引流。

2. 演变之二

（1）证候：潮热、咳嗽、盗汗或形体消瘦，精神倦怠，面色无华、头晕，失眠。舌淡质嫩，苔薄，脉细。

（2）体征变化：疮口呈潜行性空腔，脓出清稀，夹有败絮样物，疮面肉色灰白，四周皮肤紫暗。

（3）实验室及其他检查：脓液培养可见结核菌生长或涂片可查到结核菌。疮面组织病理学检查为结核性肉芽肿。

（4）病机概括：气血两虚，难以脱腐生新。

（5）诊断：中医诊断：瘰疬（气血两虚型）；西医诊断：颈部淋巴结结核。

（6）治疗

1）中医药内治

治则：益气养血。

方剂：香贝养营汤加减。

常用药物：香附、贝母、人参、茯苓、陈皮、熟地、川芎、当归、白芍、白术、桔梗、甘草、生姜、大枣。

2）外治：八二丹药线引流，或内裹白降丹嵌入疮口，外敷红油膏或冲和膏。肉芽转鲜，脓腐已尽时，改用生肌白玉膏。

3. 演变之三（变证——窦道）

（1）证候：面色少华，潮热、咳嗽、盗汗、口干引饮，大便秘结，小便微热而黄，舌质干红，苔薄剥，脉细数。

（2）体征变化：疮口经久不愈，脓水稀薄，淋漓不断，疮周紫暗变硬。探针探查疮口，沿皮下有潜行管道。

（3）实验室及其他检查：脓液培养可有结核菌生长或涂片可查到结核菌。疮面组织病理检查有结核性肉芽肿。

（4）病机概括：气阴两虚，难以脱腐生新。

（5）诊断：中医诊断：窦道（气阴两虚型）；西医诊断：颈部淋巴结结核。

（6）治疗

1）中医药内治

治则：益气养阴。

方剂：增液汤加减。

常用药物：生地、麦冬、元参、五味子、白芍、党参、黄芪、石斛、炙枇杷叶、佛手片、白芷、知母、甘草、生姜、大枣。

2）外治：千金散药线，也可用扩创或挂线疗法。

七、相关问题的讨论

（一）发病机制

本病多见于儿童或青少年，且瘥后可因体质虚弱或劳累而复发。说明素体正气不足，气血阴阳亏损是发病的内在因素。瘰疬发病前可有痨瘵病史，溃后常有潮热盗汗，食欲不振，形体消瘦等表现，说明本病与痨瘵关系密切，感受痨虫瘵毒是其发病的外在因素。瘰疬初起时结核如豆，肿块坚实，光滑活动，不红不热不痛，缓缓增大，溃后脓水清稀如痰，夹有败絮状物质，审证求因当为寒痰凝聚所致。

（二）治疗原则

瘰疬虽发于体表，但其根责之于内。是藏府功能失调，因虚致病，具有本虚而标实的特点。治疗应补虚为主，不宜功伐。如陈实功《外科正宗·瘰疬论第十九》指出："先养正气，次治标病"。陈士铎在《洞天澳旨·瘰疬疮》中制定了从调理藏府入手，解郁为先，补虚为主的"治法三要"。

关于瘰疬的外治疗法，中医积累了宝贵的经验，尤其是溃后期的治疗，更为丰富。概括地说，初期宜温化寒痰，多用阳和解凝膏或回阳玉龙膏。若皮色转红，则属半阴半阳证，宜用冲和膏。脓成时宜切开排脓；溃后宜提脓祛腐，常用五五丹、七三丹。若形成窦道者，常用腐蚀药，如白降丹，或行窦道切除、扩创引流术。待生肌收口时，用生肌白玉膏，生肌散等善其后。

第十节 流 痰

一、病 案

患者，男，41岁。2010年1月29日上午9：30某中医院外科门诊。

一、现病史：腰背部疼痛并发现肿块5个月。患者2008年8月感到腰背酸痛，下肢乏力。查血常规，白细胞总数均在$1.2\times10^9\sim4.5\times10^9$/L、淋巴细胞比例较正常为高。摄片见第9、第10胸椎椎间隙狭窄，骨质破坏，冷脓疡阴影；诊断为"胸椎结核"。经用西药抗结核治疗，病情未能控制而日趋加重。

刻诊：腰背酸楚，背部可及块物，不红不热，肿物附近脊骨压痛，动则痛剧，面色㿠白，畏寒，消瘦，乏力。舌淡胖，边有齿痕，苔白腻，脉细。

二、既往史：有肺结核和附睾结核病史。

三、个人史：否认其他传染病史、无疫区居住史。

四、体检摘要：T38.0℃，P 80 次/分，R18 次/分，BP 130/80mmHg。

神清，慢性病容，形体消瘦，精神委顿。皮肤巩膜自然光线下未见黄染，心肺正常，HR 80 次/分，腹平软，肝脾未触及肿大。

专科检查：第 9～10 胸椎棘突明显压痛，右侧背部触及边界不清的肿块，站立尤甚，不红不热。

五、实验室及其他检查

（1）X 线摄片：第 9、10 胸椎间隙狭窄，骨质破坏，附近 2cm×2cm 包裹性液性阴影，右上肺可见斑片状高密度钙化影，提示"胸椎结核，陈旧性肺结核"。

（2）血常规：白细胞总数：$3.8×10^9$/L，中性粒细胞 0.66，淋巴细胞 0.33，单核细胞 0.06。

（3）血沉：73mm/h。

（4）结核菌素试验：阳性。

二、分析思路

（一）主证分析

本例主要症候是腰背酸痛，第 9～10 胸椎棘突有明显压痛，病变附近有块物，不红不热，病程长，综合理化检查分析，符合肾精亏损，骨骼空疏，风寒痰浊内侵之判断。病情缠绵说明正气虚弱，毒邪留恋。

（二）次证分析

面色㿠白，畏寒，消瘦，乏力均是肾精亏损、肾阳不足之征。舌淡胖，边有齿痕，苔白腻，脉濡细为阳虚痰凝之象。

（三）病机归纳

肾亏骼空，风寒痰浊内侵。

（四）西医学认识

本病相当于西医学的骨、关节结核。

本病是一种继发于体内原发结核病灶（肺或淋巴结）的病变，通过血液循环达到骨骼系统。结核菌可长期潜伏在骨组织中，当机体抵抗力降低时发病。有时结核杆菌经血道先感染关节滑膜，再循血管周围淋巴腔侵入骨髓。病变进一步发展，可向外突破骨膜，则在其周围软组织间隙内形成结核感染及脓肿，进而可穿破皮肤引起继发感染，形成经久不愈的窦道。

（五）临床体征意义

脊柱是该病的好发部位之一。结核杆菌侵入第 9～10 胸椎棘突，造成骨质破坏，进一步腐坏而成寒性脓疡，所以病变局部出现明显压痛，腰背酸痛，行动不能自主。苔薄腻，脉濡细，支持寒痰凝聚之象。

（六）实验室及其他检查意义

（1）X 线摄片提示"胸椎结核，陈旧性肺结核"。

(2) 血常规：淋巴细胞比例偏高，说明慢性炎症的存在，这是诊断结核病的参考指标。

(3) 血沉：73mm/h。高于正常值，是诊断结核的参考指标。

(4) 结核菌素试验：阳性说明曾感染过结核菌，支持骨结核的诊断。

三、诊　　断

中医诊断：流痰——龟背痰（寒痰凝聚型）。

西医诊断：胸椎结核。

四、鉴　别　诊　断

(1) 急性血源性化脓性骨髓炎（附骨疽）：大多发于长骨干骺端；起病较快；开始即有高热；疼痛剧烈，病变处胖肿，靠近关节的干骺端有明显叩击痛，一派阳热征象是其特点。

(2) 转移性多发性深部组织脓肿（流注）：多发于深部肌肉，无固定部位。起病较急，局部体征较为隐蔽。易脓易溃易收口的临床特点有助于与流痰的鉴别。

(3) 急性风湿性关节炎（历节风）：虽也发生在关节，日久也可出现肌肉萎缩，关节变形，但初起即有寒热汗出，肢体关节窜痛游走的病史。

五、治　　疗

（一）中医药内治

(1) 治则：温经散寒化痰、益肾壮骨。

(2) 方剂：阳和汤加减。

(3) 常用药物：麻黄、熟地、鹿角、狗脊、补骨脂、白芥子、姜半夏、白芍、生甘草。若兼表证加荆芥、防风；气虚者加黄芪、党参；局部痛甚加乳香、没药、延胡索。

（二）外治

局部回阳玉龙膏外敷，或阳和解凝膏掺桂麝散或黑退消敷贴，5～7日一换。

（三）其他

局部制动宜卧硬板床休息；增加营养，多进含蛋白质、维生素的饮食；定期翻身，预防褥疮。

六、演变与对策

如果上述治疗不能控制病情则有可能出现如下临床病象。

1. 演变之一

(1) 证候：病变部位渐渐肿起，肤色转红，身热朝轻暮重。舌质红，苔薄黄、脉细数。

(2) 体征变化：脓肿形成，按之应指。

(3) 实验室及其他检查：脓液培养，结核杆菌阳性；或涂片可查到结核菌。血常规白细胞总数和或中性分类升高；红细胞沉降增快。X线摄片显示骨破坏，死骨形成。

(4) 病机概括：风寒湿痰郁而化热，腐肉为脓。

(5) 诊断：中医诊断：流痰（正虚热毒型）；西医诊断：胸椎结核。

(6) 治疗

1) 中医药内治

治则：补益气血，扶正托毒。

方剂：托里消毒散加减。

常用药物：党参、黄芪、当归、川芎、芍药、白术、茯苓、金银花、白芷，生黄芪、生甘草、皂角刺、穿山甲等。

2）外治法：切开排脓，通畅引流。

2. 演变之二

（1）证候：午后潮热，颧红，夜间盗汗，口燥咽干，食欲减退，心悸失眠。舌红，少苔，脉细数。

（2）体征变化：破溃流脓稀薄，夹有败絮样物，久则疮口凹陷，周围皮色紫暗。

（3）实验室及其他检查：脓液培养可有结核菌生长或涂片可查到结核菌。疮面组织病理学检查为结核性肉芽肿。血常规淋巴细胞数增高；红细胞沉降增快。X线摄片显示骨破坏或有死骨形成。

（4）病机概括：阴虚火旺，虚火灼津。

（5）诊断：中医诊断：流痰（阴虚火旺型）；西医诊断：胸椎结核。

（6）治疗

1）中医药内治

治则：养阴除蒸。

方剂：清骨散加减。

常用药物：银柴胡、胡黄连、秦艽、鳖甲、地骨皮、青蒿、知母、西洋参、生地、熟地、黄精、山药、山茱萸、沙参、麦冬等。

2）外治法：用五五丹药线提脓去腐；若形成窦道用白降丹内裹化管；脓尽可用生肌白玉膏收口。

3. 演变之三

（1）证候：疮口长期不能愈合。精神委顿，面色无华，形体畏寒，心悸，失眠，自汗，食欲减退。舌质淡苔薄白，脉细或虚大无力。

（2）体征变化：疮口色泽苍白晦暗，或有斑痕硬结。

（3）实验室及其他检查：同上。

（4）病机概括：溃脓日久，气血大亏。

（5）诊断：中医诊断：流痰（气血两虚型）；西医诊断：胸椎结核。

（6）治疗

1）中医药内治

治则：补气养血。

方剂：十全大补汤加减。

常用药物：人参、白术、茯苓、甘草、陈皮、黄芪、当归、白芍、川芎、熟地黄、肉桂等。腰酸足痿加川断、杜仲、狗脊、鹿角胶、牛膝。

2）外治法：疮口久不收敛，可用附子饼灸法；若渗出较多，宜掺生肌散。

七、相关问题的讨论

（一）简介

本病因其成脓后，可沿组织间隙流窜于病变附近或较远的空隙处形成脓肿，破溃后脓液稀薄如痰故名流痰，属于阴疽之一种。流痰好发于儿童和青少年，患者常有肺结核病史。发病部位以脊椎为最多，其次为下肢、膝、环跳、踝，再其次为上肢肩、肘、腕、指等骨关节。一般多单发。

《外科医案汇编》云："痰凝于肌肉、筋骨、骨空之处，无形可征，有血肉可以成脓，即为流痰。"本病的特点是好发于骨与关节，病程进展缓慢，初起不红不热，化脓亦迟，脓水清稀，并夹有败絮样物质，溃后不易收口，易形成窦道，常可损筋伤骨而致残废，甚至危及生命。

因本病发病部位不同，尚有许多不同名称。如发生于脊背的，叫龟背痰；发生在腰椎两旁的，叫肾俞虚痰；发生在环跳部的，叫环跳流痰；发生在膝部的，叫鹤膝痰；发生在踝关节者，叫穿拐痰；发生在手指骨节的，叫蜣螂蛀；侵于长干骨者，叫附骨痰；发于胸部者，叫鸡胸痰。名称虽异，但其病因、证候和治法及预后基本一致，故统称为流痰。

（二）特殊表现

流痰由于发病部位的不同而有特殊的临床表现。

（1）病变在颈椎者，患者常以手托下颌而呈颈缩俯形之态，其脓肿多出现于颈部，可引起呼吸或吞咽困难。

（2）病变在胸椎者，背脊骨外突，状如龟背，走路时常以两手支撑腰胁，其脓肿多出现于肾俞附近。

（3）病变在腰椎者，脊骨突出不明显，腰部挺起如板状，行动不便。小儿如患此症，腰部僵直，失去正常生理前凸曲线。其脓肿大多出现于少腹、胯间或大腿内侧。

（4）病变在髋关节者，患肢关节伸屈困难，大腿、臀部肌肉萎缩，两臀肌肉不对称，可有跛行；患处不痛，痛反在膝部。脓肿可出现在髋关节附近或大腿外侧较远处。

（5）病变在膝关节者，可出现大小腿肌肉萎缩，尤以大腿肌肉为甚，关节肿胀明显，状如鹤膝，患肢渐渐不能屈伸。脓肿发生在膝关节周围，日久形成脱位或膝内翻或外翻畸形，患肢较正常为短。

（6）病变在踝部者，踝关节前后外侧先肿胀成脓，继而流窜向内侧，小腿肌肉萎缩，并呈内翻畸形。

（三）治疗

本病正虚为本，风寒痰浊为标，陈实功称其为"纯阴无阳之证"。但若投养阴扶正之品则碍于痰湿；温化寒痰则徒增火热，故在治疗上较之于其他疮疡更为困难，尤其在窦道形成之后，更是缠绵难愈，因此治疗过程较长。

本病初期治疗当首推王洪绪《外科全生集》之阳和汤。本方补益肝肾，温通经络，散寒化痰，俾阳和腠通，气血渐充，阴肿可退。流痰之症多见肝肾亏虚，因此常在阳和汤中参合龟版等血肉有情之品，与鹿角合用可达阴阳互补之效。并应嘱患者进食牛奶、豆浆、鸡蛋、鱼类等高蛋白食品，可与药疗相得益彰。当脓之将成，以益气和营，内托透脓为宜，重用生黄芪、生甘草、党参、山甲、皂刺。溃后则以培补气血为主，阴虚火旺者，取清骨散、大补阴丸清养为法，断不可凡是流痰之证，均以阳和一方到底，不加辨证。

外治也是重要的方法。初起宜温化，消退；若脓已成，应予切开，但必待脓之大成才可切开，过早切开，每致脓血淋漓，徒耗气血，反致疮口经久不收；若切开引流，切口宜大，使脓出畅达，溃口用五五丹、七三丹提毒祛腐。

第十一节 窦 道

一、病 案

患者，男，28岁。2007年7月6日上午10：00某院外科病房。

一、现病史：患者于五年前突然出现腰骶部红肿疼痛，逐渐加重，约10天后自行破溃出脓，但溃口脓水不断，约两月后方愈。3个月后，原部位再次出现红肿疼痛，继而自行破溃出脓，并逐渐自行愈合。5年来，如此反复多次，愈合最长时间5个月，最短时间1个月。于2个月前再次破溃，至今未愈。

刻诊：腰骶部溃口不愈2个月。局部无明显疼痛，无发热，饮食及二便正常。舌质淡红、苔薄白、脉沉细。

二、既往史：无其他慢性疾病史。

三、个人史：否认结核病病史，否认疫区接触和传染病史。

四、体检摘要：T 37℃，P 70次/分，R 18次/分，BP 120/70mmHg。

神清，检查合作，心肺正常，腹部查体未见阳性体征。

专科检查：腰骶部正中，平第四腰椎处见一溃疡，约有5mm×5mm，周围无红肿，无压痛。疮缘色灰白，略隆起。溃口内见有少量稀薄浅黄色分泌物，无异味。球头探针探查，自溃口潜向前下方近尾骶部约10cm，自溃口向上及左右两侧未探及异常。腰椎及腰骶部无压痛，四肢活动正常。

五、实验室及其他检查

(1) 腰骶椎X片：骨质未见异常。

(2) 窦道造影：窦道显影情况与探针探查相一致，与脊椎无关联，未见其他侧支影。

(3) 血常规：白细胞总数$9.0×10^9$/L，中性粒细胞0.64，淋巴细胞0.34，单核细胞0.02。

(4) 渗出物菌培养有金黄色葡萄球菌生长。

二、分 析 思 路

(一) 主证分析

本例主要症候是腰骶部溃口经久不愈或愈后复发，反复多次，历经数年。分析即应紧扣这一症候展开。

总结其发病过程有如下特点：①最初发病时局部红肿疼痛，很快自行溃破出脓，说明最初为阳证疮疡，火毒为患。②初次溃后，脓水不断，2个月后方愈。说明病情由最初的阳证疮疡转为阴证疮疡，由火毒转为痰毒，相当于西医的慢性感染。导致这一转变的常见原因有两点，一是治疗不当，二是正气不足。本例为自溃出脓，不可谓正气不足。但自溃者，往往溃口较小，脓出不畅，若不能及时扩创引流，即可转为经久不愈的慢性疮疡。故本例当属治疗不当所致。③本病的另一个特点是溃口愈后，往往复发，溃破前局部有红肿疼痛，溃后有脓性分泌物。说明局部存在着气血凝滞，日久化热，热盛肉腐这一病机基础，其根本原因是余毒未清所致。临床经验证明，这种溃后脓水淋漓不断，经久不愈，或同一部位反复破溃，溃后难愈者，往往提示局部存在着口小而腔深或大的慢性感染性损伤。前者是后者的临床表现，后者是前者的基础。本例经探针探查，证明的确存在这一病理改变。这一改变就是深部组织通向体表的病理性盲管。

（二）次证分析

本次破溃已有 2 个月，溃口周围无红肿，无压痛，脓水稀薄，说明邪热已去，气血不足。舌质苔脉均支持气血不足之判断。

上述次证分析的是捕捉与主证有相关性的临床资料，这种相关性的判断结果即是审证求因过程中的病机联系。

（三）病机归纳

余毒未尽，瘀滞化热，托毒乏力，久不收口。

（四）西医学认识

本病西医也称之为窦道。

化脓性感染破溃后，组织深部与体表间形成开放性通道，以利脓液排出，若溃口较小，通道内残留有异物或坏死组织时，则感染持续存在，逐渐转为慢性炎症。由于慢性炎症的刺激，通道周围组织逐渐纤维化而变硬，使深部组织与体表之间形成一病理性管道。因溃口较小，当急性炎症消退，分泌物较少时，溃口可暂时愈合。但硬化的管壁之间失去相互黏合闭锁的能力而管道仍然存在。当机体抗病能力下降、管道内分泌物增多、尤其是管道内残留有异物或坏死组织时，终将导致急性化脓性炎症的再次发生，愈合的疮口再次破溃而脓水不断。

（五）临床体征的意义

探针探查发现有管道存在，是诊断本病的要点。溃口周围无红肿压痛，说明急性炎症已消退。疮缘色灰白，略隆起，是溃口经久不愈的表现，结合脓水稀薄，脉沉细，可作为气血不足的依据。本例下肢活动正常，脊柱无压痛，初步判定无脊柱病变，但还需要进一步的理化检查来支持。

（六）实验室及其他检查意义

（1）腰骶椎 X 片：骨质未见异常。除外感染对脊柱的损伤或脊柱病变引起的体表感染。

（2）窦道造影：窦道显影情况与探针探查相一致，与脊椎无关联，未见其他窦道影。进一步证明管道与脊柱或脊髓腔无关，且非复杂窦道。

（3）脓液培养有金黄色葡萄球菌生长，说明为一般细菌感染，与本案的临床表现相符。

三、诊 断

中医诊断：窦道（气血两虚型）。
西医诊断：窦道。

四、鉴 别 诊 断

（1）瘘管（漏管）：与窦道一样，属中医漏的范畴，均具有溃口处脓水淋漓不断的特点。但瘘管与空腔器官相通，是体表与空腔器官间的病理性管道，同时具有内口和外口。而窦道不与空腔器官相通，是深部组织通向体表的病理性盲管，只有外口而无内口。

（2）皮脂腺囊肿感染（脂瘤染毒）：多发于头面、耳后、项背、臀部等。若没能及时手术，则易继发感染，出现红肿疼痛甚至溃脓。溃后因囊肿壁残留，溃口不易愈合，按压时皮肤小孔处常有豆渣样物溢出，经久不愈。但位置表浅，只有小的溃孔而无管道。详细了解病史，有助于鉴别。

五、治　疗

（一）中医药内治

（1）治法：益气养血、和营托毒。

（2）方剂：托里消毒散。

（3）常用药物：人参、川芎、当归、白芍、白术、金银花、茯苓、桔梗、白芷、皂角刺、生甘草、生黄芪等。

（二）外治

提脓祛腐，选五五丹或千金散，以药线外沾法，插入窦道中，每日一次。若脓液由稀薄转为稠厚，疮口由灰白转红，可改八二丹或九一丹药线引流。

六、演变与对策

如果上述治疗不能控制病情则有可能出现如下临床病象。

（1）证候：发热，头痛身痛。舌红，苔黄腻，脉数。

（2）体征变化：疮口周围红肿疼痛，脓水增多。

（3）实验室及其他检查：分泌物培养，见细菌生长；血常规：白细胞总数和或中性分类升高。

（4）病机概括：余毒未清，复感邪毒，生火化热。

（5）诊断：中医：窦道（火毒炽盛型）；西医：窦道。

（6）治法：

1）中医药内治

治则：清热和营托毒。

方剂：仙方活命饮加减 。

常用药物：生黄芪、生甘草、穿山甲、皂角刺、当归尾、银花、地丁、赤芍、天花粉、防风、贝母、白芷等。

2）外治法：冲洗法：清热解毒祛腐药液冲洗，也可在脓液细菌培养指导下，选择敏感抗生素冲洗。配合提脓祛腐药如五五丹、八二丹药线引流。上述疗法无效时，可行扩创手术，配合中药液冲洗。

七、相关问题的讨论

治疗

窦道难以愈合的主要因素是管壁的纤维硬化及异物和慢性感染的存在。因此，窦道的治疗主要以外治为主，辅以内治和支持疗法。

1. 外治法

面对此类疾病，首先应明确窦道的长度和深度，有无支管和残腔，以及和邻近器官的关系，窦道内有无坏死组织或异物，并做疮口脓液细菌培养，以了解感染的菌种，充分明确诊断后，再确定外治方法。

（1）提脓祛腐法：适用于管道较直无分支，管壁周围无重要组织器官者。多用提脓祛腐药线，插入窦道内。亦可在切开窦道后掺布在疮面上，再用红油膏或太乙膏盖贴。先用含丹药浓度较高的，后用浓度较低的。由于丹药含汞，对人体危害较大，应控制在安全剂量范围内；应监测尿汞含量。

（2）冲洗法：适用于心胸外科、脑外科等手术后形成的窦道，管道狭长，药线无法引流到位，又不宜作扩创者。亦可用于窦道有急性感染，脓性分泌物较多者。用输液胶管插入窦道，接注射器缓慢注入过氧化氢、生理盐水，最后注入清热解毒祛腐药液或敏感抗生素。

（3）灌注法：经引流、冲洗等治疗，窦道内脓尽、无异物时，可注入生肌收口药油，促进窦道愈合。

（4）扩创法：适用于脓液引流不畅，窦道内有异物或有侧支，用其他方法无效，窦道所在部位也允许做扩创手术者。予窦口注入亚甲基蓝，以探针及亚甲基蓝为引导，切开窦道壁，使创面开放，有异物和坏死组织予以清除。可同时配合使用刮匙搔刮管壁腐肉，再予换药治疗。

（5）挂线法：对单纯性、位置较深的窦道，邻近无大血管和神经分布，采用其他方法疗效欠佳者，可于窦道邻近处行一辅助切口，用橡皮筋挂线，橡皮筋松弛时，收紧并配合疮面换药至愈。

（6）垫棉法：到生肌收口阶段，窦道及疮口部位用棉垫数层、阔绷带加压缠缚，促进窦道愈合，尤其是腋部、腘窝部、乳房部等。项部加用四头带，腹部加用腹带，会阴部加用丁字带。

（7）一次性手术切除：对发生在皮下组织层内管壁清楚、呈单纯性，触及硬索者，可采用切除窦道、创面直接缝合的手术方法。

2. 内治法

对于体虚、年高或病程较长者宜配合内治法。

第十二节 褥 疮

一、病 案

患者，男，69岁。2006年5月15日上午9：00某院外科门诊。

一、现病史：患者于1周前尾骶部皮色发红，渐趋暗紫，范围逐渐增大，不痛。无发热，饮食及二便正常。

刻诊：尾骶部皮色紫暗，按之不痛，左侧肢体偏瘫，饮食及二便正常。舌边瘀点，苔薄，脉弦。

二、既往史：脑血栓左侧偏瘫病史1年。

三、个人史：未到过疫区，生活及工作环境良好。

四、体检摘要：T 36.8℃，P 84次/分，R 20次/分，BP 150/90mmHg。

神志清楚，语言障碍，强迫卧位。左侧肢体偏瘫，活动受限。心肺听诊未见明显异常，腹部查体未见阳性体征。

专科检查：尾骶部皮肤颜色紫暗，范围6cm×7cm，边界清楚，皮肤无溃疡，按之无波动感。皮温不高。

五、实验室及其他检查

（1）血常规：白细胞总数：10.8×10^9/L，中性粒细胞0.78，淋巴细胞0.18，单核细胞0.04。

（2）心电图：左室高电压，心肌受累。

（3）空腹血糖：4.6mmol/L。

（4）肝功能：正常。

（5）尿常规：未见异常。

（6）大便常规：未见异常。

二、分析思路

（一）主证分析

本例主要症候是尾骶部皮色紫暗，分析即应紧扣这一症候展开。

皮色紫暗，属血瘀所致。本例患者有脑血栓病史，长期卧床，患病部位为尾骶部，易受压迫，因此，考虑为久卧伤气，气虚运血无力，加之局部受压，气血运行不畅，脉络瘀阻而成本病。

（二）次证分析

语言障碍，左侧肢体偏瘫，为中风之表现 。脉络瘀阻，不通则应疼痛。但本例并无疼痛，究其原因当为中风偏瘫后感觉障碍所致。这也是导致本病不能及时诊断治疗的原因。皮色紫暗，皮温不高，属阴证、虚证。按之无波动感，皮肤无破溃，为尚未化热。舌边瘀紫，苔薄，脉弦，为气滞血瘀之象。

（三）病机归纳

久卧伤气，气虚运血无力，局部受压，脉络瘀阻所致。

（四）西医学认识

本病相当于西医学的压力性溃疡。

本病是由局部组织长期受压，血液循环障碍，持续缺血缺氧，营养不良而形成组织坏死的压力性溃疡，多见于瘫痪患者。好发于骶骨、坐骨结节、股骨大转子等处；其次为跟骨、枕骨、髂前上棘、内外踝等部位。形成过程分为红斑期、水泡期和溃疡期三个阶段。

（五）临床体征意义

尾骶部是褥疮的好发部位，皮肤颜色紫暗是局部受压的结果，而肢体偏瘫，活动受限是局部受压迫的原因。皮温不高，是局部气血凝滞，阳气不达所致，这与气血被毒邪壅滞而出现的色红灼热有本质的不同，更不能作为感染是否存在的依据。按之无波动感，提示局部尚无组织坏死液化。

（六）实验室及其他检查意义

左室高电压，心肌受累，提示病人在心脑血管方面还有潜在危险，在治疗时要同时兼顾。血常规白细胞总数偏高，中性比例升高，提示有细菌感染存在，符合体表感染的指标，与病程、病理性质一致。血糖正常，可除外糖尿病，肝功能正常，尿常规正常，说明暂时没有肝肾功能损害，这是疮口愈合的基础。

三、诊　　断

中医：褥疮（气滞血瘀型）。

西医：褥疮（红斑期）。

四、鉴别诊断

略。

五、治 疗

（一）中医药内治

（1）治则：理气活血。
（2）方剂：血府逐瘀汤加减。
（3）常用药物：当归、生地、桃仁、红花、枳壳、赤芍、柴胡、甘草、桔梗、川芎、牛膝等。

（二）外治

外擦红灵酒后，局部按摩，每天2次。

（三）其他疗法

（1）定时翻身或用气垫床。
（2）红外线或频谱仪照射。

六、演变与对策

如果上述治疗不能控制病情则有可能出现如下临床病象。

1. 演变之一

（1）证候：局部皮色由暗红转黑或起水泡，逐渐腐烂。伴有发热或低热，口苦且干，形神委靡，不思饮食。舌暗红，苔少，脉细数。

（2）体征变化：皮肤紫黑，结痂或变软，按之应指，四周漫肿。清创时可见腐肉及脓水较多，往往深部组织坏死范围远远大于皮肤坏死范围，重者溃烂可深及筋骨，味恶臭。

（3）实验室及其他检查：血常规示白细胞总数及中性粒细胞比例超过正常值。贫血或低蛋白血症，电解质紊乱。脓液培养多见杆菌生长。

（4）病机概括：正虚毒蕴，腐肉成脓。

（5）诊断：中医诊断：褥疮（湿毒腐溃型）；西医诊断：褥疮（水泡期）。

（6）治疗

1）中医药内治

治则：消肿渗湿，扶正托毒。

方剂：萆薢渗湿汤加减。

常用药物：萆薢、薏仁、黄柏、茯苓、丹皮、泽泻、滑石、通草、川芎、穿山甲、皂刺、人参、生黄芪、生甘草。

2）外治：尽可能剪除坏死组织，腐烂处可用九一丹或八二丹，外敷红油膏。

2. 演变之二

（1）证候：疮面腐肉难脱，新肉不生。伴面色无华，神疲乏力，纳差食少。舌淡，苔少，脉沉细无力。

（2）体征变化：疮色灰白或晦暗，脓水稀薄，或腐肉虽脱，新肉不生，疮面色淡不鲜，收口缓慢。

（3）实验室及其他检查：血常规检查，白细胞总数及中性粒细胞比例正常或偏高，红细胞及血红蛋白含量降低。

（4）病机概括：气血耗伤，化源不足，腐肉难脱，新肉不生。

（5）诊断：中医诊断：褥疮（气血两虚型）；西医诊断：褥疮（溃疡期）。

（6）治疗

1）中医药内治

治则：补气养血、托毒生肌。

方剂：托里消毒散加减。

常用药物：人参、川芎、当归、白芍、白术、银花、茯苓、白芷、皂角刺、生甘草、生黄芪、桔梗。

2）外治：腐肉难脱者，用七三丹或五五丹，外敷生肌玉红膏，脓腐已尽者，用生肌散，外敷生肌白玉膏促进生肌收口。

七、相关问题的讨论

预防与治疗：中医血瘀证，相当于西医的红斑期，采用红灵酒或酒精涂擦后按摩，可起到活血散瘀的作用，实践证明有一定疗效。

中医的湿毒腐溃证，相当于西医的水泡期，是气血凝滞，肌肤失养，日久化热，腐肉成脓所致。遵"腐肉不去，新肉不生"规律，早期应祛腐，常用丹药，或在清创后辅以丹药。腐去脓尽后，以生肌收口为要，用生肌散或生肌白玉膏。针对此期的治疗，中医积累了丰富经验，见诸各种报道。关于水泡期的治疗，西医过去普遍认为创面干爽清洁有利于愈合，目前则认为在无菌条件下湿润有利于创面上皮细胞形成，促进肉芽组织生长和创面的愈合，提出了湿润疗法。对坏死组织较多者，以手术清创为主。关于清创后的治疗，过去西医方法不多，随着科学技术的发展，目前有多种新的敷料和外用制剂可供选择使用，但多数药物或敷料价格昂贵，且各有不足之处，而中医药制剂更以绿色、自然的传统优势贴近当代社会的需求，问题是如何将其与现代制剂学相结合，在坚守中医药核心内涵的基础上，以现代科技手段实现原始创新，这是今天中医外科界应有的任务。

（朱晓男　李永刚　李大勇　李　鑫）

第六章 乳房疾病

第一节 概　述

发生在乳房部位的多种疾病，统称为乳房疾病，是发病率较高的一类疾病。就其病理种类而言，也和其他器官的病变一样，包括先天性畸形、发育结构异常、增生性疾病、炎症、外伤和肿瘤。本章讨论的主要内容包括乳痈、乳痨、乳核、乳癖、乳疬、乳漏、乳衄等乳房疾病。

一、乳房与藏府经络的关系

乳房位于胸前第二和第六肋骨水平之间，分乳房、乳晕、乳头、乳络等4个部分。足阳明胃经行贯乳中；足太阴脾经络胃上膈，布于胸中；足厥阴肝经上膈，布胸胁绕乳头而行；足少阴肾经，上贯肝膈而与乳贯；冲任二脉起于胞中，任脉循腹里，上关元至胸中，冲脉夹脐上行，至胸中而散，故称乳房为"宗经之所"。有"男子乳头属肝，乳房属肾；女子乳头属肝，乳房属胃"之称谓。

女子青春发育期，天癸至，任脉通，太冲脉盛，月事以时下，乳房生长发育，分泌乳汁等。并随天癸竭，肾气衰而月经闭，乳房松萎或干瘪。肝主疏泄，性喜条达，能调节乳汁的分泌。乳汁为气血所化生，而源于脾胃。所以肝、肾、脾、胃及冲任二脉与乳房疾病发生发展密切相关。

二、常见症候病机

（1）患乳红肿热痛，乳头龟裂，乳儿吮吸时剧痛，产妇极惧哺乳，乳汁难排故患乳胀满结块伴恶寒发热、口渴欲饮、小便短赤、舌苔白或黄、脉弦数。这组证候是乳痈初起的常见临床表现。审证求因，女子乳头属肝，因乳头龟裂剧痛，产妇畏惧哺乳，乳窍闭塞故为肝郁；女子乳房属胃，患乳红肿热痛，胀满结块当为乳汁积滞，胃经生热之象。凡恶寒发热、口渴欲饮、小便短赤、舌苔白或黄、脉弦数均为阳明经热，木旺侮土之全身表现，综合病机：肝郁胃热。

（2）患乳肿块形如桃李，质地坚实或坚硬，表面光滑，推之可动或固定不移。伴有胸闷不舒、心烦易怒、月经不调、舌苔薄白、脉弦滑等。这组证候常见于乳癖、乳核、乳岩。审证求因，气滞痰瘀互结而成肿核为局部病因。胸闷不舒、心烦易怒、月经不调、舌苔薄白、脉眩滑均为气机不畅，肝气郁结之整体病位。综合病机：肝气郁滞，气痰瘀结。

（3）患乳肿块结核伴有胀痛，病程较长，其肿块生长与发展，常与发育、月经、妊娠等有关，胀痛常在经前加重，伴有头晕、耳鸣、腰酸乏力、月经不调、舌苔薄白、脉弦细数等。这组证候常见于乳癖、乳疬。审证求因，由于先天不足或后天失调，生育过多，以致肝肾亏损，冲任失调，肝火上升，痰瘀互结、聚而为核。综合病机：肝肾不足，痰瘀互结。

（4）患乳肿块皮色不变，微微作痛，化脓迟缓，脓水清稀。常伴有午后潮热、夜间盗汗、形瘦食少、舌质红、苔薄白、脉细数等症。这组证候常见于乳痨。审证求因，由于肺肾阴虚，阴虚火旺，灼津为痰，痰火循经结于乳房，综合病机：肺肾阴虚，痰火结于乳房。

三、乳房检查法

及时正确地进行乳房检查，对于乳腺疾病的早期发现、早期诊断有着重要意义。乳房检查的体位可采取站立位或仰卧位。

1. 望诊

让病员坐正，将两侧乳房完全显露，以作详细比较。注意乳房的形状、大小、是否对称；乳房表面有无块状突起或凹陷；乳头的位置有无内缩或抬高；乳房皮肤有无发红、水肿或橘皮样、湿疹样改变等；乳房浅表静脉是否扩张。乳房皮肤如果有凹陷可让病人两臂高举过头，或用手抬高整个乳房，则凹陷部分更明显。

2. 扪诊

坐位于卧位相结合，根据需要选择体位。应先检查健侧乳房，再检查患侧，以便对比。正确的检查方法是四指并拢，用指腹平放乳上轻柔扪诊，切勿用手指去抓捏，否则会将捏起的腺体组织错误地认为是乳腺肿块。其顺序是先扪诊整个乳房，然后按照一定次序扪诊乳房的 4 个象限，即内上、外上、外下、内下象限，继而扪诊乳晕部分，注意有无血液从乳头溢出。最后触摸腋窝、锁骨下及锁骨上区域。

3. 腋窝及锁骨上、下淋巴结检查方法

腋窝淋巴结、锁骨上、下淋巴结的触诊检查在乳腺疾病诊断中占有很重要的位置。检查方法为医生从前面用左手检查患者右侧，用右手检查患者左侧，并让患者将上臂靠近胸壁，前臂松弛放在检查者的手臂上或桌上。先检查腋窝，再检查锁骨上及锁骨下区域。

应注意几个问题：①发现乳房内肿块时，应注意肿块的位置、形状、数目、大小、质地、边界、表面情况、活动度及有无压痛；②肿物是否与皮肤粘连，可用手指轻轻提起肿物附近的皮肤，以确定有无粘连；③检查乳房时间的选择，最好在月经来潮的第 7~10 天，是乳房生理最平稳期，有病变容易发现；④确定一个肿块的性质，还需要结合年龄、病史及其他辅助检查方法。扪诊和触诊的正确性取决于经验、手感、正确的检查方法等。

四、辅助检查

（1）钼靶 X 线摄影：乳房 X 线摄片能反映乳房疾病的细微改变，并可显示乳房深部不易扪及的微小病灶。可早期发现乳腺内微小肿块、恶性钙化灶、淋巴管癌栓等。

（2）超声显像：属无损性检查，可反复使用。主要用于判断肿块的大小、位置及良恶性。国内报道经组织学证实：超声诊断正确率良性达80%以上，恶性达90%以上。B 超结合彩色多普勒检查进行血供情况观察，可提高其判断的敏感性。

（3）乳管内镜：乳管镜适用于乳头溢液患者，可直接观测到Ⅲ级以上乳管，观察到导管扩张、导管炎症、乳管内乳头状瘤、乳管内乳头状瘤病、乳管内癌等病变，了解溢液是否肿瘤性疾病所致。

（4）B 超、X 线引导下微创活检系统：麦默通活检系统是 B 超引导下对可疑肿块或亚临床病灶的切割活检设备，具有微创、定位准确、可重复性强的特点，提高了早癌和癌前病变的诊断率。

（5）病理检查：对疑为乳癌者，可将肿块连同周围乳腺组织一并切除，作快速冰冻切片检查，而不宜作单纯切取肿瘤活检；也可行弹力活检枪微创活组织检查，活检标本行病理组织学检查，具有微创、可重复性强的特点。乳头溢液未触及肿块者，可作溢液涂片细胞学检查。乳头溢液疑为湿疹样乳腺癌时，可作乳头糜烂部刮片或印片细胞学检查。

第二节 乳 痈

一、病 案

患者，女，24岁。2012年6月13日上午9：00某中医院外科门诊。

一、现病史：产后2个月，左乳包块疼痛，发热2天。

刻诊：包块位于左乳外侧，乳房肿胀疼痛，泌乳不畅，恶寒身热，口苦咽干，胸闷纳差，大便干，小便黄。舌红，苔薄黄，脉弦。

二、既往史：既往体健，产后饮食多为油腻滋补之品。

三、个人史：已婚，无流产史，2个月前产下一子，配偶及子体健。

四、体检摘要：T38.8℃，P85次/分，R21次/分，BP110/70mmHg。

神清，查体合作。面色红，身热，心肺无异常，腹平软，未及包块，未引出病理性神经反射。

专科检查：双乳饱胀，左乳头龟裂，排乳不畅；外下象限扪及8cm×5cm大小包块，肤热色红，边缘不清楚，质韧，压痛明显，无波动感，周边腺体组织增厚；左腋下扪及一枚2cm×2cm大小淋巴结，质韧，活动，压痛。

五、实验室及其他检查

(1) 血常规：白细胞总数$11×10^9$/L，中性粒细胞0.8，淋巴细胞0.2。

(2) B超：左乳肿块区域腺体组织增厚，内部回声较正常低，分布欠均匀。

二、分析思路

(一) 主证分析

本例主要症候是乳房红肿热痛，分析即应紧扣这一症候展开。

患者排乳不畅，是由于初产妇女，哺乳经验不足，使乳头在哺乳中受到损伤，是为窍闭；乳汁淤积是由于乳头龟裂疼痛，惧怕授乳，故乳汁不能排空，久积乳房；女子乳头属肝，泌乳不畅当为肝气郁滞；乳房属胃，红肿热痛结块当为胃府积热。

(二) 次证分析

恶寒发热当为外邪侵犯，正气与之交争剧烈之象；胸闷纳差，口苦咽干，大便干，小便黄多因肝郁气滞，胃热内生之故。舌苔脉象与上述病机一致。

(三) 病机归纳

肝气郁滞，胃热蕴结。

(四) 西医学认识

本病相当于西医学的急性乳房炎。

西医认为，急性乳房炎的发生多由金黄色葡萄球菌或链球菌感染引起，少数由大肠杆菌引起。产后机体免疫力下降，给病原菌的侵入、生长、繁殖创造了有利条件。初产妇乳头角化层不厚，致使娇嫩的乳头因婴儿吸吮损伤，病原菌由此侵入，沿淋巴管蔓延至乳腺腺叶间或腺小叶间的脂肪、纤维等组织内引起急性炎症。

乳汁淤积是发生乳腺炎的重要原因。可能原因有：乳头受损、输乳管阻塞、乳汁稠浓、乳汁过多。淤积的乳汁是细菌生长的良好培养基，有利于病原菌生长繁殖，为发病提供了条件。

（五）临床体征意义

患者一般情况良好，双乳外观符合哺乳期表现；左乳外侧肤热色红提示局部有感染性病变；包块境界不清，质韧压痛，但无波动感，提示炎症属早期病变；左乳头龟裂及泌乳不畅，证实存在感染的必备条件；腋下肿大淋巴结也提示局部感染病灶的存在。

（六）实验室及其他检查意义

符合感染的指标，与病程、病变性质一致。

三、诊　　断

中医诊断：乳痈（肝郁胃热型）。
西医诊断：急性乳房炎（初期）。

四、鉴别诊断

1. 炎性乳腺癌（乳岩）

本病是一种特殊类型的乳腺癌。多发于青年妇女，尤其是在妊娠期或哺乳期。由于癌细胞迅速浸润全乳，在乳腺皮肤淋巴网内扩散，故表现为炎症样改变。炎性乳腺癌局部征象明显，患乳迅速增大，常累及整个乳房的1/3或2/3以上，尤以乳房下半部为甚。病变局部皮肤呈特殊的暗红或紫红色，皮肤肿胀有韧性感，毛孔深陷呈橘皮样改变，局部无痛或轻压痛，但未扪及明显肿块。同侧腋窝淋巴结常有明显转移性肿大，质硬固定。无全身症状或全身症状较轻，体温正常，白细胞计数不高，抗炎治疗无效。本病进展较快，预后不良，甚至于数周后死亡。

2. 乳房部蜂窝组织炎（乳发）

本病多发于平时不注意卫生的哺乳期妇女。发病急骤，来势凶险，病变范围较大，症状较重。乳房病变部位焮红漫肿，中央颜色较深，四周较浅且与周围组织分界不清，局部灼热，疼痛剧烈，呈持续性胀跳痛，患部组织迅速坏死、化脓，病程阶段性不明确，全身症状常有寒战、高热等。

五、治　　疗

（一）中医药内治

（1）治则：疏肝解郁，清胃通乳。
（2）方剂：瓜蒌牛蒡汤。
（3）常用药物：全瓜蒌、柴胡、牛蒡子、蒲公英、橘叶、青皮、丝瓜络、鹿角霜、赤芍、金银花、连翘。乳汁壅滞明显加漏芦、王不留行、山甲、路路通；胃热便秘加生大黄、玄明粉；口渴加麦冬、天花粉；产后恶露未尽加川芎、川楝子、益母草。

（二）外治

（1）外敷金黄散、四黄膏或玉露膏，每日1换。
（2）六神丸30粒研细末，加入适量凡士林调匀，外敷患处，每日1换。
（3）芒硝20g溶于100ml开水中，以厚纱布或药棉蘸药液热敷患处，每日3次，每次20~30

分钟。

（4）仙人掌（去皮刺）150g捣烂如泥，另取青黛粉、朱砂各30g，冰片15g，红粉5g，研细末，与仙人掌共调成糊，直接敷于患处，干后换药。

（5）葱白200g煎汤熏洗患乳20分钟，再用葱白250g捣泥敷患处，每日2次。

（6）揉抓排乳手法：患者取坐位，患乳搽以少量润滑剂。术者左手托起乳房，右手五指顺着乳络方向，首先轻拿提拉乳头及乳晕部，以扩张输乳管，疏通该部瘀乳，继而用五指指腹揉、推、挤、抓的手法，沿放射状从乳房向乳晕部，按摩患乳部硬结肿块，最后右手拇指与食指夹持患侧乳晕及乳头部，不断轻拉揪提，宿乳即呈喷射状排出，直至结块消失、乳房松软、瘀乳排尽、疼痛明显减轻为度。若按摩前先行热敷，效果更佳。

（三）针刺

针灸用于急性乳腺炎早期尚未化脓者，使经络得以畅通，气血得以调和，具有消炎、止痛、镇静的功效。已成脓时禁用。

（1）针刺足三里、丰隆、行间、血海（均为双侧），乳根（患侧）。用捻转泻法，得气后留针30分钟，每隔10分钟手法行针1分钟。每日1次，5日为1个疗程。

（2）可选用肩井、内关、足三里（双侧）、乳根（患侧）、膻中等穴位，施隔蒜灸法以疏畅气血，清热解郁，消肿散结。每日1次。

（四）穴位注射

穴位注射能收到针刺与药物治疗的双重作用，延长对穴位作用时间，配以针对性的药物，可使疗效显著提高。

（1）复方丹参注射液2~3ml，患侧郄门穴位注射，每日一次，3次为1个疗程。可达疏肝活血，理气通络之效。

（2）鱼腥草注射液4~6ml，患侧郄上（腕横纹与肘横纹连线上中1/3交界处两筋间）穴位注射，隔日1次，有疏肝和胃，清热解毒，消肿止痛作用。

六、演变与对策

如果上述治疗不能控制病情则有可能出现如下临床病象。

1. 演变之一

（1）证候：乳房肿痛，皮肤焮红灼热，肿块变软，有应指感。全身壮热憎寒，口干喜饮，烦躁不安，身痛骨楚，溲赤便秘。舌质红，苔黄腻，脉洪数。

（2）体征变化：局部肿势高起，皮薄光亮，压痛明显，有波动感，体温可达39℃。

（3）实验室及其他检查：血白计分明显升高；B超有助于诊断。

（4）病机概括：热毒炽盛，肉腐为脓。

（5）诊断：中医诊断：乳痈（热毒炽盛型）；西医诊断：急性乳房炎（脓肿期）。

（6）治疗

1）中医药内治

治则：清热解毒，托里排脓。

方剂：瓜蒌牛蒡汤合透脓散加减。

常用药物：全瓜蒌、牛蒡子、穿山甲、皂角刺、蒲公英、金银花、连翘、赤芍、当归、柴胡、生黄芪、生甘草、丝瓜络。疼痛剧烈加乳香、没药；口渴加芦根、天花粉；大便秘结加枳实、生大黄、芒硝。

2）外治：急性乳房炎形成脓肿后，于皮薄、波动感及压痛点最明显处及时火针洞式烙口引流排脓或切开排脓。切口应与乳络方向一致，切口位置应选择低位，使引流通畅而不致袋脓，应避免损伤乳络形成乳漏。若脓肿小而浅者，可用针吸穿刺抽脓，并外敷金黄膏。

3）西医治疗：西医治疗原则早期应用抗生素。因本病多由金黄色葡萄球菌引起，首选青霉素类抗生素，或根据药敏实验结果选用抗生素。

2. 演变之二

（1）证候：溃脓后乳房肿痛虽轻，但疮口脓水不断，脓汁清稀，愈合缓慢，形成乳漏。全身乏力，面色少华，或低热不退，饮食减少。舌质淡，苔薄，脉弱无力。

（2）体征变化：疮缘皮色暗红，创面内肉芽不鲜，脓液清稀或夹有乳汁流出，形成漏管。

（3）实验室及其他检查：血象在正常范围或略高。

（4）病机概括：正气亏虚，余毒未尽。

（5）诊断：中医诊断：乳痈（正虚毒恋型）；西医诊断：急性乳房炎（溃后期）。

（6）治疗

1）中医药内治

治则：益气养血，和营托毒。

方剂：托里消毒散加减。

常用药物：生黄芪、党参、白术、茯苓、当归、川芎、穿山甲、皂角刺、蒲公英、白芷、生甘草。溃后结块疼痛加王不留行、忍冬藤；头晕乏力者加红枣、鸡血藤；不思饮食加神曲、厚朴；便溏加怀山药、炒扁豆。

2）外治：脓肿切开或刺烙排脓后，可用八二丹或五五丹药捻拔毒引流，或用黄连纱条引流，外敷金黄膏或四黄水蜜。脓尽后改用生肌收口法。若发生袋脓或传囊乳痈，可作辅助切口。若疮面溢乳不止，可在一侧用垫棉法加压，促使收口。若形成乳房部窦道，可先用五五丹药捻插入窦道以提脓祛腐，至脓尽改用生肌收口法。

七、相关问题的讨论

（一）本病现代中医诊疗具体思路

乳痈贵在早治。早期治疗以"通"为大法，疏表邪以通营卫，通乳络以去积乳，和营卫以散瘀滞，舒肝气以消郁结，通腑实以泻胃热，均是通法的具体运用。可选择理气、通乳、活血、散结之品，切不可滥投苦寒之药。成脓后关键是彻底排脓，以达脓尽肌生之目的。溃后期以促进愈合为原则。外治方面，郁滞期首选揉抓排乳手法，本法简便易行，疗效好，见效快，运用得法常能一次性治愈。成脓期宜切开引流。当然，如需施行手术切开引流时应注意：①切开创口呈放射状，引流必须通畅，由于脓腔多被库伯氏韧带所分隔，往往形成多个小脓腔，故术中宜用手指钝性分离间隔，将坏死组织清除，以利引流；②若脓疡位于乳晕范围内，可沿乳晕与皮肤的交界线作弧形切口，避免伤及乳头下的大导管；③对乳腺深部脓肿，宜先作穿刺证实有脓腔存在方可施术。若脓腔位于乳房下部深面接近胸壁时，宜于乳房下反折部作弧形切开后进入脓腔。此切口的优点有：避免过多切开乳腺组织，低位引流通畅，不影响美观；④切开引流后应断乳，否则乳汁自疮口流出而影响愈合。

（二）西医治疗

急性乳房炎主要是针对病因使用抗生素。目前抗生素的品种很多，广谱抗生素也不少，有选择性地使用一般都能取得较好疗效。特别是对并发脓毒败血症者，不失时机地及早、大量、联合应用抗生素，可取得满意的疗效。

（三）预防

（1）妊娠后期宜每天用温水或肥皂水擦洗乳头，使乳头保持清洁及乳头上皮角化增厚，避免产后婴儿吮乳而发生乳头龟裂。

（2）乳头内陷者产前即开始矫正，经常用手挤捏提拉乳头，亦可用乳头内陷矫正器矫治。

（3）乳母宜性情舒畅，避免情绪过于激动。

（4）定时哺乳，保持乳头清洁，每次哺乳需吸尽乳汁，如有余乳，应尽量排空。

（5）保持婴儿口腔卫生，及时治疗口腔炎，不可让婴儿含乳而睡。

（6）乳头有破损时，可用麻油、蛋黄油拌青黛散搽涂患处。身体其他部位有化脓性感染时，应及时治疗。

第三节 乳 癖

一、病 案

患者，女，35 岁。2011 年 8 月 13 日上午 10：00 某医院乳腺外科门诊。

一、现病史：双侧乳房胀痛，月经前加重，经后减轻，近半年来疼痛的程度加重。

刻诊：此届经前期，双乳胀痛，散在性结节，以外上象限为明显。近日急躁易怒，口苦咽干，双胁胀痛，小腹坠痛，二便正常，舌偏红，苔薄黄，脉弦。

二、既往史：既往体健，否认重大内外科病史，无避孕药等激素类药物服用史。

三、个人史：已婚，无流产史，29 岁顺产一子，配偶及儿子体健。经行腹痛。

四、体检摘要：T 37℃，P 78 次/分，R 18 次/分，BP 120/80mmHg。

神清，查体合作。心肺无异常，腹平软，未及包块，肝脾肋下未及，未引出病理性神经反射。

专科检查：双侧乳房外观饱满，对称，肤色正常。乳腺腺体广泛增厚，扪及散在片块样结节，以外上象限为明显，其质地韧硬，边界欠清，活动度好，轻压痛。双侧乳头未见溢液，未扪及肿大淋巴结。

五、实验室及其他检查

（1）B 超：双侧乳房腺体层增厚，腺体回声不均匀，呈粗大光点及光斑，可见片状不规则的低回声稀疏区。腋下未见肿大淋巴结，CDFI（−）。

（2）钼靶 X 线摄片：双乳腺体密度增高，呈毛玻璃样变，结构紊乱，未见明显肿块影及钙化点，腋下未见肿大淋巴结。

二、分析思路

（一）主证分析

本例主要症候为经前乳房胀痛、片块样结节，情志刺激在此期间为重要诱发因素。此乃因女子经前血海充盈，肝经气火旺盛，易为情志激惹而致肝经郁热，津失输布，灼化为痰，结于乳络而成。

（二）次证分析

口苦咽干、胸胁胀满，系因肝郁气滞郁久化火所致。经行腹痛亦为气滞痰凝，阻塞经络，不通则痛。舌偏红，苔薄黄，脉弦与主证病机合拍。

（三）病机归纳

肝经郁热化痰，结于乳络而成。

（四）西医学认识

本病相当于西医学的乳腺增生病。

西医学认为乳房为性激素作用的靶器官，其在下丘脑-垂体-卵巢轴及其他内分泌激素的作用下经历从胚胎发生，逐步发育，增殖与复旧交替，最终退化的系列复杂变化。本病的发生发展与卵巢内分泌状态密切相关，乳腺组织与子宫内膜一样受卵巢内分泌周期性调节，并产生相应的周期性变化，因此周期性的激素分泌失调和（或）乳腺组织对激素的敏感性增高被认为是本病发病的主要原因。

（五）临床体征意义

患者双乳可扪及散在片块样结节，质地韧硬，边界清，活动度良好，压痛，腋淋巴结无肿大，提示所患疾病既非炎症，也非肿瘤，符合乳腺良性增生性病变表现。

（六）实验室及其他检查意义

排除乳腺炎症和肿瘤占位病变。

三、诊　　断

中医诊断：乳癖（郁热化痰型）。
西医诊断：乳腺增生病。

四、鉴别诊断

（1）乳腺癌（乳岩）：多发于40~60岁妇女，单侧乳房无痛性孤立肿块，钼靶X线摄片可见高密度肿块影，边缘呈毛刺状，内有成簇不规则砂砾状钙化灶。

（2）乳腺纤维腺瘤（乳核）：多见于20~40岁青壮妇女，乳房肿块多为单发，呈圆形、椭圆形，亦有双侧多发者，边界清楚，表面光滑，质硬不坚，活动度良好，生长缓慢，无痛。B超检查肿块边界清楚，包膜完整，内部回声均匀。

五、治　　疗

（一）中医药内治

（1）治则：疏肝解郁，清热化痰。

（2）方剂：逍遥蒌贝散加减。

（3）常用药物：柴胡、当归、白芍、茯苓、白术、连翘、黄芩、瓜蒌、贝母、半夏、南星、生牡蛎、山慈菇。面红口苦，心烦易怒加夏枯草、栀子；乳房胀痛明显加炙乳香、炙没药；痛经加五灵脂、蒲黄；乳头溢液加牡丹皮、栀子、女贞子、旱莲草；少寐眠差加夜交藤、合欢皮。

（4）中成药

1）乳康片：每次 3 片，每日 2 次。

2）乳增宁片：每次 5 片，每日 3 次。

3）乳癖消胶囊：每次 4~5 粒，每日 3 次。

（二）外治

中药局部外敷于乳房肿块处，多为辅助疗法，如用阳和解凝膏掺黑退消或桂麝散盖贴；或以生白附子或鲜蟾蜍皮外敷，或用大黄粉以醋调敷。若对外用药过敏者，应忌用之。

（三）针灸疗法

常用穴位：乳根、肩井、膻中、三阴交、足三里、心俞、脾俞。

六、演变与对策

如果上述治疗不能控制病情则有可能出现如下临床病象。

1. 演变之一

（1）证候：乳房刺痛，与月经、情绪不甚相关。肿块呈多样性，边界不清，质韧，月经愆期，行经不畅或伴有瘀血。舌暗红或青紫或舌边尖有瘀斑，苔腻，脉弦滑。

（2）体征变化：乳房结块，质韧硬，边界不清，触之疼痛，乳头有水样溢液。

（3）实验室及其他检查

1）B 超：乳房内可见低密度肿块影，肿块边界不清，内部回声不均匀，甚至成豹纹样改变。

2）乳腺钼靶 X 线摄影：乳腺组织结构紊乱，肿块所在位置密度较高，可见团块样阴影。

（4）病机概括：痰瘀互结，乳络阻滞。

（5）诊断：中医诊断：乳癖（痰瘀互结型）；西医诊断：乳腺增生病。

（6）治疗

1）中医药内治

治则：化痰散结，活血祛瘀。

方剂：血府逐瘀汤合逍遥蒌贝散加减。

常用药物：柴胡、丹参、郁金、三棱、莪术、当归、茯苓、瓜蒌、浙贝母、山慈菇、生牡蛎。如胸闷咯痰加瓜蒌皮、橘叶、桔梗；肿块硬韧难消加炮山甲、全蝎、水蛭、昆布、海藻、白芥子；月经量少加桃仁、红花；月经量多属气虚下陷者加党参、黄芪；月经不畅、有血块者加三七、泽兰。

2）外治：①大黄、芒硝各 350g，炮山甲 100g，细辛、水红花子、樟脑、白芥子各 50g 研末。每次 15~20g 调酒加热后放入纱布袋中，置乳罩内肿块处外敷，5~7 天换药 1 次。②柴胡、延胡索、炮山甲、皂角刺、莪术、乳香、没药、昆布等研末和匀，温水加蛋清调成糊状，外敷病灶处，每 2 天换药 1 次，十次为 1 个疗程。

2. 演变之二

（1）症候：中年以上女性，乳房疼痛症状较轻或无疼痛；腰膝酸软或伴足跟疼痛；月经周期紊乱，量少或行经天数短暂或淋漓不尽，或闭经，头晕耳鸣，舌质淡，舌苔薄白，脉细。

（2）体征变化：腺体增厚，多呈团块样质硬，边界不清。触之压痛，乳头可有溢液。

（3）实验室及其他检查：乳腺钼靶 X 线摄影：乳腺组织大部退行性改变，肿块所在位置结构紊乱，密度较高，可见团块样影像。

（4）病机概括：冲任失调。

（5）诊断：中医诊断：乳癖（冲任失调型）；西医诊断：乳腺增生病。

（6）治疗

1）中医药内治

治则：滋补温肾，调摄冲任。

方剂：二仙汤加味。

常用药物：仙茅、淫羊藿、肉苁蓉、女贞子、首乌、菟丝子、莪术、王不留行、郁金。乳房疼痛明显加延胡索、生山楂；腰膝酸软加杜仲、桑寄生；乳房肿块呈囊性感者加白芥子、昆布、瓜蒌；月经不调加当归、香附。

2）外治：巴戟天、仙茅、淫羊藿、当归、柴胡、香附、川芎各30g，研细粉每次4g，加食醋拌成糊状敷神厥穴，外用胶布固定，每天换药一次，共用4周。

3）耳针：取穴乳腺、神门、内分泌，刺双侧，每日一次，留针2~3小时，10次为1个疗程。亦可达到疏肝活血，调摄冲任的目的。

4）西医治疗：三苯氧胺，一般用量为10mg，每日2次，于月经后2~5天开始服用，服用15~20天停药，持续2~3月，可起到一定的止痛消块作用。

七、相关问题的讨论

（一）中医药周期疗法治疗乳腺增生病独具优势

中医学认为，冲任为气血之海，上荣为乳，下行为经，冲任血海在肾的主导与天癸的作用下由盛而满、由满而溢、由溢而渐虚、由虚而渐复盛，具有先充盈后疏泄的特点，冲任的生理变化直接影响乳房与子宫的变化。乳房在月经周期中的生理变化表现为经前充盈和经后疏泄。经前之阴血充足，肝气旺盛，冲任之气血充盈，使乳腺小叶发生生理性增生；经后随着经血外泄，肝气得舒，冲任处于静止状态，使乳腺小叶由增殖转为复旧。乳腺增生病病机复杂，症状轻重不一，虚实互见，临床证型表现出多型性，并非单一治法所能独任，更不能一药一方一统治疗全过程，单纯辨病更难奏效。根据月经前后乳腺组织生理病理的不同变化和临床表现，分别遣方用药，针对性强，才能更大地发挥中医药优势。

（二）预防与调摄

1. 生活调摄

（1）适时婚育，积极哺乳，避免外伤。

（2）起居规律，劳逸结合，并注意保持大便通畅。

（3）慎用含雌激素高的美容护肤养颜之品。

2. 情志调摄

心理、社会因素对乳腺增生病的发生、发展和预后起着十分重要的作用，不良情绪已成为本病的易罹患因素。因此，患者要提高自己的素养，豁达开朗，保持良好的精神状态，避免不良精神刺激，树立战胜疾病的信心。

3. 饮食调节

由于乳腺增生病与激素代谢紊乱有关，因此应进食适量的维持激素代谢和有利于乳腺组织康复的蛋白质、新鲜水果、纤维素丰富的食物，限制动物性脂肪的摄入量，禁忌烟酒。

第四节 乳 核

一、病 案

患者，女，20岁。2010年11月2日上午10：00某医院乳腺外科门诊。

一、现病史：右乳肿块1年，偶有触痛或胀痛，未见明显增大。

刻诊：肿块位于右乳外侧，如杏大小，光滑活动，生长缓慢，疼痛与月经无关，月经量少色淡；心烦急躁、夜寐欠安，时有口干，大便干结，小便调。舌淡，苔薄，脉弦。

二、既往史：既往体弱，无重大内外科病史可载。

三、个人史：喜食煎炸、生冷食品；未婚，无流产史。

四、体检摘要：T37℃，P70次/分，R19次/分，BP110/70mmHg。

神清，查体合作。两肺呼吸音清，HR70次/分，心律齐。腹平软，未及包块和肠型。未引出病理性神经反射。

专科检查：双乳无异常，皮色、皮温正常，腺体不厚；右乳外上象限可扣及一约2cm×2cm大小肿块，椭圆形，质韧，表面光滑，界清，活动，与皮肤、胸壁无粘连，轻度压痛；左乳腺体未及明显肿块；双乳头未见溢液，双腋下未触及肿大淋巴结。

五、实验室及其他检查

B超：右乳外上象限可探及21mm×18mm低回声团块，内部回声均匀，边界清楚，形态规则，包膜完整，有侧方声影，后方回声轻度增强。

二、分 析 思 路

（一）主证分析

本例主要症候是乳房肿块，分析即应紧扣这一症候展开。卵圆质韧，表面光滑，界清之肿块当为痰核。位于乳房，乃脾胃不归正化，聚湿为痰使然。究其肇始，患者性素急躁易怒，肝火旺盛，以致木旺剋土，肝脾失和，气滞痰凝之变。

（二）次证分析

患者既往体弱，月经量少色淡；舌淡苔薄，脉弦，均肝血不足之象。

（三）病机归纳

肝血不足，气郁克脾，气痰胶结，阻于乳络。

（四）西医学认识

本病相当于西医学的乳腺纤维腺瘤。

乳腺纤维腺瘤的发病原因尚不明确，与性激素的关系是目前研究的热点。本病很少发生于月经初潮前或绝经后，雌激素可加速妊娠妇女乳腺纤维腺瘤的生长，还可诱发动物发生乳腺纤维腺瘤，而老年妇女腺体随年龄增长而缩退。有研究者在乳腺纤维腺瘤患者的尿液中检测到较高水平的雌激素而无孕激素，而纤维腺瘤的肿瘤组织中孕酮、雌二醇水平明显增高；提示雌激素水平过高或乳腺局部组织对雌激素作用过于敏感可能与本病发生有密切的关系。

（五）临床体征意义

患者一般情况良好，双乳外观符合青春期表现，右乳外上象限肿块呈卵圆形，质韧，表面光滑，边界清楚，与皮肤和周围组织没有粘连，在乳房内容易被推动，触之有滑动感。腋淋巴结不肿大，符合腺瘤特征。

（六）实验室及其他检查意义

排除乳房炎症、恶性肿瘤病变，符合乳腺良性肿瘤表现。

三、诊　断

中医诊断：乳核（血虚肝郁型）。
西医诊断：乳腺纤维腺瘤。

四、鉴别诊断

（1）乳腺癌（乳岩）：多见于40～60岁妇女，乳房肿块坚硬，生长迅速，表面不平，边缘不整齐，与皮肤粘连，患侧淋巴结肿大，后期溃破难敛。

（2）乳腺增生病（乳癖）：好发于中青年妇女，单侧或双侧乳房发生大小不等片块、条索、颗粒样肿块，数目不定，边界不清，多有胀痛，经前加重，经后减轻。

五、治　疗

一般单纯中医药治疗效果欠佳，原则上可予手术治疗，对复发者可用中医药预防，其意义是在于认识到了乳腺纤维腺瘤的发生自有其内在的原因，针对这一原因进行中医药的预防是科学的态度。那种有瘤就有病，就手术；瘤切掉了就无病的观点和做法是不符合医学宗旨的。

（一）中医药内治

（1）治则：养血疏肝，化痰散结。
（2）方剂：逍遥散加减。
（3）常用药物：柴胡、当归、黄芪、青皮、陈皮、赤芍、郁金、瓜蒌、制半夏、浙贝母。肿块韧硬加白芥子、山慈菇、莪术。

（二）外治

（1）山慈菇、生半夏、大贝母、生南星、僵蚕、白芷、细辛、生川乌、生草乌、白蔹、樟脑各10g，共为细末，用黄酒、鸡蛋清调敷患处，每日一换。

（2）阳和解凝膏掺黑退消外贴患处，7天一换。

六、演变与对策

如果上述治疗不能控制病情则有可能出现如下临床病象。

（1）证候：肿块生长迅速，体积较大，重坠不适。胸胁牵痛，烦闷急躁，或月经不调，痛经等症状。舌暗红，苔薄腻，脉弦细。

（2）体征变化：局部肿块高起，肿块质韧硬，界清、光滑，活动良好，压痛。

（3）实验室及其他检查：B 超有助于诊断。

（4）病机概括：肝郁血瘀，瘀血阻络，痰瘀互结。

（5）诊断：中医诊断：乳核（血瘀痰凝型）；西医诊断：乳腺纤维腺瘤（异型增生Ⅱ～Ⅲ级）。

（6）治疗

1）手术治疗：同前。

2）中医药内治

治则：化痰散结，活血祛瘀。

方剂：活血散瘀汤加减。

常用药物：当归尾、赤芍、苏木、桃仁、川芎、枳壳、苏木、柴胡、青皮、白芥子、天竺黄。疼痛加乳香、没药，局部静脉显露加山甲、皂刺、鸡血藤。

3）外治：同前。

七、相关问题的讨论

（一）现代中医诊疗思路和体会

首先必须明确诊断，根据情况选择手术或中医药治疗。中医药平衡人体内分泌水平疗效确切，优于西医激素治疗。乳腺纤维腺瘤如能完全切除，多可治愈，甚少复发。但由于致病的内环境和其他因素的持续存在，10%～25% 患者可先后多发，不应将这种多发性倾向视为复发，要求术后定期复查，并给予中医药积极预防是现代诊疗思路。

（二）手术治疗注意事项

25 岁以内的女性，瘤体不大，诊断明确者，可选择适当时期手术。35 岁以上或老年妇女，诊断不能肯定者，均应立即行手术切除明确病理。婚后未孕者，应在计划怀孕前手术。妊娠期发现者，应在怀孕 3～6 个月期间手术。因怀孕、哺乳等均可使肿瘤生长加速，此期乳房胀大，容易影响乳腺肿瘤的正确诊断。

（三）预防

重视乳房病普查与自我检查，普查常能早期发现和及时治疗。避免外源性雌激素的摄入，积极治疗可能引起内源性激素紊乱的原发疾病。青春期女性要尽可能避免不必要的 X 射线及其他电离辐射对胸部的照射。

第五节 粉刺性乳痈

一、病 案

患者，女，23 岁。2011 年 1 月 12 日上午 10：00 某医院乳腺外科门诊。

一、现病史：左侧乳晕区肿块 2 个月、疼痛 3 天，与月经周期无关。

刻诊：肿块位于左乳乳晕区，红肿疼痛，乳头内陷，挤压乳头有粉渣样分泌物。不发热，心烦，口苦，大便干，小便黄。舌红，苔黄腻，脉滑数。

二、既往史：先天左乳头内陷，时有白色分泌物渗出。无其他重大病史。

三、个人史：生活规律，喜辛辣油腻，未婚。

四、体检摘要：T37.0℃，P75 次/分，R19 次/分，BP125/80mmHg。

神清语明，查体合作。心肺无异常，腹平软，未及包块，胸腹壁静脉无曲张，未引出病理性神经反射。

专科检查：双乳房饱满，左乳头内陷，左乳晕外侧皮肤色红，皮温高，皮下腺体内扪及一 3cm×2cm 大小肿块，边界不清，质韧，与皮肤粘连，压痛（+）。按压肿块时可见乳头有黄白色分泌物溢出。左胸外侧壁、左腋下未触及肿大淋巴结。右乳未触及异常肿块。

五、实验室及其他检查

（1）血常规：白细胞 $10.2×10^9/L$，中性粒细胞 0.74，淋巴细胞 0.2，单核细胞 0.02。

（2）B超：左乳乳晕后方腺体内探及约 3.6cm×2.5cm 低回声区，位置表浅，接近皮肤，边界不清，内部回声不均匀，腺体内可探及扩张导管。

（3）乳头溢液涂片：可见大量白细胞、吞噬细胞、组织细胞、淋巴细胞及浆细胞。

（4）细针穿刺细胞学检查：肿块细针穿刺细胞学检查可见多种细胞混杂存在，其中以浆细胞为多。

二、分析思路

（一）主证分析

本例主要症候是乳晕肿块，红肿疼痛，分析应紧扣这一症候展开。

患者先天乳头凹陷，乳络不通，女子乳头属肝，此为肝郁不得疏泄之象。乳房属胃，内蕴乳络，以行泌乳通乳之权。左乳晕外侧皮肤色红，温高，扪及一 3cm×2cm 大小肿块，边界不清，此为胃络瘀滞化热之象，盖由肝郁木旺伐胃，气血凝滞化热所致。

（二）次证分析

烦躁易怒、口苦是肝经蕴热，火热循经上炎的表现；大便干，小便黄是火热伤津之象。舌红，苔黄腻，脉滑数均支持肝郁胃热的判断。

（三）病机归纳

先天乳头凹陷，肝气郁滞，克伐胃土，而致乳晕瘀滞化热。

（四）西医学认识

本病相当于西医学的浆细胞性乳腺炎。

本病病因尚不十分清楚。一般认为与之相关的因素有：先天性乳头畸形或发育不良、哺乳障碍、乳腺外伤、炎症、内分泌失调及自身免疫功能障碍等，这些因素可以导致乳腺导管分泌物积聚并阻塞，导致局部导管扩张。积聚物分解所产生的化学物质刺激导管壁，引起炎性细胞浸润，破坏管壁进入间质，引起无菌性炎症，病变逐渐扩展形成肿块，进而合并细菌感染，形成急性炎症反应。

（五）临床体征意义

左乳晕区皮色红，皮温高，病程短，压痛，符合急性炎症的表现；肿块界欠清、质韧、与皮肤粘连提示炎症向皮肤浸润；按压肿块可见乳头部溢出黄白色分泌物，提示炎性肿块与乳管相通。病位位于左乳乳晕区，且左乳头内陷，平素乳头部常有分泌物，有助于浆细胞性乳腺炎的诊断。

（六）实验室及其他检查意义

血常规检查示白细胞升高，提示有急性炎症反应；B超下探及扩张导管提示具备本病发生的条件；乳头溢液检查提示肿块为炎症性质；细针穿刺细胞学检查见大量浆细胞浸润，进一步支持本病的确立。

三、诊　　断

中医诊断：粉刺性乳痈（肝郁胃热型）。

西医诊断：浆细胞性乳腺炎（肿块期）。

四、鉴 别 诊 断

（1）急性乳腺炎（乳痈）：多发生于哺乳期妇女。多有哺乳不当或乳头龟裂史，初起乳房结块，多伴有排乳不畅，继而乳房红肿热痛显著，全身症状明显，体温可高达39℃以上。破溃后流出黄稠脓液，经及时治疗，收口较快；若未能及时治疗以致毒邪扩散，则可导致脓毒血症；若溃后脓出不畅或切开不当，则可形成传囊乳痈。

（2）炎性乳癌（乳岩）：多发生于妊娠或哺乳期妇女，乳房迅速增大发热，皮色呈紫红色，无明显肿块，毛孔深陷呈橘皮样改变，可转移至对侧乳房，但全身炎症反应较轻。病情进展迅速，常在1年内死亡。

（3）乳房结核（乳痨）：多发于青年体弱女性，多为继发性，其原发结核病灶常位于肺或纵隔、腋窝、颈部等部位的淋巴结内。初期表现为质地硬韧的肿块，一般表面光滑，活动，边界不清，部分病变可与皮肤粘连。从出现肿块到化脓常需数月之久，脓出稀薄夹有败絮样物质，多呈潜行性空腔。溃后形成的窦道，多位于乳房部，常与胸壁固定，一般不与乳孔相通。有结核病史，可伴有低热、盗汗、疲倦、消瘦等。必要时做病理检查以资鉴别。

五、治　　疗

（一）中医药内治

（1）治则：疏肝清胃，托毒外出。

（2）方剂：牛蒡瓜蒌汤合透脓散加减。

（3）常用药物：牛蒡子、瓜蒌、黄芩、山栀、蒲公英、连翘、柴胡、生黄芪、生甘草、皂角刺、穿山甲、川芎。发热口渴汗多加生石膏、知母；肿块僵硬加山慈菇、夏枯草。

（二）外治

外敷金黄膏。

六、演变与对策

如果上述治疗不能控制病情则有可能出现如下临床病象。

（1）证候：乳房肿痛加剧，发热，便秘溲赤，纳差。舌红，苔黄腻，脉数。

（2）体征变化：肿块变软，中央溃破，流出脓液，夹杂有粉刺样或脂质样物质。脓腔可深达乳房后间隙，乳头有脓液溢出。

（3）实验室及其他检查

1）脓液涂片检查：见到大量白细胞、吞噬细胞、淋巴细胞及浆细胞。

2）血常规：白细胞计数和中性粒细胞百分比均升高。

3）B超检查：病灶内探及片状不规则的无回声区。

（4）病机概括：热毒炽盛，肉腐成脓。

（5）诊断：中医诊断：粉刺性乳痈（热毒炽盛型）；西医诊断：浆细胞性乳腺炎（脓肿期）。

（6）治疗

1）中医药内治

治则：清热解毒，和营透脓。

方剂：黄连解毒汤合透脓散加减。

常用药物：黄芩、黄连、山栀、生黄芪、生甘草、穿山甲、皂刺、川芎、当归尾、瓜蒌、浙贝母等。热盛者加生石膏、公英、银花；心烦易怒者加夏枯草、白菊花。

2）外治：本病特点是脓成引流不畅，因此外治应以扩创引流为主。切口应沿乳络方向，保持引流通畅。同时应用八二丹或七三丹纱条填塞以提脓祛腐，外盖红油膏包扎。

3）西医治疗：根据细菌培养和药敏试验，选择敏感抗生素。乳腺区段切除术：待炎症控制后，将病变大导管切除。

七、相关问题的讨论

（一）中医诊疗具体思路

（1）诊断要明确：本病患者常以乳晕周围迅速增大质地较硬的肿块为第一症状就诊，肿块与皮肤粘连，溢液及乳头凹陷。因此常易误诊为乳腺癌。在了解临床特点的基础上，还需要结合辅助检查以明确诊断。病理检查是本病确诊以及与其他乳腺疾病鉴别的最可靠方法，对未确诊病例在手术时应常规行快速冰冻切片检查，以防误诊为乳腺癌而行乳癌根治术。

（2）本病应进行分期论治：肿块期，治疗以疏肝清胃，托毒外出为主；在脓肿期，应以清热解毒透脓为主；在溃后期，应以扶正托毒为主。如果病变导管得不到彻底的治疗，本病容易反复发作。适时手术切除病变导管是防治本病的重要举措。

（二）治疗近况

有关浆细胞性乳腺炎的国内外文献渐有报道，对其认识逐渐加深，疗效也不断提高。中医药内服外治综合处理具有损伤范围小、痛苦少、疗效好、乳房外形改变小等优点，深受患者欢迎。然其发病机制尚未明了，临床病例少，目前治疗仍停留在经验上，需要进一步规范化、系统化。由于本病临床表现的复杂多变，对部分病变范围较大、发展快、病程长的病例，目前的临床诊治仍感棘手，疗效不甚理想，有待进一步探索。

（三）预防

（1）若发现乳头凹陷，应及时予以纠正回复；

（2）避免穿紧身上衣及佩带过紧胸罩，以免乳头凹陷；

（3）经常保持乳头清洁，清除分泌物，避免异物阻塞输乳孔；

（4）保持心情舒畅，少食辛辣、炙煿食品；

（5）发病后应积极治疗，形成瘘管后宜及时手术，以防止病变范围扩大、病情加重。

第六节 乳 衄

一、病 案

患者，女，38岁。2013年8月12日上午10：30某医院乳腺外科门诊。

一、现病史：右乳头间歇性溢血1年，加重20天，曾用止血剂治疗无效。

刻诊：挤压右乳头，可见9点位一乳窍溢出鲜红色液体，乳晕下豆粒大小肿块，无疼痛，乳房及两胁胀痛，烦躁易怒，胸闷嗳气，口苦咽干，大便干，小便黄，失眠多梦。月经规律，经行腹痛、量少，色黑。舌红，苔薄黄，脉弦数。

二、既往史：既往体健，无乳腺其他疾病史及重大内、外科疾病史。

三、个人史：工作繁忙，压力较大无烟酒不良嗜好；已婚，育1子，哺乳；流产3次。

四、体检摘要：T 37℃，P76次/分，R18次/分，BP110/70mmHg。

神清语明，查体合作，皮肤黏膜未见瘀点瘀斑，心肺无异常，腹平软，未及包块，胸腹壁静脉无曲张，四肢脊柱正常。

专科检查：双乳饱满对称，腺体略厚，外上象限结节样增厚明显，右乳头外侧乳晕下扪及豆粒大小圆形肿块，质韧，无压痛，与皮肤无粘连。按压肿块，见血性液体从乳孔溢出而肿块略有缩小，腋窝未扪及肿大淋巴结。

五、实验室及其他检查

(1) 乳头溢液细胞学检查：镜下可见RBC：++++/HP。

(2) 钼靶X线平片：右侧乳房乳头后方可见一大小3mm×3mm密度增高的孤立圆形肿块影，边界整齐，未见钙化灶。

(3) B超检查：双乳可见扩张的导管，右乳晕9点位可探及3mm×3mm低回声结节，内部可见强回声光团。

(4) 乳腺导管X线碘油造影：造影的钼靶X线上，右乳头后方水平位大导管处见一米粒大的充盈缺损。

(5) 乳腺纤维导管内镜检查：于右乳头9点位病变导管开口处进镜约2cm，入Ⅰ级导管。Ⅰ级导管管壁光滑，导管末端可见红色桑椹样肿块突向管腔，占据大部分管腔，无法进入Ⅱ级导管。

二、分析思路

(一) 主证分析

本例主要症候是乳头溢血、乳晕下肿块，分析即应紧扣这一症候展开。

女子乳头属肝，溢血且色鲜红，审证求因，乃肝经郁火，迫血妄行所致。乳晕下肿块之辨证特点为痰核；女子乳房属胃，痰核之成，良由木旺侮土，水谷之精不归正化聚为水湿，肝火灼津为痰核，综合病机：肝胃失和，肝郁火旺；当前病机，以肝郁火旺为主。

(二) 次证分析

乳房及两胁胀痛、胸闷嗳气，失眠多梦，审证求因，肝气郁结。口苦咽干，大便干，小便黄均为火热之象。月经量少、色黑，经行腹痛及舌苔脉象均支持当前病机以肝郁火旺为主的判断。

（三）病机归纳

忧思郁怒，肝气不舒，郁久化热，迫血妄行。

（四）西医学认识

本病相当于西医学的乳腺导管内乳头状瘤。

乳腺导管内乳头状瘤多见于 40～50 岁的经产妇，主要症状是乳头溢血性液体，而无疼痛。75% 的病变在乳晕下的输乳管内，由于乳头状瘤小而软，因而临床检查时常不易触及，有时则可在乳晕下触及小结节，无皮肤粘连。位于输乳管的乳头状瘤很少恶变，中小导管的乳头状瘤有恶变的可能。乳头状瘤应作手术切除，小导管的乳头状瘤常是多发，有恶变倾向，应考虑作局部广泛切除，必要时行单纯乳房切除。

（五）临床体征意义

乳头旁豆粒大小圆形肿块，质韧，无压痛，与皮肤无粘连，提示为发生在乳晕周围的良性肿瘤可能性大；按压肿块部，可见血性液体从乳孔溢出，肿块略有缩小，提示乳头溢液与肿块有明显关系，属乳腺导管内病变。

（六）实验室及其他检查意义

实验室检查的结果明确了肿瘤位置，证实了乳头血性溢液产生的原因及性质评估，对于本例审证求因的思维过程及其结论是有说服力的佐证。

三、诊　　断

中医诊断：乳衄（肝郁火旺型）。
西医诊断：乳腺导管内乳头状瘤。

四、鉴别诊断

（1）乳腺增生病（乳癖）：乳腺囊性增生病主要表现为周期性的乳房胀痛，乳房检查可发现孤立或多发条索、结节或片状肿物，边界不清，质地较韧，活动可，有疼痛、触痛，症状在月经前明显，经后症状减轻或消失，有时可伴有乳头溢液，多为浆液性或乳汁样，病史与 B 超有助鉴别。

2. 乳腺导管扩张症（粉刺样乳痈）：本病的基本病变是乳腺导管潴留性扩张。常因导管亚急性炎症或乳头凹陷，致使乳晕下导管阻塞引起远端导管扩张，并充满上皮碎屑及脂性物质。管周有较多浆细胞浸润，故也称浆细胞性乳腺炎。该病的乳房肿块也在乳晕区，但病灶局部红肿热痛，可有乳头溢液，为黏稠的透明或浅黄色液，因挤压而出。导管造影见导管扩张、增粗，管壁光滑，腔内无占位性病变。

3. 乳管内乳头状癌（乳衄）：乳头溢血，早期与导管内乳头状瘤很难鉴别。乳头状癌肿块一般大于 1cm，多位于乳房中央或乳晕深处，或乳晕区以外的乳腺组织中，表面不光滑，可与表皮粘连，腋淋巴结可触及肿大。导管造影显示导管中断，致密肿块影，呈放射状或毛刺状与乳头状瘤不同。欲将两者区别开来，必须行病理学检查。

五、治　　疗

手术治疗为其主要方法。中医药治疗在预防复发方面有重要作用。

（一）手术治疗

乳腺导管内乳头状瘤是一种良性病变，将病变所在导管和所属腺叶区段切除，可以获得满意的疗效。

（二）中医药内治

（1）治则：疏肝解郁，清热凉血。

（2）方剂：丹栀逍遥散加减。

（3）常用药物：柴胡、丹皮、栀子、当归、白芍、茯苓、白术、仙鹤草、藕节炭。胃中嘈杂，泛酸刺心加左金丸。月经色黑量少血块加桃仁、红花、益母草。

（三）外治

（1）阳和解凝膏或阳毒内消散外贴。

（2）生大黄粉以蜂蜜调成糊状敷贴肿块处，可消肿止血。

六、演变与对策

如果上述治疗不能控制病情则有可能出现如下临床病象。

（1）证候：乳头溢血性液或棕黄色液，多自行溢出，乳晕部结块。伴神疲倦怠，心烦不寐，食欲不振。舌苔薄白，脉沉细。

（2）体征变化：乳头溢液增多，可自行溢出，肿块或有或无，局部疼痛。

（3）实验室及其他检查：导管镜检查可见导管内肿瘤占位。

（4）病机概括：木旺乘土，脾不统血，溢于乳窍。

（5）诊断：中医诊断：乳衄（脾不统血型）；西医诊断：乳腺导管内乳头状瘤。

（6）治疗

1）中医药内治

治则：养血健脾，益气摄血。

方剂：归脾汤加减。

常用药物：黄芪、党参、白术、白芍、当归、茯苓、远志、木香、砂仁、龙眼肉、仙鹤草、藕节炭。神疲倦怠，心烦不寐加酸枣仁、夜交藤、黄连、肉桂；食欲不振，加建曲、香谷麦芽。

2）外治：同前。

3）手术治疗：同前。

七、相关问题的讨论

（一）乳腺导管内乳头状瘤的病理类型

（1）孤立性导管内乳头状瘤　发生在乳腺大导管，常有乳头血性溢液或可触及肿块，位于乳晕区或附近，体积大，生长缓慢，病变绝大多数为良性；也有研究者对本病标本作连续病理切片，发现其中有部分合并中小导管多发性乳头状瘤，提示大导管内乳头状瘤并非全部是孤立病变，应当重视。

（2）多发性导管内乳头状瘤　发生于中小导管，多发甚或发生于双侧乳房。肿瘤肉眼可见，与癌有关，发展成为癌的可能性较大。

（3）导管内乳头状瘤病　亦为多发性导管内乳头状瘤。但发生于小导管，体积小，以致肉眼不能发现，故又称显微性导管内乳头状瘤。该病较多见，已被公认为癌前病变。

(二) 手术治疗的注意事项

手术是导管内乳头状瘤首选治疗方法。凡发现乳头有血性溢液者，应先明确出血导管的部位，进而通过辅助检查确定肿瘤位置，初步判断病变性质，确定手术方案。对于年龄在 45 岁以上，病理提示局限性上皮高度不典型增生，细胞生长活跃，范围广泛的多发性乳头状瘤，可以行乳房区段切除术甚至乳房单纯切除术。同时还应注意不可将导管内乳头状瘤误诊为乳头状癌而行根治手术，当术中冰冻切片不能确定时，可先作区段切除术，待石蜡切片证实为恶性时，再行根治手术。

(三) 预后

一般认为，单纯的乳腺导管内乳头状瘤是一种良性疾病，而导管乳头状瘤病生物学特性倾向恶变，属于癌前期病变，故慎重采取治疗措施甚为重要。本病少数患者由于致病内环境存在，手术后仍可在乳房其他导管内新生导管内乳头状瘤，应视为多发性而非原肿瘤复发。

第七节 乳 痨

一、病 案

患者，女，32 岁。2010 年 1 月 5 号上午 10：00 某医院乳腺外科。

一、现病史：左乳房肿块 6 个月伴低热 15 天，曾使用抗生素无效。

刻诊：左乳外上象限扪及肿块，6 个月来生长缓慢，现如鸡卵大小，与周围粘连，肿块中心变软，微痛，同侧腋下淋巴结肿大。咳嗽心烦，潮热盗汗，神疲乏力，纳呆。舌红干，苔剥，脉细数。

二、既往史：有肺结核病史 2 年，使用异烟肼、利福平等治疗后痊愈。否认乳腺炎病史，否认近期外伤史及其他重大疾病史。

三、个人史：无特殊嗜好；配偶曾患肺结核病，现治愈，其子体健。

四、体检摘要：T 37.6℃，P 82 次/分，R 20 次/分，BP 110/70mmHg。

神清，查体合作。心界无扩大，各瓣膜听诊区未及病理性杂音，两肺呼吸音粗糙，可闻及干性啰音，腹平软，未及包块，肝相对浊音界右腋中线位于第 7 肋间隙，胸腹壁静脉无曲张，未引出病理性神经反射。

专科检查：左乳外上象限皮色略紫暗，皮温略高，触及相邻三个肿块融合成团，6cm×4cm×3cm，边界欠清，活动差，按之中软，与皮肤粘连，伴有触痛，左腋下淋巴结肿大，质地中等，边界欠清楚，活动度存在，轻压痛。肿块细针穿刺抽吸可见败絮样稀薄脓液。

五、实验室及其他检查

(1) 血沉：60mm/h。

(2) 结核菌素试验 (+++)。

(3) 细针穿刺涂片抗酸染色：抗酸菌 (+)。

(4) 穿刺活检病理组织学检查：查见郎罕细胞，干酪样坏死物。

(5) B 超：左乳外上象限多个低回声团块，融合成团，范围 6.2cm×4.5cm，内部回声不均匀，可探及少量液性暗区。左腋下淋巴结肿大。

(6) 乳腺钼靶片：左乳外上方见 6cm×4cm 包块，边界不清，形状不规则，密度欠均匀，周围可见钙化灶。

(7) 胸片：肺部可见陈旧性结核病灶钙化点。

二、分 析 思 路

（一）主证分析

本例主要症候是左乳房肿块伴低热，分析即应紧扣这一症候展开。

乳房肿块生长缓慢与周围粘连，化热亦慢，可见败絮样稀薄脓液。审证求因当为痰浊聚于乳房无疑。潮热，盗汗，乃阴虚火旺之象。患者曾患肺结核，当有肺肾阴亏，虚火炼液成痰之变。刻诊所见结合既往病史综合病机：阴虚痰热凝结乳房而成。

（二）次证分析

咳嗽为肺肾之阴亏虚，肺失濡养所致；夜寐盗汗是阳不入阴的表现；神疲乏力、纳呆系因痰浊不化，阻碍气机。舌红干，苔剥，脉细数均合阴虚痰热之病机。

（三）病机归纳

素体肺肾阴虚，阴虚火旺，炼液成痰，结于乳络而成。

（四）西医学认识

本病相当于西医学的乳房结核。

本病是结核杆菌感染所致，可分为原发性和继发性两种。原发性乳房结核多由外伤或乳头感染所致，或原发灶无法找到。继发性乳房结核是由于其他部位结核蔓延所致，其感染途径有三个方面：①原发灶在肺、肾、骨等部位，结核菌经血循蔓延至乳腺；②临近组织器官如胸壁、肋骨、胸骨、胸膜的结核直接蔓延，或肺门淋巴结核、结核性脓胸，结核菌穿过胸壁侵入乳腺；③腋淋巴结结核、锁骨上或颈部或胸腔内结核灶的结核菌经淋巴管逆行感染。此患者患有肺结核，极有可能为肺部结核菌扩散造成，应为继发性乳房结核。

（五）临床体征意义

本例患者左乳肿块发现数月，皮色皮温提示此为慢性特异性感染；边界不清，融合成团，与皮肤粘连，伴有触痛，提示感染不局限，有向周围区域发展的趋势；按之中软，提示肿块内部已有坏死成脓组织；左腋下淋巴结提示局部感染病灶的存在。

（六）实验室及其他检查意义

血沉、结核菌素试验、细针穿刺涂片抗酸染色均提示存在结核菌感染，穿刺活检病理组织学检查：查见郎罕细胞，干酪样坏死和结核性肉芽肿为结核特异性表现，B超及X线显示乳房局部病变程度，胸片提示肺结核及胸膜结核，均有助于本病的诊断。

三、诊　　断

中医诊断：乳痨（阴虚痰热型）。

西医诊断：乳房结核（成脓期）。

四、鉴 别 诊 断

（1）乳腺癌（乳岩）：好发于35～55岁，较乳房结核的发病年龄要晚10～20年，较少发生于妊娠、哺乳期。肿块质硬，多无疼痛，发展较快，转移性腋窝淋巴结大且硬。可有皮肤水肿及橘皮样改变。癌性溃疡呈菜花样或边缘高起基底凹陷，有特殊恶臭味。硬化性乳房结核与乳腺癌临床表现相似，可行病理组织学检查以资鉴别。

（2）浆细胞性乳腺炎（粉刺性乳痈）：有先天性乳头凹陷史。早期表现为乳头溢液，有粉刺样带臭味的分泌物，后期可在乳晕区出现大小不等的肿块，亦可成脓溃破，溃后疮口经久不敛，疮口与乳头相通形成瘘管。区别有困难时，可做窦道分泌物找抗酸杆菌及结核杆菌培养。

五、治　疗

(一) 中医药内治

（1）治则：养阴清热。

（2）方剂：知柏地黄丸加减。

（3）常用药物：知母、黄柏、地黄、山茱萸、淮山药、茯苓、地骨皮、青蒿、丹皮、象贝母、法半夏。盗汗加玄参、瘪桃干；脘闷食少加陈皮、砂仁；咽干口燥加沙参、麦冬、桑椹子。

(二) 中成药治疗

（1）小金丹：每次1粒，每日2次；或小金片每次4片，每日2次，口服。

（2）芩部丹：每次5片，每日2次，口服。

(三) 外治

可以在波动感明显处穿刺抽脓或切开排脓。

(四) 针刺与挑刺

（1）针灸疗法：百劳穴（第五颈椎旁开1寸）、膈俞、肝俞，先针后灸。

（2）挑刺疗法：用三棱针挑断白色纤维可治本病。在肝俞、膈俞、胆俞、三焦俞挑刺，1个月为1个疗程。

(五) 西医治疗

抗结核治疗必须早期、联合、正规、全程使用。

六、演变与对策

如果上述治疗不能控制病情则有可能出现如下临床病象。

（1）证候：肿块破溃，脓水稀薄，日久不尽；低热、盗汗、神疲、乏力、食欲不振。舌红瘦，苔剥，脉细数。

（2）体征变化：脓肿破溃后形成一个或数个窦道、溃疡，排出干酪样或败絮样稀薄脓痰，溃疡疮口常呈潜行性，窦道经久难愈，窦道口附近皮肤与肿块相连，颜色紫红，有时伴有较大范围的坏死，甚可窜延胸胁、腋下。

（3）实验室及其他检查：X线检查示肿块影，夹杂坏死液化区。

（4）病机概括：正气亏虚，余毒未尽。

（5）诊断：中医诊断：乳痨（正虚邪恋型）；西医诊断：乳房结核（溃后期）。

（6）治疗

1）中医药内治

治则：扶正托里透脓。

方剂：托里消毒散加减。

常用药物：生黄芪、生甘草、当归、川芎、黄芩、百部、炮山甲、党参、熟地、茯苓、白术、皂角刺、夏枯草。神疲乏力倍党参；脓腐难尽、脓水稀薄加白芷、天花粉、赤芍。

2）外治：形成窦道者，若溃口过小，应予扩创引流；若为多个脓腔，应彻底打通并清除腐败坏死组织；若外口过高，脓腔成袋状时，应于低位作对口引流；若为多数窦道、瘘管，则需切开然后用五五丹或白降丹外敷疮面。

3）西医治疗：仍需使用抗结核药物联合治疗。

七、相关问题的讨论

本病特点：起病缓慢，初起乳房内有1枚或数枚状如梅李的肿块，边界不清，皮肉相亲，日久破溃，脓液清稀且夹有败絮样物，常伴有阴虚内热之证。

应选用多种检查方法综合分析，避免误诊。采用中、西医综合方法治疗，注重原发结核病灶的控制和消除，加强全身支持疗法，扶正祛邪，意在根治，这是本病的治疗原则。

第八节 乳 疬

一、病 案

患者，男，65岁。2011年2月8日上午10：00某医院乳腺外科。

一、现病史：右乳乳晕部肿块伴疼痛1年，近来增大。

刻诊：右乳乳晕部扁圆形肿块，约一元硬币大小，质地韧硬，阵发性胀痛，触痛明显，生长较迅速，腰膝酸软，神疲乏力，畏寒肢冷，小便清长。舌淡，苔白，脉沉细。

二、既往史：乙型肝炎病史5年，自行服药控制，否认近期外伤史及其他重大疾病史。

三、个人史：适龄婚育，配偶及子女均体健，无不良嗜好。

四、体检摘要：T 36.8℃，P 76次/分，R 19次/分，BP 135/85mmHg。

神清，查体合作。心肺无异常，腹平软，未及包块，肝右锁骨中线肋缘下扪及4cm，边缘钝，质地硬，表面不平，腹壁静脉无曲张，未引出病理性神经反射。

专科检查：双侧乳房不对称，右乳稍大，皮色皮温正常，右乳晕下触及约2cm×2cm扁圆形包块，质韧硬，边界尚清，表面光滑，与皮肤无粘连，压痛存在，双腋下未触及肿大淋巴结。睾丸形态、大小正常。

五、实验室及其他检查

（1）内分泌水平测定：血雌二醇（E_2）304.4pmol/L，血清睾酮（T）9.45nmol/L（正常值：$E_2$18.4～256.4pmol/L，T 12.46～31.49nmol/L）。

（2）B超：右乳晕下可见中等回声团块，后壁回声稍增强。

（3）钼靶X线：肿块影位于右乳头后中央区，密度中等，质地均匀，外侧密度稍高，内侧密度稍低，边缘清楚。

（4）肿块针吸细胞学检查：检出良性上皮细胞、脂肪细胞。

（5）肝功能：ALT 180U/L，AST 68U/L，HbsAg（+），HbcAg（+），HbcAb（+），eAg（+），eAb（+）。

二、分 析 思 路

（一）主证分析

本例主要症候是男性乳房肿块增大分析即应紧扣这一症候展开。

患者是老年男性，患有乙型肝炎，临证见腰膝酸软，神疲乏力，畏寒肢冷，小便清长，故肾阳亏虚之整体辨证可以成立。患者右乳乳晕部扁圆形肿块，表面光滑，质韧硬，局部辨证当属痰核凝结于乳。男子乳房属肾经所主，命门火衰，水湿停聚，痰浊内生，循经上结于乳络；审证求因，肾虚痰凝。

（二）次证分析

主证分析已相当完备，舌淡，苔白，脉沉细与之合拍。

（三）病机归纳

年老体衰，肾虚痰浊内生，结而成核。

（四）西医学认识

本病相当于西医学的男性乳腺异常发育症。

现代医学研究表明当乳腺上皮组织受到过多的雌激素强而持久的刺激，同时雄激素的影响下降，可以导致男性乳房发育症。本病病因一般分为原发性和继发性，原发者以男童和中老年男性多见，病因尚不十分明确。继发者常见于肝脏、睾丸、肾上腺、下丘脑-垂体、甲状腺疾病等。另外，长期服用雌性激素类药物也可出现本病。

此患者患有乙型肝炎，肝脏功能损伤，灭活雌激素的能力下降，导致雌激素水平升高，雄激素水平相应下降，刺激了乳腺组织，导致其不正常发育。

（五）临床体征意义

患乳皮色皮温正常提示此肿块非急性炎症性质；乳晕下触及 2cm×2cm 扁圆形包块，质韧，边界尚清，表面光滑，活动可，压痛（+），提示肿块可能为腺体发育；双腋下未触及肿大淋巴结进一步排除炎症及肿瘤的可能性。睾丸形态大小正常说明此患者无睾丸发育缺陷。

（六）实验室及其他检查意义

肝功能检查提示患者存在慢性活动性肝功能损伤，内分泌激素水平测定 E2 高于男性正常值，T 低于男性正常值，提示此患者性激素水平失调，存在男性乳腺发育症的内在因素。B 超及钼靶 X 线可证实此患者的右乳肿块为腺体发育所致。细胞学检查排除炎症及肿瘤的可能性。

三、诊 断

中医诊断：乳疬（肾虚痰凝型）。

西医诊断：男性乳房发育症。

四、鉴别诊断

（1）假性男性乳房发育症：肥胖的男性乳房常因脂肪堆积而增大，形似男子乳房发育症，故称之为"假性男性乳房发育症"，其鉴别在于，乳房触诊时，用手指按压乳头，可有一种按入孔中的空虚感，常伴有髋部脂肪沉积。X线显示乳房阴影无明确的边界，亦无导管增生影。

（2）男性乳腺癌（乳岩）：凡乳晕下有质硬无痛性肿块，并迅速增大，肿块与皮肤及周围组织粘连固定，乳头回缩或破溃；乳头溢液，尤其为血性者，要考虑乳腺癌可能。如伴有腋下淋巴结肿大，则更有诊断意义。X线表现与女性乳腺癌相似，肿块穿刺细胞学检查对诊断有一定鉴别意义。

五、治　疗

本例在治疗原发病的基础上可配合中医药治疗。乳房明显肥大影响外观者或疑有恶变者可予手术切除。

（一）中医药内治

（1）治则：温补肾阳，化痰活血。

（2）方剂：二仙汤加减。

（3）常用药物：仙茅、仙灵脾、肉苁蓉、当归、赤芍、郁金、浙贝母、生牡蛎、海藻、泽兰、三棱、莪术。阴虚者加天冬、熟地黄、枸杞；肝郁者加制香附、柴胡、八月扎。

（二）外治

（1）阳和解凝膏加黑退消外贴于患处。

（2）法半夏9g，白芥子18g，共研细末。用时以药棉浸酒精挤干蘸药末，将药棉卷成长条塞入鼻孔内，或用两层纱布置药末卷之塞鼻。左乳房塞左鼻，右乳房塞右鼻，两乳均肿交替塞鼻，每日3次，每次1~2小时。

（3）用蚤休研末蜂蜜调成膏块状外敷患处，每日1次。

（4）用生半夏蘸取陈醋于细磨石上摩擦，摩擦液涂于患侧乳房，每日早晚各1次。

（三）中成药治疗

（1）逍遥丸：养血疏肝健脾，适用于血虚肝气不舒之证者。

（2）乳增宁片：功能温肾养血，调补肝肾，消核散结。适用于乳房肿块者。

（四）针灸治疗

（1）体针：膻中、乳根、合谷、太冲、肝俞、肾俞、关元、太溪。

（2）耳针：屏间、乳腺、肝、肾、胸

（3）电针：膻中、库房、屋翳、乳根。

（五）手术治疗

如药物治疗无效，可行乳腺组织单纯切除术。

六、演变与对策

如果上述治疗不能控制病情则有可能出现如下临床病象。

1. 演变之一

（1）证候：右乳肿块，阵发性胀痛，触痛明显，面色淡白，腰腿酸软，神疲体倦，小便清长。舌淡，苔白腻，脉沉细。

（2）体征变化：双乳形态不对称，右乳隆起如成年女性乳房大小，腺体厚韧，未及明显结节，压痛（+）。双乳头未见异常分泌物，双腋下未触及异常。

（3）实验室及其他检查：X线表现为右乳腺体以乳晕为中心半圆形膨突，致密，边缘光滑，边界清楚。结节状、片状致密影，未见钙化点。

（4）病机概括：脾肾两虚，痰浊停聚，结于乳络。

（5）诊断：中医诊断：乳疬（脾肾两虚型）；西医诊断：男性乳房发育症。

（6）治疗

1）本症首选手术治疗，乳腺肿块切除术为本病理想的手术方式。

2）中医药内治

治则：温肾健脾，化痰散结。

方剂：二仙汤合参苓白术散加减。

常用药物：仙灵脾、仙茅、黄柏、知母、当归、人参、白术、山药、扁豆、陈皮、莲子、薏苡仁、桔梗、甘草。肿块硬加附子、甲片；乳头溢液加桂枝、益智仁、薏苡仁。

3）外治：同前。

2. 演变之二

（1）证候：右乳肿块，无疼痛，迅速增大，精神委靡，面色晦暗，饮食少进，心悸失眠。舌暗有瘀斑，苔薄，脉弱无力。

（2）体征变化：双乳形态不对称，右乳乳晕下触及3cm×2cm×2cm质硬肿块，肿块与皮肤及周围组织粘连固定，乳头回缩或破溃；可见血性溢液。双腋下触及肿大淋巴结，质地较硬，边界清楚，活动良好。

（3）实验室及其他检查：乳房钼靶X片：右乳晕后方可见2cm×2cm高密度肿块影，边缘不光滑，有毛刺样改变，肿块内见成簇不规则钙化灶，肿块周边有扩张血管影，腋下见肿大淋巴结影，右乳头后可见扩张导管影。肿块空芯针穿刺组织病理学检查：（右）乳腺浸润性导管癌。

（4）病机概括：正气不足，邪毒内侵，痰瘀毒结于乳络。

（5）诊断：中医诊断：乳岩（正虚毒炽型）；西医诊断：（右）乳腺癌、（II$_b$期）。

（6）治疗

1）本例首选手术治疗，结合放疗、化疗、内分泌及免疫疗法等。临床根据病期的不同选择具体的治疗方法。本病例为II$_b$期乳腺癌，结合病情考虑采用保留胸大小肌的改良根治术，切除右乳并清扫腋下淋巴结。

2）术后中医药内治（如为气血不足型）

治则：调补气血，扶正解毒。

方剂：八珍汤加减。

常用药物：人参、茯苓、白术、熟地、川芎、当归、白芍、甘草、白花蛇舌草、露蜂房。

七、相关问题的讨论

（一）乳房异常发育症的病因

乳房异常发育症包括真性性早熟性女性乳房发育症、假性性早熟性女性乳房发育症、原发性男性乳房发育症、继发性男性乳房发育症等疾病，其发病原因复杂多样。原发性男性乳房发育症的病因尚不明确，患者不伴有青春期第二性征、睾丸等变化，常可自行消退，预后良好。而继发性男性乳房发育症常继发于生殖内分泌疾病，如睾丸发育异常、炎症、肿瘤，前列腺、肾上腺、下丘脑–垂体、甲状腺疾病，还可继发于肝炎、肝硬化、肝癌等伴有肝功能减退的疾病，支气管肺癌、肺结核、慢性肾衰竭及某些神经系统、淋巴系统的疾病，也可能是由于服用了性激素、氯丙嗪、西咪替丁、甲氧氯普胺、甲硝唑、螺内酯、异烟肼、利血平、部分抗心律失常药等引起，一般停药后多能恢复正常。

(二) 临床诊疗的思路

诊断乳病时要注意患者既往疾病史及服药史，并作必要的检查。治疗以辨证施治为主，抓住肾虚之根本，辨清阴阳之偏颇，配合疏肝理气、化痰软坚之品。因为乳房异常发育往往是其他疾病的一种表现，故应积极治疗原发疾病。一般不主张手术治疗，尤其是青春期前女性患者，即使活检也应十分慎重。男性患者若乳房过大，影响美观，甚至引起患者焦虑不安，而保守治疗或观察一段时间后乳房结块未消除，病人坚持要求手术切除者，可作保留乳头的乳腺组织单纯切除术。

(三) 预防

本病病因较为复杂，对于继发性男性乳腺发育症，在预防原发病的基础上可采取以下措施：保持心情舒畅，节制房事，忌烟酒及辛辣刺激性食物；避免服用肝损害药物。肝病患者应进行保肝治疗，有助于本病的康复。

（宋爱莉　刘晓菲）

第七章　瘿

第一节　概　述

瘿是指发生在颈前部的肿块。其特点是颈前两侧漫肿或结块，多数皮色不变，能随吞咽动作上下移动。也可伴有心悸，震颤，突眼等症，女性可有月经量少，甚至闭经等症状。相当于西医的甲状腺疾病。

瘿作为病名，首见于《山海经》。瘿因在颈绕喉而生，状如缨络而得名。隋·巢元方在《诸病源候论》中详细地论述了瘿为颈部的肿块，其病因主要为水土瘴气和七情内伤，并将瘿病分为血瘿、息肉瘿和气瘿三种类型，开瘿病分类之先河。唐·孙思邈对瘿进一步分为"石瘿、气瘿、劳瘿、土瘿、忧瘿"五瘿。首次提出用动物甲状腺和含碘药物治疗瘿病。宋·陈无择《三因极一病症方论·卷十五·瘿瘤证治》："坚硬不可移者，名曰石瘿。皮色不变者，名曰肉瘿。筋脉露显者，名曰筋瘿。赤脉高络者，名曰血瘿。随忧愁消长者，名曰气瘿。"详细地论述了五瘿分类和临床特点。近代著作及外科教材中对气瘿、肉瘿、石瘿的证治论述较详，而疏于筋瘿、血瘿之叙述。文献中的筋瘿、血瘿多属颈部血管瘤、动脉瘤，以及气瘿与石瘿的并发症。

一、检查方法

患者端坐位，双手放于两膝，显露颈部。检查者坐在患者对面，观察颈部轮廓，两侧是否对称，有无肿块隆起，如有应注意肿块的位置、数目、大小、形态，临近血管是否充盈，让病人做吞咽动作，看肿块是否随吞咽上下移动。其次是扪诊检查，检查者可坐于患者对面，以右手拇指和其他手指在喉结两旁进行检查，也可站在患者背后，用双手拇指放在颈后，用其他手指从结喉两侧进行检查。并同时让病人做吞咽动作。要了解肿块的位置（左、右、峡部），数目（单个或多个），硬度（柔软如馒、坚实如木、坚硬如石），光滑度（活动、固定），以及有否压痛，边缘境界是否清楚等。如发现肿块随吞咽而上下移动，这是瘿病的特点。在扪诊时还应注意有无震颤，气管有无移位，颈部淋巴结有无肿大。

二、经脉所属

颈部经络所属与任、督、肝、肾经络有密切的关系。瘿病发于颈前结喉两侧，颈前属任脉所主，任脉起于少腹中极穴之下，沿腹和胸部正中线直上，抵达咽喉，再上至颏部，经过面部进入两目；颈部也属督脉之分支所过，盖督脉其循少腹直上者，贯脐中央，上贯心，入喉；任督两脉皆系于肝肾，肝肾之经脉皆循喉咙。临床上瘿病多因情志不畅，肝气郁结而发病，而肾阴不足，肝失所养，冲任不调，又可出现月经紊乱、心悸多汗、两手震颤等症状。在瘿的辨证过程中，结合病位的经络所属辨证施治，对临床有一定的指导意义。

三、病　机

瘿病的发生与情志、饮食、居处环境等因素有密切的关系，在上述致病因素的作用下导致藏府经络功能失调。气滞、血瘀、痰凝结于颈部，逐渐形成瘿病。明·陈实功在《外科正宗·瘿瘤论》曰："夫人生瘿瘤之症，非阴阳正气结肿，乃五藏瘀血、浊气、痰滞而成"。

（1）情志内伤：情志不畅是引发瘿病的一个重要病因。如《诸病源候论·瘿候》指出："瘿者，由忧恚气结所生"。忧思伤脾，导致脾失健运，痰湿内生；恚怒伤肝，致肝失疏泄，肝郁气滞，气机不畅。或气郁日久积聚成形；或痰气互结酿成肿块；或气病及血，气滞血瘀，气聚血结，蕴于颈前发为瘿病。

（2）饮食居处：居边远山区，外受山瘴邪气，内饮沙水，使气血虚少，邪浊随气入脉，血脉瘀阻，瘀血浊邪搏结于颈下而成瘿病；高原山区水源及食物中含碘不足，若长期饮食物中缺碘，即可导致瘿病。正如《诸病源候论》曰："诸山黑水中，出泉流者，不可久居，常食令人作瘿病"。除缺碘外，过量的碘摄入亦可引起瘿病。

（3）冲任失调：妊娠及产后肝肾亏损，冲任失养。若冲任失调、精血亏损，则精血不养而产生气滞、气郁；气亏则不能化气利水而生成痰，以致痰气互结于结喉部，而发生瘿病。外邪乘虚侵袭，亦能引起本病发生。

（4）先天不足，素体肾虚，或因年老体衰，或房室不节，劳累过度，日久可伤及脾肾，导致脾肾阳虚或气阴两虚。阳虚则推动乏力，气滞血瘀，痰湿内生；阴虚则炼液成痰，痰火凝结，故痰瘀凝结于颈部而成瘿病。

瘿病的主要病机为气滞、痰凝、血瘀及冲任失调。初则结聚成块，渐至长大，及至后期，肝郁化火生风，性情急躁，面颈升火，眼球突出，震颤；肝火旺盛，灼伤胃阴，则消谷善饥；心阴受损则心悸、失眠、多汗；肝克脾土，则致大便溏泄、消瘦、乏力等。

四、治 疗

瘿的治疗分为药物治疗和手术治疗两大类。对早期的气瘿、肉瘿及晚期石瘿不适合手术者，可用药物治疗；对于石瘿应早期诊断，早期手术治疗；气瘿、肉瘿后期出现压迫症状或伴有甲亢，药物治疗无效，或疑有恶变者，应手术治疗。

现将瘿病的辨证论治要点分述如下：

（1）理气解郁：结块漫肿软绵或坚硬如石，发病与精神因素有关，或见急躁易怒，胸闷，善太息，苔薄白，脉弦滑。多属肝郁气滞，用四海舒郁丸加减。

（2）活血化瘀：肿块色紫坚硬，表面凹凸不平，推之不移，痛有定处，肌肤甲错，舌紫暗，有瘀点瘀斑，脉涩或沉细。多属瘀血内结，用桃红四物汤加减。

（3）化痰软坚：肿块按之坚实或有囊性感，患处不红不热，咽部如有梅核堵塞，胸膈痞闷，女性患者常见月经不调，苔薄腻，脉滑。多属痰气胶结，用海藻玉壶汤加减。

（4）清热化痰：颈部肿胀疼痛，伴有发热、舌红、苔黄、脉弦数。多属痰火郁结，用柴胡清肝汤加减。

（5）调摄冲任：气瘿漫肿；面色无华，腰酸肢冷，月经量少色淡，甚或闭经；舌淡，苔白，脉沉细。多属冲任不调、肾阳虚衰，用右归饮加减。

第二节 气 瘿

一、病 案

刘某，女，46 岁。2011 年 6 月 3 日上午 8：30 某院外科门诊。

一、现病史：近 2 个月发现颈前肿大，吞咽时自觉有堵塞感，但无梗阻，肿块随服碘剂与否而增减。

刻诊：颈前肿大，有咽部堵塞感，伴有胸闷，易怒，善太息。舌淡红，苔薄，脉弦。

二、既往史：既往无类似病史，自出生一直居住在山区。

三、个人史：否认有传染病史。

四、体检摘要：T 37℃，P 70 次/分，BP 110/70mmHg，R 18 次/分。

神清，查体合作，皮肤、巩膜无黄染，心率 70 次/分，律齐，各瓣膜听诊区未及病理性杂音。两肺呼吸音清，腹平软，肝脾肋下未及，未引出病理性神经反射。

专科检查：气管居中，颈前肿块，大小 8cm×6cm，皮色不变，触之不痛，质地软，界限清楚，未触及明显结节，肿块可随吞咽上下移动，颈前静脉无曲张。

五、实验室及其他检查

(1) 血 T_3，T_4 及基础代谢率检查均正常。

(2) B 超检查：甲状腺增大，左叶 4.8cm×3.6cm，右叶 5.4cm×4.0cm，回声均匀。

(3) 血常规：未见异常。

(4) 尿常规：未见异常。

二、分 析 思 路

（一）主证分析

本病主要症候为颈前肿块，随碘剂之投入与否而消长，其特点是随时段的变化而变化，其变化的内涵是碘剂之投入，审证求因，此为气肿。

（二）次证分析

吞咽时有堵塞感，胸闷易怒，善太息，提示气滞日久，升降失调之变。

（三）病机归纳

患者久居山区，饮食过偏影响气机运行，气郁而致气瘿的发生。

（四）西医学认识

本病相当于西医学的单纯性甲状腺肿。

单纯性甲状腺肿的病因可分为三类：①合成甲状腺激素原料（碘）的缺乏；②甲状腺激素的需要量增加；③甲状腺激素生物合成和分泌的障碍。本病人主要病因是碘的缺乏，这是引起单纯性甲状腺肿的主要原因。正常人合成充分的甲状腺激素每日需要 150μg 的碘。在我国离海较远的山区，如云贵高原和陕西、山西、宁夏，由于食物及饮水中含碘不足，故得此病者较多，又称为"地方性甲状腺肿"。在缺乏原料"碘"，而甲状腺功能仍需维持正常需要的情况下，垂体前叶促甲状腺激素的分泌就增加，因而促使甲状腺发生代偿性肿大。

（五）临床体征意义

患者一般情况良好，无重要脏器及其生命指征的改变。颈部肿块，触之不痛，质地柔软，界限清楚，未触及明显结节，可随吞咽运动上下移动，提示病变部位在甲状腺，可排除甲状腺炎症及甲状腺肿瘤。

（六）实验室及其他检查意义

B超提示单纯性甲状腺肿大。

T_3、T_4 及基础代谢率正常提示甲状腺功能正常。

三、诊　　断

中医诊断：气瘿（肝郁气滞型）。

西医诊断：单纯性甲状腺肿（地方性）。

四、鉴 别 诊 断

（1）甲状腺腺瘤、囊肿（肉瘿）：多为单侧发病，呈果核状，边界清楚，质地韧硬。

（2）急性甲状腺炎（瘿痈）：是指甲状腺的急性化脓性感染。其特点是起病急剧，甲状腺肿胀，疼痛、化脓明显，常伴发热，咽喉疼痛等全身症状。

五、治　　疗

（一）中医药内治

（1）治则：疏肝解郁，理气散结。

（2）方剂：四海舒郁丸加减。

（3）常用药物：青木香、陈皮、昆布、海带、海藻、海螵蛸、海蛤壳、白芥子、黄药子、大茴香、丁香。胸闷加全瓜蒌、香附，喉间有如炙脔加服越鞠丸。

（二）针刺治疗

（1）取主穴：曲池、阿是穴，配穴：天突。肿大的两侧选出对称点，即是阿是穴，针刺 1～1.5寸，有针感后退针，再刺曲池，隔日1次，15日为1个疗程。

（2）取耳针，肾上腺，内分泌区，每日1次，15次为1个疗程。

（三）西医治疗

甲状腺素片 40～120mg/d，口服。补充内生性甲状腺激素的不足，可抑制过多的内源性甲状腺激素分泌，达到缓解甲状腺增生的目的。

六、演变与对策

如果上述治疗不能控制病情则有可能出现如下临床病象。

（1）证候：颈前肿块增大，伴有头晕，呼吸困难，吞咽时堵塞感加重。舌淡红，苔薄，脉弦。

（2）体征变化：甲状腺明显增大，甲状腺下极向胸骨后延伸，触诊不清。

（3）实验室及其他检查：颈部X线检查提示胸骨后甲状腺肿。

（4）病机概括：气机受阻，升降失调，藏府功能受累。

（5）诊断：中医诊断：气瘿（肝气瘀结型）；西医诊断：单纯性甲状腺肿（地方性）。

（6）治疗：出现压迫症状者首选手术治疗。术后根据病人的临证所见，辨证施治。

七、相关问题的讨论

（一）中医病机研究

（1）气瘿特点是：颈前弥漫性肿大，柔软无痛，或有结节。本病的发生与水土、情志有关。饮食失调，或久居山区，水土失宜，一则影响脾胃的功能，使脾失健运，不能运化水湿，聚而成痰；二则影响气血的正常运行，痰气瘀结颈前则发为瘿病。正如《诸病源候论》所说："瘿者，由忧恚气结所生，亦曰饮沙水，沙与气入于脉，搏颈下而成之"。"诸山水黑土中出泉流者，不可居，常食令人作瘿病，动气增患。"总之，本病之成因，外因为饮水或食物中含碘不足；内因情志不畅为诱发因素。此外，女性青春期生长发育过快亦能引发本病。

（2）"痰"这一病机因素在气瘿病中的重要影响。

痰是人体内津液不归正化所变生的病机产物，是指一组具有中医临床痰证症候群的抽象，有有形、无形之分。痰之为病相当广泛，可以表现于许多疾病之中，诚如古人云："百病乃有痰作祟"。《丹溪心法》曰："痰之为物，随气升降，无处不到。""凡人身上、中、下有块者，多是有痰。"

（二）西医病理研究及分类

近年来研究发现：一是致甲状腺肿因子 某些食物（如萝卜族含硫脲类物质，黄豆、卷心菜含某些阻抑甲状腺素合成物质）、药物（如硫氰化钾、硫脲嘧啶、对氨水杨酸等妨碍甲状腺素合成物质）、或饮水中（如井水中含有机硫复合物具有较强的抗甲状腺活性）均含有致甲状腺肿因子而引起本病。二是激素合成障碍 甲状腺滤泡细胞缺乏合成和释放甲状腺激素所需的某些酶（过氧化酶、脱碘酶等），从而导致甲状腺肿。

根据甲状腺的功能状态可将甲状腺肿分为毒性和非毒性。非毒性甲状腺肿是指甲状腺呈弥漫性或结节性肿大，而无甲状腺功能亢进或甲状腺功能减退，又可分为地方性甲状腺肿和散发性甲状腺肿。地方性甲状腺肿是指环境缺碘引起的甲状腺肿，分布有明显的地区性。散发性甲状腺肿又称单纯性甲状腺肿。以往将甲状腺肿分为弥漫性甲状腺肿和结节性甲状腺肿，近年来发现弥漫性甲状腺肿和结节性甲状腺肿只是同一疾病不同时期的表现而已，弥漫性甲状腺肿逐渐会发展形成结节，转变为结节性甲状腺肿。

第三节 肉 瘿

一、病 案

患者，女性，36岁。2011年11月10日上午10：00某省中医院外科门诊。

一、现病史：颈前偶然发现肿物2天，不伴其他明显不适。

刻诊：颈前发现肿物2天，不伴其他明显不适，睡眠尚好，二便正常。舌质淡红，苔薄腻，脉弦滑。

二、既往史：既往健康。

三、个人史：否认肝炎，结核等传染病史。

四、体检摘要：T 37℃，P 70 次/分，BP 110/70mmHg，R 18 次/分。

神清语明，查体合作，皮肤、巩膜无黄染，心肺听诊未见异常，HR70 次/分，腹平软，肝脾肋下未及，四肢脊柱无异常，未引出病理性神经反射。

专科检查：颈前部皮色正常，颈前偏左方可触及 2cm×2cm 圆形肿物。质地柔软，表面光滑，界限清楚，无触痛，随吞咽动作上下移动。

五、实验室及其他检查

（1）超声波检查：提示甲状腺左叶实质性肿物 2cm×2cm，呈圆形，包膜完整。

（2）同位素[131]I 扫描提示为温结节。

二、分析思路

（一）主证分析

本病例主要症候是颈前偶然发现肿块，形圆状如果核，局部辨证当为痰气交阻，舌苔脉象支持这一结论。肝肾之经脉循喉咙；故病位与肝肾相关。

（二）次证分析

睡眠尚好，二便正常，不伴其他明显不适，说明主证病变尚未影响全身藏府功能，病机构成较为简单。

（三）病机归纳

肝肾气机失畅，气滞痰凝，聚而成形，发于结喉。

（四）西医学认识

本病相当于西医学的甲状腺腺瘤。

甲状腺腺瘤起源于甲状腺滤泡细胞，是甲状腺最常见的良性肿瘤。好发于甲状腺功能的活动期。临床分滤泡状和乳头状实性腺瘤两种，前者多见。常为甲状腺单个边界清楚的结节，有完整的包膜，大小为 1~10cm。此病在全国散发性存在，于地方性甲状腺肿流行区稍多见。甲状腺腺瘤有引起甲亢（发生率约为 20%）和癌变（发病率为 10%）的可能。甲状腺腺瘤的病因未明，可能与性别、遗传因素、射线照射、TSH 过度刺激、地方性甲状腺肿有关。

（五）临床体征意义

患者一般状态良好，颈前肿物随吞咽动作上下移动，证明其来自甲状腺。皮色正常、触诊情况均提示甲状腺肿物为非炎症性、非恶性的良性肿瘤。

（六）实验室及其他检查的意义

B 超及[131]I 扫描均提示甲状腺肿物为良性肿瘤。

三、诊 断

中医诊断：肉瘿（气滞痰凝型）。

西医诊断：甲状腺腺瘤。

四、鉴 别 诊 断

（1）甲状舌骨囊肿（肉瘿）：青少年多见；肿块位于颈中线或其附近，常在胸锁关节上方，呈半球形或球形，有囊性感，一般不随吞咽动作上下活动，但随伸舌动作上下移动。

（2）单纯性甲状腺肿（气瘿）：多见于地方性甲状腺肿流行地区，但亦可散发；一般病程较长，可数年或数十年；双侧甲状腺弥漫性肿大。

（3）甲状腺癌（石瘿）：可发生于任何年龄；早期多为单发结节，病程进展迅速，结节生长快、质硬、表面不光滑，活动度差，不能随吞咽动作上下移动；甲状腺扫描为冷结节，穿刺抽吸细胞学检查提示为甲状腺恶性肿瘤，可助诊断。

五、治　　疗

首选手术治疗，中医药可参与围手术期治疗。

（一）中医药内治

（1）治则：理气解郁，化痰软坚。

（2）方剂：海藻玉壶汤加减。

（3）常用药物：茯苓、芍药、白术、柴胡、甘草、当归、海藻、陈皮、贝母、连翘、昆布、半夏、青皮、独活、川芎、海带。

（二）外治

阳和解凝膏掺黑退消外敷。

针刺：取定喘穴，隔日针刺 1 次。

（三）西医治疗

行包括腺瘤在内的患侧甲状腺大部切除术。

六、演变与对策

如果上述治疗不能控制病情则有可能出现如下临床病象。

1. 演变之一

（1）证候：颈前肿块缓慢增大，伴有急躁，心悸，易汗，能食易饥，月经不调。舌红，苔薄，脉弦数。

（2）体征变化：甲状腺左叶肿块较前有所增大。

（3）实验室及其他检查：^{131}I 扫描提示热结节，基础代谢率 35%。

（4）病机概括：肝郁化火，灼伤胃阴。

（5）诊断：中医诊断：肉瘿（肝郁化火型）；西医诊断：高功能甲状腺腺瘤。

（6）治疗

1）一般以手术治疗为首选。

2）中医药内治

治则：清肝解郁化痰。

方剂：柴胡清肝散加减。

常用药物：生地、白芍、川芎、柴胡、黄芩、山栀、当归、天花粉、防风、牛蒡子、连翘、甘草、麦冬、海藻、陈皮、浙贝母、白芥子。

2. 演变之二

（1）证候：颈前肿块变硬，伴有声音嘶哑，身体消瘦。舌质紫暗，苔薄腻，脉弦紧。

（2）体征变化：颈前肿块质硬，表面不平，随吞咽动作的活动幅度明显减小。

（3）实验室及其他检查：^{131}I扫描提示冷结节。

（4）病机概括：痰瘀毒胶结。

（5）诊断：中医诊断：石瘿（痰瘀毒结型）；西医诊断：甲状腺癌。

（6）治疗：首选手术，术后中医药综合性治疗。

七、相关问题的讨论

甲状腺腺瘤的临床特点：患者多为女性，年龄常在40岁以下，病程缓慢，多数在数月到数年甚至时间更长，患者因稍有不适而发现或无任何症状而被发现颈部肿物。多数为单发，圆形或椭圆形，表面光滑，边界清楚，质地韧实，与周围组织无粘连，无压痛，可随吞咽上下移动。肿瘤直径一般在数厘米，巨大者少见。巨大瘤体可产生邻近器官受压征象，但不侵犯这些器官。有少数患者因瘤内出血瘤体会突然增大，伴胀痛，如乳头状囊性腺瘤；有些肿块会逐渐吸收而缩小；有些可发生囊性变。病史较长者，往往因钙化而使瘤体坚硬；有些可发展为功能自主性腺瘤，而引起甲状腺功能亢进。部分甲状腺腺瘤可发生癌变。具有下列情况者，应当考虑恶变的可能性：肿瘤近期迅速增大；瘤体活动受限或固定；出现声音嘶哑、呼吸困难等压迫症状；肿瘤硬实、表面粗糙不平；颈淋巴结肿大。

第四节　瘿　痈

一、病　案

孙某，女，42岁。2010年4月8日上午10：10某院外科门诊。

一、现病史：1个月前自觉颈部不适到医院检查，B超发现双侧甲状腺肿大，光点增粗。

刻诊：颈前肿大，局部闷胀不适，有咽喉阻塞感，伴有疲乏无力，容易感冒，情绪抑郁，胸闷不舒。舌质淡，苔薄白微腻，脉弦滑。

二、既往史：既往身体健康，无类似病史。

三、个人史：否认有传染病史。

四、体检摘要：T 36.8℃，P 75次/分，BP 110/70mmHg，R 17次/分。

神清，查体合作，皮肤、巩膜无黄染，心率75次/分，律齐，各瓣膜听诊区未及病理性杂音。两肺呼吸音清，腹平软，肝脾肋下未及，未引出病理性神经反射。

专科检查：气管居中，双侧甲状腺弥漫性肿大，皮色不变，质地柔韧，可随吞咽上下移动触之不痛，未触及明显的结节和肿块。

五、实验室及其他检查

（1）血T_3、T_4、FT_3、FT_4正常；TSH：13mU/L；基础代谢率、摄碘率检查均正常。

（2）B 超检查：甲状腺腺体弥漫增大，左叶 5.2cm×3.6cm×2.6cm，右叶 5.4cm×3.0cm×2.8cm，峡部增厚，弥漫性回声减低。结构粗糙，呈细网格样改变。

（3）甲状腺球蛋白抗体（TG-Ab）、甲状腺微粒体抗体（TM-Ab）均为阳性。

（4）血常规：未见异常。

（5）尿常规：未见异常。

二、分 析 思 路

（一）主证分析

本例的主要症候为颈前甲状腺弥漫性肿大。未见明显的结节，甲状腺质地柔韧，局部无疼痛，仅自觉颈部不适，且有情志不畅之诱因。分析乃因肝失条达，气郁于内。气机受阻则津液输布失常，气滞痰凝，郁结成块。

（二）次证分析

咽喉阻塞感，容易感冒，情绪抑郁，胸闷不舒，提示气机阻滞，升降失调，痰气互结之变。

（三）病机归纳

肝脾气郁，痰气互结而致本病。

（四）西医学认识

本病相当于西医学的桥本甲状腺炎。

桥本甲状腺炎即慢性淋巴细胞性甲状腺炎，又称自身免疫性甲状腺炎，是一种以自身甲状腺组织为抗原的慢性自身免疫性疾病。为临床中最常见的甲状腺炎症，近年来发病率迅速增加。病因尚不清楚。由于有家族聚集现象，常在同一家族的几代人中发生，并常合并其他的自身免疫性疾病，如恶性贫血、糖尿病、肾上腺功能不全等，故认为本病是环境因素和遗传因素共同作用的结果。环境因素的影响主要包括感染和膳食中过量的碘化物。近年来，较多的研究表明，易感基因在发病中起一定作用。

（五）临床体征意义

患者一般情况良好，无重要脏器及其生命指征的改变。颈部肿块，触之不痛，质地柔韧，未触及明显结节，可随吞咽运动上下移动，提示病变部位在甲状腺，并可排除亚急性甲状腺炎。

（六）实验室及其他检查意义

B 超提示符合桥本甲状腺炎的早期特征。

T_3、T_4 及基础代谢率正常提示甲状腺功能正常。TSH 轻度升高提示有甲状腺功能减退的征象。

甲状腺球蛋白抗体（TG-Ab）、甲状腺微粒体抗体（TM-Ab）均为阳性，提示为桥本甲状腺炎。

三、诊　　断

中医诊断：瘿痈（肝郁挟痰型）。

西医诊断：桥本甲状腺炎。

四、鉴别诊断

(1) 单纯性甲状腺肿（气瘿）：常发生在偏远山区的人群，或青春期，及妊娠期、哺乳期的女性。早期出现甲状腺对称性弥漫性肿大，质地柔软，日久在肿大的甲状腺中出现大小不等的结节。部分患者可伴有甲状腺功能亢进。

(2) 甲状腺癌（石瘿）：可发生于任何年龄；早期多为单发结节，病程进展迅速，结节生长快、质硬、表面不光滑，活动度差，不能随吞咽动作上下移动；甲状腺扫描为冷结节，穿刺抽吸细胞学检查可助明确诊断。

五、治　疗

（一）中医药内治

(1) 治则：疏肝理气，化痰散结。

(2) 方剂：柴胡疏肝散加味。

(3) 常用药物：柴胡、郁金、香附、生黄芪、太子参、白术、茯苓、陈皮、半夏、贝母、玄参、海藻、板蓝根、金银花、生甘草。

（二）外治

可外贴冲和膏或阳和解凝膏。

（三）针灸刺疗

(1) 体针：取内关、太冲、合谷、足三里。冲任失调者加三阴交、关元；气阴虚者加照海、阴郄。

(2) 灸法：脾肾阳虚者，可用附子饼灸肾俞、脾俞、命门，每穴 2～5 壮，隔日 1 次。

(3) 耳针：取神门、内分泌、甲状腺、皮质下。

（四）西医治疗

无需用西药治疗。

六、演变与对策

如果上述治疗不能控制病情则有可能出现如下临床病象。

1. 演变之一

(1) 证候：神疲乏力，心悸气短，怕热，多汗，易怒，口渴引饮，食多，便溏，失眠多梦，形体消瘦，舌苔少，舌质红，脉细数无力。

(2) 体征变化：甲状腺明显增大，质地柔软，随吞咽动作上下移动。

(3) 实验室检查：血沉增快，T_3、T_4 及基础代谢率升高。甲状腺球蛋白抗体（TG-Ab）、甲状腺微粒体抗体（TM-Ab）阳性。

(4) 病机概括：气郁化火，郁热伤阴，气阴两虚。

(5) 诊断：中医诊断：瘿痈（气阴两虚型）；西医诊断：桥本甲状腺炎。

(6) 治疗

1) 中医药内治

治则：益气养阴，化痰散结。

方剂：生脉散加减。

常用药物：党参、黄芪、麦冬、熟地黄、玄参、白术、茯苓、夏枯草、生龙骨、生牡蛎、香附。偏阴虚火旺者，宜养阴清热，方选知柏地黄丸。

2）外治法同前。

3）西医治疗：β受体阻滞剂对症处理，普萘洛尔10mg/次，一天3次。

2. 演变之二

（1）证候：肿块质地坚硬，有咽部梗阻及压迫感。形寒肢冷，神疲懒言，头面及四肢浮肿，腹胀纳差，腰膝疲软，女子月经不调，舌质胖嫩、苔白，脉沉细弱。

（2）体征变化：甲状腺明显增大，质地坚硬，可触及结节，随吞咽动作上下移动。

（3）实验室检查：T_3、T_4及基础代谢率显著降低。TSH明显升高，甲状腺球蛋白抗体（TG-Ab）、甲状腺微粒体抗体（TM-Ab）阳性。

（4）病机概括：迁延病久，耗伤正气，脾肾亏虚。

（5）诊断：中医诊断：瘿痈（脾肾阳虚型）；西医诊断：桥本甲状腺炎。

（6）治疗

1）中医药内治

治则：温补脾肾，散寒化痰。

方剂：金匮肾气丸合阳和汤加减。

常用药物：熟地、山药、山萸肉、党参、茯苓、白术、麻黄、白芥子、肉桂、莱菔子、鹿角片、仙茅、仙灵脾、甘草等。心悸汗多加茯神、熟地；纳差加焦山楂、焦麦芽。

2）外治法同前。

3）西医治疗：应行甲状腺激素替代治疗，选用甲状腺片或左甲状腺素片维持，直至临床症状改善，TT_3、FT_3、TT_4、FT_4、TSH正常。

七、相关问题的讨论

（一）中医对桥本甲状腺炎病机演变及治疗规律的认识

桥本甲状腺炎主要由情志内伤、饮食及水土失宜等引起，与先天体质因素密切相关。病机特点表现为本虚标实。本虚，由阴亏到阳虚，而以阳虚为主；标实，从郁热为患到气、瘀、痰三邪作祟，诸邪可各自为政，也可兼而有之。早期肝气郁结，气郁化火，火热伤阴，因此除局部表现为甲状腺弥漫性肿大外，全身症状可有肝肾阴亏的表现，如一过性甲状腺功能亢进症状，易汗手抖，多食善饥等。中期阴亏渐隐，邪实壅结颈前而表现为以实证为主的症状。表现为以甲状腺肿胀为主而全身症状不典型。气、瘀、痰三邪或独立致病，或合而为患，可分别表现为气滞、血瘀、痰凝的症状，但大多数情况下三者互相掺杂而表现为气滞血瘀或气滞痰凝或痰瘀互结的症状。后期因病程日久，阳气亏耗，除局部症状外，全身多表现为脾肾阳虚证候，出现精神委靡，少言懒语，动作迟缓，面色㿠白，全身可有黏液性水肿等。病程由阴亏到阳虚，而主要表现为阳虚，之间又有阴阳俱虚中的相对平衡，并夹杂邪实存在，即气、瘀、痰三邪致病。由于本病病机在于本虚标实，治疗当以扶正消瘿为大法。早期多为郁热伤阴，治宜清热养阴，方选柴胡清肝汤合一贯煎加减。中期主要表现为实证，对气滞血瘀、气滞痰凝、痰瘀互结等可分别予桃红四物汤加减以行气活血，半夏厚朴汤加减以疏肝理气、健脾化痰，桃红四物汤合二陈汤加减以破瘀化痰。后期主要表现为脾肾阳虚，治宜温补脾肾，可选阳和汤加减。

(二) 桥本甲状腺炎临床表现及诊断标准

桥本甲状腺炎（CLT）临床上可分为三个阶段：早期：即甲亢期。程度轻时病人仅有轻度的甲亢症状，如食欲好、容易累、轻度失眠、烦闷急躁等。程度重时，则会出现明显的甲亢症状，稍服治甲亢的药即可获良好效果，但也容易出现药物性甲减。也有的患者因炎症的减轻，不治而"自愈"。疗效好，复发率高是本阶段的特点。中期：甲亢甲减并存期。甲状腺组织经多次、反复的破坏，有正常功能的细胞逐渐减少，减到一定程度就出现甲减症状了。这时期的一个特点是患者化验指标会稍高或正常。晚期：甲减期，分泌的甲状腺素更加少，临床上已是甲减表现了。值得注意的是，也有一部分患者因病变的加重而出现甲亢指标和甲亢症状，称之为"甲减转甲亢"。临床上，慢性甲状腺炎患者每一次甲亢的出现，都预示着甲减的进一步加重。

目前对桥本甲状腺炎的诊断标准尚未统一，1975年Fisher提出5项指标作为诊断方案：

（1）甲状腺弥漫性肿大，质坚韧，表面不平或有结节；

（2）TGAb、TMAb、TPOAb阳性；

（3）血TSH升高；

（4）甲状腺扫描有不规则浓聚或稀疏；

（5）过氯酸钾排泌试验阳性。

5项中有2项者可拟诊为桥本甲状腺炎，具有4项者可确诊。一般在临床中只要具有典型桥本甲状腺炎临床表现（中年女性，甲状腺轻度肿大，质地韧），血清TGAb、TPOAb阳性即可临床诊断为CLT。对临床表现不典型者，需要有高滴度的抗甲状腺抗体测定方能诊断。对这些患者如查血清TGAb、TPOAb为显著阳性，应给予必要的影像学检查，如合并甲状腺功能减退症，对诊断十分有利。必要时应以细针穿刺抽吸细胞学检查（FNAC）或冰冻切片组织学检查确诊。

（成秀梅　裴晓华　梁　晨）

第八章 外伤疾病

第一节 概 述

外伤，是指暴力、烧烫、冷冻、虫兽叮咬、化学物品、电击等意外因素所致形体组织的损伤。广义的外伤还包括雷击、溺水、自缢等。外伤致病具有以下特点：就病史而言，外伤致病多有明确的外伤史；就发病状况而论，发病多急速，往往一伤即病；就病理损伤而言，轻者仅伤及肌肤，重者可损及筋骨、内脏，甚者危及生命。本章重点讨论毒蛇咬伤、疯犬伤、冻疮、烧伤、破伤风。

一、中医认识简介

外伤疾病在古代文献中多有提及。汪机在《外科理例》中介绍了治蛇伤方法："治蛇入七窍，急以艾灸蛇尾。（又法）以刀破蛇尾少许，入花椒七粒，蛇自出。"疯犬咬伤，即人被狂犬咬伤之证，又名狂犬啮人、猘犬伤、狂犬伤，出《五十二病方》："狂犬啮人，取恒石……以傅犬所啮者，已矣。"吴谦即命名为疯犬咬伤，认为其预后不佳，如《医宗金鉴·外科心法要诀·疯犬咬伤》："犬因五藏受毒而成疯犬，故轻其咬，必致伤人，九死一生之证也。"冻疮是指人体受寒邪侵袭，气血瘀滞，从而引起局部性的损伤，冻疮古称之为"涿"，首见于《五十二病方》，至隋《诸病源候论》始称其为"冻疮"，"烂冻疮"。吴谦则按照病因对冻疮加以命名，如《医宗金鉴·外科心法要诀·冻疮》："此证由触犯严寒之伤，伤及皮肉着冻，以致气血凝结，肌肉硬肿，僵木不知痛痒。"古代对烧伤早有认识和记载，最早在《武威汉代医简》中称"汤火冻"，而《诸病源候论》中称"汤火疮"。后世文献多沿用"汤烫疮"、"火烧疮"或"水火烫伤"。破伤风的记载首见于《五十二病方》，称为伤痉、婴儿索痉。但是定名为破伤风则首见于《太平圣惠方》，书中记载："损伤之处，中于风邪，故名破伤风也。"

二、常见症状体征

外伤病有其特殊的症状体征，是诊断治疗的重要依据。毒蛇咬伤主要根据体征判断为何类蛇毒所伤。局部无明显红肿热痛，重者瞳孔散大，视力模糊，牙关紧闭，昏迷，流涎，吞咽困难，呼吸减弱或停止者为神经毒；伤口肿胀，起水疱或发黑。重者皮下或内脏出血，黄疸，心衰而死亡者为血循毒；两者兼有为混合毒。被狂犬咬伤处可见红肿、疼痛、出血。如患者出现狂症，恐水、恐声、恐风；多汗流涎，头痛，烦躁不安，牙关紧闭、抽搐；进一步发展，由烦躁转为安静，痉挛停止，但出现瘫痪，气息低微，瞳孔扩大，数小时内死亡，说明为狂犬咬伤发作期。冻疮初起皮肤苍白、冷麻、疼痛，继则肿胀青紫，痒痛或起水疱，甚至溃烂，日久则组织坏死而难愈。而烧伤轻证损伤部位多在肌肤，见创面红、肿、热、痛，或起水疱。面积局限，部位表浅。重证损伤部位多在肌肉、筋骨，创面呈皮革样，或蜡白，或焦黄，或炭化，疼痛消失。破伤风典型的征象为：张口困难（牙关紧闭）、蹙眉、口角下缩、咧嘴"苦笑"、颈部强直、头后仰；当背、腹肌同时收缩，因背部肌群较为有力，躯干因而扭曲成弓、结合颈、四肢的屈膝、弯肘、半握拳等痉挛姿态，形成"角弓反张"或"侧弓反张"；膈肌受影响后，发作时面唇青紫，通气困难，可出现呼吸暂停。

三、病 机

外伤疾病为感受特殊之毒与外来伤害引起，特殊之毒包括虫毒、蛇毒、疯犬毒、漆毒、药毒、食物毒和疫毒、无名毒。而外来伤害指跌打损伤、沸水、火焰伤等，都可直接伤害人体，引起局部气血凝滞、瘀滞化热，热胜肉腐继而热毒炽盛，内攻藏府之变。

四、辨 治 要 点

（1）风毒证：局部伤口无红、肿、痛，仅有皮肤麻木感；全身症状有头昏、眼花、嗜睡、气急，严重者呼吸困难，四肢麻痹，张口困难，眼睑下垂，神志模糊甚至昏迷；舌质红，苔薄白，脉弦数。多用活血通络，驱风解毒法。活血驱风解毒汤（经验方）加减。

（2）火毒证：局部肿痛严重，常有水疱、血疱或瘀斑，严重者出现局部组织坏死；全身症状可见恶寒发热，烦躁，咽干口渴，胸闷心悸，胁肋胀痛，大便干结，小便短赤或尿血；舌质红，苔黄，脉滑数。多用泻火解毒，凉血活血法，黄连解毒汤合犀角地黄汤加减。

（3）毒邪入侵证：咬伤处可见红肿、疼痛、出血。多用清热解毒，活血祛风法，仙方活命饮合消风祛毒汤加减。

（4）寒凝血瘀证：局部麻木冷痛，肤色青紫或暗红，肿胀结块，或有水疱，发痒，手足青冷，舌淡，苔白，脉沉或沉细。多用温经散寒，养血通脉法。当归四逆汤或桂枝加当归汤加减。

（5）气虚血瘀证：神疲体倦，气短懒言，面色少华，疮面不敛，疮周暗红漫肿，麻木；舌淡，苔白，脉细弱。多用益气养血，祛瘀通脉法，补阳还五汤加减。

（6）瘀滞化热证：发热口干，患处暗红微肿，疼痛喜冷，冻伤局部坏死出现腐烂或溃疡，流脓；舌红，苔黄，脉数。多用清热解毒，活血止痛法，四妙勇安汤加减。

（7）阴胜阳衰证：时时寒战，四肢厥冷，感觉麻木，幻觉幻视，意识模糊，倦卧嗜睡，甚则神志不清，舌淡，苔白，脉微欲绝。多用回阳救脱，散寒通脉法，四逆加人参汤或参附汤加味。

（8）火热伤津证：发热，口干引饮，便秘，尿短赤，唇红而干；舌红光无苔、脉细而数。多用养阴清热法，知柏地黄丸加减。

（9）风毒化燥证：轻度吞咽困难和牙关紧闭，周身拘急，抽搐较轻，痉挛期短，间歇期较长；舌红，苔薄，脉滑数。多用祛风镇痉育阴法，玉真散合生脉散加减。

第二节 毒 蛇 咬 伤

一、病 案

患者，男性，46岁。2013年7月23日23：10某院外科急诊。

一、现病史：农民，右足部被蛇咬伤，局部肿痛2小时，伴头晕、胸闷半小时。发病过程中无昏迷、发热、呕吐及呼吸困难症状，二便未解。

刻诊：右下肢疼痛渐剧伴有麻木感，心慌、恶心。舌红，苔薄黄，脉弦数。

二、既往史：既往体健，无特殊病史。

三、个人史：无不良嗜好，无疫水接触和传染病史。

四、体格检查：T 36℃，P 92次/分，R 24次/分，BP 112/70mmHg。

神志清楚，对答切题。皮肤、巩膜无黄染，两侧瞳孔等大等圆，对光反射存在，视物尚清晰，无复视。颈软，两肺呼吸音清，未闻及啰音，心率92次/分，律齐。腹平软，无压痛，肝脾肋下未触及。

专科检查：右足背外侧皮肤可见两处点状伤口，相距约1cm，深达皮下，有少量血性液渗出，周围明显肿胀，皮色暗红灼热，肿势蔓延至右膝处，右膝关节处见一绳缚扎；右腹股沟淋巴结略肿大，有触痛。其他部位皮肤未见瘀斑、出血点。

五、实验室及其他检查

(1) 急查血常规：正常。

(2) 心电图：提示窦性心动过速。

二、分 析 思 路

(一) 主证分析

本例主要症候为疼痛，其特点是向伤肢蔓延；全身可见头晕、胸闷、恶心，审证求因，当为风毒所患，符合风善行而数变，风性上行之特点。另见伤肢肿胀、伤口渗血、皮肤暗红灼热，此为火毒使然，舌苔、脉象亦不出风火毒邪之范畴。

(二) 次证分析

本例尚伴有局部麻木症状。辨麻木的成因有二：或毒邪炽盛，或气血失调。本例麻木伴有局部肿痛和全身症状，当为毒邪炽盛，壅塞脉道，气血不运而成。因其发病较早，虽有头晕、胸闷、心慌、恶心等邪毒内传之兆，但尚无昏迷、呕吐、呼吸困难及厥脱等危重征象。

(三) 病机归纳

风火邪毒相煽，阻隔经络，气血瘀滞不通。

(四) 西医学认识

本病相当于西医学的毒蛇咬伤。

西医根据毒蛇所含毒素的不同把毒蛇分为神经毒（如银环蛇、金环蛇、海蛇）、血循毒（如蝰蛇、尖吻蝮蛇、竹叶青蛇和烙铁头蛇）和混合毒（如眼镜蛇、眼镜王蛇和蝮蛇）三类，其毒性作用所导致的临床表现因所含有毒成分不同而各有其特点。

(1) 神经毒可以阻断神经肌肉的接头引起弛缓型麻痹，主要产生肌肉运动障碍，如舌肌运动障碍产生语言困难；咽缩肌运动障碍产生吞咽困难；眼外肌运动障碍产生眼球运动迟钝及复视；胸肌、肋间肌及膈肌运动障碍产生呼吸麻痹，最终可致周围性呼吸衰竭，引起缺氧性脑病、肺部感染及循环衰竭甚至死亡。

(2) 血循毒的种类很多，成分复杂，主要有心脏毒、出血毒素和溶血毒素，可以对心血管和血液系统产生多方面的毒性作用，如心脏毒可损害心肌细胞的结构及功能，出现心搏动障碍、心室纤颤、心肌坏死，最后死于心力衰竭；出血毒素可以引起广泛性血液外渗，导致显著的全身出血，甚至因心、肺、肝、肾、脑等重要脏器实质出血而致死亡；溶血毒素有直接和间接溶血因子，分别能直接溶解红细胞或把卵磷脂水解分出脂肪酸而成溶血卵磷脂，导致溶血症状。

(3) 混合毒兼有神经毒和血循毒的作用。

(4) 蛇毒含有25种左右的酶，常见的酶有蛋白质水解酶、磷脂酶A、透明质酸酶、三磷腺苷酶4种，致病作用更为复杂。

　　根据以上所述，结合本例临床表现，蛇咬伤后既有局部出血、心慌的血循毒症状，又有局部疼痛、麻木、头晕、胸闷等神经毒症状，而当地蝮蛇较为多见，分析判断应考虑为混合毒毒蛇咬伤。

（五）临床体征意义

　　被毒蛇咬伤后，局部一般有一对较大而深的毒牙痕，这往往是判断有毒蛇和无毒蛇咬伤的重要体征之一。伤处及周围皮肤有无红肿、瘀斑、出血点等情况，往往是判断毒蛇毒素种类的主要局部体征。而患者神志、血压、呼吸和瞳孔等体征变化则是判断病情轻重和预后的重要依据。本例体征符合有毒蛇伤特点。

（六）实验室及其他检查意义

　　本例急查血常规无异常，心电图为窦性心动过速，提示早期中毒可能，损伤较轻。

三、诊　　断

　　中医诊断：毒蛇咬伤（风火毒型）。
　　西医诊断：毒蛇咬伤（混合毒）。

四、鉴别诊断

1. 毒蛇和无毒蛇咬伤的鉴别

　　鉴别主要是依靠局部牙痕、全身症状等来鉴别。被毒蛇咬伤的局部，一般有一对或三四个毒牙痕，伤口周围往往有明显的肿胀、疼痛或麻木，或有瘀斑、水疱和血疱，甚至组织坏死；全身症状常有头晕、眼花、视物模糊、呼吸困难、四肢无力、皮下或七窍出血，严重的还可出现呼吸麻痹或休克而死亡；血液检验和心电图等检查常有异常变化。无毒蛇咬伤的牙痕小而排列整齐，伤口周围一般不肿，疼痛轻微，也无瘀斑、水疱和血疱以及组织坏死；除因精神紧张，一般无全身症状；血液和心电图等检查，一般无异常变化。

2. 神经毒、血循毒、混合毒蛇咬伤的鉴别

　　神经毒的毒蛇咬伤后，局部不红不肿，无渗液，微痛，可有麻木，所导向的淋巴结肿大和触痛，常易被忽视而没有及时处理，多在咬伤 1～6 小时后可出现以神经系统损害为主要表现的全身症状和体征，轻者有头晕、出汗、胸闷、四肢无力等，重者出现瞳孔散大、视物模糊、语言不清、流涎、牙关紧闭、吞咽困难、昏迷、呼吸减弱或停止，血压下降，最后呼吸衰竭而死亡。实验室检查在早期无明显异常，后期可有肝、肾功能损害，心电图多表现为窦性心动过速。这些症状从中医辨证来看，是属于风邪阻络证候，故将其称为"风毒"。

　　血循毒的毒蛇咬伤后，伤口及局部周围剧痛、肿胀、起水疱，所属淋巴管、淋巴结发炎，有的伤口短期内坏死形成溃疡，全身症状和体征主要表现为血液系统受损害，出现寒战发热、全身肌肉酸痛、皮下或内脏出血，继而可以出现贫血、黄疸等，严重者可出现休克、循环衰竭。实验室检查，血常规可有白细胞升高，红细胞、血红蛋白下降，血小板、纤维蛋白原减少，出血、凝血时间延长，肝、肾功能有较明显改变，心电图表现多有心肌损害。中医认为热毒壅滞则肿，热胜则肉腐，热胜迫血妄行则出血，故将其称为"火毒"。

　　混合毒的毒蛇咬伤兼有血液循环系统和神经系统的症状。局部症状有类似血循毒的表现，全身症状则类似神经毒的表现为主，伴有血液循环系统方面的症状。实验室检查同血循毒蛇咬伤的表现。中医认为系风火相煽，邪毒鸱张，蛇毒内陷，故将其称为"风火毒"。本例为混合毒蛇伤。

五、治　疗

毒蛇咬伤的治疗宜采用中西医相配合的方法，包括局部伤口的处理、中医辨证论治、抗蛇毒血清治疗和急重症的抢救。针对本例，主要按以下步骤采取治疗措施：

（一）局部常规处理

毒蛇咬伤的局部常规处理是指在伤后短时间内所采取的针对局部的紧急措施。包括早期结扎、扩创排毒、烧灼、针刺、火罐排毒、封闭疗法和局部用药等。

1. 早期结扎

被毒蛇咬伤后，即刻就地取材，用柔软的绳子、皮带或布条、植物藤条等，在伤口近心端上方超过一个关节处结扎，如本例伤口在右足背部，家人以绳在其右膝关节处结扎是正确的处理办法。结扎的松紧度以能阻断淋巴液和静脉血的回流但不妨碍动脉血流为原则。此后每隔 15～20 分钟放松 1～2 分钟，以免肢体因缺血而坏死。在伤口局部有效扩创排毒及应用蛇药 30 分钟后，可以去掉结扎。咬伤 12 小时以后不宜结扎。

2. 扩创排毒

伤口局部常规清洗消毒后，沿牙痕纵行切开 1.5cm，或作"＋"切口，深达皮下，如有毒牙遗留伤口内应取出。同时以 1∶5000 高锰酸钾溶液或 3% 的过氧化氢溶液反复多次冲洗，可用输液的方法在伤口处持续滴注冲洗 6～12 小时，使伤口处蛇毒破坏，促进局部排毒。但必须注意，尖吻蝮蛇、蝰蛇等血循毒蛇咬伤后，伤口流血不止，且有全身出血现象者，则不宜扩创，以免发生出血性休克。在切开伤口时，应避开血管和神经，同时不必切得太深；切开后伤口换药，以防感染。

3. 烧灼、针刺、火罐排毒

在野外被毒蛇咬伤后，可立即用火柴头 5～7 个放在伤口上点燃烧灼 1～2 次，以破坏蛇毒，因大部分蛇毒在加热 65℃ 以上时可被破坏。手足局部出现肿胀时，可用三棱针或粗针在指缝间（八邪穴）或足蹼间（八风穴）与皮肤平行刺入约 1cm，迅速拔出后将患肢下垂，并由近心端向远端挤压以排除毒液。民间常用拔火罐的方法吸出伤口内的血性分泌物，紧急情况下也可用嘴吮吸伤口（吮吸者口腔无溃疡或炎症病变），以达到减轻局部肿胀和去除蛇毒的目的。

4. 封闭疗法

胰蛋白酶能直接破坏蛇毒，对多种毒蛇咬伤有效，其方法是以胰蛋白酶 2000U 加 5% 普鲁卡因 5～20ml 中，在牙痕中心及周围注射达肌肉层或在结扎处上端进行套式封闭。根据病情，12～24 小时后重复注射。

5. 局部用药

经排毒方法治疗后，可以用鲜草药局部外敷，如半边莲、半枝莲、马齿苋、芙蓉叶、七叶一枝花、蒲公英等清热解毒的草药，选用 1～2 种捣烂敷于伤口周围肿胀部位。敷药时不可封住伤口，以防阻碍毒液流出；应注意保持药物新鲜湿润，确保较长时间的药效。如果没有新鲜草药，可以应用市售的蛇药片或清热解毒类中成药，捣烂用水或醋调外涂，如季德胜蛇药片、祁门蛇药片、金黄散、紫金锭等。

（二）中医药内治

在局部伤口处理的同时或处理后应尽早应用内治方法。针对本例辨证为风火毒证，应采取内治如下：

（1）治则：清热解毒，凉血息风。

（2）方剂：黄连解毒汤合五虎追风散加减。

（3）常用药物：黄连、黄芩、黄柏、山栀、蝉蜕、天麻、僵蚕、半边莲、七叶一枝花、防风、生地、丹皮。结合民间有"治蛇不泄，蛇毒内陷"、"二便不通，蛇毒内攻"的治疗经验，可加用生大黄、芒硝、车前子、泽泻、猪苓等通利二便排毒。

（三）抗蛇毒血清治疗

是抢救蛇伤病人的重要措施，本例可给予抗蝮蛇毒血清注射。

六、演变与对策

如果上述治疗不能控制病情则有可能出现如下临床病象。

演变之一

（1）证候：高热、躁狂不安、痉厥抽搐或神昏谵语，呼吸急促而微弱，便血、呕血、咯血、衄血、黄疸，口渴、便结、尿赤甚至昏聩不语、口唇青紫、汗出肢冷、二便失禁。舌质红绛，苔少而干或无苔，脉细数或脉微欲绝。

（2）体征变化：局部伤口由红肿突然变为紫暗或紫黑，肿势反而消减；皮下出现瘀斑、出血点；神志淡漠甚至昏迷，呼吸浅促，心率加快，血压降低，脉搏细弱；进一步加重可出现瞳孔散大，自主呼吸减弱或停止，血压测不出。

（3）实验室及其他检查：血常规白细胞升高，红细胞、血红蛋白下降；血小板、纤维蛋白原减少，出血、凝血时间延长；肝、肾功能有较明显改变；心电图表现多有心肌损害或传导阻滞；血氧饱和度下降；血气分析提示低氧分压及酸中毒，电解质紊乱。

（4）病机概括：邪毒入里，客于营血，内陷藏府。

（5）诊断：中医诊断：毒蛇咬伤（蛇毒内陷型）；西医诊断：毒蛇咬伤（危重型）。

（6）治疗：宜采用中西医相配合的综合措施，按危重症抢救治疗。

1）中医药内治

治则：清营凉血解毒。

方剂：清营汤加减。

常用药物：犀角、生地、玄参、竹叶、银花、连翘、麦冬、半边莲、七叶一枝花等。神昏谵语、痉厥抽搐加服安宫牛黄丸或紫雪丹；若出现面色苍白、神昏淡漠、汗出如油、四肢厥冷，则为正气耗散，心阳衰微，宜用参附汤以回阳救逆。

2）外治法：同前。

七、相关问题的讨论

（一）毒蛇咬伤的病情判断

一般分为轻、中、重、危四种。凡仅有局部反应或一般全身反应而未出现全身中毒的典型症状和体征者，可诊为轻度毒蛇咬伤；凡局部症状明显并出现全身中毒的典型症状或体征者，可诊为中度毒蛇咬伤；凡局部症状明显并出现全身中毒的严重症状或体征者，可诊为重度毒蛇咬伤；有危象出现者，应诊为危型。但应注意，有的毒蛇咬伤虽然无明显的局部症状，只有严重的全身中毒症状或危象者，亦应诊为重度或危型；反之，如有的毒蛇咬伤虽未出现典型的全身中毒症状，但咬伤的部位是在头颈部，局部症状严重又发展较迅速者，亦应诊为重度。

...

(二) 抗蛇毒血清的应用

抗蛇毒血清又名蛇毒抗毒素，有单价和多价两种。抗蛇毒血清特异性较高，效果确切，应用越早，疗效越好。因此，尽早判断是何种毒蛇咬伤是早期选择应用该种抗蛇毒血清的重要条件。但对心、脑、肾等实质性脏器已发生器质性改变者则难以奏效。使用剂量应根据该血清的效价和该种蛇的排毒量来决定，一般应大于中和排毒量所需要的剂量。如使用抗蝮蛇蛇毒血清，一般注射10ml即可，视病情也可以酌情增加。儿童用量与成人相等，不能减少。使用抗蛇毒血清前应先做过敏皮试，阳性者要按脱敏法处理。同时可配合使用糖皮质激素等。

近年我国已生产出精制冻干多价抗蛇毒血清，可以有效中和我国9种陆生常见蛇毒，这将大大提升蛇伤的治愈率，减少病死率，与中医药配合使用将取得更好的疗效。

(三) 危重症的抢救

毒蛇咬伤可发生急性肾、呼吸、循环功能衰竭等严重并发症，这也是本病导致死亡的最主要原因，治疗除采取上述常规处理外，还必须采取下列中西医结合方法及时抢救。

1. 蛇伤肾衰竭

(1) 辨证施治：肾衰早期证属湿热蕴结，治宜清热利湿，方用麻黄连翘赤小豆汤加减，常用药物有麻黄、连翘、赤小豆、蝉衣、地龙、防风、半边莲、七叶一枝花、车前草、栀子等。少尿或无尿证属水湿内停，治宜利水渗湿，方用五苓散或疏凿饮子加减，常用药物有茯苓、猪苓、泽泻、桂枝、白术、大腹皮、草薢、商陆、益母草、穿山甲、石韦、海金沙、半边莲、车前草等。肾衰后期多尿证属脾不统摄、气虚不运，治宜健脾益气，方用归脾汤合补中益气汤加减，常用药物有人参、白术、黄芪、当归、陈皮、柴胡、升麻、炙甘草、茯神、枣仁、木香等。

(2) 西医治疗：肾衰竭早期宜碱化尿液、扩容、化栓。少尿或无尿期应以利尿为主，控制输液量，防治高钾血症。血液透析是治疗蛇伤肾衰竭的有效方法。

2. 蛇伤呼吸衰竭

(1) 辨证施治：证属痰热互结，治宜清热化痰，宽胸散结，方用小陷胸汤加减，常用药物有黄连、半夏、瓜蒌实、麻黄、青木香、全蝎、七叶一枝花、茜草等。

(2) 西医治疗：保持呼吸道通畅，持续有效给氧。使用机械辅助呼吸和呼吸中枢兴奋剂。

3. 蛇伤循环衰竭

(1) 辨证施治：治宜清热解毒，方用黄连解毒汤合五味消毒饮加减，常用药物有黄连、黄芩、黄柏、山栀、银花、野菊花、紫花地丁、蒲公英半边莲等。热毒在营血分，治宜清营解毒，凉血泄热，方用清营汤、犀角地黄汤加减，常用药物有：犀角（用水牛角代替）、生地、玄参、竹叶心、银花、连翘、黄连、丹参、麦冬、丹皮、芍药、紫花地丁、七叶一枝花、半边莲等。另可配合使用安宫牛黄丸、醒脑净、清开灵等中成药。

(2) 西医治疗：应用营养心肌药（能量合剂）、血管活性药、抗心率失常药、激素、纠正酸中毒、输氧等治疗。

第三节　疯　犬　伤

一、病　案

患者，男，35岁。2012年5月15日上午10：00某医院外科门诊。

一、现病史：左小腿被流浪疯犬（捕杀后经鉴定）咬伤，局部肿胀疼痛伴出血2小时，发病过程中无心慌、胸闷，头晕，无昏迷、发热、呕吐及呼吸困难症状，二便正常。

刻诊：左小腿创口宛如枣大，疼痛、出血。舌淡红，苔薄，脉弦紧。

二、既往史：既往体健，无特殊病史。

三、个人史：无不良嗜好，无疫水接触和传染病史。

四、体检摘要：T 36.5℃，P 85 次/分，R 20 次/分，BP125/70mmHg。

神志清楚，痛苦貌，扶入病房，对答切题。全身浅表淋巴结未及肿大，皮肤、巩膜无黄染，两侧瞳孔等大等圆，对光反射存在。颈软，两肺呼吸音清，未闻及啰音，心率85 次/分，律齐。腹平软，无压痛以及反跳痛，肝脾肋下未触及。

专科检查：左小腿外侧可见新鲜咬痕，伤口表面不规则，创缘不整齐，直径约2.0cm，深浅不一，最深处约1.0cm，见新鲜血液流出，伤口周围明显肿胀。

五、实验室及其他检查

（1）血常规：正常。

（2）肝、肾功能：正常。

（3）心电图：窦性心率。

（4）荧光抗体染色检测：狂犬病毒抗体阴性。

二、分析思路

（一）主证分析

本例主要症候为局部创伤，伤口肿痛出血。乃由疯犬撕咬，毒邪侵入，瘀滞伤口所致。舌苔、脉象均支持上述分析。

（二）次证分析

本例为疯犬所伤，已经鉴定。就诊时尚处咬伤早期，或为狂犬病潜伏期，除伤口疼痛外无特殊所见。

（三）病机归纳

疯犬秽毒，外侵肌腠，尚未内传藏府。

（四）西医学认识

本病相当于西医学的狂犬病。

狂犬病又叫恐水症，是国家法定报告管理的乙类传染病。近年来，饲养宠物渐渐成为流行的一种时尚，随着家养狗、猫等宠物数量增多人狂犬病发病率迅速上升，流行病学调查表明，狂犬病病毒由病犬传播的占80%～90%，外观健康犬传播的高达8%～15%，咬人可疑犬的带病毒率在30%以上，而野生动物的带病毒率目前尚不清楚，貌似健康而携带狂犬病病毒的动物已成为狂犬病最危险的传染源。

狂犬病毒属弹性病毒科 RNA 病毒，抵抗力非常弱，易被强酸、强碱、甲醛、升汞等灭活，对热、紫外线敏感，日光照射及干燥状态下迅速死亡。狂犬咬伤后到发病可有 10 天到数月的潜伏期，一般为 30～60 天。狂犬病病毒对神经组织有强大的亲和力，主要通过神经，向心性向中枢传播，一般不入血。狂犬病发病过程可分为下列 3 个阶段：

1. 病毒繁殖

病毒自咬伤部位皮肤或黏膜侵入后，首先在局部神经外，即伤口附近的横纹肌细胞内少量繁殖, 和乙酰胆碱受体结合后侵入附近的末梢神经。大约 24 小时至 6 天左右有一个隐蔽期, 此时感染局部找不到病毒。

2. 侵入中枢神经

沿周围神经的轴索浆向心性扩散, 其速度约每小时 3mm (5cm/d) 到达背根神经节后, 开始大量繁殖, 然后侵入脊髓, 再波及整个中枢神经系统。主要侵犯脑干和小脑等部位的神经元。病毒一旦进入脑内后便大量繁殖, 迅速扩散波及全脑。

3. 扩散

扩散即病毒自中枢神经系统向周围神经离心性扩散, 侵入各组织与器官, 尤以涎腺、舌部味蕾、嗅神经上皮等处病毒最多。由于迷走神经核、吞咽神经核及舌下神经核的受损, 可发生呼吸肌和吞咽肌痉挛, 患者出现恐水、呼吸困难、吞咽困难等症状; 交感神经受刺激, 使唾液分泌和出汗增多; 迷走神经节、交感神经节和心脏神经节受损, 可引起患者心血管系统功能紊乱。因此临床发病初起时伤口周围麻木、疼痛, 渐渐扩散到整个肢体; 继之出现发热、烦躁、易兴奋、乏力、吞咽困难、恐水以及咽喉痉挛、伴流涎、多汗、心率快; 最后出现肌瘫痪、昏迷、循环衰竭而死亡。

(五) 临床体征意义

疯狗咬伤初期主要表现为伤口的变化, 后期主要表现为全身症状体征的变化。本例属于咬伤初期的伤口变化。

(六) 实验室及其他检查意义

本例实验室检查示血常规、心电图、肝肾功能、凝血系列等无异常。说明虽被疯犬咬伤, 但在受伤之初对心脏、肝、肾功能没有明显影响。荧光抗体染色检测狂犬病病毒抗体阴性, 说明被咬伤之初, 患者尚未发病。

三、诊　断

中医诊断: 疯犬伤 (秽毒外侵型)。
西医诊断: 狂犬病 (潜伏期)。

四、鉴别诊断

(1) 狂犬恐怖症 (癫证): 这些病人常是有狂犬病知识或是看见过狂犬病病人发作的人。这种人对狂犬病十分恐怖, 由咬伤部位的疼痛感而产生精神恐怖症状。但这种病人没有低烧, 也没有遇水咽喉肌肉真正的痉挛, 没有恐水现象。

(2) 破伤风 (破伤风): 两者的症状有相似处, 但破伤风潜伏期短, 为 6～14 天, 有外伤史。出现牙关紧闭, 角弓反张及长时间的强直性全身痉挛等典型症状, 而狂犬病以局部痉挛为主, 持续时间也短。

(3) 脑膜炎 (温病): 常易与狂犬病前驱的症状相混淆。但无咬伤史。精神状态出现迟钝、嗜睡, 昏迷及惊厥等, 与狂犬病的神志清楚、恐慌不安等症状不同。

五、治　疗

（一）局部伤口处理

（1）原则：及时、彻底清创消毒，越早越好。一般不宜缝合。

（2）步骤

1）伤口检查：医护人员接诊后应首先检查病人的受伤部位、大小、形状、出血情况、受伤程度及范围等。

2）伤口清创：用肥皂水或清水冲洗伤口至少15分钟；较深伤口冲洗时，可用灭菌生理盐水或注射用水深入伤口进行灌注清洗，必要时考虑采取扩创手术去除伤口周围坏死组织或异物后进行冲洗处理；用75%酒精或2%～3%碘伏等对伤口进行局部消毒。

3）特殊情况下的伤口缝合：如伤口大而深、伤及大血管或头面部确实需要缝合包扎时，在做完清创消毒后，应先用抗狂犬病血清或狂犬病人免疫球蛋白作伤口周围的浸润注射，数小时后（不低于2小时）缝合和包扎；伤口深而大者应放置引流条，以利于污染物及分泌物的排除。如创伤严重危及生命，需立即缝合时，应在不妨碍引流、保证充分清创消毒前提下进行缝合，同时在伤口深处注射抗狂犬病血清或狂犬病人免疫球蛋白。

（二）中医药内治

（1）治则：清热解毒，活血祛风。

（2）方剂：仙方活命饮合消风祛毒汤加减。

（3）常用药物：金银花、陈皮、赤芍、天花粉、当归尾、川牛膝、乳香、没药、甘草、五灵脂、细辛、吴茱萸、防己、浙贝母、半边莲等。

（三）免疫接种

（1）狂犬病疫苗：注射量按体重计算，每1kg体重注射40U（特别严重可酌情增至80～100U，在1～2日内分数次注射）。

（2）狂犬病人免疫球蛋白：狂犬病人免疫球蛋白与疫苗应在不同部位同时使用。伤口严重或有多处伤口（特别是幼儿），按常规剂量不足以浸润注射伤口周围的，可用生理盐水适当稀释到足够溶积再进行浸润注射。对于黏膜暴露者，可将狂犬病免疫球蛋白（抗狂犬病血清也可按此处理）涂抹到黏膜上。注射量按体重计算，每1kg体重注射20U，使用动物源狂犬病免疫球蛋白用药前应做过敏试验，如试验阳性，应在注射肾上腺素后再给予狂犬病免疫球蛋白，人源制剂的狂犬病免疫球蛋白则不必使用抗过敏药物。任何情况下狂犬病人免疫球蛋白均不应超剂量使用。

（3）破伤风抗毒素：1次皮下或肌内注射1500～3000U，儿童与成人用量相同；伤势严重者可增加用量1～2倍。经5～6日，如破伤风感染危险未消除，应重复注射。

六、演变与对策

如果上述治疗不能控制病情则有可能出现如下临床病象。

（1）证候：微热，头痛，乏力，畏光恐惧不安，喉间梗塞，或腹部有紧缩感，伤口痛痒麻木。舌淡，苔薄白，脉浮数。

（2）体征变化：疲倦不安，伤口疼痛，感觉异常。

（3）实验室及其他检查：荧光抗体染色检测狂犬病毒抗体阳性。

（4）病机概括：秽毒入络，营卫不和，瘀滞化风。

（5）诊断：中医诊断：疯犬伤（风邪秽毒型）；西医诊断：狂犬病（前驱期）。

（6）治疗：宜采用中西医相配合的方法，按危重症抢救治疗。

1）中医药内治

治则：祛风解毒。

方剂：人参败毒散加减。

常用药物：柴胡、甘草、桔梗、人参、茯苓、枳壳、前胡、羌活、独活、蜈蚣、全蝎、僵蚕等。

2）外治法：同前。

七、相关问题的讨论

（一）狂犬病分期

犬伤分为普犬咬伤和疯犬咬伤。前者多无生命危险；后者常因存在于疯犬（或健康带病毒犬）唾液中的狂犬病毒，沿咬伤、舔伤或抓伤创口侵入神经系统，可引起严重的症状。典型病例临床经过可分为3期：

（1）前驱期：患者出现头痛、疲惫、眩晕、咽痛、失眠、恶心、呕吐、食欲不振、发热等，重者恐惧不安，怕声、怕光、怕风，喉部紧缩感、伤口疼痛、麻木、蚁走感。

（2）兴奋期：患者极度恐怖，抽搐、呼吸困难、排尿排便困难、多汗、流涎、幻听、幻视、极度口渴又恐水而不敢饮。

（3）麻痹期，病者逐渐安静，四肢瘫痪，血压下降，瞳孔散大，终因呼吸、循环衰竭而死亡。

（二）伤后即刻处理措施

被狂犬咬伤后的处理措施通常包括三个方面：局部伤口的处理、疫苗免疫和抗狂犬病血清的应用。有专家认为，这三者在狂犬病暴露后的治疗中的作用各占1/3。因为一旦发病，就没有方法救治，疫苗要全程按规定注射完，这是防止发生狂犬病最有效的方法。现代医学预防以及治疗的同时，加入中医中药治疗，可明显提高治疗的效果。

（三）预防宣教

近年来随着家养宠物数量的增多及其他各种原因，人狂犬病发病率迅速上升。一旦发病，无特效治疗方法，病死率几乎100%。因此，加强狂犬病的预防宣教，使狂犬病暴露者得到及时合理的诊治尤为重要，应做到：

（1）积极开展狂犬病的预防性诊治。咬伤后立即进行伤口的处理，暴露后及时接种狂犬病疫苗，应严格执行2006年卫生部颁发的《狂犬病暴露后处置工作规范（试行）》。

（2）加强狂犬病防治知识的宣教，提高群众自我保护的意识与能力。要教育孩子，尤其是幼儿不要和犬接触。没有发病，看似健康的犬和小动物都有携带狂犬病毒的可能。

（3）正确管理处置狂犬。犬是狂犬病的主要传染源，发现疯犬一定要坚决捕杀深埋。

（4）定期给犬注射兽用疫苗。

第四节 冻 疮

一、病 案

患者，女，7岁。2012年1月26日上午9：00某院外科门诊。

一、现病史：双手、面颊及耳郭皮肤暗红、肿胀、硬结2周。患者自入冬以来未采取相应的保护手面部防寒措施，于2周前始觉手面部有针刺样疼痛，皮肤冰凉；继则出现暗红肿胀硬结。发病过程中无发热等全身症状，纳食及睡眠尚可，二便正常。

刻诊：自觉灼痛、皮肤暗红、麻木、瘙痒，并有大小不等的水疱。舌淡，苔薄白，脉沉。

二、既往史：既往无特殊病史。

三、个人史：无疫水接触和传染病史，无食物和药物过敏史。今年新入学。

四、体格检查：T 36℃，P 90次/分，R 22次/分，BP 100/65mmHg。

神志清楚，营养一般。皮肤、巩膜无黄染，浅表淋巴结不肿大。心肺体检无异常。腹平软，无压痛，未触及包块，肝脾肋下未触及。脊柱及下肢正常。

专科检查：双手、面颊及耳郭部有不同程度的红肿和硬块，以手指及手背部肿胀较甚，触痛明显，皮肤颜色暗红，有数个大小不等的水疱，疱内液体色淡红，未溃破。

五、实验室及其他检查

血、尿、粪便常规和肝肾功能检查未见异常。

二、分 析 思 路

（一）主证分析

本例主要症候是双手、面颊及耳郭等暴露部位皮肤冰凉、暗红、硬结、麻木、疼痛，结合发病季节为冬季，审证求因，由寒主收引，以致局部气血瘀滞，阳气失其温煦所致，其病机当为寒凝血瘀。

（二）次证分析

本例局部见大小不等的水疱，肿胀应考虑为寒湿内侵或局部气血结涩不复流通而致水湿停聚之兆；若水疱干瘪结痂，则为好转之像；若水疱溃破流滋渗血或流脓，皮肤发黑或溃疡，则为加重之势。

（三）病机归纳

寒凝血瘀，水湿内停。

（四）西医学认识

本病相当于西医学的非冻结性冷伤（冻疮）。

西医把由于低温引起的人体损伤称为冷伤，分为两类：一类称为非冻结性冷伤，是由10℃以下至冰点以上的低温加以潮湿条件所造成，如冻疮、战壕足、浸渍足等，冻疮一般发生于冬季和早春，好发于儿童的手、足、耳等暴露部位，常有个体易发因素。另一类称冻结性冷伤，由冰点以下的低温造成，分局部冷伤或全身冷伤（冻僵），大多发生于意外事故或战时，可因多脏器功能衰竭而致死。

（五）临床体征意义

局部冷伤按其复温后的损伤深度可分为4度。Ⅰ°冷伤：伤及表皮层。局部红肿，发热、痒、刺痛的感觉（近似轻度冻疮）。数日后表皮干脱而愈，不留瘢痕。本例符合此判断标准。

（六）实验室及其他检查意义

本例为冻疮，一般无明显实验室检查的异常改变。

三、诊　断

中医诊断：冻疮（寒凝血瘀型）。
西医诊断：冻疮（冷伤Ⅰ°）。

四、鉴别诊断

（1）类丹毒（类火丹）：多发生与接触肉类和鱼类的手部，虽在手指和手背面出现深红色的肿胀、青紫色斑、阵发性疼痛和游走性瘙痒，但很少超越腕部。一般两周左右自行消退，不会溃烂。

（2）多行性红斑（猫眼疮）：多发于春、秋两季，以手、足、面部、颈旁多见，皮损为风团样丘疹或红斑，颜色鲜红或紫暗，典型者中心部常发生重叠水疱，形成特殊的虹膜状。常伴有发热、关节疼痛等症状。

五、治　疗

（一）中医药内治

（1）治则：温经散寒，活血通脉。
（2）方剂：当归四逆汤加减。
（3）常用药物：当归、桂枝、白芍、细辛、甘草、通草、大枣、生姜等。

（二）外治

1. 局部可选用以下方药外涂、外洗或外擦

（1）10%胡椒酒精浸液：取胡椒粉10g，加95%酒精至100ml，浸7天后，取其上清液外涂，每日数次。

（2）红灵酒或生姜辣椒酊（生姜、干辣椒各60g，放入95%酒精300ml内，浸泡10天，贮瓶备用）外擦，轻揉按摩患处，每天2~3次。

（3）冻疮膏或阳和解凝膏外涂。

（4）芫花、甘草各15g，煎水洗浴患处，每天3次。

2. 水疱的处理

局部消毒后，用无菌注射器抽出疱液，或用无菌剪刀在水疱低位剪个小口放出疱液，外涂冻疮膏、红油膏或生肌白玉膏。

3. 物理疗法

采用He-Ne激光、半导体激光在患处或穴位照射或红外线照射。

六、演变与对策

如果上述治疗不能控制病情则有可能出现如下临床病象。

1. 演变之一

（1）证候：时有寒战，四肢厥冷，感觉麻木，幻觉幻视，意识模糊，蜷卧嗜睡，呼吸微弱，甚至神志不清；舌淡紫，苔白，脉微欲绝。

（2）体征变化：局部体征可以有冷伤深度加重的变化，也可以没有明显的变化。皮温降低，试验知觉迟钝或消失；意识模糊或昏迷，视力或听力减退，呼吸浅快，血压降低，甚至休克。

（3）实验室及其他检查：心电图检查提示心律失常，如心室纤颤；肾功能损害时，血肌酐、尿素氮可有不同程度的升高；发生肺水肿或呼吸衰竭，可有血气变化。

（4）病机概括：寒盛阳衰，阴闭阳绝。

（5）诊断：中医诊断：脱证（寒盛阳衰型）；西医诊断：冷伤（冻结性冷伤）。

（6）治疗：宜采取全身治疗为主，严重的全身性冻伤者，必须立即采取急救措施。

1）中医药内治

治则：回阳救逆，散寒通脉。

方剂：四逆加人参汤或参附汤加味。

常用药物：炙甘草、附子、干姜、人参等。休克者加生龙骨、生牡蛎、白芍。

2）外治：有水疱或血疱者局部用75%酒精或碘伏液消毒患处及周围皮肤，用注射器抽液后用红油膏纱布包扎保暖；溃烂时用红油膏掺八二丹外敷。

2. 演变之二

（1）证候：冻伤后局部坏死，疮面溃烂流脓，四周红肿色暗，疼痛加重伴发热口干。舌红苔黄，脉数。

（2）体征变化：体温升高，局部出现湿性坏疽，局部及周围红、肿、热、痛明显，溃烂处流脓。

（3）实验检查：血常规示白细胞总数和中性粒细胞计数可偏高；疮面有脓液时，可做脓液细菌培养及药敏试验。

（4）病机概括：寒凝血瘀，化热生毒。

（5）诊断：中医诊断：冻疮（寒凝化热型）；西医诊断：冷伤（冻结性冷伤）合并局部感染。

（6）治疗：全身和局部治疗相结合，应用抗生素抗感染治疗。

1）中医药内治

治则：清热解毒，活血止痛。

方剂：四妙勇安汤加减。

常用药物：当归、玄参、银花、甘草。热盛加蒲公英、地丁，脓腐不透加生黄芪、生甘草、皂角刺、山甲片，疼痛甚者加延胡索、炙乳香、炙没药等。

2）外治：局部用三黄洗剂清洗疮面或湿敷；局部坏死严重或湿性坏疽威胁生命时，可行手术修切或行截肢（趾、指）术。

3. 演变之三

（1）证候：神疲体倦，气短懒言，面色少华，疮面不敛，疮周暗红漫肿，麻木。舌淡，苔白，脉细弱或虚大无力。

（2）体征变化：体温、脉搏、呼吸和血压等生命体征趋于平稳，可有轻、中度贫血貌，全身无明显阳性体征。局部疮面脓尽腐脱，但肉芽淡红，愈合缓慢。

（3）实验检查：血常规可示轻、中度贫血；血清生化检查提示总蛋白和白蛋白降低。

（4）病机概括：气血两虚，瘀阻血脉。

（5）诊断：中医诊断：冻疮（气血虚瘀型）；西医诊断：冷伤（恢复期）。

（6）治疗：

1）中医药内治

治则：益气养血，祛瘀通脉。

方剂：人参养荣汤加减。

常用药物：人参、白术、炙黄芪、陈皮、肉桂、熟地、当归、白芍、五味子、远志、茯苓、甘草、生姜、大枣。

2）外治：疮面腐脱新生时，用红油膏掺生肌散或用生肌玉红膏外敷。

七、相关问题的讨论

预防和调护：一般预防包括普及预防知识，加强抗寒锻炼等。在寒冷环境下工作的人员应注意防止局部和全身冻伤。除配备相应的防寒装备外，个人需做到"三防"：一是防寒，衣着宜松软厚而不透风，尽可能减少暴露在低温的体表面积，使用手套、口罩、耳罩、棉帽、围领等，外露的体表上适当涂抹油脂；二是防湿，保持衣着、鞋袜等干燥，；三是防惰，要适当活动，避免久站或蹲地不动。此外，还需注意热量的补充。发生冻疮，要防止搔抓溃破合并感染。

第五节　烧　伤

一、病　案

患者，男，18 岁。2011 年 8 月 11 日 13：00 某院外科门诊。

一、现病史：双上、下肢被热水烫伤30分钟。当时局部疼痛如针刺刀割，皮肤红肿。

刻诊：疼痛剧烈，皮肤渐起大小不等的数个水疱。舌淡，苔薄白，脉数。

二、既往史：既往无特殊病史。

三、个人史：无疫水接触和传染病史，无食物和药物过敏史。

四、体格检查：T 37℃，P 92 次/分，R 24 次/分，BP 110/70mmHg。

神志清楚，对答切题，呻吟不止。瞳孔等大等圆，对光反射存在，颈软，头面部无异常。心肺体检无异常。腹平软，无压痛，未触及包块。脊柱及肛门、生殖器正常。

专科检查：双手及腕部、双下肢自膝部以下至足部可见明显潮红、肿胀，触痛明显，有大小不等的十数个水疱，以手足背部及下肢外侧为多，右足背部有两处水疱溃破，基底部呈均匀红色。

五、实验室及其他检查

（1）血常规：红细胞计数、血红蛋白量和红细胞压积略增高。

（2）尿常规：尿比重稍增高

（3）肝、肾功能：正常

（4）心电图：正常心电图。

（5）胸部 X 线：无异常。

二、分析思路

（一）主证分析

本例主要症候是局部被开水烫伤后出现红肿、疼痛、水疱，审证求因当为火毒灼伤肌肤，气血瘀滞，营卫不和，津液外渗所致。结合舌脉尚属正常，辨证为火毒伤津之证。

（二）次证分析

略。

（三）病机归纳

火毒侵袭，皮损津伤。

（四）西医学认识

本病相当于西医学的烧伤。

把由于热力（火焰、灼热的气体、液体或固体）、电能、化学物质、放射线等作用于人体引起的局部和全身性损伤统称为烧伤。其病程大致分为三期：

（1）急性体液渗出期（休克期）：组织烧伤后的立即反应是体液渗出，一般伤后 2～3 小时最为急剧，8 小时达高峰，随后逐渐减缓，至 48 小时渐趋恢复。小面积浅度烧伤，体液的渗出量有限，不致影响全身的有效循环血量。大面积深度烧伤，由于体液的大量渗出和其他血流动力学的变化，可发生低血容量性休克，威胁病人生命，所以临床习惯称为休克期。

（2）感染期：主要发生在三个时期，一是伤后 3～7 天的体液回流期，随着组织间液返回血管，细菌可进入血循环；二是烧伤后 2～4 周焦痂自溶脱痂期，大量焦痂脱落，出现新鲜创面，容易继发感染；三是烧伤 1 个月后的恢复期，患者体质消耗严重，抵抗力低下，免疫功能减退，容易发生局部或全身感染。

（3）修复期：组织烧伤后，炎症反应的同时，组织修复也已开始。浅度烧伤多能自行修复，深Ⅱ°烧伤靠残存的上皮岛融合修复，Ⅲ°烧伤靠皮肤移植修复。大面积深度烧伤的康复过程需要较长的时间，有的还需要做整形手术。

（五）临床体征意义

它包括局部和全身体征两个方面。局部体征的意义在于通过观察和检查烧伤部位创面表现来判定烧伤深度，以局部红斑、水疱、焦痂及感觉变化为不同深度烧伤的典型体征。全身体征主要是中度以上烧伤在不同病程分期的表现。本例符合浅Ⅱ°烧伤的特征；烧伤面积估算为双手 5%，加双足和双小腿 20%，共计 25%；烧伤严重程度为中度（可参考"相关问题的讨论"栏）。

（六）实验室及其他检查意义

轻度烧伤一般无明显实验室检查的异常改变。尿比重增高，本例符合。

三、诊　　断

中医诊断：烧伤（火毒伤津型）。

西医诊断：烧伤（中度：浅Ⅱ°、25% 面积）。

四、鉴别诊断

本病依据接触热力环境及局部损伤的病史特点鉴别伤情，标准见"相关问题的讨论"。

五、治　疗

小面积轻度烧伤，可单用外治法；大面积重度烧伤，必须内外兼治，中、西医综合治疗。内治原则以清热解毒、益气养阴为主。外治在于正确处理烧伤创面，保持创面清洁，预防和控制感染，促进愈合。深Ⅱ°创面要争取和促进痂下愈合，减少瘢痕形成；Ⅲ°创面早期保持焦痂完整干燥，争取早期切痂植皮，缩短疗程。针对本例，可采取以下内外治法：

（一）中医药内治

（1）治则：清热解毒，益气养阴。

（2）方剂：黄连解毒汤合增液汤加减。

（3）常用药物：黄连、黄芩、黄柏、山栀、银花、连翘、甘草、生地、玄参、麦冬等。口干加鲜石斛、天花粉；便秘加生大黄；尿赤加白茅根、淡竹叶。

（二）外治

（1）清创术：严格遵守无菌操作，尽量清除创面污染。用消毒生理盐水、1%苯扎氯铵或2%黄柏液冲洗创面，轻轻抹去粘附物，剪除失去活力的表皮，直至创面清洁。创面周围皮肤用碘伏或1%苯扎氯铵消毒。

（2）局部可选用京万红烫伤药膏、清凉膏、紫草膏等外涂，暴露或包扎；或用地榆粉、大黄粉各等份，麻油调敷后包扎，隔日换药一次。

（3）水疱的处理：皮肤无破损者，用无菌注射器抽出疱内液体；水疱已破者，用无菌剪刀剪去破损外皮，外用湿润烧伤膏。

六、演变与对策

如果上述治疗不能控制病情则有可能出现如下临床病象。

1. 演变之一

（1）证候：神疲倦卧，面色苍白，呼吸气微，表情淡漠，嗜睡，自汗肢冷，体温不升反低，尿少，全身或局部水肿，创面大量液体渗出。舌淡暗苔灰黑，或舌淡嫩无苔，脉微欲绝或虚大无力。

（2）体征变化：局部体征可以有烧伤深度加重的变化；意识模糊或昏迷，呼吸浅快，血压降低，甚至休克。

（3）实验检查：血常规检查可有红细胞计数、血红蛋白量和红细胞压积显著增高，尿比重明显增高。

（4）病机概括：阴津耗伤，阳气欲脱。

（5）诊断：中医诊断：烧伤（阴伤阳脱型）；西医诊断：烧伤（休克期）。

（6）治疗：宜立即采取抗休克治疗，尽快给予液体疗法和支持疗法，以恢复血容量，纠正酸碱平衡和电解质紊乱。配合以中医药内治及外治。

1）中医药内治

治则：回阳救逆，益气护阴。

方剂：四逆汤、参附汤合生脉散加味。

常用药物：炙甘草、附子、干姜、人参、麦冬、五味子等。冷汗淋漓加煅龙骨、煅牡蛎、黄芪、白芍、炙甘草。

2）外治：Ⅲ°烧伤可外涂碘伏，保持焦痂干燥，防止感染；全身情况好者，于3～6天后分批多次切痂植皮，或保痂开窗植皮；伤员情况及条件不允许切痂植皮时，可采用"蚕食脱痂"法，于伤后2～3周左右痂下自溶时，分批分区剪去痂皮并植皮；亦可外用水火烫伤膏、创灼膏等脱痂。

2. 演变之二

（1）证候：壮热不退，口干唇燥，躁动不安，大便秘结，小便短赤。舌红绛而干，苔黄或黄糙，或焦干起刺，脉洪数。

（2）体征变化：体温升高，局部出现湿性坏疽，局部及周围红、肿、热、痛明显，溃烂处可有流脓。

（3）实验检查：血常规示白细胞总数和中性粒细胞计数明显升高；脓液细菌培养化脓菌生长。

（4）病机概括：火毒炽盛，血热沸腾。

（5）诊断：中医诊断：烧伤（火毒炽盛型）；西医诊断：烧伤（感染期）。

（6）治疗

1）中医药内治

治则：清营凉血解毒。

方剂：黄连解毒汤合犀角地黄汤加减。

常用药物：水牛角、生地、玄参、竹叶心、银花、连翘、黄连、黄芩、黄柏、山栀、丹参、丹皮、麦冬、芍药等。神昏谵语者加服安宫牛黄丸或紫雪丹；气粗咳喘加生石膏、知母、贝母、桔梗、鱼腥草、桑白皮、鲜芦根；抽搐加羚羊角粉、钩藤、石决明；腹胀便秘、恶心呕吐加大黄、玄明粉、枳实、厚朴；呕血、便血加地榆炭、槐花炭、三七、藕节炭；尿少或尿闭加白茅根、车前子、泽泻；血尿加大小蓟、琥珀等。

2）外治：较大面积的感染创面渗液较多，可选用2%黄柏液湿敷；痂下积脓者，要尽快去痂引流，用有效中、西药液浸泡或湿敷。

3）选择有效的抗生素抗感染治疗。

3. 演变之三

（1）证候：疾病后期，低热或不发热，精神疲倦，气短懒言，形体消瘦，面色无华，食欲不振，自汗，盗汗。舌淡，苔薄白，脉细弱。

（2）体征变化：体温、脉搏、呼吸和血压等生命体征趋于平稳，可有轻、中度贫血貌。局部创面脓尽腐脱，肉芽色淡，愈合迟缓。

（3）实验检查：血常规可示轻、中度贫血；血清生化检查提示总蛋白和白蛋白降低等。

（4）病机概括：火毒渐退，气血两虚。

（5）诊断：中医诊断：烧伤（气血两虚型）；西医诊断：烧伤（恢复期）。

（6）治疗：宜采用中药辨证施治为主，配合全身营养支持等治疗。

1）中医药内治

治则：补气生血，助养促愈。

方剂：当归补血汤增味。

常用药物：当归、黄芪、人参、山药、山萸、旱莲草、川芎、白芍、白术、茯苓、银花、桔梗、白芷、甘草。食欲不振加神曲、香谷麦芽、薏苡仁。

2）外治：腐脱新生时，用生肌玉红膏、生肌白玉膏外敷；渗液较多时敷生肌散。

4. 演变之四

（1）证候：面色萎黄，口干少津，纳呆嘈杂，或口舌生糜；舌红而干，苔花剥或光滑无苔，脉细数。

（2）体征变化：同气血两虚证。

（3）实验检查：同气血两虚证。

（4）病机概括：火毒已退，阴伤胃败。

（5）诊断：中医诊断：烧伤（阴伤胃败型）；西医诊断：烧伤（恢复期）。

（6）治疗：

1）中医药内治

治则：养阴益胃，健脾生新。

方剂：益胃汤加减。

常用药物：沙参、麦冬、生地、玉竹、党参、半夏、茯苓、白术、薏苡仁、砂仁、桔梗、白扁豆、山药、莲子肉、甘草。

2）外治：同气血两虚证。

七、相关问题的讨论

（一）烧伤的伤情判断

最基本的要求是烧伤面积的估算和烧伤深度的识别。

1. 烧伤面积的估算

（1）手掌法：伤员本人五指并拢时，一只手掌的面积约占体表面积的1%。此法常用于小面积或散在烧伤的计算。

（2）中国九分法：将全身体表面积分为11个9%的等份，另加1%，构成100%的体表面积，即头颈部为9%；双上肢为2×9%；躯干前后包括外阴部为3×9%；双下肢包括臀部为5×9%＋1%，可作为评估标准。

（3）儿童烧伤面积计算法：小儿的躯干和双上肢的体表面积所占百分比与成人相似。其特点是头大下肢小，随着年龄的增长，其比例也不同。计算公式如下

$$头颈部面积百分比 = [9+（12-年龄）]\%$$

$$双下肢面积百分比 = [46-（12-年龄）]\%$$

2. 烧伤深度的识别

一般采用三度四分法，即分为I°、II°（又分为浅II°、深II°）和III°烧伤（见表8-1）。烧伤的深度可因时间、条件而继续发展，如在烧伤后48小时左右，I°烧伤可因组织反应继续进行而转变为II°；深II°烧伤处理不当可变为III°。因此，在烧伤48小时后应对损伤深度重新复核评估。

表8-1　烧伤深度的识别

分度	深度	创面表现	创面无感染时的愈合过程
I°红斑	达表皮角质层	红肿热痛，过敏表面干燥	2~3天后脱屑痊愈无瘢痕
浅II°水疱	达真皮浅层部分生发层健在	剧痛，感觉过敏有水疱，基底红色潮湿局部肿胀	1~2周愈合无瘢痕，可有色素沉着

续表

分度	深度	创面表现	创面无感染时的愈合过程
深Ⅱ°水疱	达真皮深层，皮肤附件残留	痛觉消失，有水疱，基底苍白，间有红色斑点潮湿	3~4周愈合，可有瘢痕
Ⅲ°焦痂	达皮肤全层，甚至伤及皮下组织、肌肉和骨骼	痛觉消失，无弹力，坚硬如皮革样，蜡白焦黄或炭化，干燥。干后皮下静脉阻塞如树枝状	2~4周焦痂脱落，形成肉芽创面，除小面积外，一般均需植皮才能愈合，可形成瘢痕和瘢痕挛缩

3. 烧伤严重程度分类

为了设计治疗方案，需要对烧伤的严重程度进行分类，我国常分为4度：

（1）轻度烧伤：Ⅱ°烧伤面积在10%（小儿在5%）以下。

（2）中度烧伤：Ⅱ°烧伤面积在11%~30%（小儿在6%~15%）；或Ⅲ°烧伤面积在10%（小儿在5%）以下。

（3）重度烧伤：总面积在31%~50%；或Ⅲ°烧伤面积在11%~20%（小儿总面积在16%~25%或Ⅲ°烧伤在6%~10%）；或Ⅱ°、Ⅲ°烧伤面积达不到上述百分比，但已发生休克、严重呼吸道烧伤（吸入性损伤）或合并其他严重创伤或化学中毒者。

（4）特重烧伤：总面积在50%以上；或Ⅲ°烧伤面积在20%以上（小儿总面积在25%以上或Ⅲ°烧伤在10%以上）。

综上所述，结合本例病史、症状和体征，烧伤面积估算为双手5%加上双足和双小腿20%，共计25%；烧伤深度判定为浅Ⅱ°；烧伤严重程度为中度。

（二）烧伤的现场急救与初期处理

（1）迅速消除致伤原因：应尽快脱离热源现场，如火焰烧伤者应尽快自救或互救灭火，脱去燃烧衣物；如热液浸渍的衣物，可就近以凉水浸泡或冲淋后剪开脱下，避免强脱易加重皮肤损伤。小面积烧伤立即用清水连续冲洗或浸泡，既可减痛，又可带走余热，是方便有效的早期处理方法。

（2）保护受伤部位：创面可用消毒或清洁的敷料、被单、衣服等简单包扎或覆盖，避免污染和再损伤。

（3）维护呼吸道通畅：出现呼吸困难时应立即行气管切开，氧气吸入。呼吸、心跳停止者，立即进行人工呼吸、心脏按压。

（4）止痛、镇静：对大面积烧伤患者，给予口服云南白药、索米痛片或三七粉等止痛药，疼痛剧烈可使用哌替啶、吗啡等；安慰和鼓励受伤者，使其情绪稳定，必要时应用镇静剂，如地西泮等。

（5）建立静脉通道：立即输液，纠正休克。

（6）复合伤处理：对大出血、气胸、骨折等应先实行相应的急救处理。

（7）转运：争取在短时间内，休克未发生前转送医院。

（三）湿润暴露疗法

该疗法将暴露与湿润有机地结合，既避免了一般暴露疗法所造成烧伤损伤带（又名淤滞带，位于坏死层以下，是可复性组织）细胞脱水干涸或发生氧化反应，从而加深烧伤的并发症，又免除了一般包扎疗法所造成的继发感染，加深创面的弊端。该疗法利用中药湿润烧伤膏（光明中医烧伤疮疡研究所研制）湿润创面，液化排除创面坏死层，使创面损伤带在药物的作用下恢复其生机，最大限度地保存创面活组织，通过残存附件上皮组织和毛细血管的再生，使创面以正常皮肤而非瘢痕性修复愈合，具有止痛、抗感染、促进创面愈合、减少瘢痕的作用。大、小面积的烧伤均可使用。

第六节 破 伤 风

一、病 案

患者，男，47 岁。2010 年 9 月 2 日上午 11：00 某院外科急诊。

一、现病史：自觉面部酸胀、咀嚼无力及张口不便 2 天。患者于 2 周前曾因赤脚在田地里劳动时，右足底被泥土中铁钉戳伤，当时自行挤压伤口有少量出血，未予其他处理。2 天前，患者始感觉面部有轻微紧张和胀感，以下颌部为明显，咀嚼食物无力。

刻诊：张口困难，牙关较紧，纳食及睡眠尚可，二便正常。舌淡，苔薄白，脉弦数。

二、既往史：既往无类似病史。

三、个人史：无疫水接触和传染病史，无食物和药物过敏史。

四、体检摘要：T 37℃，P 96 次/分，R 24 次/分，BP 130/85mmHg。

神志清楚，颈软，无抵抗，浅表淋巴结不肿大。两肺呼吸音清晰，未闻及啰音，心率 96 次/分，律齐，未闻及杂音。腹平软，无压痛，未触及包块，肝脾肋下未触及。脊柱及下肢正常，无角弓反张，未引出明显的病理性神经反射。

专科检查：面部表情呈"苦笑"貌，蹙眉、张口困难，牙关紧，两侧瞳孔等大等圆，对光反射存在。右足跟部可见一点状略凹陷伤口已愈合，周围无红肿。

五、实验室及其他检查

(1) 血常规：正常。

(2) 胸部 X 线：无异常。

(3) 脑脊液检查：正常。

二、分 析 思 路

（一）主证分析

本例主要症候是面部酸胀，"苦笑"貌，蹙眉，张口困难，究其病因，盖由外伤染毒，耗伤津液，肝失濡养，拘急为痉所致故以风名之；又因此病来势急骤凶险具有毒的特征故以风毒概其病机，此即《诸病源候论》所谓"金创得风"之意。本例为破伤风的初期表现，风毒在经证。

（二）次证分析

本例尚有牙关紧闭的体征，往往是病情进一步加重发展的征兆，应当引起注意。如临床出现牙关紧闭、角弓反张、四肢抽搐、吞咽、呼吸困难等症，为风毒由经传藏，将导致藏府失和，甚至气血衰败而亡。

（三）病机归纳

金创得风，风毒在经。

（四）西医学认识

本病相当于西医学的破伤风。

西医学认为本病是由破伤风杆菌从伤口侵入人体而致病。破伤风杆菌是一种革兰染色阳性的厌氧梭状芽孢杆菌，广泛存在于泥土和人畜的粪便中，通过皮肤或黏膜的伤口侵入人体，特别是伤口窄而深、有异物、坏死组织多、引流不畅等伤口缺氧的环境下，当机体抵抗力降低时，细菌在伤口局部迅速繁殖，并产生大量外毒素，外毒素有痉挛毒素和溶血毒素两种，引起症状的主要是痉挛毒素。菌体及其外毒素在局部并不引起明显的病理改变，伤口甚至无明显的急性炎症或可能愈合。但痉挛毒素吸收至脊髓、脑干等处，与中间联络神经细胞的突触相结合，抑制突触释放抑制性传递介质，运动神经元因此而兴奋性增强，致使随意肌紧张为痉挛；溶血毒素能引起组织局部坏死和心肌损伤。破伤风毒素还可阻断脊髓对交感神经的抑制，致使交感神经过度兴奋，引起血压升高、心率增快、体温升高、出汗等。其临床表现分为以下四期：

（1）潜伏期：长短不一，一般为 4~14 天，短者可在伤后 24 小时之内，长者在伤后数月或数年。潜伏期越短，病情越严重，预后越差。

（2）前驱期：1~2 天，患者常有头痛、头晕、乏力、多汗、烦躁不安、打呵欠，下颌微感紧张酸胀，咀嚼无力，张口略感不便，创口局部疼痛并有紧张牵制感。

（3）发作期：典型发作症状是全身或局部肌肉强直性痉挛和阵发性抽搐。

（4）后期：因长期肌肉痉挛和抽搐，大量体力消耗，水、电解质紊乱或酸中毒，可致全身衰竭而死亡。或因呼吸肌麻痹引起窒息、心肌麻痹而休克、心搏骤停而危及生命。病程一般 3~4 周，严重者可达 6 周以上。

（五）临床体征意义

根据本例发病特点，有明显的外伤史和下颌微感紧张酸胀、咀嚼无力、张口略感不便以及"苦笑"面容的临床表现，本例诊断为破伤风，尚在前驱期。

（六）实验室及其他检查意义

实验室检查很难诊断为破伤风，因脑脊液检查可以正常，伤口厌氧菌培养也难以发现该菌。血常规检查初期白细胞计数一般正常或偏高，发作期白细胞总数及中性粒细胞数增加，合并肺部感染时，血象明显升高。本例尚在前驱期，实验室检查结果与病期相符。

三、诊　　断

中医诊断：破伤风（风毒在经型）。

西医诊断：破伤风（前驱期）。

四、鉴别诊断

（1）化脓性脑膜炎（温病）：虽有颈项强直、角弓反张等临床表现，但一般无咀嚼肌痉挛和阵发性抽搐。常有高热、剧烈头痛、喷射性呕吐、嗜睡等，神志有时不清。脑脊液检查有压力增高、白细胞计数增多等。

（2）狂犬病（疯犬伤）：有被疯狗、猫咬伤史，潜伏期较长，以吞咽肌抽搐为主，病人呈兴奋恐惧状，喝水不能下咽。并流大量口涎，听到水声或看到水便发生咽肌痉挛，被称为"恐水症"。可因膈肌收缩产生大声呃逆，如犬吠声。很少出现牙关紧闭。脑脊液中淋巴细胞增高。

（3）下颌关节炎、齿龈炎、咽喉炎、腮腺炎：有炎症病灶存在，早期可有张口困难，但无颈项强直。

五、治　疗

破伤风是一种极为严重的疾病，死亡率高，因此必须采取积极的综合治疗措施。中医治疗以熄风、镇痉、解毒为原则。西医治疗原则包括尽快消除毒素来源，中和体内游离毒素，有效地控制和解除痉挛，保持呼吸道通畅和防治并发症等。针对本例，可采取以下内外治法：

（一）中医药内治

（1）治则：祛风镇痉。

（2）方剂：玉真散和五虎追风散加减。

（3）常用药物：生白附、防风、白芷、生南星、天麻、羌活、蝉衣、全蝎、僵蚕等。

（二）外治

（1）清创术：在控制痉挛和应用破伤风抗毒素后或在伤口周围注射破伤风抗毒素 0.5 万～1 万 U 后，进行彻底清创，开放创口，用过氧化氢溶液冲洗和湿敷。

（2）局部外敷玉真散，隔日换药 1 次。

（三）针刺疗法

牙关紧闭，取下关、颊车、合谷、内庭。采用泻法，留针 15～20 分钟。

（四）西医治疗

（1）中和游离毒素：确诊后首次用破伤风抗毒素 2 万～5 万 U（皮试后）静脉滴注或肌内注射，以后视病情变化，每天静脉滴注或肌内注射 1 万～2 万 U，持续 4～6 天。早期应用破伤风人体免疫球蛋白 3000～6000U，一般只用一次。如新生儿破伤风，可用 2 万 U 静脉滴注，亦可作脐周封闭注射。

（2）控制和解除痉挛：本例病情较轻，可用镇静剂和安眠药物，用地西泮 5mg 口服或 10mg 静脉滴注，鲁米那钠 0.1～0.2mg 肌内注射，10% 水合氯醛 15ml 口服或 20～40ml 直肠灌注，以上三种药物可 6 小时交替应用。

（3）应用抗生素：青霉素 80 万～100 万 U，肌内注射，每 4～6 小时 1 次；也可甲硝唑 2.5g/d，分次口服，持续 7 天。

六、演变与对策

如果上述治疗不能控制病情则有可能出现如下临床病象。

1. 演变之一

（1）证候：发作频繁而间歇期短，全身肌肉痉挛、抽搐，牙关紧闭，角弓反张，高热，大汗淋漓，面色青紫，呼吸急促，痰涎壅盛；或伴胸闷腹胀，大便秘结，小便短赤或尿闭。舌红或红绛，苔黄或黄糙，脉弦数。

（2）体征变化：主要是肌肉痉挛由局部逐渐向全身发展，痉挛和抽搐发作次数增加，发作的间歇时间缩短。同时，出现并发症。

（3）实验室及其他检查：血常规检查白细胞总数及中性粒细胞数增加。合并肺部感染时，胸部 X 片提示片状炎症影；发生肺水肿或呼吸衰竭，血气会有变化。生化检查可有电解质和酸碱平衡紊乱。

（4）病机概括：风毒入里，藏府受损。

（5）诊断：中医诊断：破伤风（风毒入里型）；西医诊断：破伤风（发作期）。

（6）治疗：西医治疗为主，中医治疗为辅。

1）西医治疗

中和游离毒素：同前。

控制和解除痉挛：可用冬眠疗法，常用冬眠 1 号（氯丙嗪 50mg，异丙嗪 50mg，哌替啶 100mg），每次用 1/3 或 1/2 剂量，4～8 小时肌内注射 1 次，病情好转后可间歇或逐渐减量。应用时应密切观察生命体征变化。

防治并发症：补充水和电解质，以纠正水、电解质代谢失调。必要时可输全血或血浆，补充营养或中心静脉肠外营养。应用抗生素抑制破伤风杆菌和其他细菌混合感染，可用大剂量青霉素静脉滴注；并发肺部感染者根据菌种选用抗生素。

2）中医药内治

治则：祛风止痉，清热解毒。

方剂：木萸散加减。

常用药物：木瓜、吴萸、防风、全蝎、蝉衣、天麻、僵蚕、胆南星、朱砂、雄黄等。抽搐严重时加蜈蚣、地龙、葛根、钩藤；高热加黄芩、黄连、金银花、生石膏；伤津烦渴加沙参、生地、知母、麦冬、天花粉；大便秘结加生大黄、枳实、芒硝；小便短赤加淡竹叶、车前子、白茅根。

3）外治：同前。创面有残余坏死组织时，可外用五五丹、红油膏。

2. 演变之二

（1）证候：抽搐停止，倦怠乏力，头晕，心悸，口渴，面色苍白或萎黄，时而汗出，牙关不适，偶有痉挛或屈伸不利，或肌肤有蚁行感。舌红瘦，苔光剥，脉细弱无力。

（2）体征变化：局部创口大多已愈合，疾病体征逐渐消退。

（3）实验检查：各项检查指标逐渐趋于正常。

（4）病机概括：阴虚津伤，余邪阻络。

（5）诊断：中医诊断：破伤风（阴虚邪留型）；西医诊断：破伤风（后期）。

（6）治疗

1）中医药内治

治则：益阴养津，疏通经络。

方剂：沙参麦冬汤加减。

常用药物：沙参、玉竹、麦冬、天花粉、芦根、地黄、白芍、甘草。肢体酸楚加葛根、木瓜、徐长卿；肤有蚁行感加防风、钩藤、乌梢蛇。

2）外治：若创面尚未愈合，创面干净，脓尽新生，可用生肌散、生肌白玉膏。

七、相关问题的讨论

（一）破伤风的预防

破伤风是可以预防的疾病。在创伤早期彻底清创，改善局部循环，是预防破伤风发生的关键；此外，还可通过人工免疫，包括自动和被动两种方法，产生较稳定的免疫力。也可配合中药预防。

（1）正确处理伤口：特别是污染的或较深的创口要早期彻底清创。去除坏死组织和异物，对可疑感染的伤口，须畅通引流，不缝合，用 3% 过氧化氢溶液或高锰酸钾溶液冲洗伤口。有的伤口看上去已愈合，应仔细检查痂下有无窦道或无效腔，及时扩创。

（2）预防注射破伤风类毒素：为自动免疫法，是以破伤风杆菌经多代的特殊培养所产生的类毒素为抗原，注射人体后可产生相当高的抗体。此类毒素无毒性，作用可靠，无论平、暂时都可应用。具体方法是："基础注射"共需皮下注射3次，第一次0.5ml，后两次每隔3~6周各注射1ml；第二年再注射1ml，作为"强化注射"；以后每隔5年重复"强化注射"1ml，便能保持足够的免疫力。小儿对本病的自动免疫可与百日咳、白喉等免疫联合实行。有基础免疫力的伤员，伤后只要皮下注射类毒素0.5ml，便可迅速强化机体的抗破伤风免疫力，不需要注射破伤风抗毒素。

（3）常规使用破伤风抗毒素：对创口有污染时，尤其小而深的伤口，伤前未接受自动免疫的伤员，应在伤后24小时内尽早注射破伤风抗毒素（TAT）1500~3000U。因为其作用短暂，有效期为10天左右，因此，对污染严重者，1周后再追加注射1次。抗毒素易发生过敏反应，注射前必须进行皮试，如过敏，应按脱敏法注射。

（4）中药预防：可用蝉衣6~9g研末，每次1g，每日3次，黄酒送服；或玉真散5g，每日3次，黄酒送服，连服3日。

（二）破伤风的护理

破伤风病人应隔离于安静的病房，避免光、声等刺激，避免骚扰病人。注意保持呼吸道通畅，及时吸出口鼻、咽腔的分泌物。因喉头痉挛或痰涎壅盛不易吸出导致呼吸困难或窒息时，应及时行气管切开，必要时人工辅助呼吸。轻症患者在发作间歇期尽量鼓励自行进食，重症患者要定时鼻饲，保证水和营养的摄入。也可行全胃肠外营养。要注意防治并发症，主要是呼吸道的并发症，如窒息、肺不张、肺部感染；防止发作时掉下床、咬伤舌等。要定时翻身、拍背，以利排痰，预防褥疮，要专人护理，防止意外。

（于庆生　张　琦）

第九章 肿瘤术后

第一节 概 述

肿瘤的治疗有手术、放疗、化疗、中医药及生物治疗等各种方法，应根据肿瘤性质、病程和全身状况有所选择。良性肿瘤以手术切除为主；恶性肿瘤则应调动中西医各种有效方法进行系统的治疗。对于实体瘤而言应以手术治疗为首选，必要时系统地给予放、化疗，这是当代西医的规范化治疗，一般在一年内可以完成。根据当代中医外科临床实践的需要，本章只讨论恶性肿瘤患者手术、放、化疗后的中医药综合性治疗。

2006 年 WHO 首次提出癌症是慢性疾病的概念，这在人类抗肿瘤历史上具有划时代的意义。它明确地告诉患者：他（她）所患的不是绝症，也警示医者不能进行过度的治疗。这样的现实呼唤着一种更为体现医学人文关怀的救治，这就是中医药治疗。

一、中医药治疗

恶性肿瘤病人在经历了手术以及放疗、化疗之后可被定义为"肿瘤术后患者"，当代中医临床所面对的肿瘤病人绝大多数就是这一类患者。

随着现代生产力和科学技术的飞速发展，西医学无论是在肿瘤的基础理论、预警防控、技术装备、检测体系、药物材料、治疗方法、人文关怀诸方面都有了更新换代的进展，使肿瘤术后患者的预期生存率得到了明显提高，存活的人数日益增多，这是一个基本事实。

肿瘤治疗是终身治疗，这已形成了全球性共识；那么当西医的手术、放化疗都告结束之后，这些肿瘤患者的后续治疗怎么办？这是一个不容回避的系统社会问题。毋庸讳言，这一任务已经历史性地落在了中医的身上。这是因为中医作为一个有着五千年文明记载的应用型医疗体系，拥有极其丰厚的抗肿瘤资源，完全胜任肿瘤疾病后期扶正祛邪，带病延年的医疗任务。其次，各级中医医院是现代中医理念和医治手段的平台，同样可以对肿瘤患者实施医学预警监控，患者在这样的系统控制下是安全和有医学保障的。正因为如此，越来越多的肿瘤术后患者选择中医药作为其延续生命的医疗手段，国家也越来越加大了在这一方面的投入。在此形势下，中医应该如何应对？是回避，依然以"中医就是调理调理的"腐朽声调来搪塞现代社会的需求，还是肩负起应有的历史使命，与时俱进，这是中医人的一个历史性选择。肯定的答案是后者，这就是越来越多的中医人投入到中医药抗肿瘤队伍中来的原因。

高秉钧《疡科心得集》谓"疡科亦有四绝证，谓失荣、舌疳、乳岩、肾岩翻花是也。"分别相当于当代临床的颈部原发或继发性恶性肿瘤、舌癌、乳腺癌、阴茎龟头癌，随着 21 世纪生产力的巨大发展，人民卫生保健水平的空前提高，这些所谓的绝症已不是当代肿瘤疾病谱上的主要杀手且大部亦非常见，所以本教材对传统的瘤岩章节进行了增删；删去了失荣、舌疳、肾岩翻花，增加了石瘿、噎膈、反胃、肝积、尿血、精室岩、锁肛痔，改章名为"肿瘤术后"，以此反映当代社会的客观需求，这一点是教育学的宗旨，也是本教材进行该领域革新的出发点。

二、中医外科学的任务

在经过近三个五年计划的发展后，当今中医界所具备的现代科技包括现代医学和技术装备水平已接近或基本等同于一般的西医医院。外科手术尤其是常见疾病的手术已然胜任社会的需求，这是作为我国医疗卫生保障主体所必须具备的基本功能。由此，中医外科医师们也就自然地掌握了外科手术理论和技能。而这些出自高等中医院校的医师们都进行过系统的中医理论学习和技能培训，因此具备治疗肿瘤疾病的中西医双重能力，这是中医外科承担上述任务的基本条件，也是本教材进行该领域革新的支撑点。

当手术摧毁了恶性肿瘤负荷，对病变脏器施行了根治性或减状性切除后，紧接着的是重建相关脏器结构和连续性的完整，以适应生命活动的需要。这种解剖学的改变必将引发相关脏器或系统的生理功能变化，而中医病机的构建正是基于人体功能态的演变，如何对这一新的临床实践进行理论总结是当代中医学所面临的挑战。这其中既有坚守中医学核心思想的理论原则又有解决基于解剖结构性变化所带来的新问题。将手术改变与中医药理论体系联系起来思考，达到两者的渐进渗透、交融从而满足肿瘤术后患者的生存需求，这是中医外科学的历史任务，也是对中医继承与发展这一永恒主题的有益探索。例如，一位胃癌患者施行了全胃切除，空肠-食管 Roux-en-Y 吻合术；如果该病人发生了胃痛，则与解剖结构正常者的胃痛，除去个体差异外，其疼痛的表现会有很大的不同，这就需要中医理论与实践作出新的回答。在中医诊治时对于这类病人除遵循传统中医理论如："胃为仓廪之官，主受纳"、"脾主运化，与胃相表里"等等之外，如能以悟性思维的方式融入上述手术后的解剖改变则病机构建思路和辨证内容就会更开阔，更为丰富，所以也就更符合当代社会的要求。其他如食管癌术后的顽固性水样腹泻；直肠癌 Miles 术后的腹痛腹泻等，其病机概括均不出中医理论之右，但也必须考虑解剖结构改变的因素才能取得桴鼓相应的疗效。今天到中医院就诊的肿瘤术后患者还有一个特点就是都会带着既往的疾病资料，包括手术后的出院总结，各种血清学、免疫学、病理学、影像学资料等。由于中医院是其整个治疗环节的最后一站，所以带来的资料尤其为多。这些资料均具有定性定量的概念属性所以不能直接作为病机构建的基础；但可以进行象思维转化，转化为如同"风寒暑湿燥火"那样的悟性思维元素，通过直接视觉冲击，象以尽意，加入到病机的构建之中，这就是现代中医临证思维的发展。如果因种种原因抵制这一发展则将自拒于现代中医临床之外，这不是高等中医教育所应追求的目标。而影像学所显示的手术后解剖学结构改变对于有手术实践经历的外科医师而言是更为容易理解和开阔思路的启示，这是本教材进行该领域革新的期望点。

三、病 机 概 说

恶性肿瘤相当于传统中医的"岩"，为外科疾病中最凶险者。因其质地坚硬，表面凹凸不平，形如岩石而得名。古代的"岩"、"嵒"、"巖"等字义与"癌"相通。其临床特点是：多发于中老年人；局部肿块坚硬，高低不平，皮色不变，推之不移；溃后如翻花，色紫恶臭，疼痛剧烈；全身症候危重，难于治愈，预后不良。综合病机当为正气亏损，藏府衰败，气痰瘀浊毒坚结而成。《医宗必读·积聚侯》所言"积之成者，正气不足而后邪气踞之"，正中肯綮。

在本病理论体系内经常被使用的六淫浊气、七情内伤、饮食不节、藏府失调衰败等等都应该是基于临床症候群的能够规定治则的病机要素。而岩的症候表现极其广泛、多样、严重、恶劣，充分展示出"毒"的病机内涵，这是岩在病机构建方面的主要特点。

由上述，在确立治则、方药时遵循"审证求因"，"审因论治"的原则是非常重要的。不能简单地将西医病理套用到中医的病机构建中，而必须将手术所见、影像学资料所见，各级实验室指标数据所见等进行象思维转化，转化为取类比象的病机要素，从而使之能参与病机的构建，这就是"观物取象"，"象以尽意"，"意者医也"的抽象过程。这其中不存在所谓的"微观辨证"之说，这不仅在理论上是荒谬的，在实践上也是根本行不通的。

因此，在治则的确立和遣方用药时应该忠实于病机的实在，切忌盲目地从脑癌到直肠癌，从皮肤癌到骨癌，无一例外地在各种不同肿瘤疾病的处方中堆砌大队极为相似的"抗癌虫类药"、"抗癌中药"；这不仅违背了中医药学的基本理论，也是危险的非医学行为。因为目前中药抗癌的研究水平大部还处于体外细胞株或体内移植瘤的层面，仅仅是以某癌种的亚细胞株为观察对象，因此某味"抗癌中药"只具有抗该癌株某种特异性生物学行为的意义而无普遍性。

病机的主体地位，理法方药的统一性是中医临证的生命线，也是治疗肿瘤术后病人的指导思想。

四、常用中药

此为治疗肿瘤患者时可供选择的常用中药，临证时尚须根据病机、治则，遣方用药。重视扶正基础上的祛邪解毒，时时顾护正气，始终将培育病人自身的抗病能力放在第一位，这是辨证法的思维。

1. 清热解毒类

常用药物：金银花、紫花地丁、连翘、石上柏、肿节风、山豆根、板蓝根、蜀羊泉、黄连、黄芩、黄柏、大黄、栀子、芦荟、浙贝母、桑叶、龙胆草、虎杖、金钱草、金荞麦、金沸草、鱼腥草、青黛、拳参、四叶参、半枝莲、半边莲、白花蛇舌、墓头回、蛇莓、马鞭草、凤尾草、紫草、苦参、蒲公英、重楼、野菊花、藤梨根、夏枯草、地骨皮、柴胡、干蟾皮。

2. 活血化瘀类

常用药物：三棱、莪术、桃仁、红花、赤芍、王不留行、石见穿、急性子、乳香、没药、川芎、丹参、川楝子、乌药、当归尾、五灵脂、蒲黄、大黄、平地木、落得打、桔梗、大黄、大蓟、菝葜、鬼箭羽、虎杖、水红花子、降香、柴胡、枳壳、槟榔、木香、穿三甲、守宫、地龙、蜣螂虫、水蛭、虻虫、地鳖虫、蜂房、皂角刺、姜黄、山棱、莪术。

3. 化痰软坚类

常用药物：蜈蚣、全蝎、、僵蚕、乌梢蛇、南星、天竺黄、香橼、半夏、海藻、昆布、山慈菇、僵蚕、全瓜蒌、白芥子、鳖甲、牡蛎、夏枯草、陈皮、青皮、香附、枳壳、枳实、柴胡、橘核、荔枝核、郁金、厚朴、佛手、杏仁、葶苈子、大贝母、白芥子、佛手、冬凌草、牡蛎、海蛤壳、礞石、芒硝。

4. 疏肝理气类

常用药物：柴胡、橘叶、香附、枳壳、八月札、九香虫、佛手、郁金、川楝子、青皮、陈皮、枳壳、槟榔、厚朴、地耳草、九香虫、绿萼梅、砂仁、蔻仁、白术、木香、刀豆壳、高良姜、莱菔子、海藻、旋复花、月季化、玫瑰花。

5. 补益气血类

常用药物：太子参、党参、人参、黄芪、白术、茯苓、山药、莲子、薏苡仁、芡实、扁豆、枸杞、桑椹、当归、黄芪、熟地、黄精、丹参、白芍、阿胶、何首乌、红枣、龙眼肉、鸡血藤、鸡矢藤、甘草。

6. 养阴类

常用药物：知母、玄参、天花粉、熟地、石斛、百合、生地、天门冬、麦冬、枣仁、龟版、鳖甲、首乌、白芍、沙参、枸杞子、知母、丹参、山茱萸、黄精、海参、淡菜、西洋参。

7. 温阳类

常用药物：仙茅、仙灵脾、肉桂、补骨脂、淫羊藿、巴戟天、锁阳、附子、肉桂、姜半夏、菟丝子、肉苁蓉、肉豆蔻、麻黄、白芥子、细辛、干姜、炮姜、乌药、川乌、草乌、鹿角、鹿角霜、鹿角胶、鹿茸、蛤蚧。

（潘立群）

第二节 石 瘿

一、病 案

2010 年 7 月 14 日上午 9：30 某院外科门诊。

一、现病史：李某，女，38 岁。1 个月前患者颈部出现肿块，未有明显痛感，前往当地医院检查，未查出病因。现自觉肿块增大，有咽喉阻塞感来诊。超声提示：甲状腺左叶内见 1.9 cm×1.3 cm 低回声结节，边界模糊，内部微小钙化呈簇状分布；内部血流丰富，分布杂乱，走行不规则。

刻诊：颈部肿块，质硬，吞咽时活动度差，全身症状不明显。舌质淡红，苔薄腻，脉弦。

二、既往史：身体健康，无类似病史。

三、个人史：否认有传染病史。

四、体检摘要：T 36.6℃，P 70 次/分，BP 110/65mmHg，R 14 次/分。

神清，查体合作，皮肤、巩膜无黄染，心率 70 次/分，律齐，各瓣膜听诊区未及病理性杂音。两肺呼吸音清，腹平软，肝脾肋下未及，未引出病理性神经反射。

专科检查：气管居中，左侧甲状腺触及一肿块，皮色不变，质地较硬，触之不痛，随吞咽的活动度差；颈部触及 3 枚肿大的淋巴结，较硬，活动度存在。

五、实验室及其他检查

（1）血 T_3、T_4、FT_3、FT_4、TSH 正常；基础代谢率、摄碘率检查均正常。

（2）B 超检查：甲状腺左叶内见 1.9 cm×1.3 cm 低回声结节，边界模糊，内部微小钙化呈簇状分布；内部血流丰富，分布杂乱，走行不规则。

（3）甲状腺核素扫描：提示甲状腺左叶单个边缘模糊的冷结节。

（4）甲状腺针吸细胞学检查：左甲状腺乳头状癌。

二、分析思路

（一）主证分析

本例的主要症候为颈前甲状腺肿块。其特点是肿块质地较硬，吞咽时肿块活动度差，无明显疼痛，生长较快。乃因肝气郁滞，脾失健运；气郁、湿痰、瘀血化毒凝滞而成。

（二）次证分析

咽喉阻塞感，舌质淡红，苔薄腻，脉弦。皆提示痰气交阻，气机不畅。

（三）病机归纳

肝脾失调、痰湿凝滞，血行不畅，气痰瘀毒互结，留注于结喉而成本病。

（四）西医学认识

本病相当于西医学的甲状腺癌。

甲状腺癌的病因尚未明了，可能与碘缺乏及高碘、TSH升高、致甲状腺肿物质刺激、放射线外照射，以及性激素的作用等多种因素有关。从而导致促甲状腺素分泌增加，刺激甲状腺细胞增生和癌变。另外，一些良性甲状腺肿，如功能亢进性甲状腺肿，结节性甲状腺肿及甲状腺单发结节并发癌瘤者分别约为2%、5%及20%，一般认为系在良性甲状腺肿基础上的癌变。

（五）临床体征意义

患者一般情况良好，无重要脏器及其生命指征的改变。颈部甲状腺肿块，触之不痛，质地较硬，活动度差，生长较快，提示甲状腺恶性肿瘤的可能性为大。

（六）实验室及其他检查意义

B超提示符合甲状腺癌的特征。

血 T_3、T_4、FT_3、FT_4、TSH正常；基础代谢率、摄碘率检查均正常。提示甲状腺功能无改变。

甲状腺核素扫描符合甲状腺癌的特征表现。

甲状腺针吸细胞学检查：左甲状腺乳头状癌。

三、诊　　断

中医诊断：石瘿（痰瘀毒互结型）。

西医诊断：甲状腺癌（乳头状癌）。

四、鉴别诊断

（1）结节性甲状腺肿（气瘿）：病程较长；初多表现为双侧腺叶弥漫性肿大，继而产生多个大小不等的结节，表面光滑，质韧或较软，可随吞咽上下移动；肿块很少产生压迫症状。

（2）桥本甲状腺炎（瘿痈）：女性多见，表现为双侧甲状腺对称性肿大，质韧硬，日久可触及结节，扪诊整个腺叶轮廓均坚实，扫描示甲状腺内碘分布普遍稀疏。测定甲状腺自身抗体效价升高。

（3）甲状腺腺瘤（肉瘿）：甲状腺肿块肿势局限，表面光滑，界限清楚，质地坚韧，活动度好，能随吞咽动作上下移动，生长缓慢，预后好。

五、治　　疗

手术是除未分化癌以外各型甲状腺癌的基本治疗方法，并辅助应用核素、甲状腺激素及外照射等治疗。同时积极配合中医治疗，中医治疗以解郁化痰、活血、养阴为原则。根据患者临床上的病理分型及病情的轻重不同，选择具体的手术方式和治疗方案。

本例患者首选手术疗法。

（一）手术治疗

手术方式选择：本例为甲状腺癌（乳头状癌），结合病情考虑采用甲状腺全切加颈部淋巴结廓清术。

（二）围手术期中医药治疗

1. 术前治疗

（1）治则：解郁化痰，活血软坚。

（2）方剂：海藻玉壶汤加减。

（3）常用药物：海藻、昆布、生龙骨、生牡蛎、夏枯草、枳壳、黄药子、三棱、莪术、白花蛇舌草、山慈菇、蛇六谷等。

2. 术后治疗

（1）术后乏力

1）证候：全身乏力，不思饮食，神疲气短，皮肤和皮下组织水肿，毛发疏落，性情淡漠，反应迟钝，性欲减退。舌质淡，苔薄白，脉沉细。

2）病机概括：手术伤正，气血不足。

3）治则：扶助正气，益气养血。

4）方剂：八珍汤加减。

5）常用药物：黄芪、党参、茯苓、白术、当归、白芍、川芎、熟地黄、炙甘草、肉桂、生姜、何首乌、山茱萸、淫羊藿、夏枯草。

（2）术后抽搐

1）证候：指端或嘴部麻木和刺痛，手足与面部肌肉痉挛，手足搐搦，儿童可见惊厥或癫痫样全身抽搐。轻者可见烦躁、激动、口干、失眠。舌质红，苔少，脉弦细。

2）病机概括：阴津亏虚，筋脉失濡，内风胸动。

3）治则：补益气阴，平肝息风。

4）方剂：滋阴平肝潜阳汤加减。

5）常用药物：天麻、钩藤、决明、川牛膝、杜仲、益母草、桑寄生、夜交藤、朱茯神、熟地黄、川芎、首乌、山萸肉、龟板、龙骨、牡蛎。

（3）术后声音嘶哑

1）证候：声音嘶哑，失音，或发音无力，声调变低，或味觉丧失，吞咽活动障碍，流质饮食易被误吸入气管，引起呛咳，重者出现呼吸困难甚至窒息、死亡。舌质暗淡，舌苔白，脉沉细。

2）病机概括：肺肾气阴两虚，声门失其濡养。

3）治则：益气养阴，化瘀通络。

4）方剂：沙参麦冬汤加减。

5）常用药物：麦冬、沙参、天冬、百合、半夏、丹参、蝉蜕、桔梗、胖大海、木蝴蝶、山豆根、菊花、薄荷。

（4）术后恶心

1）证候：恶心，呃逆不止，甚则呕吐，影响纳食，胃脘胀满不适，乏力。舌质淡，舌体胖有齿痕，舌苔白微腻，脉沉。

2）病机概括：气机紊乱，胃失和降。

3）治则：疏理气机，和胃降逆。

4）方剂：丁香柿蒂汤加减。

5）常用药物：丁香、生姜、柿蒂、人参、半夏、陈皮、茯苓、甘草。

六、相关问题的讨论

（一）中医药预防复发

甲状腺癌总的病机是正气不足，邪毒内生。甲状腺癌术后，多致气血亏虚，更因术后采用常规放疗、化疗，正气更虚。正气不足，则邪毒留恋难祛，易致复发。因此在治疗上，注重扶助正气，健脾养血、养阴生精，同时辨证选用解毒排毒抗癌的中药。选用黄芪、党参、茯苓、白术等益气健脾和胃；黄精、地黄、何首乌、山茱萸等养阴生精；在辨证的基础上选择夏枯草、白花蛇舌草、石见穿、冰球子、龙葵等解毒排毒抗癌祛邪。

石瘿术后复发是现代医学界一个很棘手的难题，在临床上中医中药治疗可明显减少复发，总的治疗思路仍然是根据患者的具体情况以辨证论治为主，选择具有软坚散结、活血化瘀、疏肝解郁、理气化痰、益气养血等药物，其抗复发机制仍待进一步研究。

（二）内分泌治疗

甲状腺癌做次全或全切除术后患者应终身服用甲状腺素片，以预防甲状腺功能减退及抑制 TSH。乳头状癌和滤泡癌均有 TSH 受体，TSH 通过其受体能够影响甲状腺癌的生长。甲状腺素片的剂量，应根据 TSH 水平来调整，但是对于 TSH 抑制的精确范围，尚缺乏足够有效的数据支持。一般来讲，有残余癌或复发高危因素的患者，TSH 应维持在 0.1mU/L 以下；然而复发低危的患者 TSH 应维持在正常下限附近；对于有实验室及其他检查阳性但无器质性病变（甲状腺球蛋白阳性、影像学阴性）的低危组患者，TSH 应维持在 0.1～0.5mU/L；对于长年无病生存的患者，其 TSH 或许可以维持在正常参考值内，可用左甲状腺素钠片，每天 75～150μg，并定期测定血 T_4 和 TSH，根据结果调整药量。

第三节　乳　岩

一、病　案

患者，女，54 岁。2005 年 9 月 20 日上午 9：00 某医院乳腺外科门诊。

一、现病史：1 年前右乳房外侧发现肿块如花生粒大小未予治疗，近 3 个月来增大迅速。

刻诊：肿块如梅李大小，质地坚硬，与皮肤粘连，腋下触及肿物，潮热，自汗盗汗，夜眠差，腰酸膝软，口干引饮、纳呆、便秘。舌红边有瘀斑，苔光剥，脉细涩。

二、既往史：既往体健，否认传染病史与药物过敏史。

三、个人史：33 岁结婚，育有 1 子，人工喂养，4 年前绝经。

四、体检摘要：T 37℃，P 76 次/分，R18 次/分，BP110/70mmHg。

神清，查体合作。心界无扩大，各瓣膜听诊区未及病理性杂音，两肺呼吸音清，腹平软，未及包块，肝相对浊音界右腋中线位于第 7 肋间隙，脾肋下未及，胸腹壁静脉无曲张，未引出病理性神经反射。

专科检查：双乳下垂，右乳房外上象限扪及 3cm×3cm 肿块，表面隆起，质地坚硬，边界不清与皮肤有粘连，酒窝征（+）肿块基底移动度存在，右乳头上抬略凹陷，挤压中央区有单孔血性溢液，色暗红；右腋下可及一枚 1cm×1cm 大小肿大淋巴结，质韧，活动尚可，无压痛；双侧锁骨上凹未触及肿大淋巴结。左乳房扪及广泛分布的片块状结节，未扪及实质性肿块。

五、实验室及其他检查

（1）乳房钼靶 X 片：右乳外上象限可见 2.5cm×2cm 高密度肿块影，边缘不光滑，有毛刺样改变，肿块内见成簇不规则沙砾样钙化灶，肿块周边有扩张血管影，腋下见 3 枚肿大淋巴结影，右乳头后可见扩张导管影。

（2）乳房彩色多普勒超声：右乳肿块截面 2.5cm×2.5cm，形态不规则，呈蟹足样改变，内部回声不均匀，可见点状强回声，周围组织回声增强，后方回声衰减，乳房后间隙清晰。CDFI 见肿块内血流丰富，血流信号Ⅲ级。

（3）乳房肿块空芯针穿刺活检：（右）乳腺浸润性导管癌。

二、分 析 思 路

(一) 主证分析

本例主要症候是右乳房肿块，分析即应紧扣这一症候展开。其特点是表面隆起，质地坚硬，边界不清与皮肤有粘连，酒窝征（+），彰显痰瘀胶结之象；右乳头上抬，乳头溢血，腋下扪及肿大之淋巴结说明此痰瘀胶结已超出一般范畴，凸现邪毒结滞之特点；此为临证思维第一层次，局部辨证病机当为痰瘀毒胶结于乳。

(二) 次证分析

潮热，盗汗，夜眠差，腰酸膝软，提示肾之气阴亏虚而虚火内蕴；自汗、口干引饮、纳呆、便秘，乃脾胃气阴不足，病位应在脾肾，此为临证思维第二层次，整体辨证病机当为脾肾亏虚，舌红边有瘀斑，苔光剥，脉细涩，与痰瘀毒胶结之象一脉相承。

(三) 病机归纳

脾肾亏虚，虚火痰瘀毒结于乳而成。

(四) 西医学认识

本病相当于西医学的乳腺癌。

乳腺癌是女性最常见的恶性肿瘤之一，其发病率呈上升趋势，迄今为止，对乳腺癌的病因及其发病机制尚未明了，还不能用已知的单因素及多因素来完全解释乳腺癌的发生、发展与转归。常见的危险因素有：①初潮年龄，绝经年龄，初产年龄；②家族史；③乳腺良性疾病；④饮食因素及肥胖；⑤内分泌因素及激素；⑥电离辐射；⑦不良生活习惯；⑧病毒感染等。

(五) 临床体征意义

恶性肿瘤没有炎症坏死改变，所以患处皮色正常；恶性肿瘤生长迅速，内部张力较大，故质地坚硬；因其浸润性生长，与周边组织界限不清，侵及皮下纤维结缔组织，故出现皮肤内陷的酒窝征，乳头受牵拉出现内陷歪斜；肿瘤浸润生长，突破乳腺导管造成局部出血，引发乳头血性溢液；肿瘤细胞淋巴道转移导致同侧腋窝下淋巴结肿大。

(六) 实验室及其他检查意义

乳房钼靶 X 片和乳房彩色多普勒超声均提示乳房恶性肿瘤表现，空芯针穿刺组织病理学检查明确诊断。

三、诊   断

中医诊断：乳岩（正虚毒蕴型）。
西医诊断：乳腺癌（II_b 期）。

四、鉴 别 诊 断

（1）乳腺纤维腺瘤、巨纤维腺瘤（乳核）：该病多见于 20~45 岁妇女。肿块多单发，缓慢增大，少数可能增大较快。形态大多呈圆形或椭圆形，但其境界清楚，具有包膜，肿块不与皮肤粘连，可资鉴别。

（2）乳腺脂肪坏死（乳核）：本病多发生于 40 岁以上中老年妇女，尤以体形肥胖者之乳腺肥大及下垂型乳房更易发生。近半数病人有乳腺外伤、手术或穿刺史等，可见局限性肿块光滑，若为皮下型则肿块坚实与皮肤粘连，活检可明确诊断。

（3）浆细胞性乳腺炎（粉刺性乳痈）：浆细胞性乳腺炎多见乳晕部肿块，乳头先天性凹陷多见。生长缓慢，急性炎症与慢性炎症交替反复发病，是其发病特点，活检可明确诊断。

五、治　　疗

针对本病例，采用手术、化疗、放疗、内分泌、中医药的综合治疗是当前的共识，以手术为首选。

（一）手术治疗

手术方式选择：本病例为Ⅱ_b期乳腺癌，考虑采用保留胸大小肌的改良根治术，切除右乳并清扫淋巴结。

（二）围手术期中医药治疗

1. 术前治疗

（1）治则：健脾益肾，散结解毒

（2）方剂：脾肾双补丸合神效瓜蒌散加减。

（3）常用药物：黄芪、党参、莲肉、菟丝子、五味子山、萸萸肉、怀山药、地黄、巴戟天、瓜蒌、当归、柴胡、白芍、白术、茯苓、香附、郁金。

2. 术后治疗

（1）气血两虚

1）证候：面色无华，神疲懒言，自汗、纳呆、口干引饮、便溏，舌淡、苔薄白腻、脉细滑。

2）病机概括：气血两虚，脾胃失健。

3）治则：调补气血，健脾和胃。

4）方剂：八珍汤加减。

5）常用药物：黄芪、党参、白术、茯苓、熟地、当归、白芍、山药、神曲、山楂、陈皮、砂仁、薏苡仁、甘草。

（2）正虚肤溃

1）证候：手术横切口长约 30cm，其周边上下 40cm×10cm 范围肤色紫暗，水肿，近切缘皮肤黑枯，渗出黄色黏稠滋水，闷痛。口黏少苦、身倦怠卧，纳差、便溏。舌淡，苔腻，脉细滑。

2）病机概括：正虚肌肤湿蕴。

3）治则：益气养血，托毒外出。

4）方剂：苍术泽泻丸合托里消毒散加减。

5）常用药物：苍术、泽泻、枳实、秦艽、地榆、皂角子、党参、当归、山甲、茯苓皮、生黄芪、生甘草、薏苡仁、补骨脂。

6）外治法：积极引流坏死疮面，红花酒精液局部湿敷，提脓祛腐法祛除坏死组织，消灭创面无效腔。

（3）上肢水肿

1）证候：右上臂水肿，紧张，疼痛，指掌活动不利，外展、上举受限，桡动脉搏动正常。胃纳正常，两便无异。舌淡红，苔薄，脉弦滑。

2）病机概括：水瘀互结。

3）治则：活血化瘀，通络消肿。

4）方剂：补阳还五汤合羌活胜湿汤加减。

5）常用药物：黄芪、赤芍、川芎、桂枝、桃仁、红花、羌活、桑枝、地龙、茯苓、泽泻、车前草。

（三）化疗后的中医药治疗

中医药配合化疗的目的在于增强化疗药物的疗效，减轻其毒副反应，保持机体内环境的稳定和良好的体质状况，提高化疗完成率及远期疗效。

1. 胃肠功能紊乱之脾胃失和证

（1）证候：食欲减退，恶心干呕，腹胀、腹痛或腹泻，神疲乏力，面色少华，皮肤干燥。舌淡红，苔剥，脉细滑。

（2）病机概括：脾虚胃失和降。

（3）治则：益气健脾，和胃降逆。

（4）方剂：香砂六君子汤加减。

（5）常用药物：木香、砂仁、法半夏、陈皮、党参、白术、茯苓、甘草、苏梗、鸡内金、神曲、谷麦芽。

2. 骨髓功能抑制之肝肾阴虚证

（1）证候：面色晦暗，头晕乏力，腰膝酸软，五心烦热，消瘦。舌质淡，苔薄，脉细弱。白细胞、血小板持续计数低于正常。

（2）病机概括：肝肾阴虚。

（3）治则：滋补肝肾。

（4）方剂：六味地黄丸加减。

（5）常用药物：熟地、山茱萸、党参、白术、茯苓、丹皮、泽泻、山药、枸杞子、女贞子、陈皮、龟板、鳖甲、阿胶。每日1剂，水煎服。

3. 药物性肝损害之肝胆湿热证

（1）证候：面目皮肤黄染，食欲不振，口苦，恶心，神疲乏力，右胁胀痛，大便秘结，小便黄赤。舌质暗红，舌苔薄黄或腻，脉弦滑。

（2）病机概括：肝胆湿热内蕴。

（3）治则：清利肝胆湿热。

（4）方剂：茵陈蒿汤加减。

（5）常用药物：茵陈、山栀子、生大黄（后下）、丹皮、黄柏、赤白芍，郁金、五味子、垂盆草、车前草、田基黄、薏苡仁、莱菔子。每日1剂，水煎服。

4. 脱发之肾虚证

（1）证候：轻则头发稀疏，重则脱光，伴神疲乏力，心悸，气短，失眠。舌质淡红，舌苔薄，脉沉细无力。

（2）病机概括：肾虚发失滋养。

（3）治则：补肾育发。

（4）方剂：七宝美髯丹加减。

（5）常用药物：何首乌、女贞子、茯苓、枸杞子、菟丝子、山茱萸、淫羊藿、生地、鹿角胶、阿胶、当归、牛膝。每日1剂，水煎服。

（四）放疗后的中医药治疗

中医药与放射治疗相结合的目的和作用包括三个方面：一是防治放射治疗引起的不良反应及后遗症；二是发挥中医药的放射增敏作用；三是放射治疗后，运用中医药巩固疗效以减少复发及转移，改善生存质量。

1. 放射性皮炎之火毒蕴肤证

（1）证候：皮肤干燥，热痛，进而脱皮屑，脱皮毛，瘙痒难忍，重则皮肤皲裂，渗水。舌质红，舌苔黄或腻，脉细数。

（2）病机概括：火毒内蕴，灼伤肌肤。

（3）治则：清热解毒，滋阴养血。

（4）方剂：五味消毒饮合当归饮子加减。

（5）常用药物：金银花、天葵子、蒲公英、紫花地丁、白鲜皮、当归、黄芪、生地、白芍、川芎、何首乌、防风、白蒺藜。

2. 放射性肺炎之燥伤肺络证

（1）证候：胸闷气急，咳嗽，痰多，不易咯出，口干舌燥。舌质红，舌苔薄黄，脉弦数。

（2）病机概括：燥伤肺络，痰热内蕴。

（3）治则：养阴清肺，化痰通络。

（4）方剂：清燥救肺汤加减。

（5）常用药物：党参、麦门冬、生地、玄参、沙参、百合、天花粉、白鲜皮、芦根、桑白皮、杏仁、瓜蒌、浙贝母、炙甘草。

3. 放射性口腔炎之火毒伤阴证

（1）证候：咽喉肿痛，口腔黏膜溃疡，口干舌燥。舌质红，舌苔薄，脉细数。

（2）病机概括：肺胃火毒内蕴。

（3）治则：清火解毒，养阴生津。

（4）方剂：甘露饮加减。

（5）常用药物：生地、熟地、天门冬、麦门冬、陈皮、石斛，知母、金银花、天花粉、野百合、丹皮、沙参、白茅根、半枝莲、丹参。

六、演变与对策

如果上述治疗不能控制病情则有可能出现如下临床病象。

（1）证候：肿块扩大，形成癌性溃疡，溃后肉坚，渗流血水，不痛或剧痛，臭秽虽异香不能解。精神委靡，面色晦暗或苍白，咳嗽，纳少，胁痛，心悸失眠。舌紫或有瘀斑，苔花剥，脉细涩。

（2）体征变化：病变范围增大，肿块溃烂，疮面凹陷似岩穴，时渗紫红血水，伴全身营养障碍表现。

（3）实验室及其他检查：水电解质平衡紊乱，创面液体涂片检查可见癌细胞。

（4）病机概括：正虚毒盛。

（5）诊断：中医诊断：乳岩（正虚毒炽型）；西医诊断：乳腺癌（Ⅲb 期）。

（6）治疗

1）中医药内治

治则：舒肝溃坚，托里解毒。

方剂：舒肝溃坚汤加减。

常用药物：当归、陈皮、柴胡、僵蚕、石决明、川芎、山甲、香附、白芍、红花、生黄芪、生甘草、茯苓、熟地、山药、半支莲、白花蛇舌草、石见穿等。

2）外治

A. 海浮散

方药：乳香、没药。

用法：将药粉掺于患处，外敷生肌玉红膏或红油面。

B. 桃花散

方药：白石灰、生大黄。

用法：撒于患处，紧塞创面，加压包扎。

C. 紫花茄叶：取紫花茄鲜叶晒干或烘干，研细末，过筛装瓶高压消毒备用。用时将药粉撒在癌的溃烂面上，覆盖2层消毒纱布，每天用药1~2次。换药时可用淡茶水或生理盐水洗去创面污物，再行上药。

七、相关问题的讨论

特殊类型乳腺癌：

（1）炎性癌：临床少见，多发于青年妇女，半数发生在妊娠或哺乳期。起病急骤，乳房迅速增大，皮肤肿胀，色红或紫红色；但无明显的肿块。转移甚广，对侧乳房往往不久即被侵及。早期即可出现腋窝部、锁骨上淋巴结肿大。本病恶性程度极高，病程短，常于一年内死亡。

（2）湿疹样癌：临床较少见。皮肤表现类似慢性湿疮，乳头和乳晕的皮肤发红，轻度糜烂，有浆液渗出因而潮湿，有时覆盖着黄褐色的鳞屑状痂皮。病变皮肤质硬，与周围分界清楚。多数患者感到奇痒，或有轻微灼痛。数年后病变蔓延到乳晕以外皮肤，色紫而硬，乳头凹陷。破溃后易于出血，逐渐乳头蚀落，疮口凹陷，边缘坚硬，乳房内也可出现坚硬的肿块。

第四节 噎膈

一、病案

患者，男，64岁。2013年9月1日上午9：00某医院心胸外科门诊。

一、现病史：患者半年前进食干饭梗阻感，稀饭、面条无阻碍，无呃逆嗳气、恶心呕吐，无胸骨后灼烧感。当时未予以重视，近半月来自觉症状加重，入睡难，易惊醒，遂至当地医院查胃镜提示：食管鳞状上皮细胞癌。

刻诊：吞咽梗阻，胸骨后疼痛。无呃逆反酸，发声正常。舌质暗罩紫气，苔薄腻，脉弦滑。

二、既往史："高血压病"20余年，服"苯磺酸氨氯地平分散片"，血压控制正常；"青霉素"过敏史。

三、个人史：吸烟30余年，每日10支。

四、体检摘要：T 36.38℃，P 84次/分，R 19次/分，BP 129/99mmHg。

神志清楚，查体合作。锁骨上淋巴结无肿大，气管居中，甲状腺未及肿大。腹平软，未见腹壁静脉曲张，全腹无压痛，肝脾肋下未触及，墨菲征阴性，麦氏点无压痛。脊柱无畸形，未引出病理性神经反射。

专科检查：胸廓正常，两肺呼吸音粗，未闻及明显干湿性啰音。全身淋巴结无肿大。心尖搏动正常，心率84次/分，各瓣膜听诊区未闻及病理性杂音。

五、实验室及其他检查

（1）胃镜：①距门齿28cm见溃疡长约6cm，触之易出血，脓苔污秽覆盖；②慢性浅表性胃炎；③病理：食管鳞状上皮细胞癌。

（2）B超肝胆胰脾：未见异常。

（3）胸部CT平扫+增强：食管中段占位。

（4）ECT：未见骨转移。

（5）肝肾功能：正常。

二、分 析 思 路

（一）主证分析

本例主要症候是吞咽梗阻，分析即应紧扣这一症候展开。梗阻呈进行性加重半年余，这是食管癌进展期的特异性症状，具有诊断价值。食管通降被阻结合舌质暗，罩紫气，苔薄腻，脉弦滑，提示乃属痰瘀毒胶结，噎膈胃气之变。

（二）次证分析

入睡难，易惊醒，乃痰瘀胶结，阻于食管，水谷之精微减少，气血生化乏源，心失所养所致，亦与恐癌忧虑，肝脾郁结有关。

（三）病机归纳

痰瘀毒交阻，精气耗伤，胃失通降而成。

（四）西医学认识

本病相当于西医学的食管癌。

食管癌是一种常见的消化道恶性肿瘤，全世界每年约30万人死于本病。我国食管癌发病率和病死率均较高，尤其好发于50~69岁中老年人群，其死亡率为16.70/10万，次于胃癌和宫颈癌。本病的病因至今不明，一般认为与饮食、饮酒、吸烟、遗传以及慢性食管炎等因素相关，这些慢性刺激所导致的食管黏膜炎症性病变可能导致上皮的增生和癌变。

（五）临床体征意义

患者一般情况良好，进食梗阻为主要临床表现。体检未发现锁骨上淋巴结肿大及其他阳性体征，初步排除远处转移的可能。

（六）实验室及其他检查意义

（1）胃镜病理：食管鳞状上皮细胞癌。可作为明确诊断食管癌的依据。

（2）已行其余各项检查均未见异常。

三、诊　　断

中医诊断：噎膈（痰瘀毒结型）。

西医诊断：食管癌（胸中段进展期）。

四、鉴别诊断

（1）贲门失弛缓症（噎膈）：该病主要表现为间歇性吞咽困难、食物反流和下端胸骨后不适或疼痛，病程长。X线吞钡检查见贲门梗阻呈漏斗或鸟嘴状，边缘光滑，食管下段明显扩张。

（2）食管良性肿瘤（噎膈）：常为平滑肌瘤，一般病程较长。钡剂X线和内镜检查可见食管腔外压迫，黏膜常光滑完整。食管拉网检查有助于排除癌变。

（3）食管反流病（胃脘痛）：主要表现为烧心、吞咽性疼痛。内镜检查可有黏膜炎症，糜烂或溃疡，但无肿瘤证据。

五、治　疗

食管癌治疗首选手术，术后配合放疗、化疗、免疫和中医药的综合治疗。

（一）手术治疗

行开放性手术或胸腔镜下手术。

（二）围手术期中医药治疗

（1）食管癌患者以进食梗阻为主要痛苦，故术前不建议中药治疗。

（2）术后治疗

1）气血两虚

症候：全身乏力，心悸气短，头晕目眩，面色无华，虚烦不眠，自汗盗汗，面浮肢肿，纳差。舌淡苔白，脉沉细无力。

病机概括：久病气血两伤。

治则：调补气血，健脾和胃。

方剂：八珍汤加减。

常用药物：黄芪、党参、白术、茯苓、熟地、当归、白芍、半夏、陈皮、砂仁、生姜、大枣、甘草等。

2）肝胃不和

症候：胃中嘈杂，反酸刺心，胸胁胀满，烦闷不舒。舌边红，苔薄白，脉弦。

病机概括：肝气犯胃，胃失和降。

治则：健脾和胃，抑木扶土。

方剂：四逆散合左金丸加减。

常用药物：柴胡、白芍、枳实、黄连、吴茱萸、半夏、茯苓、白术、甘草等。

3）痰热蕴肺

症候：咳嗽气急，痰多稠黏色黄，咯吐不爽而引胸痛，面赤身热，口苦欲饮。舌质红，苔薄黄腻，脉滑数。

病机概括：痰热蕴肺，肺失宣降。

治则：清热化痰，宣肺止咳。

方剂：清金化痰汤加减。

常用药物：黄芩、山栀、知母、桑白皮、杏仁、贝母、瓜蒌、半夏、鱼腥草、金荞麦、北沙参、天冬、百部等。

4）脾气下陷

症候：大便稀溏，甚则水样腹泻，日行4~6次或更多。少气懒言，四肢无力，困倦少食，不耐劳累，动则气短。舌淡苔白，脉大按乏力。

病机概括：中气下陷，脾运乏权。

治则：补中益气，升阳举陷。

方剂：补中益气汤加减。

常用药物：黄芪、甘草、人参、当归身、附子、补骨脂、干姜、橘皮、升麻、柴胡、白术等。

5）胃瘫综合征之寒热互结证

症候：痞满，肠鸣下利，饮冷腹泻，口干引饮。舌红，苔腻，脉沉弦。

病机概括：中虚寒热错杂，胃失和降。

治则：苦辛通降，理气消痞。

方剂：半夏泻心汤加减。

常用药物：黄连、黄芩、甘草、姜半夏、党参、干姜、木香、厚朴花、石斛、补骨脂。

6）胃瘫综合征之脾胃虚滞证

症候：面色萎黄，神疲乏力，脘腹胀满，胃纳呆滞。舌淡，苔白腻，脉弱。

病机概括：脾胃虚弱，气痰阻滞。

治则：益气健脾，理气化痰。

方剂：异功散加减。

常用药物：党参、茯苓、白芍、白术、炙甘草、砂仁、陈皮、木香。

（三）放化疗后的中医药治疗

手术后配以放疗，必要时化疗辅助被认为是治疗食管癌的重要方法。而其后跟进中医药的治疗则具有增效减毒，调节免疫机制，改善生存质量，提高远期疗效的作用。

1. 骨髓功能抑制之气血亏虚证

（1）症候：面色㿠白，头晕乏力，自汗气短，腰膝酸软，血细胞下降。舌质淡，苔薄，脉细弱。

（2）病机概括：气血两虚，脾肾不足。

（3）治则：益气养血，健补脾肾。

（4）方剂：十全大补汤加味。

（5）常用药物：熟地、当归、川芎、白芍、党参、白术、茯苓、甘草、黄芪、肉桂、附子、丹皮、泽泻、山药、陈皮、砂仁。

2. 放射性皮炎之热蕴肌肤证

（1）症候：放射野皮肤干燥，红而热痛，进而脱屑，色素沉着。舌质红，苔薄黄，脉细数。

（2）病机概括：热毒蕴肤，血虚风燥。

（3）治则：滋阴养血，清热解毒。

（4）方剂：五味消毒饮合当归引子加减。

（5）常用药物：金银花、天葵子、紫花地丁、白鲜皮、生地、黄芪、当归、首乌、川芎、白芍、荆芥、防风、白蒺藜、甘草。

（6）外治法

1）皮损以潮红、丘疹为主者，选用三黄洗剂外搽，或青黛散冷开水调涂，或1%～2%樟脑、5%薄荷脑粉外涂，每天3～4次。

2）皮损以糜烂、渗液为主者，选用绿茶、马齿苋、黄柏、羊蹄草、石韦、蒲公英、桑叶煎水湿敷，或以10%黄柏溶液湿敷。

3）皮损以结痂为主者，选用青黛膏、清凉油乳剂外搽。

4）皮损以肥厚粗糙为主，或有鳞屑，或呈苔藓样变者，选用软膏剂如3%黑豆馏油、糠馏油或皮质类固醇激素类软膏外涂。

3. 放射性肺炎之热毒刑金证

（1）症候：刺激性干咳，活动时加剧，气急、心悸、胸痛；皮肤蒸热，日晡尤甚。舌质红，苔薄，脉细数。

（2）病机概括：热毒刑金，肺失清肃。

（3）治则：清热泻肺，养阴润燥。

（4）方剂：泻白散合清燥救肺汤加减

（5）常用药物：桑白皮、地骨皮、甘草、知母、黄芩、桑叶、胡麻仁、阿胶、枇杷叶、人参、麦门冬、杏仁。

六、演变与对策

如果上述治疗不能控制病情则有可能出现如下临床病象。

（1）证候：面色无华，消瘦胸痛，声哑呛咳，气短，进食不下。舌质紫暗，苔花剥，脉细沉。

（2）体征变化：形体极度消瘦，锁骨上淋巴结肿大。

（3）实验室及其他检查：血常规：贫血；肝功能：总蛋白降低；CT：肝、肺转移，ECT：骨转移。

（4）病机概括：气血亏耗，阴阳虚损，癌毒浸润，病已膏肓。

（5）诊断：中医诊断：食管癌（正虚毒结型）；西医诊断：食管癌（Ⅳ期）。

（6）治疗：患者因无法进食，可行空肠造瘘术，给予肠内营养，滴灌辨证中药汤剂，配合其他适宜有效的方法，以图缓解。

七、相关问题的讨论

（1）食管癌患者以进行性吞咽困难为主要症状，及早发现、手术是其首选的治疗方案。如果出现声音嘶哑，是肿瘤转移灶压迫喉返神经的晚期症候，已失去了手术机会而只能放、化疗以延宕病程。中医药在这一综合性治疗中的主要作用是扶正抑邪，提高病体的抗病能力，这是中医外科必须面对的崭新领域。

（2）食管癌患者术后常会发生功能性腹泻，以水样便夹未消化之食物残渣为特点，日泻多次，大便常规、细菌培养多无异常。西医从消化病理生理学的角度认为这是食管癌术式所导致的必然结果。因为病变的食管被切除之后，替代物是被制成管状的移植胸腔胃；生理的胃已不复存在，生理的消化同步机制也已丧失，而代之以"消化的不同步现象"。中医从其固有的病机构建视角认为此属中阳下陷，运化乏权，清浊俱下的证候，不完全等同于四神丸证，治宜取张锡纯氏的升阳举陷法可获良效。这一外科实践提示我们，肿瘤术后中医药治疗的认知基础必须具备中、西医的综合性知识，否则是不能胜任当代中医肿瘤临床工作需要的。必须强调的是，这不是中西医结合，而是东方的象思维与西方的概念思维在长期的临床实践过程中相互独立与渗透的辩证关系，这是一个新课题，有待于我们的进一步探索。

第五节 反 胃

一、病 案

患者，女，64岁。2013年4月16日上午8：00，某医院胃肠外科门诊。

一、现病史：6个月前出现消瘦和上腹部疼痛，但口服制酸剂后疼痛尚能缓解。近2周来消瘦明显，上腹部疼痛加重，口服治疗胃病药物后无法缓解，且进食减少。

刻诊：纳差、腹胀、嗳气、食少，形体消瘦且面色苍白，胃脘嘈杂、疼痛固定不移，胃脘部轻微压痛，腹部和锁骨上未触及肿物。舌质紫暗、苔白，可见瘀斑、瘀点，脉细涩无力。

二、既往史：既往有慢性胃病史，胃镜检查确诊慢性萎缩性胃炎，肠上皮化生；否认传染病史与药物过敏史。

三、个人史：25岁结婚，育有1子1女。

四、体检摘要：T 36.7℃，P 78次/分，R19次/分，BP130/74mmHg。

神清，消瘦，面色苍白。巩膜无黄染，锁骨上未触及Virchow淋巴结。心界无扩大，各瓣膜听诊区未及病理性杂音，两肺呼吸音清。腹平无膨隆，无腹壁静脉怒张，上腹部轻微压痛，但未及包块，肝相对浊音界右腋中线位于第7肋间隙，脾肋下未及，未引出病理性神经反射。直肠指检未触及盆腔肿物。

专科检查：形体消瘦，面色和指甲苍白，Virchow淋巴结无肿大。腹部平坦无膨隆，无腹壁静脉怒张，上腹部轻微压痛，未触及肿块，肝脾肋缘下均未触及，直肠指检未触及肿物。腹部移动性浊音（一），听诊肠鸣音正常。

五、实验室及其他检查

(1) 血常规：红细胞计数$2.7×10^{12}$/L，血红蛋白6.4g/L，白细胞和血小板正常。

(2) 大便常规：粪便潜血试验常呈持续阳性。

(3) 肿瘤标志物检测：癌胚抗原（CEA）：34ng/ml，糖蛋白抗原（CA）CA19-9：62U/ml。

(4) 上消化道造影：俯卧位示胃小弯侧巨大龛影，周围可见粗大的"环堤征"，与胃壁线分界清晰。

(5) 超声检查：肝、胆、胰、脾正常，腹腔未见腹水。胃小弯和肝胃间隙可见肿大的淋巴结。

(6) 上腹部CT：胃角小弯侧见一较大溃疡，边缘不规则隆起。胃小弯侧见较大的淋巴结。

(7) 胃镜：胃角小弯侧一3cm×4cm的溃疡，溃疡面较深，高低不平、僵硬、较脆，溃疡基底污秽出血。病理学检查：低分化腺癌。

二、分析思路

(一) 主证分析

胃癌早期甚至中期往往都缺乏典型和特异性临床表现，这一点必须引起注意，部分病人仅仅表现慢性胃病的症状。本例主要症候有两个，一是消瘦，二是胃脘部疼痛。消瘦的特点是进行性加重，同时伴有纳差、腹胀、嗳气、食少；胃痛突出特点是初期疼痛口服胃药可以缓解，而后期则不能缓解，同时疼痛部位位于上腹部胃脘区域且疼痛固定不移。由此可以认定本病脾虚与血瘀同时存在。

（二）次证分析

纳差、腹胀、嗳气、食少为脾虚失其运化，指甲和面色苍白为中焦脾虚气血化生不足，疼痛固定不移、舌质紫暗并可见瘀斑、瘀点为血瘀之象，苔白、脉细涩无力为虚和瘀并存，次证分析和主证一脉相承。

（三）病机归纳

脾气虚弱，胃腑血瘀。

（四）西医学认识

本病相当于西医学的胃癌。

胃癌是我国最常见的恶性肿瘤之一，死亡率占我国恶性肿瘤死亡率的第 3 位。约 70% 发生在 40 ~ 60 岁，男性发病率高于女性，男女之比为 3.6 : 1。胃癌的发生是多因素长期作用的结果。我国胃癌发病率存在明显地区差异，环境因素在胃癌的发生中居支配地位，而宿主因素则居从属地位。有研究显示，幽门螺杆菌感染、饮食、吸烟及宿主的遗传易感性是影响胃癌发生的重要因素。而慢性萎缩性胃炎、肠上皮化生、腺瘤性息肉、胃溃疡等与胃癌的发生关系密切，通常被认为是癌前病变。

（五）临床体征意义

早期胃癌没有典型的临床体征，随着病情发展，到进展期方可见临床体征。从视诊上看，本例体征主要是消瘦、面色和指甲苍白，充分体现了恶性肿瘤代谢旺盛引起的消耗体征和浸润性生长引起的出血体征；从触诊上来看，上腹部胃脘区压痛，体现了病灶所在及其引起的侵犯和压迫表现，同时触诊 Virchow 淋巴结无肿大，腹部未触及肿块，直肠指检、腹部移动性浊音（－），又提示肿瘤虽然处于进展期，但还未发展至晚期。

（六）实验室及其他检查意义

血液检查发现红细胞和血红蛋白减少，提示胃癌贫血，约 50% 缺铁性贫血是长期失血所致，或由长期营养缺乏造成巨幼细胞贫血。粪便潜血试验发现粪便潜血试验常呈持续阳性，该方法检测方便，可作为胃癌筛检的首选方法。目前临床所用胃癌标志物主要有 CEA、CA19-9 等，但特异性均不强，联合检测可增加其灵敏性及特异性。上消化道造影可作为胃癌的首选常规检查，有助于判断胃原发病灶的范围及功能状态。超声检查对评价胃癌局部淋巴结转移情况及表浅部位的转移有一定价值，可作为术前分期的初步检查方法。CT 平扫及增强扫描在评价胃癌病变范围、局部淋巴结转移和远处转移状况等方面具有重要价值，应当作为胃癌术前分期的常规方法。内镜检查及其活检确诊是胃癌诊断中最重要的手段之一，对于胃癌的定性定位和治疗方案的选择有重要的作用。本例的术前检查充分体现了上述临床价值。

三、诊　　断

中医诊断：胃癌（脾虚血瘀型）。
西医诊断：胃癌：（ⅢA 期）。

四、鉴 别 诊 断

（1）浅表性胃炎（胃脘痛）：胃脘部疼痛，常伴有食欲不振，或胀满，恶心，吞酸嘈杂，常反复发作；不伴极度消瘦、神疲乏力等恶病质征象。

（2）胃溃疡（胃脘痛）：由于胃癌先前没有特殊症，常容易和胃溃疡或慢性胃炎相混淆，应加以鉴别。特别是青年人易被漏诊误诊。一般通过 X 线钡餐可区分。进一步做胃镜活检可明确诊断。

（3）胃原发性恶性淋巴瘤（胃脘痛）：占胃恶性肿瘤的 0.5% ~ 8%，多见于青壮年。临床表现除上腹部饱胀、疼痛、恶心等非特异消化道症状外，还可见贫血、乏力、消瘦等，有 30% ~ 50% 病人可见持续高热或间歇热。胃镜下组织活检将有助于诊断。

五、治　　疗

临床上应采取综合治疗的原则。即根据病人的机体状况、肿瘤的病理类型、侵犯范围（病期）和发展趋向，有计划地合理地应用现有的治疗手段，以期最大幅度地根治、控制肿瘤和提高治愈率，改善病人的生活质量。针对本病例，病人分期为 ⅢA 期，应先行手术根治性切除，术后配合中医中药、化疗、放疗、免疫等综合治疗。

（一）手术治疗

根治性手术切除是胃癌的主要治疗手段，也是目前能治愈胃癌的唯一方法。

（二）围手术期中医药治疗

术前中医药治疗可促使癌细胞产生退行性病变及坏死，有利于术前控制病情。术后中医药治疗有助于尽快恢复体质，改善或减轻术后不良反应，为下一步接受放化疗做好准备。

1. 术前治疗

（1）治则：健脾益气，活血化瘀。

（2）方剂：四君子汤合膈下逐瘀汤加减。

（3）常用药物：党参、白术、茯苓、炙甘草、当归、川芎、桃仁、丹皮、赤芍、乌药、延胡索、甘草、香附、枳壳。

2. 术后常规治疗

（1）脾虚府实证

1）证候：神疲、气短、乏力、懒言、面色苍白、腹胀、腹痛、呕吐、肛门停止排气排便。舌淡、苔黄腻、脉细弱等。

2）病机概括：脾气虚弱，府实气滞。

3）治则：健脾益气，通里行实。

4）方剂：黄龙汤加减。

5）常用药物：黄芪、白术、党参、山药、当归、大黄、枳实、厚朴、柴胡、陈皮、丹参等。

用法：每日 1 剂。胃癌根治性切除术后早期，残胃和结肠处于麻痹状态，直接口服中药受到限制。通常的做法是，利用术中空场内置入的营养管，给予中药滴注。从术后第 1 天开始，分上午和下午两次经营养管滴入小肠，每次 100 ~ 150ml，温度 38 ~ 39℃，速度 30 ~ 40ml/min。

（2）脾虚气滞证

1）证候：腹胀痛，纳呆，便秘，或有恶心，口黏口苦，倦怠乏力。舌苔白腻，脉弦。

2）病机概括：脾虚气滞。

3）治则：健脾理气和胃。

4）方剂：异功散加减。

5）常用药物：党参、白术、茯苓、木香、砂仁、陈皮、苍术、厚朴、枳实、甘草。

用法：同上

（3）胃阴亏虚证。

1）证候：灼热胃痛嘈杂，口干喜饮冷，纳差便秘，倦怠乏力。舌光红，少苔，脉细数。

2）病机概括：胃阴耗损、虚火内蕴。

3）治则：养阴生津和胃。

4）方剂：益胃汤加减。

5）常用药物：北沙参、天冬、麦冬、生地黄、玉竹、石斛、天花粉、连翘、知母、木香、杏仁、郁李仁、厚朴花。

用法：同上

3. 术后常见并发症

（1）反流性食管病之左金丸证

1）证候：恶心呕吐，嗳气、口苦，胸骨后烧灼痛，可窜及两胁。舌淡红或暗红，苔薄白或薄黄，脉弦。

2）病机概括：肝火犯胃。

3）治则：清泻肝火，降逆止呕。

4）方剂：四逆散合左金丸加减。

5）常用药物：柴胡、芍药、枳实、炙甘草、黄连、吴茱萸等。

（2）术后胆汁返流性胃炎之肝气犯胃证

1）证候：胃脘胀满，攻撑作痛，脘痛连胁，胸闷嗳气，食少泛苦，每因情志不畅而诱发，大便不爽。舌质暗，舌苔白，脉弦。

2）病机概括：肝胆郁滞，克伐胃土。

3）治则：疏肝理气，和胃止痛。

4）方剂：柴胡疏肝散加减。

5）常用药物：柴胡、枳壳、厚朴、佛手、香附、杭芍、玄胡、乌贼骨、甘草、仙鹤草、川楝子、炒莱菔子。

（3）术后胃瘫之脾胃气滞证

1）证候：上腹部饱胀，溢出性呕吐，呕吐物为所进食物及含有或不含有胆汁的液体，呕吐或经胃肠减压后症状可得缓解，留置胃管胃液引流量每日在800ml以上，一般无上腹部疼痛，排气排便存在。舌淡，苔白，脉濡细。

2）病机概括：脾虚失运，胃失和降。

3）治则：健脾和胃，理气消胀。

4）方剂：小半夏汤合四磨汤加减。

5）常用药物：半夏、枳壳、陈皮、泽泻、白术、茯苓、山药、黄芪、槟榔、鸡内金、木香、甘草。

用法：每日1剂，水煎胃管内或营养管内滴入。

（4）术后腹泻之脾虚蕴湿证

1）证候：腹泻水样便，每日3～5次，无腹痛下坠，无脓血。面色萎黄，消瘦乏力、食欲不振。舌淡红、苔薄白，脉细。

2）病机概括：脾失健运，水湿内蕴。

3）治则：益气健脾，淡渗止泻。

4）方剂：参苓白术散加减。

5）常用药物：党参、白术、茯苓、山药、炒扁豆、炒薏米、砂仁、桔梗、陈皮、车前子、泽泻、葛根、甘草。

六、相关问题的讨论

胃癌早期没有明显症状和体征，随着病情的进展逐渐表现为"胃病"症状，要提高警惕。胃癌的筛选检查通常首选血常规和大便潜血；胃癌的常规检查通常首选胃镜和组织病理学检查；胃癌手术指证的确定通常需要 CT 检查。

中医中药已经全面介入胃癌的治疗过程，并在其中发挥重要作用。术前应用中药可以改善营养状况和免疫功能，为手术创造条件。术后早期应用中药可以促进胃肠功能早日恢复，营养状况改善和免疫功能的提高，不仅有助于并发症的防治，而且免疫功能的提高有助于防治肿瘤转移和复发。

术后后期应用中药，通常从扶正和祛邪两方面入手，旨在巩固手术和化疗效果，减少肿瘤复发，提高生活质量。应用中医中药还可以防治术后并发症的发生，如术后反流性食管病、术后胆汁返流性胃炎、术后胃瘫综合征等。化放疗同时应用中医中药，可以达到增效减毒的作用。

第六节　肝　　积

一、病　　案

2013 年 6 月 16 日上午 9：30，某院外科门诊。

一、现病史：患者，男，55 岁。3 个月前发现右上腹部积块，时有胀痛不适，未予重视及治疗。

刻诊：右上腹积块明显，固定不移，时有胀痛，无发热，纳呆，夜寐欠佳，二便调。舌质紫，伴瘀斑瘀点，脉弦涩。

二、既往史：患者自诉有"胆囊炎"病史 10 年，服用"胆宁片"后症状缓解，否认"肝炎"、"结核"等传染病史。

三、个人史：否认吸烟、酗酒史，否认疫水、疫区接触史，否认冶游史和性病史。

四、体检摘要：T 36.5℃，P 72 次/分，BP 115/80mmHg，R18 次/分。

神清，查体合作。皮肤巩膜无明显黄染。心界无扩大，各瓣膜听诊区未及病理性杂音，两肺呼吸音清，未引出病理性神经反射。

专科检查：腹部平坦，未见肠型及蠕动波、腹壁静脉曲张，剑突下及右上腹部压痛，未及反跳痛，肝脏于右锁骨中线肋缘下 3cm，剑突下 5cm，右肋缘下可触及一 3cm×5cm 包块，质硬，表面高低不平，压痛（+），固定不移，叩痛明显。Murphy's 征阴性，移动性浊音阴性，肠鸣音 4~6 次/分。

五、实验室及其他检查

（1）腹部 CT：肝右叶占位考虑原发性肝癌。

（2）B 超：肝右叶低回声占位，肝癌可能。

（3）AFP：460.37ng/ml，CA199 77.28 U/ml。

（4）血常规：白细胞 $5.59×10^9$/L，中性粒细胞比率 0.709 %；红细胞计数 $3.26×10^{12}$/L，血红蛋白 100 g/L，血小板计数 $144×10^9$/L。

（5）生化：白蛋白 24.3 g/L，球蛋白 38.3g/L，谷丙转氨酶 65U/L，谷草转氨酶 176 U/L。

（6）乙肝两对半：乙肝表面抗原（+），乙肝表面抗体（-），乙肝e抗原（-），乙肝e抗体（+），乙肝核心抗体（+）。

二、分析思路

(一) 主证分析

本例主要症候是右上腹包块，腹胀，分析即应紧扣这一症候展开。其特点是右上腹部包块质地较硬，固定不移，胀痛不适，剑突下及右上腹部压痛，未及反跳痛，肝脏于右锁骨中线肋缘下3cm，剑突下5cm，右肋缘下可触及一3.0cm×5.0cm包块，质硬，表面高低不平，压痛（+），叩痛明显。审证求因，提示为气机阻滞，瘀血内结之证候。

(二) 次证分析

纳呆，夜寐欠佳，乃气滞血瘀，影响脾胃运化所致，舌质紫，伴瘀斑瘀点，脉弦涩，符合瘀血内结之象。

(三) 病机归纳

肝脾失疏，气滞血瘀，瘀毒内结。

(四) 西医学认识

本病相当于西医学的肝癌。

根据卫计委的最新统计，我国肝癌的死亡率占恶性肿瘤死亡率的第二位。原发性肝癌的病因和发病原理尚未确定。目前肝癌是我国常见的恶性肿瘤之一，高发于东南沿海地区。男性多见，近年发病率呈增高趋势。流行病学及实验研究资料表明，乙型肝炎病毒（HBV）和丙型肝炎病毒（HCV）感染、黄曲霉素、饮水污染、酒精、肝硬化、性激素、亚硝胺类物质、微量元素等都与肝癌发病相关。可分为原发性和继发性两大类。原发性起源于肝脏的上皮组织，继发性肝癌亦称转移性肝癌系指其他来源的恶性肿瘤侵犯至肝脏。一般多见于胃、胆道、胰腺、结直肠、卵巢、子宫、肺、乳腺等器官恶性肿瘤的肝转移。

(五) 临床体征意义

右上腹部积块，腹胀，纳呆是主要的临床表现。由于恶性肿瘤生长迅速，内部张力大，故出现右上腹部结块，质地坚硬。因恶性肿瘤迅速生长，胆汁分泌功能减退，致纳呆腹胀，食欲不振。

(六) 实验室及其他检查意义

CT、B超检查均符合肝癌的表现，与病程、病理性质相一致。已除外心、肺、胆、胰、肠、泌尿系统疾病的病变。

三、诊 断

中医诊断：肝癌（瘀毒内结型）。

西医诊断：肝右叶肝癌（原发性Ⅱ期）。

四、鉴别诊断

1. 继发性肝癌（肝积）

肝脏血源丰富，全身其他系统的癌肿可经血液、淋巴液或直接蔓延而转移至肝脏，最多的是消化器官癌肿。与原发性肝癌相比，继发性肝癌症状一般较轻，发展较慢，多有原发癌灶相应的症状，除个别源于胃、胰的继发性肝癌病例外，AFP 多呈阴性。与本例不符。

2. 肝硬化（瘀积）

病情发展缓慢，肝可不肿大或略肿大，质硬，表面较平或可有小结，边缘锐利、整齐，AFP 阴性，同位素扫描及 B 超均能进行鉴别。与本例不符。

3. 肝脓肿（肝痈）

尤其是阿米巴肝脓肿临床表现颇难与原发性肝癌鉴别，但通过反复多次超声波检查可见有液平反射，血清 AFP 阴性，必要时作诊断性肝穿刺。与本例不符。

五、治　疗

根据不同病情进行综合治疗，是提高疗效的关键；而早期施行手术切除仍是目前首选的、最有效的治疗方法。

（一）手术治疗

手术治疗包括根治性肝切除、姑息性肝切除。伴有脾功能亢进和食管静脉曲张者，切除肿瘤同时切除脾脏，并作断流术。

（二）围手术期中医药治疗

1. 术前治疗

（1）治则：祛瘀软坚，扶正健脾。

（2）方剂：膈下逐淤汤合六君子汤加减。

（3）常用药物：当归、川芎、桃仁、三棱、莪术、石见穿、香附、乌药、陈皮、人参、白术、黄精、甘草。

2. 术后治疗

（1）肝阴亏虚

1）证候：头晕耳鸣，两目干涩，视力减退，面部烘热或颧红，口燥咽干，五心烦热，潮热盗汗，或胁肋隐隐灼痛。舌红，苔剥，脉细数。

2）病机概括：肾阴不足，水不涵木。

3）治则：养阴柔肝，清热解毒。

4）方剂：一贯煎加减。

5）常用药物：生地黄、枸杞、沙参、麦冬、川楝子、虎杖、金钱草、柴胡、川芎。有出血倾向者加仙鹤草、白茅根、牡丹皮；黄疸加茵陈、田基黄、黄柏。

（2）气滞血瘀

1）证候：腹部积块，固定不移，胀痛不适明显，纳呆，进食差，排便不畅。舌苔薄，脉弦紧。

2）病机概括：肝气受阻，血行不畅，瘀阻脉络。

3）治则：理气消积，活血散瘀。

4）方剂：柴胡疏肝散合失笑散加减。

5）常用药物：柴胡、青皮、川楝子、丹参、延胡索、蒲黄、五灵脂、枳壳、川芎、郁金、槟榔、甘草。痛甚加延胡索、郁金；恶心嗳气加茱萸、旋复花。

（3）气血两虚

1）证候：全身乏力，多汗，气短，唇白，纳少，夜寐差。舌质淡，苔薄，脉细弱。

2）病机概括：气血两虚，心脉失养，脾胃失健。

3）治则：调补气血，健脾和胃。

4）方剂：八珍汤加减。

5）常用药物：黄芪、党参、炒白术、茯苓、熟地、当归、白芍、山药、神曲、山楂、陈皮、砂仁、薏苡仁、甘草。便溏加补骨脂、焦六曲；失眠梦多加枣仁、当归、夜交藤。

（三）化疗后的中医药治疗

中医药治疗在缓解化疗毒副反应方面有着重要的作用，亦可保持机体内环境的稳定和良好的体质状况，减轻其毒副反应。

1. 胃肠功能紊乱之脾虚气滞证

（1）证候：腹胀、腹痛或腹泻，食欲减退，恶心欲吐，面色少华，皮肤干燥。舌淡红，苔剥，脉细滑。

（2）病机概括：脾胃亏虚，失于运化。

（3）治则：健脾理气，和胃降逆。

（4）方剂：香砂六君子汤加减。

（5）常用方药：党参、白术、法半夏、陈皮、茯苓、甘草、砂仁、木香、大枣、鸡内金、代赭石、神曲、谷麦芽。

2. 药物性肝损害之肝胆湿热证

（1）证候：巩膜皮肤黄染，口苦，神疲乏力，右胁胀痛，大便秘结，小便黄赤。舌质暗红，舌苔薄黄或腻，脉弦滑。

（2）病机概括：肝胆湿热内蕴。

（3）治则：清利肝胆湿热。

（4）方剂：茵陈蒿汤加减。

（5）常用药物：茵陈、山栀子、生大黄、丹皮、黄柏、赤白芍、郁金、五味子、垂盆草、车前草、地耳草、薏苡仁、莱菔子。

六、演变与对策

如果上述治疗不能控制病情则有可能出现如下临床病象：

（1）证候：久病体弱，饮食大减，肌肉瘦削，神倦乏力，面色萎黄。舌质淡紫，苔薄剥，脉弦细。

（2）体征变化：右胁部压痛明显，肌紧张，移动性浊音阳性。

（3）实验室及其他检查：肝功能检查胆红素升高，同时或伴血氨升高，白蛋白降低，白球比倒置，转氨酶继续升高。

（4）病机概括：癥积日久，中虚失运，气血衰少。

（5）诊断：中医诊断：肝癌（正虚瘀毒型）；西医诊断：原发性肝癌（失代偿期）。

（6）治疗

1）中医药内治

治则：补益气血，活血化毒。

方剂：八珍汤合化积丸加减。

常用药物：人参、白术、茯苓、甘草、当归、白芍、地黄、川芎、三棱、莪术、阿魏、瓦楞子、五灵脂、香附、槟榔。黄疸加重加虎杖、垂盆草、黄柏；痛剧加乳香、没药、延胡素、全蝎。

2）外治：如意金黄散，调成糊状，敷贴于肝区肿块上或疼痛处，隔日换药。

3）针刺

体针：百会、内关、三阴交、肝俞、肾俞、命门、阿是穴。

耳针：肝、心、交感、神门、皮质下。

七、相关问题的讨论

（一）关于临床表现

肝癌早期症状不明显，中晚期症状较多，常见的有肝区疼痛、腹胀、纳差、乏力、消瘦，进行性肝肿大或上腹部肿块等；部分病人有低热、黄疸、上消化道出血等。

（二）组织学分型

（1）肝细胞癌：癌细胞起源于肝实质细胞。分化较好者，癌细胞类似肝细胞，分化差者，癌细胞异型性明显，呈多边形，胞浆丰富，呈颗粒状，明显嗜酸性染色，有时可见胆汁小滴，胞核大深染，可见多核分裂，癌细胞排列呈条索状或巢状，其间血窦丰富，无其他间质。此型最常见，约占肝癌的80%~90%。

（2）胆管细胞癌：癌细胞起源于肝内胆管上皮。其组织结构多为腺癌或单纯癌。癌细胞较小，胞浆清晰透明，胞浆中无胆汁，形成大小不一的腺腔，间质多而血窦少。此型比较少见。

（3）混合型肝癌：癌组织中既有肝细胞癌又有胆管细胞癌结构。此型最少见。

（4）此外，近年来还发现有些少见类型肝癌，如透明细胞型、巨细胞型、硬化型、纤维板状层型，这些类型肝癌预后均较好。

第七节　尿　血

一、病　案

2012年7月12日上午8：00，某医院泌尿外科门诊。

一、现病史：患者，男，53岁。2个月前发现全程肉眼血尿，呈鲜红色，伴有尿频、尿急、尿不尽，排尿艰涩，时有细条索样血块排出，并呈间歇性发作。

刻诊：尿色鲜红、尿频、尿急、尿痛、腰背酸痛、下腹坠胀，纳呆食少，心烦口渴。舌质红，苔黄腻，脉弦数。

二、既往史：既往体健，否认传染病史与药物过敏史。

三、个人史：31岁结婚，育有1子，有烟酒嗜好。

四、体检摘要：T 37 ℃，P 66 次/分，BP 120/80 mmHg，R 18 次/分。

神清，查体合作。心界无扩大，各瓣膜听诊区未闻及病理性杂音，两肺呼吸音清，腹平软，未及包块，肝相对浊音界右腋中线位于第7肋间隙，脾肋下未及，胸腹壁静脉无曲张，未引出病理性神经反射。

专科检查：腹平软，下腹部未触及明显肿块，尿道口潮红，未见明显血性分泌物，肛门指诊前列腺3指，中央沟消失，质韧，未及明显结节。

五、实验室及其他检查

（1）尿常规：红细胞（++）。

（2）彩色多普勒超声：膀胱右侧壁见不规则肿块2.5cm×2.5cm，形态不规则，呈低回声且内部回声不均匀。CDFI见肿块内血流丰富。

（3）膀胱镜检查：膀胱右侧壁移行细胞癌。

二、分析思路

(一) 主证分析

本例主要症候是肉眼血尿,分析即应紧扣这一症候展开。其特点是尿色鲜红,尿频、尿急,尿不尽,舌质红,苔黄腻,脉弦数,显示湿热下注蕴结膀胱之象;患者排尿艰涩伴有血块,提示瘀毒内结之特点;综合病机,当为湿热瘀毒蕴结于膀胱。

(二) 次证分析

下腹坠胀,纳呆食少,心烦口渴,乃上述湿热瘀毒于体内扰乱正气所致。

(三) 病机归纳

湿热内蕴,阻碍气机,瘀毒内结膀胱。

(四) 西医学认识

本病相当于西医学的膀胱癌。

膀胱癌是指原发于膀胱上皮细胞的恶性肿瘤,是泌尿系统肿瘤中最常见的一种,在男性泌尿生殖器肿瘤中占首位。膀胱癌的病因至今未明,可能与长期接触芳香族类物质、吸烟、寄生虫或病毒感染、体内色氨酸代谢异常等有关。

(五) 临床体征意义

血尿是膀胱癌最重要的依据,尤其是间歇全程无痛性血尿,可表现为肉眼血尿或镜下血尿;血尿出现时间及出血量与肿瘤恶性程度、分期、大小、数目、形态并不一致。体检在早期膀胱癌中的诊断价值有限;盆腔包块多是局部进展性肿瘤的证据。

(六) 实验室及其他检查意义

超声检查可通过三种途径(经腹、直肠、尿道)进行,不仅可以发现膀胱癌,还有助于膀胱癌分期,了解有无局部淋巴结转移及侵犯周围脏器。彩色多普勒超声检查还可显示肿瘤基底部的血流信号,但对术前肿瘤分期、分级帮助不大。

尿脱落细胞学检查方法简便、无创、特异性高,是膀胱癌诊断和术后随访的主要方法。

目前膀胱镜检查仍然是诊断膀胱癌最可靠的方法,可以明确肿瘤的占位、数目、大小、形态和部位,并且可进行活检以明确病理诊断。本例经检查可确诊为膀胱癌。

三、诊　　断

中医诊断:尿血(湿热瘀毒型)。

西医诊断:膀胱癌(Ⅰ期)。

四、鉴 别 诊 断

(1) 良性前列腺增生(精癃):常见的前列腺良性病变。多发于中老年男性,以尿频、尿急、排尿困难、夜尿增多为主要临床表现,血清前列腺特异抗原(PSA)测定有助于与前列腺癌相鉴别。

(2) 非特异性膀胱炎(血淋):血尿突然发生,可伴有尿频、尿急、尿痛等膀胱刺激症状,尿常规检查可见白细胞明显升高，尿细菌培养阳性。

（3）泌尿系结石（石淋）：一般血尿较轻，多于活动后发作，伴有剧烈的腰腹部疼痛。泌尿系 B 超和造影可明确诊断。

（4）肾结核（尿血）：血尿在长期尿频后出现，常为终末血尿，可伴见低热、盗汗、消瘦之象，尿结核杆菌阳性。

五、治　疗

本病例以手术、膀胱灌注化疗、中医药治疗的综合性疗法为最佳方案。

（一）手术治疗

（1）手术是治疗膀胱癌的主要手段，有多种术式。本病例为 I 期膀胱癌，应采用经尿道膀胱肿瘤切除术配合术后膀胱灌注化疗。

（2）围手术期中医药治疗：术前中医药治疗可促使癌细胞产生退行性病变及坏死，有利于术前控制病情，中医药也具有减毒增效的作用。

（二）围手术期中医药治疗

1. 术前治疗

（1）治则：清热利湿，化瘀解毒。

（2）方剂：八正散合五苓散加减。

（3）常用药物：瞿麦、淡竹叶、生苡仁，猪苓、王不留行、小蓟、白茅根、丹皮、乳香、没药、蒲黄、赤芍。

2. 术后治疗

（1）肾虚湿热

1）证候：小便困难、腰膝酸软、尿频尿急、尿道灼热疼痛、潮热心烦、夜寐不安、口干口苦。舌质红干、苔剥、脉细数。

2）病机概括：肾阴亏虚，湿热下注。

3）治则：补肾固本，清热利湿。

4）方剂：济生肾气丸加减。

5）常用药物：熟地黄、山茱萸、牡丹皮、山药、茯苓、泽泻、牛膝、车前子、瞿麦、淡竹叶、生苡仁。

（2）肾虚瘀结

1）证候：尿中见血丝或血块、小腹刺痛、形体消瘦、面色萎黄、头晕耳鸣、腰膝酸软。舌质紫暗或有瘀点瘀斑、脉沉弦。

2）病机概括：气阴亏虚，下焦血瘀。

3）治则：益气养阴，化瘀散结。

4）方剂：参蛤散合代抵挡汤加减。

5）常用药物：人参、蛤蚧、黄芪、熟地黄、黄精、莪术、瞿麦、淡竹叶、生苡仁、猪苓、王不留行、桑螵蛸。

（3）肿瘤复发

膀胱癌术后 50% ~70% 的患者在 2 年内复发，一般多从扶正固本入手。

1）证候：无痛血尿，尿色淡红；气短乏力，口干引饮，形体消瘦，头晕耳鸣，潮热自汗，腰膝酸软。舌红干、少苔、脉细。

2）病机概括：气阴两虚，固本乏权。

3）治则：补益气阴、益肾固本。

4）方剂：补阴益肾汤加减。

5）常用药物：熟地、山药、菟丝子、五味子、杜仲、金樱子、续断、当归、枸杞、人参、黄芪、当归、地黄、白芍、甘草。

六、演变与对策

如果上述治疗不能控制病情则有可能出现如下临床病象。

（1）证候：无痛血尿，小溲无力，腰酸膝软，小腹下坠，面色无华，倦怠无力，头晕耳鸣，大便溏薄。舌质淡，舌薄白，脉沉细。

（2）体征变化：形体消瘦，局部病变范围增大，下腹部可及包块，质地硬，排尿费力，时有血尿溢出，伴全身营养障碍表现。

（3）实验室及其他检查：B超检查可见膀胱肿瘤明显增大、增多，伴有慢性尿潴留及双肾积水，CT检查示盆腔淋巴结明显增大，尿脱落细胞学检查可见大量癌细胞。

（4）病机概括：脾肾亏虚，癌毒郁结。

（5）诊断：中医诊断：尿血（肾虚瘀毒型）；西医诊断：膀胱癌（Ⅱ期）。

（6）治疗

1）中医药内治

治则：健脾益肾，化瘀解毒。

方剂：补中益气汤加减。

常用药物：炙黄芪、党参、白术、茯苓、升麻、柴胡、大小蓟、当归、地榆、旱莲草、龙葵、白花蛇舌草、石上柏。

2）西医治疗：根治性膀胱切除同时行盆腔淋巴结清扫术，是肌层浸润性膀胱癌的标准术式，是提高患者生存率、避免局部复发和远处转移的有效手段。

七、相关问题的讨论

（1）膀胱癌是泌尿系统最常见的恶性肿瘤，临床早期症状多不明显，容易误诊，早期膀胱癌经积极治疗后常可获得长期生存，因此对于无痛性血尿的患者要高度重视。

（2）影响膀胱癌预后的主要因素是复发和转移，对此中医药治疗有优势，可使肿瘤患者的生存期、生活质量得到提高。

第八节 精 室 岩

一、病 案

患者，男，72岁，2012年3月11日上午8：00某中医院泌尿外科门诊。

一、现病史：患者于1月前因出现排尿困难、腰酸，下腹坠胀在中医院泌尿外科住院治疗。入院时查前列腺特异抗原（PSA）明显升高，前列腺穿刺提示前列腺腺癌。在完成术前准备后，拟行腹腔镜下前列腺癌根治术。

刻诊：尿频、尿急、尿痛、尿线细、排尿困难，腰酸，下腹坠胀。舌质黯、苔薄黄，脉弦。

二、既往史：夜间排尿次数增多史近3年，一般为4~6次，近来出现了排尿等待，排尿时间延长的情况。

三、个人史：28岁结婚，育有1子。

四、体检摘要：T 37℃，P 77次/分，R16次/分，BP130/85mmHg。

神清，查体合作。心界无扩大，各瓣膜听诊区未及病理性杂音，两肺呼吸音清，腹平软，未及包块，肝相对浊音界右腋中线位于第7肋间隙，脾肋下未及，胸腹壁静脉无曲张，未引出病理性神经反射。

专科检查：双侧腹股沟、阴囊未见红、肿、热、痛，未扪及肿物。未见包茎或包皮过长体征，尿道口未见红肿及异常分泌物。

五、实验室及其他检查

(1) 胸部X摄片：心肺未见异常。

(2) 心电图：未见异常。

(3) B超：肝、胆、肾、膀胱均未见异常，膀胱残余尿量为50ml。

(4) 血液分析：血清前列腺特异抗原（PSA）15ng/ml。

(5) 前列腺穿刺：前列腺腺癌。

(6) 尿液分析：正常。

(7) 大便常规：未见异常。

二、分析思路

(一) 主证分析

本例主要症候是排尿困难，分析即应紧扣这一症候展开。其特点是尿频、尿急、尿热痛、尿线细、尿不尽，提示湿热瘀结下焦；患者排尿艰涩，说明此湿热瘀结化毒，凸现凶险之象，当为湿热瘀毒蕴结于精室。

(二) 次证分析

腰酸，下腹坠胀，为湿热瘀毒阻滞气机血行所致；舌质黯、苔黄腻，脉弦滑是为湿热瘀毒蕴结之象。

(三) 病机归纳

湿热内蕴，阻碍气机，瘀毒内结于精室。

(四) 西医学认识

本病相当于西医学的前列腺癌。

前列腺癌是老年男性常见的恶性肿瘤，近年来我国前列腺癌发病率有明显上升趋势。其病因尚不清楚，可能与种族、遗传、食物、环境、性激素等有关。有家族史的发病率也高，而且发病年龄也较轻。过多的脂肪摄入有可能促进前列腺癌的发展。现在也注意到某些基因的功能丢失或突变在前列腺癌发病、进展及转移中起重要的作用。前列腺癌易早期转移，80%以上患者确诊时已处于晚期，失去根治性手术的机会。内分泌治疗是前列腺癌的主要治疗方法，但经过中位时间14~30个月后，几乎所有患者都将发展为激素抵抗性前列腺癌并进入肿瘤晚期。晚期激素抵抗性前列腺癌目前西医除放化疗外，尚缺乏较有效的药物治疗手段，近年来在中医理论指导下应用中医药方法治疗晚期前列腺癌在延长患者生存期，提高生活质量，降低 PSA（前列腺特异抗原）方面取得了显著临床进展。

（五）临床体征意义

早期前列腺癌通常没有症状，但肿瘤侵犯或阻塞尿道、膀胱颈时，则会发生类似下尿路梗阻或刺激症状，本例出现的排尿困难和尿路刺激症状说明肿瘤的生物学行为相当显著。

（六）实验室及其他检查意义

直肠指检联合 PSA 检查是目前公认的早期发现前列腺癌最佳的初筛方法。大多数前列腺癌起源于前列腺的外周带，直肠指检对前列腺癌的早期诊断和分期都有重要价值。本例患者因血清前列腺特异性抗原（PSA）异常升高并通过经直肠超声定位行前列腺穿刺活检诊断为前列腺癌。

三、诊 断

中医诊断：精室岩（湿热瘀毒型）。

西医诊断：前列腺癌（Ⅲ期）。

四、鉴别诊断

（1）良性前列腺增生（精癃）：该病发病率较高，为临床上常见的前列腺良性病变。常见于中老年男性，以尿频、尿急、尿不尽和夜尿增多为主要临床表现，临床也有以肉眼血尿为主诉而首诊的患者，超声检查可以了解前列腺形态、大小、有无异常回声、突入膀胱的程度、膀胱内情况以及测定残余尿量。血清前列腺特异抗原（PSA）测定可与前列腺癌相鉴别。

（2）非特异性膀胱炎（血淋）：血尿突然发生，可伴有尿频、尿急、尿痛等膀胱刺激症状，尿常规检查可伴有白细胞明显升高，且尿细菌培养阳性。

（3）泌尿系结石（石淋）：一般血尿较轻，多于劳动后发作，可伴有剧烈的腰腹部疼痛。泌尿系 B 超和泌尿系造影可明确诊断。

五、治 疗

（一）手术治疗

根治性前列腺切除术是治疗局限性前列腺癌最有效的方法，有三种主要术式，即经会阴、经耻骨后、腹腔镜前列腺癌根治术，用于可能治愈的局限性前列腺癌，（$T_1 \sim T_{2c}$）。

本例（T_3）在全麻下行腹腔镜前列腺癌根治术。术后病理报告：尿道残端癌残留阳性。

（二）围手术期中医药治疗

1. 湿热蕴结证

（1）证候：小便不畅，尿线变细，口苦口干，会阴胀痛，大便干结。舌质红，苔黄腻，脉滑数。

（2）病机概括：湿热蕴结下焦，膀胱气化不利。

（3）治则：清热利湿，通淋散结。

（4）方剂：八正散加减。

（5）常用药物：萹蓄、瞿麦、泽泻、车前子、滑石、大黄、栀子、生甘草、白花蛇舌草、白茅根、土茯苓、薏苡仁。

2. 瘀血凝滞证

（1）证候：小便频数，点滴而下，少腹胀痛，消瘦乏力，腰骶会阴胀痛。舌质暗紫，脉细数。

（2）病机概括：下焦瘀毒，水道不利。

（3）治则：化瘀解毒，通利下焦。

（4）方剂：少腹逐瘀汤加减。

（5）常用药物：小茴香、干姜、延胡索、没药、当归、川芎、官桂、赤芍、蒲黄、五灵脂、乌药、延胡索、王不留行、龙葵、七叶一枝花、甘草。

3. 脾肾阳虚证

（1）证候：小便不通或点滴难下，时有血尿，小腹胀满疼痛，双下肢水肿，消瘦纳差，周身疼痛畏寒，夜间加重。舌淡暗，苔白，脉沉细。

（2）病机概括：脾肾阳虚，膀胱气化乏权。

（3）治则：温补脾肾，利水消肿。

（4）方剂：济生肾气丸加减。

（5）常用药物：肉桂、制附片、熟地黄、山茱萸、牡丹皮、茯苓、泽泻、黄芪、莪术、薏苡仁。

六、演变与对策

如果上述治疗不能控制病情则有可能出现如下临床病象。

（1）证候：排尿困难，血尿，会阴疼痛剧烈；神疲乏力消瘦，畏寒肢冷，腰酸骨痛，浮肿乏力。舌淡胖，苔薄白，脉沉迟。

（2）体征变化：肛门指诊肿块坚硬增大，血尿溢出。

（3）实验室及其他检查：CT/MRI检查发现盆腔淋巴结肿大，多发性骨转移。

（4）病机概括：肾阳亏虚，癌毒郁结。

（5）诊断：中医诊断：精室岩（肾虚瘀毒型）；西医诊断：前列腺癌（Ⅳ期）。

（6）治疗：已届肿瘤晚期，需化疗、内分泌、放疗、靶向、生物和中医药的综合性治疗。

中医药内治：治则：温阳补肾，解毒化瘀。

方剂：右归丸加减。

常用药物：桂枝、附子、熟地黄、苍术、菟丝子、姜黄、蚤休、龙葵、黄精、补骨脂、莪术。下肢肿胀者加猪苓、茯苓；大便干结者加生大黄、胡麻仁；尿血加大蓟、小蓟；会阴胀痛加延胡索、皂角刺。

七、相关问题的讨论

（1）由于前列腺癌发病隐匿，加之我国前列腺癌筛查不够普及，多数患者临床确诊时已处于晚期，失去了治愈机会。虽然大多数患者初期对内分泌治疗有效，但随着病情进展，终将进入激素非依赖阶段。激素依赖和激素非依赖性前列腺癌的治疗方法和疗效差别巨大。

（2）激素非依赖期与去势治疗期没有绝对的分界线，而阳虚的症状出现更早，患者在病情稳定期，PSA（前列腺特异抗原）还没有出现上升时，就已经出现畏寒肢冷、精神不振、舌淡而胖、脉象沉细等症状，此时就应根据辨证情况加用温阳固肾之剂。

（3）目前求助于中医药治疗的前列腺癌症患者大多数已为中晚期，已经出现骨和淋巴结的广泛转移，且大多数患者已经历过了手术、内分泌治疗和放、化疗，此时采用任何治疗手段来达到肿瘤病灶的消失已属不可能，这一类患者病情比较重，西医一线、二线激素治疗效果均不理想。患者的身体状况较差，有全身多部位疼痛、排尿不畅、食欲差、身体日渐消瘦、乏力、贫血等临床表现。对这类患者的治疗以扶助正气为主，兼顾抗癌。

第九节 锁 肛 痔

一、病 案

患者，男性，64 岁。2013 年 3 月 21 日上午 10：00 肛肠科门诊。

一、现病史：便血 3 个月，加重 1 周，血色暗红，夹有黏液，肛门坠胀，大便习惯改变，便次增多。

刻诊：便血暗红，大便习惯改变。舌质红，苔黄腻，脉滑数。

二、既往史：无类似大便习惯改变和便血史。

三、个人史：出生于本地，无疫区长期居住史，否认肝炎、结核等病史。平素喜食辛辣、鱼肉之品，每日饮酒 250ml 左右。

四、体检摘要：T36.8℃，P76 次/分，R20 次/分，BP136/82mmHg。

神清，自主体位，查体合作。皮肤巩膜自然光线下未见黄染。颈软，气管居中，甲状腺不肿大。两肺呼吸音清，未闻及干湿性啰音。心浊音界不扩大，心率 76 次/分，律齐，未闻及病理性杂音。腹平软，无压痛，未及包块，无移动性浊音，肠鸣音不亢进。脊柱、四肢未见畸形，未引出病理性神经反射。

专科检查：肛门外观未见异常。直肠内锯齿线约 5cm 处扪及硬块，1.5cm×2cm 大小，可推动，指套染血。肛门镜检见肿块呈苍白色，易出血，周围充血水肿。

五、实验室及其他检查

（1）血常规：未见异常。

（2）大便常规：红细胞++/HP。

（3）CEA：37ng/ml。

（4）乙状结肠镜检查：见直肠下端一 1.5cm×2cm 大小肿块，溃疡型，质脆，易出血。

（5）病理：中分化直肠腺癌。

二、分 析 思 路

(一) 主证分析

本病的主要症候是大便习惯改变和便血，其特点是便次增多，血色暗红，夹有黏液。肛诊触及直肠内肿块，并指套染血，其病机当为湿热化毒，阻隔气血，湿毒瘀热胶结所致。

(二) 次证分析

肛门坠胀，便意频频，水性下趋故也，凡舌质红，苔黄腻，脉滑数皆为湿热之象，与主证合拍。

（三）病机归纳

饮食不节，脾胃不和，湿热蕴结，日久化毒，浸淫肠府而成。

（四）西医学认识

本病相当于西医学的直肠癌。

直肠癌多为腺癌，好发于直肠上段及与乙状结肠交界处。肛管癌原发于肛管皮肤，多为鳞状细胞癌。肛门部瘢痕组织、湿疣、肛瘘等病变也可诱发癌变。

（五）临床体征意义

本例体征支持直肠肿瘤之诊断。

（六）实验室及其他检查意义

大便常规检查见红细胞，CEA升高，强烈提示结直肠癌变；乙状结肠镜下已直观地检得肿瘤的大小、部位、形态；病理明确本病为中分化腺癌。

三、诊　　断

中医诊断：锁肛痔（湿毒瘀热型）。
西医诊断：直肠癌（Ⅰ期）。

四、鉴别诊断

（1）内痔出血（痔血）：常见症状是无痛性间歇性便后出血，反复发作可出现肛内肿物脱出肛外，便后自行回纳，发生血栓、嵌顿、感染时出现肛门疼痛。

（2）直肠息肉（息肉痔）：小息肉很少引起症状，息肉增大后最常见的症状是直肠内出血，多发生在排便后，为鲜红色血液，不与粪块相混。直肠下端的带蒂息肉可在排便时脱出肛外，便后可回纳。并发感染时可见黏液血便。

（3）肛乳头肥大（悬珠痔）：肿物位于齿线，呈圆柱形，表面光滑，呈褐色，不出血，质稍硬，可脱出肛外。

五、治　　疗

（一）手术疗法

对能切除的肛管直肠癌应尽早行根治性手术。

（二）围手术期中医药治疗

术前中医药治疗有助于抑制癌细胞生长；术后中医药治疗有助于加速患者的康复，预防肿瘤复发，提高生存质量。

1. 术前治疗

（1）治则：清热利湿。

（2）方剂：槐角地榆丸加减。

（3）常用药物：槐角、炒枳壳、当归、黄芩、防风、地榆炭等。热甚加蛇舌草、藤藜根；湿甚加黄柏、虎杖。

2. 术后治疗

（1）脾胃虚弱

1）证候：面色萎黄，精神疲惫，形体虚羸；不思进食，食后脘闷不舒，腹部隐隐作痛，大便时溏时泻，饮食不化。舌淡苔白，脉缓弱。

2）病机概括：脾胃虚弱，升降失职。

3）治则：健脾益气，和胃助运。

4）方剂：参苓白术散加减。

5）常用药物：人参、白术、茯苓、甘草、山药、扁豆、莲子肉、薏苡仁、砂仁、桔梗。久泻不止，气虚下陷加升麻、柴胡、黄芪；腹痛喜按，怯寒便溏加干姜、肉桂；脾虚湿盛加苍术、藿香。

（2）肠道津亏

1）证候：大便3～4日一次，硬结难下，粪便为卵石状、羊屎状，腹痛，失眠、头痛、烦闷、手足汗出。舌质红，少苔或苔燥，脉细弦。

2）病机概括：肠道津亏，传导失司。

3）治则：滋养肝肾，润肠通便。

4）方剂：一贯煎加减。

5）常用药物：北沙参、麦冬、当归、生地黄、枸杞子、川楝子。气虚加黄芪、太子参；便秘较甚加玄参、火麻仁；腹痛加延胡、白芍、炙甘草。

（三）化疗后的中医药治疗

1. 消化功能紊乱之脾虚气滞证

（1）证候：食欲减退，嗳气频频，恶心干呕，腹胀腹痛，神疲乏力，面色少华。舌淡红，苔薄白，脉细弱。

（2）病机概括：脾胃虚弱，气机阻滞。

（3）治则：益气健脾，理气和胃。

（4）方剂：异功散加减。

（5）常用药物：党参、茯苓、白术、苏梗、陈皮、山药、砂仁、薏苡仁、甘草。恶心呕吐加半夏、竹茹；不思饮食者加神曲、谷麦芽。

2. 造血功能紊乱之肝肾阴虚证

（1）证候：面色晦暗，头晕乏力，腰膝酸软，五心烦热，形体消瘦，夜寐多梦，盗汗。舌质淡，苔薄，脉细弱。

（2）病机概括：肝肾阴虚。

（3）治则：滋补肝肾。

（4）方剂：当归补血汤和六味地黄丸加减。

（5）常用药物：当归、黄芪、熟地、山茱萸、丹皮、泽泻、茯苓、山药、枸杞子、女贞子。

（四）放疗后的中医药治疗

1. 放射性直肠炎之阴虚内热证

（1）证候：便血，血色鲜红，或夹小血块，神疲乏力，头晕耳鸣，手足心热。舌红，苔薄剥，脉细数。

（2）病机概括：阴虚内热。

（3）治则：养阴清热止血。

（4）方剂：凉血地黄汤加减。

（5）常用药物：生地黄、当归、地榆、槐花、胡黄连、天花粉、赤芍、升麻、荆芥、黄芩、枳壳、生甘草。腹痛加木香、延胡索、川楝子；黏液多加淮山药、茯苓、白术；便血加陈棕炭、丹皮炭、黄柏炭。

2. 放射性膀胱炎之下焦湿热证

（1）证候：腰痛或小腹痛，尿频，尿急，尿痛，小便不畅，或尿流突然中断，闭塞不通，小便混赤，或为血尿。舌暗红，苔薄，脉弦数。

（2）病机概括：下焦湿热蕴结。

（3）治则：清热，利湿，通淋。

（4）方剂：小蓟饮子合五苓散加减。

（5）常用药物：小蓟、淡竹叶、木通、生地黄、茯苓、猪苓、白术、栀子、蒲黄、当归、滑石、甘草、藕节、泽泻。尿闭加瞿麦、萹蓄；尿血加大蓟、仙鹤草。

六、相关问题的讨论

（一）概念

本病是发生在肛管直肠的恶性肿瘤；病至后期，肿瘤阻塞，肛门狭窄，排便困难，犹如锁住肛门一样，故称为锁肛痔，相当于西医的肛管直肠癌。本病的发病年龄多在40岁以上，偶见于青年人。其早期临床特点是大便习惯改变以及便血。本例是直肠癌。

（二）主要临床表现

初期表现为直肠黏膜一突起小硬结，无明显症状，病情进一步发展可出现一系列改变：

（1）排便习惯改变：是直肠癌最常见的早期症状。表现为保持多年的大便习惯发生了改变，排便次数增多，便意频繁，排便不尽感等。或为便秘，伴肛内不适或下坠感。

（2）便血：也是直肠癌常见的早期症状。大便带血，血为鲜红色或黯红，量不多，常同时伴有黏液，呈持续性，此时易误认为痔疮。病情进一步发展，可出现大便次数增多，里急后重，排便不尽感，粪便中混有血、脓、黏液并有特殊的臭味。

（3）肠梗阻征象：病程后期因肠腔狭窄，故可见粪便少，形状变细、扁，腹胀、腹痛、肠鸣音亢进等肠梗阻征象。

（4）晚期患者：可见食欲不振、全身衰弱无力、贫血、极度消瘦等恶病质表现。

（三）直肠指诊

直肠指诊是诊断直肠癌最重要的方法。约80%的直肠癌位于手指可触及的部位，肿瘤较大时指诊可以清楚地触及到肠壁上的硬块、巨大溃疡或肠腔狭窄。退出手指后可见指套上染有血、脓和黏液。指诊时要扪清肿瘤的大小、范围、部位和固定程度，以便决定治疗方法。

（四）辅助检查

直肠镜、乙状结肠镜或纤维结肠镜检查：对所有指检可疑或已明确的直肠癌均应进行内镜检查，它不仅可以直视肠内病变的范围、形态，更重要的是可取活组织进行病理检查，以确定诊断。

钡剂灌肠检查：可以发现肠腔狭窄或钡影残缺等。为排除结肠中多发性原发癌，应常规进行钡剂灌肠或气钡双重造影术。

其他检查：CT、MRI、同位素扫描可以了解肿瘤在体腔内的整体情况以及是否存在转移的征象。

（五）放疗与化疗

作为辅助治疗有一定疗效。晚期的直肠癌术前放疗可以改善局部情况，一部分病人因此而能行根治性切除。直肠癌术后局部复发多见于会阴部，放疗可以抑制其生长，但不能根治。化疗配合根治性切除可以提高 5 年生存率。

（宋爱莉　欧　春　于庆生　陈海军　成秀梅　卢子杰　徐　晋　施　义　樊　练　朱　震）

第十章 急 腹 症

第一节 概 述

急腹症是指以急性腹痛为主证，腹腔脏器急性疾病的总称。其临床特点是发病急、进展快、病情重。一旦诊断延误，治疗方法不当，将会给病人带来严重危害以至死亡。因此，急腹症的诊断和鉴别诊断是非常重要的。急腹症分为外科急腹症、内科急腹症和妇科急腹症。

一、病 机

急腹症多为六府之疾。六府者，泻而不藏，实而不满，动而不静，降而不升，以通为用，以气血流畅为其正常。凡气滞、血瘀、寒凝、热蕴、湿阻、食滞、食积、虫聚等，影响其通降下行，均可导致急腹症的发生。以梗阻为主的急腹症其病机演变的一般规律是郁—结—瘀—厥；以炎症为主的急腹症其病机演变的一般规律是郁—热—瘀—厥。郁者，气机郁滞；结者，实邪结滞，实热或湿热内盛；瘀者，血行瘀滞；厥者，气血逆乱，亡阴亡阳，阴阳不相顺接。

急腹症的发生发展过程反映了正邪斗争的消长变化。它们之间既可逐期演变，也可以越期发展；既可暂时稳定在某一节段，又可互相转化；每一期时间有长有短，转化有快有慢。急腹症演变可分三期：

初期患者多有痛势急剧，痛时拒按，痛而有形，得食则甚，故为实证。中药主要治则为通下府实，一方面荡涤六府之实，另一方面可以阻断阳明府实证发展至热毒炽盛，气血逆乱，藏府衰竭之危重境地。

进展期患者多为湿热蕴结，极易酿生热毒，影响血液运行；另一方向是向里实热证发展，导致痞满燥实的承气汤证再进一步发展为热毒炽盛，脓腐疽结，继而因阴津大伤，热毒深重发展为厥证，热深厥深，阴不系阳，阳亡而脱。

恢复期患者湿热毒邪，迁延日久，渐至脾肾阳衰，不能温养藏府，或阴虚火旺，虚火内炽，阴虚胃败或气血两虚，气滞缠绵而致虚实夹杂，症情纷乱。

二、诊断与鉴别诊断

（一）全面分析

全面、详细地了解病史，客观地进行分析是急腹症诊断的关键，重点应抓住主症腹痛。

1. 年龄与性别

婴幼儿以先天性消化道畸形、肠套叠、绞窄性疝为多见；儿童以蛔虫性肠梗阻、嵌顿性疝常见；青壮年以急性阑尾炎、胃十二指肠溃疡穿孔、急性胆囊炎、胆石症为多见；老年人以消化器官癌肿穿孔或梗阻、乙状结肠扭转、胆道感染为多见。

2. 过去史

很多急腹症是慢性病的急性发作。如疑为溃疡急性穿孔，应询问有无溃疡病史；阑尾炎、胆道疾病、泌尿系结石等常有过去类似发作史；粘连性肠梗阻病人常有腹部手术、炎症或外伤史；

月经史对女性急腹症的诊断与鉴别诊断也十分重要。

3. 腹痛情况

腹痛是急腹症共有的主症,对腹痛的详细了解和分析是诊断急腹症的关键与主要思路。

(1)腹痛发生的诱因:腹痛的发生常与饮食有关,如暴饮暴食后引发胃十二指肠溃疡病穿孔、急性胰腺炎,油腻食物可诱发胆囊炎、胆石症;剧烈运动后可发生肠扭转。

(2)腹痛发生的缓急:开始时腹痛轻,随后逐渐加重,多为炎性病变;腹痛突然发生,进展快,多见于实质性脏器破裂、空腔脏器穿孔和急性嵌顿性梗阻等。

(3)腹痛的部位:一般情况下,腹痛开始部位或疼痛最明显部位即为病变所在部位。如胃、十二指肠溃疡穿孔,疼痛始于上腹部,后波及全腹。但要注意以下情况:腹腔以外的疾病,由于病变刺激肋间神经和腰神经而引起腹部的反射性疼痛,如肺炎、胸膜炎等;转移性腹痛,如阑尾炎的腹痛可始于上腹部或脐周,再转移至右下腹;异位内脏病变,如左侧阑尾、全内脏转位等。

(4)腹痛的性质:持续性腹痛一般是腹壁腹膜的炎症,如阑尾炎、腹内实质脏器破裂出血等;阵发性腹痛多为空腔脏器的梗阻,如胆道蛔虫症、机械性肠梗阻、胆石病等;持续性腹痛阵发性加重多因空腔脏器的炎症和梗阻同时存在,如胆总管结石并感染等。不同性质的疾病又可引起不同特点的腹痛,常可分为隐痛、钝痛、绞痛、刺痛、刀割样痛、钻顶样痛等,这存在着个体差异。

(5)腹痛的程度:腹痛的程度一般反应腹内病变的轻重,但因个体对疼痛敏感程度不同而有差异,应予注意。功能性疾病的疼痛可以比较剧烈,但病变组织坏死时,腹痛表现反而可以不严重。

(6)疼痛的放射:由于病变的刺激,通过腹腔神经和相应的脊神经所形成的会聚—辐散机制,如胆囊炎、胆道结石的疼痛可放射至右肩部;胰腺炎引起腰背部及左肩部疼痛;肾、输尿管结石的疼痛可放射至下腹及会阴部。

4. 消化道症状

(1)恶心、呕吐:急腹症常先出现腹痛,继而恶心、呕吐。早期多为反射性呕吐;晚期多为溢出性呕吐,是因麻痹性肠梗阻所致。上消化道出血时呕吐物为鲜血或咖啡样物;低位肠梗阻呕吐出现的晚、次数少、呕吐物为粪水样;高位小肠梗阻呕吐出现的早、频繁、呕吐物为胆汁样。

(2)排便情况:腹痛伴有停止排气排便,可能是肠梗阻所致;腹腔炎性病变可引起腹胀、便秘;肠道炎症可致腹泻伴里急后重;排柏油样便可为上消化道出血,也可见于出血后的血液在消化道中存留时间过长所致;排果酱样血便是小儿肠套叠的特征。

5. 其他伴随症状

腹腔内感染性疾病均可出现不同程度的发热,发热程度与感染严重程度有关,严重感染可出现寒战、高热。外科急腹症往往是先腹痛后发热,而内科疾病多先发热后腹痛。腹痛伴有尿急、尿频、尿痛、血尿或排尿困难,应考虑泌尿系疾患;腹痛伴有阴道异常出血,应考虑妇科疾病。

(二) 体格检查

1. 全身检查

全身检查包括体位、表情、神志、肤色、重要器官的功能状态,还要检查体温、脉搏、呼吸、血压,观察有无脱水、酸碱平衡失调和休克征象。

2. 腹部检查

(1)视诊:观察有无手术瘢痕,腹部轮廓是否对称,腹式呼吸的强弱,有无胃肠型、肠蠕动波、包块、静脉曲张等。如急性腹膜炎病人的腹式呼吸可减弱或消失;全腹膨隆多表示有气腹、腹水或低位肠梗阻;肠型、蠕动波提示机械性肠梗阻。

(2)触诊:重点检查有无压痛、肌紧张和反跳痛等腹膜刺激征状、波及的范围、程度。腹膜刺激征的存在表示炎症已波及腹膜,如胃、十二指肠溃疡穿孔、胆囊穿孔,腹膜受到胃液、胰液、胆汁等强酸强碱的强烈刺激会出现腹壁高度肌紧张而成"板样强直"。老年人、幼儿、经产妇、肥胖的病人，腹膜刺激征常较实际病情为轻，不能如实反映病变的轻重，应加以注意。另外，还要检查有无包块，确定其位置、大小、形态、质地、活动度和有无压痛。如急性胆囊炎可触及肿大压痛的胆囊；胃肠道晚期癌肿可扪及质硬的腹部肿块；肠套叠可触及"腊肠样"肿块。

（3）叩诊：肠梗阻时叩诊呈鼓音；肝浊音界缩小或消失，提示胃肠道穿孔引起气腹；移动性浊音表示腹腔内有炎性渗出液、内出血、消化道穿孔等。

（4）听诊：肠鸣音亢进、有气过水声、金属音是肠梗阻特有的体征；肠鸣音减弱或消失为麻痹性肠梗阻的表现；幽门梗阻、急性胃扩张可出现震水音。

3. 直肠、阴道指诊

应注意有无肿块、触痛、波动感及指套染血。如盆腔炎、阑尾炎可有触痛；盆腔脓肿、盆腔积血可在直肠前壁有饱满感或波动、触痛；直肠癌肿可触及质硬肿块；肠套叠、直肠癌可见指套染血。已婚妇女怀疑有妇科疾病时，需做阴道双合诊，以协助诊断。

4. 腹腔穿刺及腹腔灌洗

对诊断不确切的急腹症具有重要的诊断价值。如抽出血性液体，多为实质性脏器破裂出血、绞窄性肠梗阻、急性出血性胰腺炎；含有食物残渣，常表示胃或十二指肠溃疡穿孔；含有粪水样，常表示下消化道穿孔；含有胆汁样液体，应考虑为胆囊穿孔、胆管穿孔、十二指肠溃疡穿孔。

（三）辅助检查

（1）血液检查：白细胞计数检查可提示有无炎症；红细胞计数、血红蛋白、血细胞比容如出现进行性下降则提示内脏活动性出血。

（2）尿液检查：检查尿中的红细胞、白细胞、蛋白质、葡萄糖、酶对诊断泌尿系统疾病、急性胰腺炎有重要的意义。

（3）粪便检查：上消化道出血可出现柏油样便或潜血试验阳性；肠道炎症时可见大便中白细胞增多，大便时排出鲜红色血性液体应考虑结肠溃疡、肿瘤出血等。

（4）血、尿生化检查：急性胰腺炎时血、尿淀粉酶均可升高；肝胆道疾病应注意血清胆红素、肝肾功能情况；肠梗阻的病人会应了解血清钾、钠、氯离子浓度及二氧化碳结合力等；中老年病人应常规检查血糖。

（5）X线检查：平片检查可排除胸部疾病引起的腹痛，有助于诊断胃肠道穿孔、急性阑尾炎、肠梗阻、腹腔内积液及脓肿、胆道和尿路结石；X线造影检查对胆道疾病、泌尿系疾病、胃肠道疾病亦有重大的价值，如可以诊断肠梗阻、肠套叠、消化道肿瘤、胆道结石、泌尿系结石等。

（6）B型超声波检查：特别是对肝、胆、脾、胰、肾的疾病有较大的诊断意义，对诊断腹腔脓肿的部位、范围及穿刺定位有肯定的作用。

（7）内镜检查：消化道出血病人可通过胃镜、十二指肠镜、结肠镜等了解出血部位及原因；胆管胰腺疾病可通过十二指肠镜做逆行胰胆管造影（ERCP）；结肠的疾病常使用纤维结肠镜进行检查。

（8）CT、MRI：常用于肝、胆、脾、肾、腹膜后、盆腔等疾病及实质性脏器破裂的诊断。其在急腹症诊断及鉴别诊断中的应用广泛。

（9）选择性动脉造影：对不明原因的消化道出血有诊断价值，还可同时行栓塞止血治疗。

三、治 疗

（一）治疗原则

尽快明确诊断，掌握手术与非手术的界限，选择恰当的治疗措施，及时抢救病人生命是治疗的主要原则。尚未明确诊断的急腹症病人，应严密观察病情变化，抓紧时机做必要的检查，争取尽早做出诊断，掌握病人全身情况，控制感染，防治休克，纠正水、电解质代谢和酸碱平衡失调，同时给予必要的处理。

（1）非手术疗法适应证：病损较轻、全身状况较好、临床症状不严重者，可使用中、西医综合的非手术疗法。如急性单纯性阑尾炎，部分单纯性胃、十二指肠溃疡穿孔，急性单纯性胆囊炎，急性水肿性胰腺炎，单纯性肠梗阻等。

（2）手术疗法适应证：病理损害较重、病情复杂、症状严重者，需尽快实行手术治疗。如坏疽性阑尾炎、坏疽性胆囊炎、绞窄性肠梗阻、重症胆囊炎、重症胰腺炎、肿瘤及嵌顿疝引起的肠梗阻等。

（二）治疗方法

1. 非手术疗法

（1）中医治法

中医学是通过审证求因，确定急腹症的病机并以此为依据制订出治疗方案。给药途径可采取中药内服、胃管滴入、中药外敷、保留灌肠等方法。常用的主要治法有：

1）泻下通府：此法广泛地应用于炎症性、梗阻性及血运障碍性外科急腹症。具有涤荡肠胃、攻实逐邪的多种作用，凡寒热、痰饮、瘀血、宿食等邪实郁滞六府者皆可应用。本法体现了"六府以通为用"的理论，是治疗外科急腹症的重要治法。

2）寒下法：代表方为大承气汤，其中以生大黄最常用。因为急腹症多属实证、热证。

3）温下法：代表方为三物备急丸。适用于寒证的府气郁闭者，如无热象的肠麻痹、腹腔结核引起的不全肠梗阻、无并发症的胆道蛔虫症、胆绞痛等。

4）润肠法：代表方为麻子仁丸。适用于肝强脾弱、肠燥津乏的府气涩滞者。

5）逐水法：代表方为大陷胸汤、甘遂通结汤等，以甘遂最为常用。通过逐水而达到攻下目的。

6）清热解毒法：热聚体内，郁久热胜肉腐，肉腐成脓；热可生毒，毒可使热加重，故清热解毒法也是急腹症的重要治则之一。

泻火解毒：代表方为黄连解毒汤。

清营凉血：代表方为犀角地黄汤、清营汤。

清肝燥湿：代表方为龙胆泻肝汤。

7）活血化瘀法：气滞导致血瘀，瘀久就会演变为热、脓；血瘀可能导致"瘀血作痛"、"瘀聚成块"。因此活血化瘀也是急腹症常用的治则。正确使用此法可以降低急腹症的复发率。

行气活血：适用于急腹症早期功能性疾患。代表方为金铃子散。

凉血化瘀：适用于出血性倾向、多脏器功能衰竭、感染性休克等病变。代表方为黄连解毒汤加桃红四物汤。

消癥破瘀：适用于孤立性肿块和多发性硬结等病变。代表方为代抵挡汤、舒肝溃坚汤等。

缓中补虚：适用于正虚而干血内结的病变。代表方为大黄䗪虫丸。

8）理气开郁法：气郁是急腹症常见的病因，理气开郁广泛应用于急腹症治疗中，如疏肝理气、降逆止呕等。代表方为四逆散、金铃子散、半夏厚朴汤、旋覆代赭汤、肠粘连松解汤。

9）补气养血法：适用于急腹症后期的脾胃虚弱、气虚两虚证。代表方有参苓白术散、补中益气汤、八珍汤等。

（2）西医治疗

1）体位：常采用半卧位，可使腹腔液体局限于盆腔，减少毒素吸收，便于引流，有利于改善心肺功能。但容易引起下肢深静脉血栓的形成，应注意预防。

2）禁食与胃肠减压：持续有效的胃肠减压往往是治疗成功的关键，有利于胃肠穿孔的修复及降低胃肠道的压力，利于消除腹胀、腹痛及梗阻，改善胃肠壁的血运，恢复胃肠道的正常功能。

3）抗生素的应用：对预防和治疗细菌感染性疾病有重要作用。根据病情，选择广谱的抗生素或联合用药，必要时可作细菌培养和药物敏感试验，合理选用有效的抗生素。

4）输液输血：维持水、电解质与酸碱平衡，维持有效的循环血量，可防治休克及重要器官的功能衰竭，对出血性疾病、严重创伤、严重感染等应及时输血。

5）解痉止痛：常使用阿托品、东莨菪碱缓解腹腔内脏平滑肌痉挛而引起的腹痛，诊断明确的病人出现难忍的剧烈疼痛，可使用吗啡、哌替啶等镇痛药。但诊断未明的急腹症禁用镇痛药物，以免掩盖病情，延误诊治。

2. 手术疗法

手术疗法是治疗急腹症的一种重要手段，主要包括：

（1）病灶切除：如阑尾切除术、肠切除术、胃大部分切除术、胆囊切除术等。

（2）修补病变：如胃穿孔修补术、嵌顿疝的松解修补术等。

（3）减压造瘘：如胆囊造瘘术、胆总管 T 管引流术、胃造瘘术、肠造瘘术等。

（4）腹腔引流：在腹腔放置各种不同的引流管引出腹腔积液、积血或脓液，消除腹腔内炎症，有利于胃肠功能恢复，常用于急腹症手术的腹腔引流，弥漫性和局限性腹膜炎的引流。

第二节 肠　痈

一、病　案

患者，男，23 岁。2012 年 10 月 16 日上午 9：30 某院外科门诊。

一、现病史：今晨约 6：30 时患者自觉脐上方区域隐痛不适，继而绕脐周窜痛。

刻诊：疼痛固定于右下腹伴恶心，无腹胀，两便如常。舌质淡红、苔薄白、脉迟紧。

二、既往史：无类似腹痛发生。近 2 周来，工作繁忙，饮食饥饱不一，且多荤腥酒醴。

三、个人史：否认肝、胆、胰疾病和消化道溃疡病史，否认疫水接触和传染病史。

四、体检摘要：T37℃，P 70 次/分，BP 110/70mmHg，R18 次/分。

神清，检查合作，皮肤巩膜自然光线下未见黄染，心肺正常。

专科检查：腹部平坦，未及肠型和包块，无肌紧张，肠鸣音不亢进，墨菲征阴性；麦氏征阳性，结肠冲击试验阳性，闭孔内肌试验阴性，腰大肌试验阴性。

五、实验室及其他检查

（1）胸腹透视：未见异常。

（2）心电图：正常心电图。

（3）B超：肝、胆、胰及腹膜后未见异常。

（4）血常规：白细胞总数 $9.0×10^9$/L，中性粒细胞 0.78，淋巴细胞 0.2，单核细胞 0.02。

（5）血淀粉酶：8 温氏单位。

（6）尿常规：未见异常。

（7）大便常规：未见异常。

二、分 析 思 路

(一) 主证分析

本例主要症候是急性腹痛,分析即应紧扣这一症候展开。这是分析急腹症类疾病的一项主要原则。患者从晨6:30起腹部疼痛,起病骤发,无前驱症状,故为急性腹痛。其疼痛的部位依次为上腹部,脐周之中腹部,右下腹固定,至就诊时已历3小时,其特点是先窜痛而后定痛,审证求因,充分提示为气滞到血瘀的病机发展过程。

(二) 次证分析

恶心是脾胃气机受病邪干扰,运行失常的一种表现,无腹胀说明脾运未被阻塞即无实质性梗阻性病变的说明,舌质苔脉均支持正气未损。《金匮要略》大黄牡丹汤证所言"其脉迟紧者,脓未成,可下之,当有血。"即为藏府瘀血之判断。

(三) 病机归纳

患者由疲劳过度,饮食失节,不归正化,阻滞脾胃气机而致肠府气滞血瘀之变。

(四) 西医学认识

本病相当于西医学的急性阑尾炎。

根据会聚—辐散机制,当来源于原始胚胎中肠的阑尾发生炎症并局限于浆膜以内时,由于其受内脏神经支配,所以表现出的是内脏痛,范围是以脐为中心的中上腹部,定位不准确,这就是腹痛的转移。当炎症进一步发展,渗出物扩展至浆膜外并刺激了壁腹膜时,由于受体神经支配,故其定位准确而持续,这个位置的体表投影大多位于麦氏点(McBurney's Point),这就是腹痛的固定。很显然,此时的炎性渗出物仅是浆液性的,即单纯性的,因此消化道反应相对轻浅。这种以脐为中心不确定的腹痛,发展为右下腹固定性疼痛的临床表现,说明了阑尾炎症由局限于其本身到波及所在位置相应腹壁腹膜的病理发展过程,所谓转移性右下腹痛的内涵即在于此。相对应的中医辨证表述即为气滞到血瘀的变化。

(五) 临床体征意义

患者一般情况良好,无重要脏器及其生命指征的恶化改变。麦氏征阳性提示阑尾所在位置腹壁腹膜的急性炎症。结肠冲击试验阳性有助于急性阑尾炎的诊断;闭孔内肌试验、腰大肌试验均为阑尾定位试验,前者说明阑尾位于盆腔,后者说明其位于盲肠之后。无明显肌紧张支持了本例为急性炎症早期的诊断。

(六) 实验室及其他检查意义

符合轻浅感染的标准,与病程、病理性质相一致。已除外心、肺、肝、胆、胰、肠、泌尿系统疾病的病变。

三、诊　　断

中医诊断:肠痈(瘀滞型)。

西医诊断:急性阑尾炎(单纯性)。

四、鉴 别 诊 断

（1）急性上消化道溃疡穿孔（厥心痛）：常有上消化道溃疡的基础病变和明确的发病诱因，其急性腹痛的特点是疼痛的扩散而非转移。X 线腹部成像可见典型的气腹征。故可除外该诊断。

（2）右侧输尿管下段结石（石淋）：由于解剖位置的相近故盲后位阑尾炎应与该病相鉴别。该病以阵发性右下腹部绞痛，肉眼或镜下血尿为典型的临床表现，腹部平片，输尿管造影，CT 等可明确结石的位置和形态，本例不予支持。

五、治 疗

（一）中医药内治

（1）治则：通腹泻瘀，行气活血。

（2）方剂：大黄牡丹汤加减。

（3）常用药物：生大黄、芒硝、丹皮、桃仁、冬瓜仁、红花、枳壳、厚朴。腹痛重加川楝子、延胡索、苔腻、恶心明显加竹茹、半夏、佩兰。

（二）外治

（1）如意金黄散外敷右下腹。

（2）大蒜糊剂（大蒜60g、芒硝30g、大黄粉30g），先将大蒜、芒硝捣烂如泥，敷右下腹，2小时后去药，再将大黄粉用醋调成糊状，敷6~8小时，此为1个疗程，必要时6小时后再重复1次。注意：敷药前局部皮肤应涂敷一层薄凡士林，以防灼伤。

（3）灌肠，将辨证方药浓煎取汁100ml作保留灌肠，亦可用金黄散水调成稀糊剂灌肠保留，较为方便。

（三）针刺

（1）体针：阑尾、足三里、上巨虚，发热加合谷，曲池，恶心加内关、上脘，痛重加天枢、关元。

（2）耳针：阑尾、交感、神门。

六、演变与对策

如果上述治疗不能控制病情则有可能出现如下临床病象。

1. 演变之一

（1）证候：腹痛加重而持续，拒按。发热，恶心呕吐，溲黄，舌红、苔薄黄、脉弦数。

（2）体征变化：麦氏征阳性，压痛明显，肌紧张，肠鸣音亢进。体温升高可达38℃左右。

（3）实验室及其他检查：白细胞计数和中性粒细胞百分比均超过正常值，B超有助于诊断。

（4）病机概括：肠府瘀滞化热。

（5）诊断：中医诊断：肠痈（化热型）；西医诊断：急性阑尾炎（化脓性）。

（6）治疗：轻型化脓性阑尾炎可取非手术疗法，经48小时后不能控制病情应考虑中转手术。

1）中医药内治

治则：清热解毒，通府祛瘀。

方剂：大黄牡丹汤合红藤煎加减。

常用药物：生大黄、芒硝、丹皮、山栀、桃仁、冬瓜仁、生甘草、连翘、红藤、败酱草、木香、厚朴。如胸脘泛恶，便溏垢加藿香、佩兰、砂仁，舌红绛，口干欲饮加黄连、山栀。

2）外治同前。

3）可使用抗生素。

2. 演变之二

（1）证候：腹痛剧烈持续，范围扩大，甚或弥漫，手不可近。壮热憎寒，面赤烦渴，唇干口臭，呕吐不食，便闭溲赤甚或大便似痢不爽，小便频数似淋或右下腹出现固定不移的包块。舌质红绛起芒刺、苔黄燥、脉洪数。

（2）体征变化：腹部压痛，肌紧张明显。板状腹，可波及全腹，体温可达39℃左右。

（3）实验室及其他检查：血常规白细胞总数和中性粒细胞百分比升高更加明显，严重者白细胞总数可达20×10^9/L以上，出现中毒颗粒。

（4）病机概括：肠府热毒炽盛。

（5）诊断：中医诊断：肠痈（热毒型）；西医诊断：急性阑尾炎（坏疽性）。

（6）治疗

1）以手术为首选。

2）及时、足量、合理使用抗生素。

3）维持内环境稳定。

4）持续胃肠减压。

5）术后中药灌肠。

治则：清热凉血，通府解毒。

方剂：黄连解毒汤合大黄牡丹汤加减。

常用药：黄连、黄芩、黄柏、山栀、水牛角、生地、生大黄、芒硝、丹皮、桃仁、生甘草。

用法：浓煎后取汁200ml作保留灌肠，有助于术后体内毒素的排出。

七、相关问题的讨论

（一）关于转移性右下腹疼痛

70%～80%的本病患者具有典型的转移性右下腹疼痛的主诉，但也有部分患者起病时即为右下腹疼痛并固定于此，这与阑尾感染的类型有关。一般而言，由阑尾腔梗阻而致炎症者，多见转移性疼痛，由细菌毒素直接感染阑尾引起炎症者或复发性阑尾炎则常见始发右下腹疼痛并固定，所以应具体分析不能一概而论。

（二）特殊类型的急性阑尾炎

（1）小儿急性阑尾炎：12周岁以下的病人列为小儿急性阑尾炎，压痛范围和腹肌紧张度测定较难，穿孔率较高，腹膜炎不易局限。应注意与右侧肠系膜淋巴结炎相鉴别。

（2）老年人急性阑尾炎：60岁以上的病人列为老年人急性阑尾炎，腹痛多不剧烈，体征与病损程度亦不一致，表现不典型，穿孔率亦较高，应注意与右半结肠肿瘤相鉴别。

（3）妊娠期急性阑尾炎：具有随妊娠月数增加而阑尾压痛点发生变化的特点，压痛和腹肌紧张均不明显，穿孔后炎症不易局限。

上述病例由于生理病理的特殊性更易穿孔，所以在严格掌握适应证的前提下，对于单纯性炎症可以投予中药配合抗生素等治疗，对于手术指征的掌握应较普通急性阑尾炎更为宽泛。

（三）阑尾周围脓肿

阑尾周围脓肿分为两种：一种脓液不多，内容物主要为炎性粘连团块，包括坏死的阑尾，有称之为"阑尾包块"者，体积较小，预后良好。另一种，已真正形成脓肿者，具有完整的脓腔壁和脓液，体积较大，病情较复杂。上述两种脓肿的共同临床特点是右下腹（多见）形成固定不移的癥块，审证求因当为瘀血，治宜活血化瘀，以促进吸收。

（四）手术

分清手术与非手术的界限是首要原则。

（1）单纯性和轻型化脓性阑尾炎不首选手术。

（2）上述类型阑尾炎经48小时保守治疗，病情不能控制有进一步发展趋势者，考虑中转手术。

（3）重型化脓性、坏疽性阑尾炎首选手术，辅助以中西药治疗。

（4）急性阑尾炎继发腹膜炎时，应积极准备，改善病人条件，争取及早手术。手术的目的是清除作为腹腔感染源的阑尾病灶并积极处理腹腔感染，引流脓液。术后的综合性处理措施中应注重中医药的使用，尤其在引流腹腔阶段之后期和恢复期更是如此。在前者，可用内托法，扶正达邪，排脓外出，在后者，应顾护脾胃功能，特别是阴伤胃败证的防治，在这些方面中医药都有不可替代的作用。

第三节 肠 结

一、病 案

患者，男，56岁。2011年11月19日上午8：40某院外科急诊。

一、现病史：今晨患者约3时进食后突发腹中部阵发性绞痛。

刻诊：疼痛不固定，绕脐周窜痛。伴恶心、呕吐，呕吐随腹痛而发生，为胃内容物。稍有腹胀，大便秘结，小便黄赤。舌淡红，苔薄白，脉数有力。

二、既往史：5年前行胆囊切除术。近两周来，工作繁忙、饮食饥饱不一，半年来经常便秘。

三、个人史：否认高血压、糖尿病、消化道溃疡病史，否认疫病接触和传染病史。

四、体检摘要：T 37.1℃，P 80次/分，BP 130/80mmHg，R 20次/分。

神清，检查合作，皮肤巩膜自然光线下未见黄染，心肺正常。

专科检查：经腹直肌手术切口瘢痕约6cm，腹部膨隆，未见肠型和蠕动波，上腹部轻压痛，无肌紧张，未触及包块。叩诊呈鼓音，移动性浊音阴性，肠鸣音亢进，可闻及气过水声。

五、实验室及其他检查

（1）胸腹X片：左上腹空肠可见气液平段。

（2）心电图：正常心电图。

（3）B超：胆囊切除术后，肝、胰及腹膜后未见异常，腹腔未见积液。

（4）血常规：白细胞总数 $1.0×10^9$/L，中性粒细胞0.79，淋巴细胞0.2，单核细胞0.01。

（5）尿常规：未见异常。

（6）大便常规：未见异常。

二、分 析 思 路

（一）主证分析

本例主要症候是进食后骤发脐腹部窜痛，阵发性加剧，分析即应紧扣这一症候展开。结合恶心、呕吐、稍有腹胀，大便秘结，舌苔正常，脉数有力，提示以肠府气滞为主。

（二）次证分析

恶心、呕吐、腹胀是肠府气机滞塞不通所致。无腹肌紧张，说明患者无瘀血征象。

（三）病机归纳

本病由胆道术后，饮食失节，湿食交阻，阻滞肠府气机而发。

（四）西医学认识

本病相当于西医学的急性肠梗阻。

此患者为机械肠梗阻中的粘连性肠梗阻，是由于腹腔内粘连导致肠道内容物通过受阻所引起的，是临床上最常见的一种类型，在我国其发病率占各类肠梗阻的首位，达20%～40%，多因腹腔手术、炎症、创伤、出血、异物等引起。肠道的功能紊乱、暴饮暴食、突然改变体位等是引起梗阻的诱因。非手术疗法是治疗粘连性肠梗阻的重要措施。

（五）临床体征意义

上腹部轻压痛，稍有腹胀膨隆，未见肠型和蠕动波，无肌紧张；伴见阵发性窜痛，恶心呕吐等症状说明本病具有单纯性高位肠梗阻的特征。

（六）实验室及其他检查意义

左上腹空肠可见气液平段，说明肠梗阻的存在。B超、血、尿、粪常规检查正常，说明尚处于肠梗阻初期，并未至绞窄、缺血的境地。

三、诊　　断

中医诊断：肠结（痞结型）。
西医诊断：急性粘连性肠梗阻（单纯性）。

四、鉴 别 诊 断

1. 机械性与动力性肠梗阻的鉴别

机械性肠梗阻具有痛、呕、胀、闭典型的症状，腹部可见肠型及蠕动波，肠鸣音亢进，早期腹胀不明显。麻痹性肠梗阻则腹胀显著，多无阵发性腹部绞痛，肠鸣音减弱或消失，X线检查可显示大、小肠全部均匀胀气。本例为机械性肠梗阻。

2. 单纯性与绞窄性肠梗阻的鉴别

单纯性与绞窄性肠梗阻主要区别在于肠系膜血运的有无，它关系到治疗和预后，此鉴别在临床中非常重要。当肠梗阻有下列临床表现时，应考虑到绞窄性肠梗阻的可能：

（1）腹痛发作急骤，剧烈，呈持续性并有阵发性加重。

（2）呕吐出现早而频繁，呕吐物为血性或肛门排出血性液体、腹穿抽出血性液体或胃肠减压为血性消化液。

（3）早期出现脉率加快，体温升高，白细胞增高，甚至出现休克。

（4）腹膜刺激征明显且固定，肠鸣音由亢进变为减弱，甚至消失。

（5）腹胀不对称，有局部隆起或可触及孤立胀大的肠襻。

（6）X线检查可见孤立肿大的肠襻，位置固定不随体位而改变。

（7）积极非手术治疗，症状体征无明显改善。

本例无上述临床表现，排除绞窄性肠梗阻的可能故为单纯性肠梗阻。

3. 高位肠梗阻与低位肠梗阻鉴别

高位肠梗阻的特点是呕吐发生早而频繁，腹胀不明显；低位小肠梗阻的特点是腹胀明显，呕吐出现晚而次数少，并可吐出粪样物。通过X线检查有助于鉴别诊断。本例为高位肠梗阻。

4. 完全性肠梗阻与不完全性肠梗阻鉴别

完全性肠梗阻呕吐频繁，如为低位梗阻腹胀明显，完全停止排气排便。不完全性肠梗阻呕吐与腹胀都较轻或无呕吐，尚有少量排气排便。本例为完全性肠梗阻。

五、治 疗

（一）中医药内治

（1）治则：行气通府。

（2）方剂：小承气汤加味。

（3）常用药物：生大黄、芒硝、厚朴、陈皮、炒莱菔子、生甘草。痛甚加白芍、元胡；恶心呕吐加姜半夏、竹茹。

（二）针刺疗法

（1）体针：取足三里、内庭、天枢、中脘为主穴。呕吐重者加上脘、内关；腹胀重加大肠俞；发热加曲池；上腹痛加内关、章门；小腹痛加关元、气海。每次取3~4穴，强刺激，以捻转手法为主，留针10~15分钟。如症状不缓解，隔2~3小时重复一次。

（2）电针：取上述体针穴位两对，如双侧天枢，双侧足三里，腹部穴位为阴极，下肢穴位为阳极。电针刺激强度以能耐受为度，留针20~30分钟。如症状不缓解，隔2~3小时重复一次。

（三）按摩与颠簸疗法

此法适用于肠扭转、蛔虫性肠梗阻以及粘连性肠梗阻，多配合其他疗法使用。

1. 按摩疗法

患者仰卧位，于腹壁上撒少许滑石粉，若为蛔虫性肠梗阻，则顺其梗阻肠段纵轴两端按摩，促其松解；对肠扭转则应顺其扭转相反方向按摩，同时配合体位的多次改变以促使回旋复位（肠扭转的方向可根据X线检查及患者接受治疗后的反映等加以判断）。

2. 颠簸疗法

此法适用于肠扭转初期无明显血运障碍者。患者取胸膝位并充分暴露下腹部，让病人放松腹肌，操作者立于患者左侧，两手轻置于病人腹部两侧，由上而下或左右震荡，幅度逐渐增大。如此反复进行，每次约5~10分钟，重点颠簸脐部及脐下区。开始时患者有轻度疼痛，但很快适应，梗阻解除多在1~2次颠簸后症状减轻或有轻快感时，治疗1~2小时后可有排气排便。

六、演变与对策

如果上述治疗不能控制病情则有可能出现如下临床病象。

1. 演变之一

（1）证候：腹部疼痛剧烈，痛处不移，拒按，或扪及肿块，呕吐频繁，大便秘结，无排气，伴发热，溲短赤。舌质暗或紫，脉弦紧。

（2）体征变化：腹部中度膨胀，可见肠型，腹肌紧张，肠鸣音亢进。

（3）实验室及其他检查：白细胞计数超过正常值。

（4）病机概括：气血不畅，血瘀肠府。

（5）诊断：中医诊断：肠结（瘀结型）；西医诊断：急性肠梗阻（绞窄性）。

（6）治疗

1）中医药内治

治则：行气祛瘀通府。

方剂：桃仁承气汤加味。

常用药：桃仁、红花、生大黄、芒硝、赤芍、厚朴、当归、生甘草。结块坚硬者加丹参、莪术、炮山甲；痛剧加生蒲黄、五灵脂、元胡、制乳香、没药。

2）禁饮禁食，持续胃肠减压。

3）纠正水、电解质和酸碱失衡。

4）使用抗生素。

2. 演变之二

（1）症状：腹痛腹胀，拒按，恶心呕吐，无排气排便；发热口渴，小便黄赤，甚者神昏谵语。舌质红，苔黄燥，脉洪数。

（2）体征变化：腹部膨隆，压痛明显，板状腹，肠鸣音亢进或减弱。体温升高可达39℃左右。

（3）实验室及其他检查：白细胞计数明显升高。

（4）病机概括：积聚化热，热盛脓腐。

（5）诊断：中医诊断：肠结（疽结型）；西医诊断：急性肠梗阻（化脓性）。

（6）治疗

1）中医药内治

治则：清热攻下通府。

方剂：复方大承气汤加味。

常用药物：生大黄、芒硝、枳实、厚朴、黄芩、黄连、败酱草、生甘草。热毒甚者加红藤、蒲公英；热甚伤津者加生地、元参、麦冬。

2）禁饮禁食，持续胃肠减压。

3）纠正水、电解质和酸碱失衡。

4）抗生素：广谱联合使用。

3. 演变之三

（1）症状：腹中冷痛，时轻时重，伴腹胀，大便不通，手足不温。舌暗淡，苔白滑，脉沉紧。

（2）体征变化：腹部膨隆，压痛广泛，肠鸣音减弱。

（3）实验室及其他检查：白细胞计数正常。

（4）病机概括：寒邪凝滞，血不得散，气血瘀结。

（5）诊断：中医诊断：肠结（寒结型）；西医诊断：慢性肠梗阻（粘连性、麻痹性）。

（6）治疗

1）中医药内治

治则：温中散寒通府。

方剂：温脾汤加味。

常用药物：制附子，生大黄，干姜，甘草。痛甚加香附、高良姜、元胡；腹胀加木香、枳壳、厚朴；恶心呕吐加陈皮、半夏、茯苓。

2）禁饮禁食。

3）纠正水、电解质和酸碱失衡。

4）给予胃肠动力药。

七、相关问题的讨论

（一）病机阶段

本病的病机演变基本分为"痞结—瘀结—疽结"三个阶段。病初为肠府气机不畅，滞塞不通，呈现痛、吐、胀、闭四大症状；继而肠府瘀血阻滞，痛有定处，持续腹胀，甚至瘀积成块或血不归经而致呕血、便血；迫至极期，瘀滞化热生火，肠坏血肉腐败，热毒炽盛，终致正不克邪而致亡阴亡阳之厥证。

（二）纠正水、电解质和酸碱平衡紊乱

无论采用手术或非手术治法，这都是一项维护内环境稳定的极为重要的治疗措施。如梗阻数日、高位小肠梗阻以及频繁呕吐的病人，补充氯化钾尤为重要。输液所需要容量和种类应根据失水的量、体征、血液浓缩的程度、尿量和尿比重，并结合血清钾、钠、氯和血气分析情况而定。在单纯性肠梗阻的晚期和绞窄性肠梗阻，尚需输给血浆、全血或血浆代用品以提高胶体渗透压，维持有效的血液循环。

（三）持续胃肠减压

这是治疗肠梗阻的重要方法之一。通过胃肠减压吸出气体和液体，降低肠腔内的压力，减轻腹胀，减少细菌和毒素，改善肠壁的血液循环和心肺功能，有利于纠正局部病变，改善全身状况。

第四节 心 脾 痛

一、病 案

患者，男，40 岁。2012 年 8 月 27 日上午 9：00 某医院外科门诊。

一、现病史：昨日中午约 1：30 时患者与朋友大量饮酒后突觉上腹部阵痛，伴恶心、剧烈呕吐，吐后痛缓，继而发热。

刻诊：左上腹疼痛，小便如常，大便秘结。舌质红，苔薄腻，脉弦紧。

二、既往史：无类似腹痛发生，平素饮酒、喜食辛辣。近几日来，工作繁忙，饮食不规律，且多荤腥酒醴。

三、个人史：否认肝、胆、胰疾病和消化道溃疡病史，否认疫病接触和传染病史。

四、体检摘要：T 38℃，P 86 次/分，BP 105/65mmHg，R 20 次/分。

神清，查体合作，皮肤巩膜自然光线下未见黄染，两肺呼吸音清，未闻及干湿性啰音，率齐、心音有力。

专科检查：腹部平坦，未见肠型和蠕动波、手术瘢痕，肝脾未及，叩击痛（－），墨菲征（－）。左上腹部压痛，无肌紧张。未及包块，移动性浊音（－），肠鸣音正常。

五、实验室及其他检查

（1）胸腹透视：未见异常。

（2）心电图：正常心电图。

（3）B超：肝、胆未见异常，胰腺肿胀，轮廓与边界不清，周围有少量渗液。

（4）CT扫描：胰体尾部弥漫性水肿，腺体增大，周围有少量渗液。

（5）血常规：白细胞总数 1.3×10^9/L，中性粒细胞 0.82，淋巴细胞 0.16，单核细胞 0.02。

（6）血淀粉酶：800U（Somogyi）。

（7）尿淀粉酶：正常。

二、分析思路

（一）主证分析

本例主要症候是急性腹痛，先腹痛后发热，痛位固定于左上腹。由过量饮酒，喜食肥甘、酒热湿伤肝脾，府气通降不利所致。痛势急剧、固定拒按，得食则重，故为肝脾瘀滞之病机。

（二）次证分析

呕吐是脾胃气机受病邪干扰，运行失常的一种表现。无腹胀说明无实质性梗阻性病变。发热、乃脾胃湿热之象。舌质苔脉均支持肝脾瘀滞、湿热内蕴之判断。

（三）病机归纳

饮食不节，湿热郁结中焦，致使肝脾瘀滞，升降失司，府气不通。

（四）西医学认识

本病相当于西医学的急性胰腺炎。

任何原因造成酶原不适时的提前激活就是发生急性胰腺炎的始动因素。包括胆汁、十二指肠液反流，酒精中毒，高脂血症等。这些具有活性的胰酶将产生局部和全身损害。在局部对胰腺及其周围组织产生"自身消化"，各种蛋白酶和脂肪酶均可造成组织细胞坏死，大量胰酶及有毒物质被吸收入血可导致心、脑、肺、肾等脏器的损害，引起多器官功能障碍综合征。

（五）临床体征意义

左上腹疼痛，吐后痛减，体温上升，符合急性胰腺炎之发病特点。

（六）实验室及其他检查意义

（1）胰酶测定：发病 24 小时内血清淀粉酶 800U/dl（正常值 40～180U/dl，Somogyi 法），具有诊断价值。

（2）腹部B超：是首选的影像学诊断方法，本例已发现胰腺肿大和胰腺周围液体渗出。

（3）CT：胰体尾部弥漫性水肿，腺体增大，周围有少量渗液。

本例已行之检查有助于急性胰腺炎的诊断。

三、诊　　断

中医诊断：心脾痛（肝郁气滞型）。
西医诊断：急性胰腺炎（水肿性）。

四、鉴 别 诊 断

（1）急性胆囊炎、胆石症（胁痛）：右上腹疼痛，常放射到右肩部，多有右上腹绞痛史。B超可以明确诊断。血清淀粉酶和尿淀粉酶正常。

（2）急性肠梗阻（肠结）：患者多有手术或腹膜炎病史，腹痛为阵发性，位于脐周，腹胀、停止排便、排气，肠鸣音亢进，并有气过水声。腹部透视可见液平面。血清淀粉酶和尿淀粉酶正常。

（3）急性上消化道穿孔（厥心痛）：80%病人既往有上消化道溃疡病史，突发上腹部疼痛；"板状"腹，肝浊音界缩小或消失；膈下有游离气体；血清淀粉酶和尿淀粉酶正常。

五、治　　疗

（一）中医药内治

（1）治则：疏肝理气，清热通下。
（2）方剂：大柴胡汤加减。
（3）常用药物：柴胡、白芍、生大黄、芒硝、黄芩、延胡索、木香、白术。发热恶寒加银花、连翘，热重加黄连、山栀，腹胀明显加厚朴、枳壳、木香。

（二）针灸疗法

选用上脘、中脘、足三里、内关、肝胆俞、脾俞等穴位，用泻法强刺激，1日1次。

（三）西医治疗

水肿性及尚无感染的出血性急性胰腺炎均应采用非手术治疗。西医疗法包括：禁食、胃肠减压，液体疗法，镇痛解痉，抑制胰酶分泌，营养支持，抗生素应用等多种治法，与中医药配合可取得良好的疗效。

六、演变与对策

如果上述治疗不能控制病情可能出现如下临床病象。

1. 演变之一

（1）证候：上腹部剧烈胀满疼痛，拒按，持续性或阵发性加剧，或刀割样剧痛；呕吐频繁，高热口干，可见大便秘结，小便黄赤。舌质红，苔黄腻或黄燥焦干，脉洪数或弦数。

（2）体征变化：腹膜炎范围扩大，腹部压痛明显，并有肌紧张和反跳痛，移动性浊音（+）。

（3）实验室及其他检查：白细胞计数和中性粒细胞百分比增加。血、尿淀粉酶增高。水、电解质和酸碱平衡紊乱。

（4）病机概括：湿热化瘀，瘀热相搏，肉腐为脓。

（5）诊断：中医诊断：心脾痛（瘀热相搏型）；西医诊断：急性胰腺炎（出血性坏死性）。

（6）治疗：手术治疗为主，术后可配合中药治疗。

中医药内治：

治则：清肝利胆，通瘀泻热。

方剂：茵陈将军汤。

常用药：茵陈、黄柏、生大黄、芒硝、枳实、厚朴、黄芩、甘草、桃仁、桂枝。高热加山栀、蒲公英，腹痛甚去赤芍改白芍。

2. 演变之二

（1）证候：上脘疼痛绵绵，阵发性加剧，恶心、呕吐、腹胀、便秘；舌质淡，苔薄白，脉细数。

（2）体征变化：腹部压痛，体重下降，可有黄疸。

（3）实验室及其他检查：血糖增高。B超可见胰腺局限性结节，胰管扩张，囊肿形成，腺体增大。CT可见胰实质钙化，结节状，密度不均，胰管扩张，囊肿形成等。

（4）病机概括：病延日久，气血不足，脾胃气滞。

（5）诊断：中医诊断：腹痛（气血两虚型）；西医诊断：慢性胰腺炎。

（6）中医药内治

1）治则：益气养血，理气化滞。

2）方剂：异功散加减。

3）常用药：党参、白术、茯苓、当归、白芍、法半夏、广木香、苍术、炙甘草。黄疸加茵陈、黄柏，腹胀加枳壳、厚朴，痛重加制乳香、没药。胃阴耗伤改用益胃汤加减。

七、相关问题的讨论

急性胰腺炎的临床诊断及分级标准

1. 急性胰腺炎

（1）定义：急性胰腺炎是胰腺的急性炎症过程，在不同病理阶段，可不同程度地波及邻近组织和其他脏器系统。

（2）临床表现：通常呈急性起病，表现为上腹疼痛，伴有不同程度的腹膜炎体征。常有呕吐、腹胀、发热、心率加快、血白细胞计数上升、血或尿淀粉酶升高。

（3）病理特点：病变程度不等，从显微镜下所见的间质水肿和脂肪坏死，到肉眼可见的胰腺实质或胰周坏死和出血。

2. 轻型急性胰腺炎

（1）定义：轻型急性胰腺炎指仅引起极轻微的脏器功能紊乱，临床恢复顺利，没有明显腹膜炎体征及严重代谢紊乱者。

（2）临床表现：轻型急性胰腺炎对及时的液体治疗反应良好，临床体征和实验室检查迅速恢复正常，经48~72小时的治疗后情况不改善或出现腹腔内渗液者，应及时注意有局部并发症的可能。

3. 重症急性胰腺炎

（1）定义：重症急性胰腺炎指急性胰腺炎伴有脏器功能障碍，或出现坏死、脓肿或假性囊肿等局部并发症者，或两者兼有。

（2）临床表现：重症急性胰腺炎的腹部体征包括明显的压痛、反跳痛、肌紧张、腹胀、肠鸣音减弱或消失。可有腹部包块，偶见胁腹部瘀斑征（Grey-Turner）或脐周瘀斑征（Cullen）。可并发一个或多个脏器功能障碍，也可伴有严重代谢紊乱，包括低钙血症，血钙低于 1.87mmol/L（7.5mg/dl）。局部并发症有坏死、脓肿和假性囊肿。

4. 胰腺坏死

（1）定义：胰腺坏死是指胰腺实质的弥漫性或局灶性坏死，伴有胰周脂肪坏死。胰腺坏死根据感染与否又分为感染性胰腺坏死和无菌性胰腺坏死。

（2）临床表现：除严重的腹膜炎表现外，出现低血压和精神神志症状，CT 是目前诊断胰腺坏死的最佳方法。在静脉滴注增强剂后，坏死区的增强密度不超过 50Hu（正常增强为 50~150Hu）。CT 显示的胰周密度不均是胰周存在脂肪坏死，积液及出血的综合表现。

第五节　胁 痛 胆 胀

一、病　　案

患者，男性，47 岁。2011 年 5 月 20 日上午 9：00 某中医院外科门诊。

一、现病史：患者昨日中午 2 时进食后突觉上腹部间歇性绞痛，疼痛向右肩部放散，伴低热，口苦，食欲减退。

刻诊：精神尚可，面色正常，身微热，右胁肋疼痛，小便如常，大便秘结。舌质淡红，苔薄黄，脉弦紧。

二、既往史：有"胆囊炎、胆结石"病史，平素饮酒、喜荤腥油炸食品。

三、个人史：否认消化道溃疡病史，否认疫病接触和传染病史。

四、体检摘要：T 37.5℃，P 86 次/分，BP 120/80mmHg，R 24 次/分。

神清，查体合作，皮肤巩膜自然光线下未见黄染。两肺呼吸音清，未闻及干湿性啰音，心率齐、心音有力。

专科检查：腹部平坦，未见肠型和蠕动波，Murphy 征阳性，肝脾未及，叩击痛（-），无肌紧张，未及包块，肠鸣音正常。

五、实验室及其他检查

（1）胸腹透视：未见异常。

（2）心电图：正常心电图。

（3）B 超：胆囊增大、胆囊壁增厚，胆囊内强回声光团，伴声影。肝内、肝外胆管未见异常。

（4）血常规：白细胞总数 1.0×10^9/L，中性粒细胞 0.76，淋巴细胞 0.21，单核细胞 0.03。

（5）肝功能：谷丙转氨酶 40 U/L，碱性磷酸酶 30 U/L，r-谷氨酰转肽酶 8 U/L，总胆红素 5Umol/L，直接胆红素 3μmol/L，间断胆红素 2μmol/L。

二、分析思路

（一）主证分析

本例主要症候是急性腹痛，疼痛位置固定于右上腹，向右肩部放散，当属胁痛范畴。胆为"中清之腑"，输胆汁而不传水谷，以通降下行为顺。此患者喜酒和荤腥油炸食品，出现低热，口苦诸证，提示肝胆失疏，郁热内蕴之变。

（二）次证分析

食欲减退是脾胃气机受病邪干扰，运行失常的一种表现。身微热乃郁热于里不得外泄而致。舌质苔脉均支持肝经郁热之判断。

（三）病机归纳

肝胆气郁化热，横逆犯土，而形成本病。

（四）西医学认识

本病相当于西医学的急性胆囊炎、胆结石。

急性胆囊炎是胆囊发生的急性化学性和细菌性炎症。约 95% 的病人合并有胆囊结石，称结石性胆囊炎；5% 的病人未合并胆囊结石，称非结石性胆囊炎。主要致病原因为：

1）胆囊管梗阻：结石可突然阻塞或嵌顿于胆囊管或胆囊颈，致胆汁排出受阻，胆汁淤积，胆汁浓缩。高浓度的胆汁酸和溶血卵磷脂刺激胆囊黏膜产生化学性炎性反应，黏膜水肿，甚至坏死。

2）细菌感染：多为继发性感染，致病菌通过胆道逆行侵入胆囊，或经血液循环或淋巴途径进入胆囊。主要的致病菌为革兰阴性杆菌，其中以大肠杆菌最多见，其他有肠球菌、铜绿假单胞菌等，厌氧菌感染也常见。

（五）临床体征意义

Murphy 征阳性，无肌紧张，说明本例是急性单纯性胆囊炎。

（六）实验室及其他检查意义

BUS、血常规、肝功能检查支持上述诊断。

三、诊　断

中医诊断：胁痛（肝胆郁热型）。

西医诊断：慢性胆囊炎胆石症急性发作（单纯性）。

四、鉴别诊断

（1）急性胰腺炎（心脾痛）：右上腹或左上腹疼痛，常伴有左腰背部疼痛，多伴有恶心呕吐、腹部压痛、肌紧张。B超显示胰腺增大，周围渗出液。血清淀粉酶和尿淀粉酶增高有诊断意义。

（2）急性肠梗阻（肠结）：患者多有手术或腹膜炎病史，腹痛为阵发性，腹胀、停止排便、排气，肠鸣音亢进，并有气过水声。腹部透视可见气液平面。血清淀粉酶和尿淀粉酶正常。

（3）急性上消化道穿孔（厥心痛）：多有消化道溃疡病史，上腹部突发剧痛，持续性，迅速波及全腹。"板状"腹，肝浊音界缩小或消失，膈下有游离气体。

（4）急性阑尾炎（肠痈）：多有转移性右下腹疼痛史，伴恶心、呕吐，麦氏征阳性。

五、治　疗

（一）中医药内治

（1）治则：疏肝利胆，开郁清热。

（2）方剂：金铃子散合大柴胡汤加减。

（3）常用药物：金铃子、玄胡、柴胡、黄芩、芍药、枳实、生大黄。右上腹胀痛甚加木香、郁金、虎杖、延胡索、口干苦、小便黄加茵陈、黄柏、天花粉。

（二）外治

1. 敷贴法

芒硝30g，生大黄60g，研细末，大蒜1头，米醋适量，共捣成糊状，布包外敷于胆囊区。

2. 针灸疗法

（1）体针：取阳陵泉、胆囊区、中脘、太冲、胆俞等穴，每次2～3穴，用泻法，或平补平泻法，每次留针30分钟，每日2次。

（2）耳针：选用交感、神门、肝、胆、十二指肠，针刺，或耳穴敷贴。

（3）耳穴压豆法：用耳穴探测仪探查，在耳穴压痛点上敷王不留行籽，每日按压数次。

（三）西医治疗

（1）禁食。

（2）补液，纠正水、电解质及酸碱代谢失衡，全身支持。

（3）抗生素。

（4）使用维生素K、解痉镇痛药等对症治疗。

六、演变与对策

如果上述治疗不能控制病情则有可能出现如下临床病象。

1. 演变之一

（1）证候：右上腹持续性胀痛，向右肩部放射，右上腹肌紧张，压痛，有时可触到肿大至胆囊；伴高热、恶寒、口苦咽干，恶心呕吐，不思饮食，部分病人出现身目黄染。舌质红，苔黄腻，脉弦数。

（2）体征变化：右上腹压痛明显，肌紧张，可触及胆囊，移动性浊音阴性，肠鸣音减弱。

（3）实验室及其他检查：白细胞计数与中性粒细胞百分比明显升高。B超提示胆囊明显增大，囊壁增厚甚至有"双边"征，胆囊内结石光团伴声影。

（4）病机概括：木旺克土，湿热内蕴。

（5）诊断：中医诊断：胆胀（肝胆湿热型）；西医诊断：慢性胆囊炎胆石症急性发作（化脓性）。

（6）治疗：急性化脓性结石性胆囊炎进展较快，要注意观察，中医药保守治疗不能有效控制疾病则应及时中转手术。

1）中医药内治

治则：疏肝利胆，清热解毒。

方剂：茵陈将军汤加减。

常用药物：茵陈蒿、芒硝、生大黄、黄柏、炒山栀、柴胡、黄芩、厚朴、芍药、枳实、金钱草。

2）外治法同前。

3）抗生素：主张联合、足量应用。常用内酰胺类联合氨基糖苷类，可配合应用抗厌氧菌类药物使用。

2. 演变之二

（1）证候：右上腹或全腹硬满手不可近，壮热不退，或寒热往来，口干唇燥，小便黄赤，大便秘结，甚至神昏谵语，皮肤瘀斑，四肢厥冷。舌质红绛，苔黄燥，脉弦数。

（2）体征变化：右上腹压痛加重、范围扩大，肌紧张明显，可波及全腹，体温可达39℃以上。

（3）实验室及其他检查：白细胞计数与分类升高更加明显，严重者白细胞总数可达 20×10^9/L 以上，出现中毒颗粒。BUS 提示胆囊壁高度水肿或胆囊区模糊。

（4）病机概括：肝胆湿热化毒，燔灼营血。

（5）诊断：中医诊断：胆胀（热毒炽盛型）；西医诊断：慢性胆囊炎胆石症急性发作（坏疽性）。

（6）治疗

1）以手术为首选。

2）持续胃肠减压。

3）维持水、电解质、酸碱平衡。

4）及时、足量、合理使用抗生素。

5）中药灌肠

治则：清肝利胆、凉血解毒。

方剂：茵陈蒿汤合犀角地黄汤加减。

常用药：茵陈、山栀、生大黄、芒硝、黄柏、柴胡、黄芩、赤芍药、犀角片、生地黄、枳壳。

用法：浓煎后取汁 200ml 作保留灌肠，有助于术后体内毒素的排出。

七、相关问题的讨论

（一）临床典型表现

典型表现是右上腹持续性痉挛疼痛，可向右肩胛部放射。由于卧位时胆囊颈、胆囊管的位置较低结石容易滑入嵌顿，所以胆绞痛常发作于饱餐后的睡眠时。多数病人反复发作胆绞痛，平素常有餐后上腹胀满、嗳气、呃逆等消化道症状，为慢性胆囊炎。

如体温在 37.0～38.0℃，Murphy 征阳性，为急性胆囊炎，右上腹压痛意义相同。发热、寒战、脉数、烦躁不安，腹部压痛和肌紧张范围扩大，可触及肿大的胆囊，为急性化脓性或坏疽性胆囊炎。突发剑突下或右上腹疼痛，继而出现高热、黄疸，即所谓 Charcot 三联征，为典型的胆管炎综合征；在 Charcot 征的基础上，出现了低血压倾向和表情淡漠、嗜睡、昏迷等精神症状称为 Reynold 五联征，是急性重症胆管炎（ACST）的典型表现。

（二）常用排石方剂

（1）适应证为：胆管结石或手术后胆管残余结石直径小于1cm，胆总管下端无狭窄者；胆管或肝管多发小结石者；小于0.3cm 的胆囊结石，胆囊舒缩功能较好者。

（2）介绍我国目前常用的排石方剂如下。这只是一种参考，而不是一病一方的对号入座，临证时依然应遵循审证求因，审因论治的原则。

1）排石汤 5 号（遵义医学院方）：适用于胆石病的缓解期患者。

方剂组成：金钱草30g、木香、枳壳、黄芩、川楝子各10g、大黄6g。

2）排石汤 6 号（遵义医学院方）：适用于胆石病的发作期患者。

方剂组成：虎杖、金钱草各30g，三颗针、木香、元胡、大黄各15g，茵陈、栀子各12g，枳壳10g。

3）胆道排石汤（天津南开医院方）随症加减，适用于各型胆石病患者。

方剂组成：金钱草、茵陈、郁金各30g，木香、枳壳各10g，生大黄6～10g。

4）胆道排石汤Ⅰ号（青岛市立医院方）：适用于胆石病间歇期或合并慢性胆道感染患者。

方剂组成：柴胡、郁金、香附、枳壳、大黄各12～30g、广木香18g、

5）胆道排石汤Ⅱ号（青岛市立医院方）：适用于胆石病并发急性胆道感染患者。

方剂组成：银花、连翘、金钱草、郁金、茵陈、大黄各30g、广木香、黄芩、枳实各10g、芒硝3g。

（三）电针排石

具有消炎止痛、控制胆道感染症状、促使胆石排出的作用，当代中医外科临床常将其作为综合性治疗胆、胰疾病的有效手段。

右侧耳穴：神门透腹、交感、胆囊、胆囊下透十二指肠；左侧耳穴：胰透十二指肠。同时针刺双侧体穴阳陵泉及胆囊（体虚者取足三里）。或在胆经上找压痛点，进行针刺，有恶心呕吐者加内关。当针刺得气后，用电针仪通电20～45分钟，负极接耳针，正极接体针，逐渐加大电流量和强度，以患者能耐受为限，一般每日针1次，连续3～5次为1个疗程。用电针的同时可口服25%硫酸镁40～100ml，每日1次。

针刺日月、期门两穴后接电针仪，通电60分钟，电流强度以病人最大耐受量为度，每日针1次，重者针2次。针后服25%硫酸镁30ml。

第六节 厥 心 痛

一、病 案

患者，男，29岁。2012年5月7日上午6：40某院外科急诊。

一、现病史：今晨约6：00时许患者突感上腹剧烈疼痛，昨晚聚会饮白酒约1斤，伴恶心、呕吐。

刻诊：上脘剧痛如刀割，延及右腹，硬如板状，手不可近。面色苍白，四肢厥冷，冷汗淋漓，小便如常，舌淡苔薄，脉弦紧。

二、既往史：既往有十二指肠球部溃疡病史。近2周来，工作繁忙，应酬频繁。

三、个人史：否认肝、胆、胰疾病病史，否认疫水接触和传染病史。

四、体检摘要：T37℃，P 86次/分，BP 110/60mmHg，R22次/分。

神清，检查合作。皮肤巩膜自然光线下未见黄染，心肺正常，HR86次/分，脊柱四肢无异常，未引出病理性神经反射。

专科检查：腹部凹陷如舟，未及肠型和包块，腹式呼吸消失；全腹压痛、反跳痛、肌紧张，以上腹和右下腹为甚；叩诊呈鼓音，右侧肝浊音界缩小，肠鸣音弱。

五、实验室及其他检查

（1）X线检查：立位腹部透视可见膈下半月形游离气体影。

（2）心电图：正常心电图。

（3）B超：腹腔内少许液体；肝、胆、胰及腹膜后未见异常。

（4）血常规：白细胞总数0.9×10⁹/L，中性粒细胞0.72，淋巴细胞0.16，单核细胞0.02。

（5）血淀粉酶：8温氏单位。

（6）尿常规：未见异常。

（7）大便常规：未见异常。

二、分析思路

(一) 主证分析

本例主要症候是骤发上腹剧痛，延及右腹，痛势固定，提示脾胃气血骤闭之变。

(二) 次证分析

面色苍白，四肢厥冷，冷汗淋漓非阳气亏虚，实为阳气被阻不能敷布所致，舌质苔脉均支持气血骤闭之病机。

(三) 病机归纳

饮食失节，脾胃气血骤闭。

(四) 西医学认识

本病相当于西医学的胃、十二指肠溃疡急性穿孔。

胃、十二指肠溃疡急性穿孔是胃十二指肠溃疡常见的严重并发症，发生率呈上升趋势，男性多于女性。十二指肠溃疡穿孔多于胃溃疡穿孔，绝大多数穿孔位于幽门附近的胃或十二指肠前壁，多为一处穿孔。

精神紧张、劳累过度、饮食不当、长期使用激素、钡餐检查、洗胃、腹部大手术、严重烧伤和胃幽门螺杆菌感染常常是引起溃疡加重甚至穿孔的诱因。发生穿孔前多数病人有近期溃疡病症状加重的病史。胃与十二指肠溃疡在活动期可逐渐加深，最终穿破浆膜，导致穿孔。穿孔后，呈高度酸性或碱性的胃肠内容物进入腹腔，对腹膜强烈的刺激引起化学性腹膜炎，出现剧烈的腹痛甚至休克。3~5 小时后，由于消化液漏出减少，腹膜渗出液增多的稀释，腹膜的化学性刺激症状可减轻。穿孔 8~12 小时后，细菌在腹腔内繁殖而演变为细菌性腹膜炎。感染扩散可发展为弥漫性腹膜炎。

(五) 临床体征意义

(1) 本病例全腹压痛、反跳痛和腹肌紧张，腹肌呈"板状"强直，舟状腹，符合化学性腹膜炎的临床体征；

(2) 叩诊呈鼓音，右侧肝浊音界缩小，肠鸣音弱为气腹征。

(六) 实验室及其他检查意义

(1) 血常规：穿孔早期化学性腹膜炎时白细胞总数及中性粒细胞百分比可正常；

(2) X 线检查：膈下游离气体影为气腹征表现；

(3) B 型超声检查：腹腔少量渗液有助诊断；

(4) 血淀粉酶、尿、粪检查：未见异常。

上述检查有助于本病急性上消化道溃疡穿孔的诊断。

三、诊　　断

中医诊断：厥心痛（气血骤闭型）。

西医诊断：急性上消化道溃疡穿孔（化学性）。

四、鉴别诊断

(1) 急性胰腺炎（心脾痛）：本病也可出现上腹部突然剧烈疼痛，伴有呕吐及早期腹膜刺激征，但其发病不如溃疡病穿孔急骤，腹痛开始时有由轻而重的过程。疼痛位于上腹部偏左，常向腰背部放射，早期腹膜刺激征不如溃疡病穿孔明显，无气腹征。血尿淀粉酶升高，腹腔穿刺液可为血性。

(2) 急性阑尾炎穿孔（肠痈）：胃、十二指肠溃疡穿孔时，漏出物可沿升结肠外侧沟流至右下腹，引起右下腹疼痛和压痛，易与急性阑尾炎的转移性右下腹痛相混淆。典型急性阑尾炎的腹痛是疼痛的转移而溃疡穿孔则是疼痛的扩散，前者无气腹征，而后者可见之。

(3) 急性胆囊炎（胁痛）：本病继发腹膜炎者体征与溃疡病穿孔相似。但急性胆囊炎一般炎症反应较重，体征主要集中在右上腹，有时可触及肿大的胆囊。X线气腹征阴性，B超有助于鉴别诊断。

(4) 胃癌穿孔（厥心痛）：其急性穿孔引起的腹内病理变化与溃疡穿孔相同，因而症状和体征也相似，术前难以鉴别，所以对老年人，特别是无溃疡病史而近期内有胃部不适、消化不良或消瘦贫血等症状者，出现溃疡急性穿孔的症状及体征时，应考虑胃癌穿孔的可能，术中需仔细检查穿孔部位的病变情况，并作活检以确诊。

五、治 疗

（一）针刺

取中脘、足三里、内关、天枢等穴，强刺激，留针 30~60 分钟，每 15 分钟捻转刺激 1 次。使用电针效果更佳，每 2 小时 1 次，维持 30 分钟。

（二）外治

敷贴法：芒硝 30g，生大黄 60g，研细末，大蒜 1 头，米醋适量，共捣成糊状，布包外敷于胃脘部。

（三）西医治疗

(1) 禁饮食饮水。
(2) 持续胃肠减压。
(3) 半卧位。
(4) 液体疗法，维持内环境稳定。
(5) 抗感染。

六、演变与对策

如果上述治疗不能控制病情则有可能出现如下临床病象。

1. 演变之一

(1) 证候：上腹持续胀痛，渐次扩展至右下腹、乃至全腹，腹硬如板拒按，身热口臭、恶心呕吐，大便秘结，小便短赤。舌红，苔黄，脉洪数。

(2) 体征变化：腹式呼吸弱，腹部压痛明显，肌紧张，肝浊音界消失，移动性浊音（+），肠鸣音弱。

（3）实验室及其他检查：白细胞计数与中性粒细胞百分比明显升高；X 线检查：立位腹部透视可见膈下半月形游离气体影；B 超探及腹水。

（4）病机概括：瘀滞化热，脾胃热盛。

（5）诊断：中医诊断：厥心痛（脾胃热盛型）；西医诊断：急性上消化道溃疡穿孔（闭孔期）。

（6）治疗

中医药内治：

治则：泻热通里，凉膈止痛。

方剂：凉膈散加减。

常用药物：生大黄、芒硝、连翘、栀子、黄芩、薄荷、生甘草、芍药、枳实、木香。浓煎后 50～100ml 经胃管注入保留 1～2 小时，视具体情况增减进退。

2）余治疗，同前。

2. 演变之二

（1）证候：脘腹嘈杂，隐痛不适，口糜低热，时渴引饮。舌红干、苔光，脉细数。

（2）体征变化：上腹部轻压痛，无肌紧张，腹式呼吸存在，肠鸣音正常。

（3）实验室及其他检查：白细胞计数与中性粒细胞百分比可正常，B 型超声提示无或少量腹水，X 线气腹征阴性。

（4）病机概括：热耗气阴，阴伤胃败。

（5）诊断：中医诊断：腹痛（阴伤胃败型）；西医诊断：急性胃、十二指肠穿孔（恢复期）。

（6）治疗

中医药内治：

治则：益气养阴，运脾和胃。

方剂：益胃汤加减。

常用药物：生地黄、玉竹、麦冬、北沙参、鲜芦根、知母、制半夏、陈皮、木香、白术、茯苓、炙甘草。

3. 演变之三

（1）证候：脘腹隐痛，遇冷痛甚，得热减轻，或饥时痛甚，餐后痛减，畏寒肢冷；苔薄白，脉濡缓或沉细无力。

（2）体征变化：腹部稍膨隆，腹部无压痛、肠鸣音弱。

（3）实验室及其他检查：白细胞计数与中性粒细胞百分比正常。

（4）病机概括：脾阳不振，中焦虚寒。

（5）诊断：中医诊断：腹痛（脾胃虚寒型）；西医诊断：急性胃、十二指肠穿孔（恢复期）。

（6）治疗

中医药内治

治则：温中散寒、调理脾胃。

方剂：黄芪建中汤加减。

常用药物：黄芪、白芍、桂枝、炙甘草、生姜、大枣、饴糖。纳差、食后腹胀加鸡内金、佛手、建曲、谷麦芽，泛酸加吴茱萸、黄连、瓦楞子，呕吐清涎、四肢不温加半夏、干姜、附子等。

七、相关问题的讨论

（一）非手术与手术治疗

一般情况好、年轻、无主要脏器病变、溃疡病史短、症状和体征轻的空腹穿孔病人，尤其是十二指肠后壁小孔径穿孔者可采用非手术治疗。经非手术治疗 6~8 小时后病情加重者应中转手术。对于非手术治疗痊愈的病人，需行胃镜检查排除胃癌。对幽门螺杆菌阳性患者应行正规治疗。

（二）胃肠减压与禁饮禁食

胃肠减压与禁饮禁食是非手术和手术疗法的一项非常重要的措施。持续有效的胃肠减压，能减少胃肠液的外漏，降低胃肠道的压力，改善胃肠壁的血运，有助于穿孔的愈合，从而控制腹腔的污染。

（三）针刺疗法

在胃十二指肠溃疡穿孔的早期，针刺疗法是主要的中医治疗方法。通过针刺的作用，可以激发经络气机，增强人体正气，提高免疫力和抗病能力，是非药物替代治疗的理想选择。

（四）半卧位

半卧位使腹腔漏、渗出液积聚于盆腔，便于引流，减少毒素的吸收，使感染局限化，可以防止腹腔脓肿的发生。

（赵建更　马朝群）

第十一章 男 性 病

第一节 概 述

泌尿、男性生殖系统包括泌尿系统（肾、输尿管、膀胱、尿道）和男性生殖系统（睾丸、附睾、输精管、精囊、前列腺、射精管、精阜、阴茎、阴囊等）。男性精阜以下的尿道为尿液和精液的共用通道。泌尿系统的末端出口为尿道外口，中医称为尿窍；男性精液离体的出口称为精窍，在外观上，男性尿道外口既是尿窍，又是精窍；但在功能意义上，精阜才是男性的精窍。泌尿系统以产生、排泄尿液来完成其生理功能。男性生殖系统以产生、排泄含有正常精子的精液来完成其生理功能。泌尿系统的生理功能与人体的水液代谢、内环境稳定及毒素排泄有密切关系。男性生殖系统的生理功能与男性的性功能、生殖能力休戚相关。

中医学认为尿、精二窍既均由肾所主，又与其他藏府的生理功能密切相关。如在器官部位与主要藏府归属上，《外科真诠》的观点是：玉茎（阴茎）、阴囊、子系（精索）均属肝；肾子（睾丸、附睾）属肾；马口（尿道）属小肠。在功能机制上，《素问上古天真论》载："肾者主水，受五藏六府之精而藏之，故五藏盛乃能泻。"《素问经脉别论》云："饮入于胃，游溢精气，上输于脾，脾气散精。上归于肺，通调水道，下输膀胱。"《素问灵兰秘典》说："膀胱者，州都之官，津液藏焉，气化则能出矣。"又云："三焦者，决渎之官，水道出焉。"《证治汇补》曰："精之主宰在心，精之藏制在肾。"

常见泌尿男科疾病的病机可概括为以下几点：

（1）肾虚：或先天肾气不足，或继发性的肾阴亏损，肾阳虚亏。

（2）气滞血瘀：由于肝气失舒，气机失调，或继发于邪毒壅滞或外伤伤气致瘀。

（3）湿热下注：或外感，或内生湿热壅滞下注。

（4）外感淫邪：包括外感六淫不正邪气和接触感染淫秽之毒邪。

（5）浊痰凝结：多由于脾肾阳虚，失于温煦，水湿内停；若合染其他邪毒，在肝气郁结的条件下，形成浊痰，阻滞肝络。

一、泌尿男科疾病常见症候与藏府功能失调的关系

1. 肾

肾为先天之本，藏精，主生殖，为水之下源，与膀胱相表里，开窍于二阴。精、尿二窍的生理病理与肾和膀胱的关系最密切。肾包括肾与肾子，也即内肾与外肾，外肾即睾丸。内肾主尿液的生成、排泄，主水液代谢为主；外肾主与生殖及男性性功能有决定性意义的精的生成。肾阳不足，精关不固，可致白浊、遗精、早泄；肾精亏虚，可致不育；阳虚宗筋痿而不用，可发生阳痿；肾阳虚衰，膀胱气化失司，开合失常，可引起癃闭、尿失禁；肾精亏损，阴虚生内热，可致遗精、早泄；相火下移膀胱可发为热淋、血淋；火扰精室可致精浊，灼伤血络可致血精、尿血；灼津为痰，聚于前阴，可发为阴茎痰核或子痰。

2. 心

心与小肠相表里，易受火邪扰动。心火亢盛，移热小肠，可见心烦舌糜，尿短赤，发为热淋；

心火亢盛，灼伤血络，迫血妄行，下出前阴阴窍，则为尿血、血淋；心火亢旺，肾水不济，心肾不交，可致精浊、血精。

3. 肝

肝藏血主疏泄，主筋，筋得其养乃能运动有力，玉茎（即阴茎）为宗筋所聚，如肝郁疏泄失职，筋失其养可发生阳痿；气郁化火，肝火亢盛，灼伤肾水而使肝木失养，疏泄失司，精窍之道被阻而致不能射精。肝失疏泄，气滞血瘀，水液下趋，湿热浊精阻于肝经，可致肝经循行部位疼痛，或致子痈、囊痈、水疝、癃闭。

4. 脾

脾为后天之本，主运化，职将水谷精微输布于各藏府经络，为气血生化之源。脾虚气陷则可出现遗尿、遗精、阳痿、早泄；气血虚亏，精乏生化之源，可造成无精、少精、不育。脾虚，水液失运，聚趋于下，可形成水疝；湿聚成痰，滞于阴茎，可发为阴茎痰核；蓄于膀胱，则为癃闭。脾虚不摄，水精下流，则为尿浊；脾不统血，可致血尿。

5. 肺

主气、司呼吸，主宣降，为水之上源，使水道通调而下行膀胱。肺失宣降，则水道不利，可发生癃闭；肺气虚弱，不能制下，可发生尿失禁或遗尿。

二、泌尿男科常见症候及治法

泌尿男科疾病种类较多，症候表现有异有同。结合病机及症候与藏府失调的关系，对其常见症候及治法概括如下。

1. 湿热下注证

湿热下注膀胱，蕴结尿窍，主要表现为尿频，尿急，尿液黄赤，茎中热痛，血淋；湿热下注精窍，主要表现为白浊，血精，射精疼痛，附睾、睾丸肿痛；肝经湿热下注，主要表现为阴囊红肿热痛，阴囊积液，外阴多汗。

治疗法则为清利湿热。清尿窍之膀胱湿热，可用八正散、导赤散加减；清精窍邪毒湿热，可用程氏萆薢分清饮加减；肝经湿热可用龙胆泻肝汤加减。

2. 气滞血瘀证

致病因素造成气血的正常运行及通畅度瘀滞，主要表现为少腹、会阴、睾丸胀痛或刺痛，睾丸硬结，排尿困难或闭塞不通，或尿有血块等。

治疗法则为行气活血。气滞为主者，可用橘核丸、枸橘汤加减；血瘀为主者，用代抵挡丸、活血散瘀汤加减。

3. 浊痰凝结证

浊痰凝结于尿窍、精巧、精道，可在相应的部位形成肿块或结节，或阻塞尿窍致排尿淋漓不畅，尿线变细；或阻塞精窍致不射精。

治疗法则为化痰散结。寒痰凝结者，应温阳化痰散结，可用阳和汤、橘核丸、化坚二陈丸加减；浊痰化热者，应清热化痰散结，可用消核丸加减；精窍痰凝者，应通窍化痰散结，可用苍附导痰汤加减。

4. 肾阴不足证

肾阴不足，相火偏亢常表现为五心烦热，腰膝酸软，头目眩晕，盗汗失眠，血精，精浊等。

治疗法则为滋补肾阴，常用六味地黄丸、知柏地黄丸、左归丸、大补阴丸等。

5. 肾阳虚衰证

肾阳不足，气化失司，常表现为形寒肢冷，腰膝酸软，小便清长，夜尿频多，阳痿不举，精冷不育等。

治疗法则为温补肾阳，常用金匮肾气丸、右归丸、济生肾气丸等。

此外，尚有其他证候，详见相关章节。

第二节 阳 痿

一、病 案

患者，男，29 岁。2013 年 5 月 17 日下午 3：00 某医院男科门诊。

一、现病史：勃起不坚 6 月余。

刻诊：临房能举，但勃起不坚，难以持久，中途痿软，未射即痿，伴有腰酸，盗汗，眠浅，纳可便调，小便偏黄，口咽干燥。舌质偏红罩紫气，舌苔薄白，脉弦细。

二、既往史：患者性欲较强，婚前手淫较频，婚后房事不节。近半年来渐现举而不坚，坚而不久，房事困难。曾服金刚片、三宝胶囊等温肾壮阳中成药，开始有效，逐渐失效，后加量服用则口咽干燥，故来求诊。无"三高"及其他服药史。

三、个人史：否认有传染病史。少量吸烟，饮酒较多，从事市场营销工作。

四、体检摘要：T 37℃，P 78 次/分，BP 120/78mmHg，R 18 次/分。

神清语明，查体合作，皮肤巩膜未见黄染，心肺正常，腹平软，肝脾肋下未及，四肢未见异常，神经系统检查未见异常。

专科检查：男性第二性征发育、体毛分布正常，未见乳房发育。阴茎发育正常，阴囊外观无异常，睾丸（附睾）大小、质地正常，表面光滑，无明显压痛，未触及结节。

五、实验室及其他检查

（1）夜间阴茎胀大试验（NPT）示：夜间勃起次数 2 次，勃起硬度 65%。提示勃起功能欠佳。

（2）血清性激素检查：T（睾酮）、E_2（雌二醇）、FSH（尿促卵泡素）、LH（黄体生成素）、PRL（催乳素）检测未见异常。

（3）血常规：未见异常。

（4）尿常规：未见异常。

二、分析思路

（一）主证分析

本例患者主要症候是勃起不坚，房事困难，当属中医"阳痿"范畴。病起婚前手淫过度、婚后房事不节，肾精日耗，肾阴亏损，宗筋失养，故举而不坚、坚而不久，此阴虚成痿之证也。

（二）次证分析

腰酸、盗汗、尿黄、口咽干燥皆肾精不足，阴虚内热使然。舌质偏红夹有紫气、舌苔薄白、脉弦细，是为阴虚血滞之征。

（三）病机归纳

病由性失节制，肾精耗伤，终至肾阴亏虚兼有血滞，导致宗筋失养而成阳痿。

（四）西医学认识

本病相当于西医学的男性勃起功能障碍。

ED 是指一种阴茎持续不能达到或维持勃起以获得满意性生活的病症。ED 的发病原因分为器质性和非器质性病变。器质性 ED 的病因较为复杂，主要有血管病变、神经源性障碍、内分泌功能紊乱、药物影响、炎症性、机械性、创伤及手术并发症、各器官系统病变及老年性改变等因素。这类病人即使在强力性刺激下阴茎亦不能完全勃起，亦无夜间自发勃起。而由于心理压力过大等精神因素导致的非器质性 ED 主要是精神因素导致大脑皮质对性兴奋的抑制作用加强而引发。此外，恣情纵欲、手淫过度，可使神经系统经常处于高度兴奋状态，最终因兴奋过度而衰竭，脊髓勃起中枢兴奋性减退，导致功能性 ED。

（五）临床体征意义

患者一般情况良好，男性第二性征、外生殖器官发育正常。提示无明显器质性改变。

（六）实验室及其他检查意义

本例患者的检测结果确实存在勃起功能欠佳的情况，但是否属于器质性 ED 尚需作进一步的检查。从血清性激素检测来看未见异常，可排除内分泌因素。无"三高"、也未发现有神经系统方面的异常，结合年龄、病史基本可以排除血管、神经方面的器质性病变。

三、诊　断

中医诊断：阳痿（肾虚血滞型）。

西医诊断：勃起功能障碍。

四、鉴别诊断

早泄病（早泄）也可引起房事困难，应当鉴别。早泄又称过早射精，即阴茎能正常勃起，但尚未插入阴道，或插入阴道后不到 1 分钟即发生射精，阴茎随即痿软而难以完成满意的性生活。部分阳痿病人，阴茎亦能勃起，但临房不坚，未完成射精动作即痿软，与本例不难鉴别。

五、治　疗

（一）中医药内治

（1）治则：滋补肾阴，兼以活血通脉。

（2）方剂：左归丸加减。

（3）常用药物：熟地黄、山茱萸、怀山药、枸杞子、菟丝子、鹿角胶、龟甲胶、怀牛膝、煅牡蛎、五味子、丹参。若阴虚火旺，阴茎易举而不坚，梦遗，可加知母、盐制黄柏等。嘱暂停房事。

（二）外治

（1）浸泡法：用蛇床子、韭菜子、淫羊藿、蜂房各 10g，煎水候温，浸泡阴茎，每晚 1 次，每次 10~15 分钟。

（2）敷脐法：取白蒺藜、细辛各 30g，吴茱萸 15g，冰片 3g。上药共研细末，备用。每用 3g，加食盐少许，用蜂蜜调和，敷于肚脐，外用胶布贴紧固定，上用暖水袋熨之，2天一换。

（三）针刺

（1）体针：取关元、中脘、肾俞、三阴交、百会为主穴，印堂、气海、大椎、命门为配穴。隔日1次，用补法。针刺下腹部穴位时，应使针感传导到会阴部或阴茎。

（2）耳针：取耳穴肾、皮质下、外生殖器，以0.6cm×0.6cm胶布中央黏上王不留行籽贴于上述穴位，然后用指稍加压。两耳交替进行，每周2次，10次为1个疗程。

六、演变与对策

如果上述治疗不能控制病情则有可能出现如下临床病象。

1. 演变之一

（1）证候：情志不畅、压力过大，又见勃起不坚，或勃起困难，伴情绪抑郁，多思善虑，胸胁胀闷，喜太息，腰膝酸软，纳食不香。舌淡红或有紫气，舌苔薄白，脉弦或弦细。

（2）体征变化：无。

（3）实验室及其他检查：血清性激素检测，PRL正常或略有升高。

（4）病机概括：情志不畅，肝气郁结。

（5）诊断：中医诊断：阳痿（肝气郁结型）；西医诊断：勃起功能障碍。

（6）治疗

1）中医药内治

治则：养血疏肝解郁。

方剂：逍遥散加减。

常用药物：柴胡、白芍、当归、茯苓、白术、枳实、香附、陈皮、白蒺藜、蜈蚣、炙甘草。如伴有腰膝酸软者可加怀牛膝、续断等；如脾气急躁，胸胁灼痛，目赤口干可加丹皮、栀子等。

2）外治法：同上。

3）针刺法：肝郁者，取会阴、曲骨为主穴，急脉、中极、行间为配穴。

2. 演变之二

（1）证候：如阳痿日久，或随年龄增大，渐至勃起不坚，坚而不久，终至勃起困难，伴性欲减退，阴部冷凉，畏寒怕冷，腰膝酸软，头晕耳鸣，面色无华，精神委靡。舌质淡润，舌苔薄白，脉沉细。

（2）体征变化：无。

（3）实验室及其他检查：血清性激素检测，正常或血清睾酮（T）水平下降。

（4）病机概括：肾阳亏损，命门火衰。

（5）诊断：中医诊断：阳痿（肾阳虚型）；西医诊断：勃起功能障碍。

（6）治疗

1）中医药内治

治则：补肾壮阳。

方剂：右归丸加减。

常用药物：熟地黄、山茱萸、怀山药、枸杞子、菟丝子、鹿角胶、杜仲、当归、制附子、肉桂、仙灵脾、肉苁蓉。如兼气虚加黄芪、党参、白术等；兼尿频余沥、夜尿增多可加覆盆子、益智仁、乌药等。

2）外治法：同前。

3）西药治疗：可根据情况酌情选用西地那非等磷酸二酯酶Ⅴ（PDE$_5$）抑制剂，使用时应注意观察不良反应。如睾酮水平偏低，可酌情选用十一酸睾酮等雄性激素制剂。

七、相关问题的讨论

中医辨治：本病有器质性阳痿和非器质性阳痿之分，非器质性阳痿以中医药为主治疗，器质性阳痿则以综合疗法为主治疗。中医学认为，引起阳痿的原因十分复杂，病性有寒热虚实，病位有肝肾心脾。因此，在实际辨治过程需要结合患者的临床表现，以及病史、体征或实验室检查结果，在审证求因原则的指导下开展临证思维，从中抽象出病机，为治疗原则的确立提供可靠的依据。一般而言，年轻而体壮者，病多在心肝，实证居多，治以调和心肝为主；年老而体虚者，病多在脾肾，虚证或虚实夹杂证居多，治以调补脾肾为主。在具体拟定治法时应紧紧围绕病机特点展开，或疏肝、或补肾、或活血、或清利、或健脾、或宁心，上述诸法，既可单用，也可兼顾。然阳痿患者不论何因、何证或病程新久，均有肝郁存在的可能，所以在抓住病机要点和临证依据的前提下酌情加入疏肝解郁，活血通络之品，并注意结合情志疏导，才能提高疗效。切忌一见阳痿而滥用燥烈温补之品。

第三节 早 泄

一、病 案

患者，男，31岁。2010年10月10日下午15：00某中医院男科门诊。

一、现病史：射精过快2年。近2年来，射精过快，性欲减退，精神抑郁。

刻诊：同房大多1~2分钟射精，性欲减退，阴茎勃起功能正常，精液量正常。伴两胁胀痛，嗳气反酸。舌质暗，苔薄，脉弦细。

二、既往史：既往健康，无高血压、高血糖、高血脂病史，无心脑血管病史，无烟酒等不良嗜好，否认肝炎、结核等传染病病史，否认生殖系统感染史。

三、个人史：婚后6年，生育1胎，夫妻感情好。既往性功能正常。

四、体检摘要：T 36.7℃，P 78次/分，BP 120/75mmHg，R 19次/分。

神清语明，发育正常，营养中等，自动体位，查体合作。全身浅表淋巴结无肿大，皮肤黏膜无黄染。颈软，气管居中，咽无充血，扁桃体无肿大。双肺呼吸音清，未闻及干湿啰音。心界不大，律整，各瓣膜听诊区未闻及病理性杂音。腹软，全腹无压痛，肝脾肋下未触及。脊柱呈生理弯曲，四肢活动自如，无畸形。神经系统检查未见异常。

专科检查：双侧腰曲线对称，双肾未触及，双侧输尿管走行区未见异常，膀胱区无隆起，无压痛，阴毛分布均匀，包皮不长，阴茎发育正常，双侧睾丸各约15ml，附睾未见异常，无精索静脉曲张。

五、实验室及其他检查

（1）性激素检查：FSH、LH、PRL、T、E$_2$检测未见异常。

（2）血尿粪三大常规检查无异常。

（3）前列腺液（EPS）检查无异常。

二、分 析 思 路

（一）主证分析

本例主要症候是早泄，性欲减退。肝主情志之疏泄，肝肾乙癸而同源，长期精神抑郁，性生活不和谐而发早泄充分提示肝郁气滞之病机，伴两胁胀痛，嗳气反酸，均为肝郁气滞之象。

（二）次证分析

舌质暗，苔薄，脉弦细亦与肝郁气滞病机相符。

（三）病机归纳

情志不疏，郁怒伤肝，肝气郁结，疏泄无权。

（四）西医学认识

本病相当于西医学的原发性或继发性早泄病。

早泄是成年男性最常见的一种性功能障碍，据统计30%～70%的男性都出现过早泄，严重影响着患者及其性伴侣的性满意度和生活质量。目前，PE的病因、机制依然不清，甚至无法给早泄下一个准确的定义。一般认为大多数患者是心理性的，性交时焦虑、紧张，婚姻不和谐和性间隔时间过长等是早泄的主要原因。近年来，有研究认为龟头神经分布过多及马尾神经受压迫，也是早泄的病理基础，但是，尚缺乏严格的科研设计予以证实。因此，目前尚无特异性的治疗方法。

（五）临床体征的意义

全面的体格检查有助于发现导致早泄的病因。首先应观察第二性征及有无男性女性化和男性乳房发育等。还应注意发现有无内分泌、心血管、呼吸系统、胃肠道和神经系统的异常。另外，生殖器官的检查尤为重要，包括有无生殖器畸形，包皮是否正常，睾丸的位置、大小、软硬程度，附睾、输精管有无结节。如包皮过长，龟头皮肤对刺激敏感，可致早泄；包皮过长易藏污纳垢而致包皮龟头炎，也是早泄的原因之一。前列腺指诊可了解前列腺精囊情况，附属性腺感染也是早泄的可能原因之一。虽然本病例体检时未见明显阳性体征，但通过全面的体检可排除引起早泄的一些常见相关原因。

（六）实验室及其他检查的意义

早泄与生殖内分泌有关，检查血清雄激素、尿促卵泡素、黄体生成素、催乳素可排除内分泌异常原因。血、尿、粪、前列腺液常规检查可以排除泌尿生殖系统感染性疾病以及其他相关致病因素。

三、诊 断

中医诊断：早泄（肝郁气滞型）。
西医诊断：早泄病。

四、鉴 别 诊 断

阳痿与早泄都可引起房事困难应当鉴别。其理有同上节，不赘述。

五、治 疗

(一) 中医药内治

（1）治则：疏肝解郁。

（2）方剂：柴胡疏肝散。

（3）常用药物：柴胡、白芍、川芎、枳壳、陈皮、香附、甘草。兼有肝郁化热者，加牡丹皮、山栀子；兼有肝阴虚者，加生地黄、枸杞子、麦冬等。

(二) 外治

五倍子10g、石榴皮15g、细辛10g、水煎，性交前温洗前阴并揉擦阴茎、龟头。10次为1个疗程。

(三) 针灸治疗

取府会、天枢、足三里、内庭、太冲等穴，每次选2～3穴，每日或隔日1次，每10次为1个疗程。也可在同房前15～30分钟临时加针1次，能增强效果。

六、演变与对策

如果上述治疗不能控制病情则有可能出现如下临床病象。

（1）证候：射精过快，大多1～2分钟射精，性欲减退，阴茎勃起功能正常，精液稀薄量少。伴见形体消瘦，心悸，失眠多梦，头晕健忘，神疲体倦，面色少华，自汗乏力，纳呆便溏，舌质淡苔薄白，脉细或弱。

（2）体征变化：无。

（3）实验室及其他检查：血清性激素检测正常。

（4）病机概括：心脾两虚，固涩无权。

（5）诊断：中医诊断：早泄（心脾两虚型）；西医诊断：早泄。

（6）治疗

1）中医药内治

治则：补益心脾，安神固精。

方剂：归脾汤。

常用药物：黄芪、党参、白术、当归、炙甘草、远志、茯神、枣仁、生姜、大枣、煅龙骨、煅牡蛎、芡实。便溏腹痛加陈皮、防风、白芍；恶寒怕冷加桂枝、防风；尿频尿急加茯苓、泽泻、桑螵蛸。

2）外治：五倍子10g，石榴皮15g，细辛10g，水煎，性交前温洗前阴并揉擦阴茎、龟头。10次为1个疗程。

3）针刺法：取关元、三阴交、命门、中封、定志等穴，每次选2～3穴，每日或隔日1次，每10次为1个疗程。也可在同房前15～30分钟临时加针1次，能增强效果。

七、相关问题的讨论

（一）早泄的病因病理

PE 是男科常见病多发病，病因、发病机制依然不清楚，多数观点认为 PE 是心理性和器质性因素综合作用的结果，但迄今为止，仍未有一个理论能被广泛接受。射精是一种神经反射，来自外周和中枢的性刺激信号逐渐累加，一旦达到射精阈值即发生射精。有人认为交感神经在射精中起着关键的作用，而焦虑、紧张、不安等精神因素可提高交感神经的活动而致阴茎神经射精阈值降低，这一原因在其中起着重要的作用，但迄今仍未有有力的证据证实这一点。

（二）中医与早泄

中医对早泄的认识源于清朝。沈金鳌《沈氏尊生书》将早泄的表现描述为"未交即泄，或乍交即泄"。陈士铎《辨证录·种嗣门》有"男子有滑精之极，一到妇女之门，即便泄精，欲勉强图欢不得，且泄精甚薄，人以为天分之弱也，谁知心肾两虚乎"的记载，既有症状，又有病机分析。叶天士《秘本种子金丹》中"男子玉茎包皮柔嫩，少一挨，痒不可当，故每次交合，阳精已泄，阴精未流，名曰鸡精"，指出早泄与包皮有关，并提出"鸡精"之名。陈士铎在另一部著作《石室秘录》指出，过早射精、阴茎软缩，是由于肾之开合功能失常所致，所谓"见色倒戈者，关门不守，肾无开合之门矣"。20 世纪 30 年代出版的《大众万病医药顾问》对早泄进行了专门的论述，从定义、分类、病因、症状、辨证、治法、调养等几方面加以阐述，并认为早泄是引起不育的原因之一，且强调精神疗法在治疗中的重要性，从而使早泄一病的理论得到了较为系统的整理。

中医认为，早泄有虚有实，其发生与心、肝、脾、肾关系密切。多由肝失疏泄、制约无能、阴虚火旺，心脾两虚，肾失封藏，固摄无权，精关不固所致。

中医辨证要点：

（1）辨虚实：一般年轻者多实证，年高者多虚证；病初多实，病久多虚；身体健壮者为实，身体羸弱者多虚，同时要结合四诊和临床症候进行辨别。

（2）明藏府：依据病因、病史、证候、舌脉、年龄和性格特点而定，一般而言，年轻和新婚者多病在心、肝，年高体弱、久病多者多责之于脾、肾。

（3）审寒热：主要依据伴随症状和舌象脉象判定。泄精快，阳事易兴，口苦咽干，心烦，小便黄赤，淋浊，阴囊湿痒，舌红苔黄，脉滑数者为热证；潮热、盗汗，腰膝酸软，舌红少苔，脉细数则为阴虚火旺之证；性欲减退，勃起困难，泄精快，腰膝酸软，小便清长，夜尿频多，舌淡苔白，脉沉细者为寒证。

（4）分阴阳：阴虚者多伴见头晕目眩、耳鸣腰酸、易举易泄、舌红少苔、脉细数；阳虚者多伴见面白少华、畏寒肢冷、性欲减退，舌淡苔白、脉沉细。

第四节　男　性　不　育

一、病　案

患者，男，34 岁。2011 年 8 月 8 日上午 10：00 某中医院男科门诊。

一、现病史：婚后 1 年余未育。近半年来经常出现小腹急满，小便短赤。

刻诊：勃起不坚，口干多饮，小便频数，舌质红，苔薄黄，脉弦滑。

二、既往史：既往健康。

三、个人史：否认有传染病病史。

四、体检摘要：T 36.5℃，P 80 次/分，BP 110/75mmHg，R 18 次/分。

神清，检查合作。全身浅表淋巴结未及肿大，自然光线下皮肤黏膜无黄染。颈软，气管居中。两肺呼吸音清，18 次/分钟，未闻及干湿啰音。心律整齐，70 次/分钟，各瓣膜听诊区未闻及病理性杂音。腹软，全腹无压痛，肝脾肋下未触及。脊柱形态正常无偏曲，四肢活动自如，未引出病理性神经反射。

专科检查：双侧腰曲线对称，双肾未触及，双侧输尿管走行区未见异常，膀胱区无隆起，无压痛，阴毛分布均匀，包皮不长，阴茎发育正常，双侧睾丸约 16 ml，附睾未见异常，无精索静脉曲张。

五、实验室及其他检查

（1）精液常规：精液量1.2ml，精子密度 $12×10^6/ml$，液化时间 30 分钟，pH 7.4，A 级精子12%，B 级精子15%，C 级精子15%，D 级精子58%。

（2）血清性激素检查：FSH、LH、PRL、T、E_2检测未见异常。

（3）前列腺液检查：白细胞20 个/HP，卵磷脂小体10%。

二、分 析 思 路

（一）主证分析

本例主要症候是不育。患者勃起不坚，小腹急满，小便短赤，口干多饮，小便频数，皆为湿热下注之象。

（二）次证分析

舌质红，苔薄黄，脉弦滑均与上述病机一致。中医男科的学术思想就是局部辨证与整体辨证相结合。

（三）病机归纳

痰湿化火，流注下焦，化生有碍而为不育。

（四）西医学认识

本病相当于西医学的特发性少、弱精子症，免疫性不育，精液不液化等病。

男性不育是指育龄夫妇同居 1 年以上，性生活正常，未采取任何避孕措施，排除女方因素，由于男方原因而致女方不能怀孕的一类疾病。也就是说在精子的发生、成熟、排出，以及在女性生殖道内获能、受精等过程中某个或某些环节异常，即可能引起男性不育，故男性不育可以由一种疾病引起，也可以是多种因素综合作用的结果。

（五）临床体征的意义

本病例体检时未见明显阳性体征。但通过全面的体检可排除引起男性不育的一些常见疾病，如隐睾、精索静脉曲张及外生殖器畸形等。

（六）实验室及其他检查的意义

根据精液常规分析 WHO 规定：精液量1.5ml 以上，精子密度≥$15×10^6/ml$，液化时间<60 分

钟，精子总计数≥39×10^6/每次射精，精子活率≥58%，精子活力（A+B+C）≥40%，或前向运动精子（A+B）≥32%，正常形态精子≥4%，白细胞<1×10^6/ml 为正常标准。而此患者精液量1.2ml，精子密度12×10^6/ml，前向运动精子27%。此三项均小于正常值，可以诊断为少、弱精子症。同时具有前列腺炎的直接证据，可以明确本例的基本病因。

三、诊　　断

中医诊断：男性不育（湿热下注型）。
西医诊断：特发性少、弱精子症。

四、鉴别诊断

本病诊断明确、直接，无需鉴别诊断。

五、治　　疗

（一）中医药内治

（1）治则：清热利湿。
（2）方剂：程氏萆薢分清饮。
（3）常用药物：萆薢、石菖蒲、黄柏、茯苓、车前子、莲子心、白术。脾虚者加党参、黄芪，热甚加知母、生地，血瘀者加丹参、赤芍。

（二）针灸疗法

本病可配合针灸疗法，采用阴陵泉、太溪、丰隆为主，再配委中、曲池、大椎等为辅。

六、演变与对策

如果上述治疗不能控制病情则有可能出现如下临床病象。
（1）证候：婚后2年余未育，迭经上医治疗鲜效，2年来全身乏力、精神委靡。性功能正常，畏寒，失眠，腰膝酸软，小便频数。舌质淡，苔薄白，脉沉细弱。
（2）体征变化：无。
（3）实验室及其他检查。
1）精液常规：精子数量、活力明显降低。
2）血清性激素检查：FSH、LH、PRL、T、E$_2$检测未见异常。
3）前列腺液常规和细菌培养：慢性非细菌性前列腺炎。
（4）病机概括：肾阳虚弱，命门火衰，不能温精，化生有碍而为不育。
（5）诊断：中医诊断：男性不育（肾阳虚衰型）；西医诊断：特发性少、弱精子症。
（6）治疗
1）中医药治疗
治则：温补肾阳，益肾填精。
方剂：金匮肾气丸合五子衍宗丸。
常用药物：熟地、山药、山茱萸、肉苁蓉、肉桂、仙茅、淫羊藿、附子、鹿茸、枸杞子、菟丝子、车前子、五味子、覆盆子。完谷不化腹泻加干姜、附子、补骨脂，下肢水肿加附片、益智仁、肉桂、泽泻。

2）针刺：本病可配合针灸疗法，采用中弱刺激。穴位有：命门、腰阳关、关元、中极、三阴交、肾俞、志室、太溪、足三里，另用针灸温补气海、肾俞、太溪。

七、相关问题的讨论

（一）男性不育的病因

男性生殖环节很多，主要有男性生殖系统的神经内分泌调节、睾丸的精子发生、在附睾内成熟，精子排出过程中与精囊、前列腺分泌的精浆混合成精液，精子从男性生殖道排出并进入女性生殖道内，精子在女性输卵管内与卵子受精等环节，若这些正常环节受到疾病或某种因素干扰和影响，都可发生生殖障碍。按疾病和因素干扰或影响男性生殖环节的不同，其病因可分为睾丸前、睾丸、睾丸后三个环节，睾丸是精子和雄激素合成的重要器官，睾丸功能障碍必然导致男性不育，由于遗传性或获得性缺陷而生成的睾丸本身病变，即为睾丸性病因，常见的疾病有隐睾、睾丸炎、精索静脉曲张等。由于下丘脑或垂体病变引起对睾丸的刺激不足及外源性或内源性激素水平的异常而引起的不育，称为睾丸前病因，如甲状腺功能亢进或减退、垂体功能不全等。睾丸后病因有勃起功能障碍、尿道下裂、前列腺炎等。目前，对男性不育的病因学认识极其有限，欧洲泌尿外科学会曾做大样本、多中心研究统计，24.9%的不育患者明确病因，如性功能障碍、精索静脉曲张、生殖道感染、先天性发育异常、后天获得性疾病、内分泌异常、免疫异常等，而75.1%的患者原因不明。近年来，由于环境污染及工业化进程带来的负面因素加剧，男性精子数量与质量的持续下降，已是全球性普遍现象，甚至有专家认为，若干年后，人类将无法自然孕育，必须要通过辅助生殖技术，才能繁育后代。这并非危言耸听，而应引起人类足够的重视。

（二）中医与男性不育

男性不育属于中医"无子"、"无嗣"范畴。中医认为不育多见于"五不男"者，即"天、漏、犍、怯、变。""天"即天宦，泛指男性先天性外生殖器或睾丸缺陷及第二性征发育不全者；"漏"即精液不固，常自遗泄者；"犍"指阴茎及睾丸切除者；"怯"即阳痿；"变"又称"人痾"，即两性畸形，俗称阴阳人。其病位多与肾、心、肝、脾有关，而与肾关系尤为密切，所以有"肾藏精，主生殖"学说。生殖之精来源于肾，并通过肾—天癸—男子胞控制与调节人体的生殖和性功能，这基本类似于下丘脑—垂体—睾丸性腺轴，其内在涵义是一致的。这种生殖链的任何一个环节发生障碍，都势必影响男性的生育能力。

在不明原因的男性不育患者中，一半以上表现为精液异常。在这种情况下，应用中医中药辨证论治显得尤为重要，可以纠正患者症状，改善精液质量，提高生育能力，疗效确切。近年来，随着中医男科学的发展，采用现代科技手段在基础理论、动物模型、药理、内分泌和微量元素、免疫与感染、氧化与抗氧化方面的实验研究也得到了很大发展，所取得的成果是十分令人鼓舞的。

第五节 精 浊

一、病 案

患者，男，29 岁。2005 年 11 月 11 日下午 2：30 某医院男科门诊。

一、现病史：尿频、尿急 3 个月，由于 3 个月前工作劳累，居住环境潮湿、寒冷而出现上述表现，同时伴有排尿的灼热感，小腹坠胀及会阴、睾丸疼痛。

刻诊：尿频，尿终末滴白，有灼热感，小腹坠胀会阴隐痛不适。夜寐多梦，纳呆。舌淡红、苔薄黄、脉细数。

二、既往史：既往健康。

三、个人史：否认传染病史。

四、体检摘要：T 36.5℃，P 70 次/分，BP 120/80 mmHg，R 18 次/分。

神清语明，查体合作，皮肤黏膜无黄染，心肺听诊未见异常。

专科检查：经肛门指诊前列腺大小 3cm×2cm，质中等，表面稍隆起，压痛明显，中央沟存在。

五、实验室及其他检查

(1) 尿常规：结果正常。

(2) 前列腺液常规检查：白细胞 20～30 个/HP，卵磷脂小体 20%。

(3) 前列腺液细菌培养：大肠杆菌阳性。

二、分 析 思 路

（一）主证分析

本例主要症候是尿频，终末尿滴白，灼热感，由湿热下注精室所致。

（二）次证分析

少腹、会阴、睾丸、坠胀疼痛均为湿热余邪蕴结下焦致使气血运行不畅，经络受阻之故。舌质苔脉与湿热蕴结之判断相符。

（三）病机归纳

湿热下注精室，余邪未净迁延而发为本病。

（四）西医学认识

本病相当于西医学的慢性前列腺炎。

从解剖学角度看，男性的泌尿系统和生殖系统是相通的，所以在病因病理和临床症状的联系方面就十分密切。泌尿系统的感染常常波及生殖系统，生殖系统某些器官感染的症状常常表现出类似于泌尿系统感染的症状。本例病人由于劳累及居住环境恶劣，抗病能力低下，致使致病菌侵入前列腺而发病。

（五）临床体征的意义

前列腺指诊：前列腺压痛明显。可判定炎症存在。

（六）实验室及其他检查意义

（1）尿常规正常可排除泌尿系统感染。

（2）前列腺液检查：白细胞 20 ~ 30 个/HP，卵磷脂小体 50%。说明前列腺有慢性炎症改变。

（3）前列腺液培养大肠杆菌阳性。说明前列腺的慢性炎症改变由细菌感染引起。

三、诊　　断

中医诊断：精浊（湿热下注型）。

西医诊断：慢性细菌性前列腺炎。

四、鉴别诊断

（1）慢性附睾炎（慢性子痈）：相当于西医的慢性附睾炎。临床表现为阴囊、腹股沟隐痛不适，类似慢性前列腺炎。但慢性子痈（附睾炎）附睾部可触及结节，并伴轻度压痛。

（2）精囊炎（血精）：多同时合并慢性前列腺炎。其会阴部胀痛，少腹部坠痛等临床表现与前列腺炎相似，但多有血精或射精疼痛，并于性交时疼痛加重，且肛门直肠指诊和 B 超或 CT 检查均可发现精囊增大，呈炎症改变。

（3）前列腺增生症（精癃）：大多在中老年人群中发病；尿频且伴排尿困难，尿线变细，残余尿增多；B 超、肛门指诊可资鉴别。

五、治　　疗

（一）中医药内治

（1）治则：清热利湿导浊。

（2）方剂：萆薢分清饮加减。

（3）常用药物：萆薢、茯苓、车前子、丹参、黄柏、苍术、厚朴、生薏仁、台乌药、石菖蒲、马鞭草、白芷、碧玉散。

（二）外治

（1）塞肛疗法：前列安栓、前列消炎栓塞肛，每日一次，10 天为 1 个疗程。

（2）金黄散 15 ~ 30g，加水 200ml，调成薄糊状，温度适宜行灌肠，保留 2 ~ 4 小时，每日一次，10 天为 1 个疗程。

（三）针刺

（1）体针：关元、中极、太溪、太冲、会阴、秩边。

（2）耳针：前列腺、内分泌、皮质下。

（四）西医治疗

（1）抗生素：可根据前列腺液培养结果选择使用相应抗生素，一般首选喹诺酮类。

（2）α 肾上腺素能受体阻滞剂：盐酸坦索罗辛、特拉唑嗪等。

六、演变与对策

如果上述治疗不能控制病情则有可能出现如下临床病象。

1. 演变之一

（1）证候：病程迁延，小腹部坠胀感，会阴、睾丸疼痛加重，排尿不尽之感明显，终末尿滴白。舌暗红，苔白，脉沉涩。

（2）体征变化：前列腺指诊，质硬，中央沟变浅，触痛存在。

（3）实验室及其他检查：前列腺液检查：白细胞 30 ~ 40 个/HP，卵磷脂小体 40%。

（4）病机概括：湿浊瘀阻膀胱。

（5）诊断：中医诊断：精浊（湿浊瘀阻型）；西医诊断：慢性细菌性前列腺炎。

（6）治疗

1）中医药内治

治则：活血化瘀，行气止痛。

方剂：前列腺汤加减。

常用药物：桃仁、红花、丹参、泽兰、乳香、没药、青皮、赤芍、川楝子、白芷、王不留行、小茴香、败酱草、蒲公英。

2）针刺

关元、中极、太溪、太冲、会阴、秩边。

2. 演变之二

（1）证候：病程日久，排尿终末滴白浊、尿道不适感，伴有头晕耳鸣，腰膝酸软，失眠多梦，遗精，五心烦热，小便短赤。舌红苔少，脉细数。

（2）体征变化：前列腺指诊，同上。

（3）实验室及其他检查：前列腺液检查，白细胞 30 个/HP，卵磷脂小体 50%。

（4）病机概括：阴虚火旺，精离其位。

（5）诊断：中医诊断：精浊（阴虚火旺型）；西医诊断：慢性细菌性前列腺炎。

（6）治疗

1）中医药内治

治则：滋阴降火，交通心肾。

方剂：知柏地黄汤合交泰丸加减。

常用药物：知母、黄柏、地黄、山药、山茱萸、茯苓、泽泻、牡丹皮、黄连、肉桂、菟丝子、楮实子、杜仲、益智仁。

2）针刺：关元、中极、太溪、太冲、会阴、涌泉、三阴交、心俞。

七、相关问题的讨论

（一）中医病机简介

慢性前列腺炎是泌尿外科、男科常见病，相当于古医籍中的"精浊"、"淋证"、"肾虚"及"白淫"范畴。在解剖和生理方面也有与西医相近的论述。明·张介宾《类经附翼》认为"居直肠之前，膀胱之后，当关元、气海之间。"《医经精义》也指出："前阴有精窍与溺窍相对，而名有不同，溺窍内通膀胱，精窍内通精室。"一般认为体质虚弱是慢性前列腺炎的病变基础，湿热浊毒瘀阻是其主要病机，而感染充血是发病的重要因素。慢性前列腺炎病因复杂，或因调摄失宜；或房事不洁；或外感病邪所致；或因七情困极；或饮食辛辣醇酒之品；或房室劳倦所致。除少数有急性炎症病史外，大多数起病缓慢，初期症状不显，疏于调治，就诊时多数患者病程较长，而且初起多以下焦湿热为主，久病生瘀，逐渐出现气滞血瘀，病久伤阴，肾阴暗耗，可出现阴虚火旺，阴损及肾阳，而阴阳俱虚；亦有体质偏阳虚者，久则火势衰微而见肾阳不足之象。另外，慢性前列腺炎的患者常伴有精神、心理方面的压力，焦虑、担心甚至恐惧，正所谓"浊在精窍，病在心肾"。慢性前列腺炎在临床上很多见，以中医中药辨证治疗为主的综合治疗是目前首选的有效方法。

（二）西医临床分型

目前国际通用的是美国国立卫生研究院（NIH）对慢性前列腺炎的临床分型方法。Ⅰ型 急性细菌性前列腺炎（ABP）；Ⅱ型 慢性细菌性前列腺炎（CBP）；Ⅲ型：慢性非细菌性前列腺炎/慢性盆腔疼痛综合征（CAP/CPPS），Ⅲ型又包括：A型（炎症性，EPS无菌，白细胞≥10个/HP）和B型（非炎症性，EPS无菌，白细胞<10个/HP）；Ⅳ型：无症状性炎症性前列腺炎。

（三）前列腺液白细胞计数与临床症状的相关讨论

在临床工作中还发现，患者的前列腺液（EPS）中WBC计数多数与患者症状严重程度不一致。主要原因有：

（1）慢性前列腺炎致病因素和发病机制复杂，慢性前列腺炎患者症状不单纯是由前列腺局部的细菌和炎症所致，而是多种因素作用的结果，尤其是患者存在精神心理因素、盆底神经肌肉痉挛等非致炎因素的作用下更表现出这种特点。

（2）前列腺炎的症状表现往往掺杂了许多社会心理因素，一些患者缺乏对慢性前列腺炎的正确认识，从而主观上放大并且派生出新的症状。

（3）前列腺中不同部位的炎症程度往往不同，所以某一次收集的前列腺液并不能代表前列腺炎的整体情况。

（4）尿道感染时，前列腺液留取过程中，尿道白细胞的污染可使EPS中白细胞增多。所以，目前慢性前列腺炎的治疗主要是改善患者的临床症状，而不应该把消除EPS中白细胞作为最终的治疗目标。

（四）慢性前列腺炎的健康宣教

慢性前列腺炎的发病主要与不良生活习惯相关，因此养成良好的生活习惯至关重要。在慢性前列腺炎的治疗过程中，应向患者交代以下注意事项：①正确认识前列腺炎，保持良好心态，不要引起不必要的恐慌而加重疾病。②早睡早起，避免久坐憋尿。③限（或禁）酒及辛辣饮食。④健康的性生活对于本病的预防和治疗是重要的。

第六节 子 痈

一、病 案

患者，男，47岁。2006年3月26日9：30某医院男科门诊。

一、现病史：右侧睾丸胀痛2天，逐渐加重伴有发热。

刻诊：右侧睾丸胀痛，站立及行走时加重，伴全身发热，小便黄，大便秘结。舌质红，苔黄腻，脉滑数。

二、既往史：既往健康。

三、个人史：否认有传染病史，无外伤史。

四、体检摘要：T 38.5℃，P 90 次/分，BP 120/75mmHg，R 18 次/分。

精神正常，查体合作，皮肤黏膜无黄染，心肺听诊未见异常。腹平软，肝脾肋下未及，四肢未见异常。

专科检查：右侧阴囊增大，阴囊皮肤肿胀发红，皮温增高。右侧睾丸及附睾均增大，以附睾肿大为主，5cm×3cm，质硬，触痛明显，附睾与睾丸界限尚清楚，右侧精索增粗。

五、实验室及其他检查

(1) 血常规检查：白细胞 $13.6×10^9$/L，中性粒细胞 0.80。

(2) 尿常规：未见异常。

二、分 析 思 路

(一) 主证分析

本例主要症候是右侧睾丸、附睾胀痛逐渐加重，而且发病突然。说明湿热火毒下注肝经，结于肾子，阻隔经络，凝滞气血所致。

(二) 次证分析

发热、尿黄、便秘，舌红苔黄腻，脉滑数均为典型的湿热下注之象。

(三) 病机归纳

湿热下注肝经，结于肾子，气血凝滞，发为本病。

(四) 西医学认识

本病相当于西医学的急性附睾睾丸炎。

附睾及睾丸的急性炎症大多由大肠杆菌、链球菌、淋球菌、葡萄球菌等细菌感染引起。其感染途径有三种，即血行感染、淋巴感染及经输精管直接蔓延。而后尿道的感染经输精管及附睾引起的附睾及睾丸炎症比较常见。本例血象明显升高对于诊断有积极意义。

(五) 临床体征意义

患者一般状态良好，右侧阴囊肿大，皮肤发红、皮温增高，附睾及睾丸肿大，触痛明显，并以附睾肿大为主，右侧输精管增粗，均提示右侧附睾急性炎症，并波及右侧的睾丸及精索。

(六) 实验室及其他检查意义

血常规：白细胞 $13.6×10^9$/L，中性粒细胞 0.80，提示患者局部有急性炎性病灶。

三、诊 断

中医诊断：子痈 (湿热下注型)。

西医诊断：急性附睾睾丸炎。

四、鉴 别 诊 断

(1) 腮腺炎性睾丸炎 (卵子瘟)：本病多继发于痧腮 (流行性腮腺炎) 之后，睾丸肿痛，一般不化脓，也无尿路症状。

（2）附睾结核（子痰）：本病发病缓慢，常有结核病史，附睾可触及结节或肿块，多在附睾尾部，但疼痛轻微，并伴有输精管增粗、呈串珠样改变，溃破后有稀薄豆渣样脓液流出，常形成窦道。

五、治　疗

（一）中医药内治

（1）治则：清热利湿，解毒消肿。

（2）方剂：龙胆泻肝汤加减。

（3）常用药物：龙胆草、黄芩、栀子、泽泻、车前子、生地、当归、川牛膝、柴胡、橘核、生甘草。伴有水疝者加茯苓、泽兰；疼痛明显加延胡索、川楝子；尿频、尿急、尿痛加萹蓄、瞿麦；局部热甚、红肿明显加金银花、连翘、蒲公英。

（二）外治

金黄膏外敷患处，每日换药1次。

（三）抗生素治疗

酌情使用盐酸左氧氟沙星片或注射液。疑有厌氧菌感染时可合用甲硝唑。

（四）针刺

选太冲、大敦、气海、关元、三阴交、归来、曲泉、中封、合谷，均用泻法，隔日1次，6次为1个疗程。

（五）调护

卧床休息。肿痛严重者可用三角巾或丁字带托起阴囊。

六、演变与对策

如果上述治疗不能控制病情则有可能出现如下临床病象。

1. 演变之一

（1）证候：阴囊肿痛明显，伴高热，口渴，小便短赤，大便秘结。舌红苔黄腻，脉滑数。

（2）体征变化：右侧阴囊皮肤红肿明显。右侧附睾肿大6cm×4cm，肿块局部变软，有波动感。

（3）实验室及其他检查：血常规：白细胞$17×10^9$/L，中性粒细胞0.90。

（4）病机概括：湿热毒蕴，肉腐成脓。

（5）诊断：中医诊断：子痈（热毒炽盛型）；西医诊断：急性化脓性附睾睾丸炎。

（6）治疗

1）中医药内治

治则：清热解毒，消肿溃坚。

方剂：仙方活命饮加减。

常用药物：金银花、白芷、防风、当归、赤芍、没药、浙贝母、穿山甲、皂角刺、天花粉、陈皮、牛膝、甘草。

2）外治：切开排脓，并用八二丹药线引流。如经治后脓液已净可外用生肌白玉膏。

3）使用有效抗生素。

2. 演变之二

（1）证候：右侧阴囊肿痛减轻，有坠胀感，疼痛有时放射至下腹部。舌淡红有瘀斑，苔薄白或腻，脉弦滑。

（2）体征变化：右侧阴囊皮肤正常，右侧睾丸正常。右侧附睾尾肿大，2cm×1cm，质稍硬，有轻度触痛。右侧输精管增粗。

（3）实验室及其他检查：血常规趋于正常。

（4）病机概括：邪留肝经，气滞痰凝。

（5）诊断：中医诊断：子痈（气滞痰凝型）；西医诊断：慢性附睾炎。

（6）治疗

1）中医药内治

治则：疏肝理气，化痰散结。

方剂：橘核丸加减。

常用药物：橘核、川楝子、木香、小茴香、厚朴、延胡索、桃仁、海藻、昆布、枳实、路路通、柴胡。

2）外治：葱归溻肿汤坐浴，未育者慎用。

七、相关问题的讨论

（一）关于本病的中医辨治

急性子痈的发生，乃因湿热毒邪，下注肝经，结于肾子，经络阻隔，气血凝滞所致，故历代医家常用龙胆泻肝汤等清利肝经湿热之方为主进行加减治疗。然当代医家顾伯华、朱仁康、赵炳南等在治疗本病时多提倡辨证与辨病相结合，因本病辨证属湿热毒邪蕴结肝经，辨病为附睾睾丸的急性化脓性感染，所以临床应用传统清热利湿剂的同时，常常加用金银花、连翘、紫花地丁、蒲公英等清热解毒药；生黄芪、生甘草、山甲、赤芍、川牛膝、三棱、莪术等托法方药可明显提高疗效。

（二）关于本病的手术治疗

急性子痈在未成脓之前及时应用中、西医有效方法治疗，主张早期应用抗生素，一般都可以得到控制，但如果控制不理想应进行手术探查。有研究表明，急性附睾睾丸炎经保守治疗一段时间（1周左右）后，如效果不佳就应警惕精索血运障碍的发生，对此类病例应尽早手术探查，防止睾丸坏死，尽可能地挽救病变睾丸组织。而对于慢性附睾炎多次反复发作且没有生育要求的患者，可考虑行附睾切除术。

第七节 血 精

一、病 案

患者，男，29岁。2005年8月5日上午10：30某中医院男科门诊。

一、现病史：失眠多梦，五心烦热，排血性精液1个月余。

刻诊：精中带血，血色鲜红，精液量少。伴有腰膝酸软，失眠多梦，五心烦热。舌红干，苔微黄，脉细数。

二、既往史：无类似病史，无泌尿系统疾病。

三、个人史：否认有传染病史。

四、体检摘要：T 36.5℃，P 70 次/分，BP 120/80 mmHg，R 18 次/分。

神清，查体合作，皮肤黏膜无黄染，心肺听诊未见异常。腹平软，未及包块，肝脾肋下未及，肛门直肠未见异常，未引出病理性神经反射。

专科检查：经肛门指检前列腺大小、形态正常。精囊未触及。

五、实验室及其他检查

(1) B超下可见精囊壁增厚，回声增强。精囊大小、外观形态正常。

(2) 前列腺液常规未见异常。

二、分 析 思 路

(一) 主证分析

本例主要症候是血精，鲜红量少。血精提示精室血络受损、血溢脉外、随精而出。舌红干，苔微黄，脉细数乃肾阴不足虚火偏旺之象，综合病机本证当为肾阴不足，虚火妄动，热扰精室，灼伤血络之变。

(二) 次证分析

腰膝酸软，失眠多梦，五心烦热均支持肾阴亏虚，相火偏亢之判断。

(三) 病机归纳

肾阴不足，相火偏亢，灼伤血络而成本病。

(四) 西医学认识

本病相当于西医学的精囊炎。

血精原因有炎症、结石、良/恶性肿瘤，可来自前列腺、精囊、睾丸、附睾及尿道的病变，但最常见的是前列腺或精囊的感染，又以精囊炎最常见。本例患者的临床表现及理化检查均支持精囊有炎症改变的判断。

(五) 临床体征的意义

前列腺指诊正常可初步排除前列腺炎症，精囊未触及可排除精囊肿瘤的可能。

(六) 实验室及其他检查意义

B超下可见精囊壁增厚，回声增强，精囊大小、外观形态正常，说明病变部位在精囊而且为慢性炎症改变。前列腺液常规未见异常一般可排除前列腺炎症病变。

三、诊 断

中医诊断：血精（阴虚火旺型）。

西医诊断：精囊炎。

四、鉴别诊断

（1）精囊囊肿（癃闭）囊肿较大时痛及腰部、腹部，排尿困难，直肠指检可触及，精囊 B 超有助于鉴别。

（2）精囊癌（精室岩）发病年龄多在 40 岁以上，疼痛部位多在腹股沟及睾丸，肿瘤增大时有尿频、尿急、血尿、排尿困难。直肠指检可触及不规则硬结，精囊 B 超、精囊造影、CT 检查有助于鉴别。

五、治　疗

（一）中医药内治

（1）治则：滋阴降火，宁络止血。

（2）方剂：知柏地黄丸合二至丸加减。

（3）常用药物：黄柏、知母、牡丹皮、生地黄、山茱萸、墨旱莲、女贞子、赤芍、紫草、白茅根、泽泻、甘草。潮热加地骨皮、银柴胡，盗汗加糯稻根、瘪桃干，小腹刺痛加乳香、川楝子、延胡索。

（二）外治

金黄散 15～30g，山芋粉或藕粉适量，加水 200ml 调煮成薄糊状，温度适宜时作保留灌肠，每日 1 次；前列安栓或前列闭尔通栓外用，每晚 1 次。

（三）注意事项

除药物治疗外，并应节制房事，注意个人卫生，禁食酒及辛辣燥热之品亦有助于治疗。

六、演变与对策

如果上述治疗不能控制病情则有可能出现如下临床病象。

1. 演变之一

（1）证候：精中带血，血色黯红，夹有血丝、血块，少腹及会阴部疼痛。有时射精时疼痛加重。舌黯或有瘀点、瘀斑，脉弦或涩。

（2）体征变化：无变化。

（3）实验室及其他检查：同上。

（4）病机概括：久病瘀血内停，阻滞血络，血不循经。

（5）诊断：中医诊断：血精（瘀血内阻型）；西医诊断：精囊炎。

（6）中医药内治

1）治则：行气化瘀，活血止血。

2）方剂：桃红四物汤合失笑散加减。

3）常用药物：桃仁、红花、川芎、当归、赤芍、蒲黄、五灵脂、琥珀、柴胡、川楝子。

2. 演变之二

（1）证候：精中带血，血色淡红，伴有乏力气短，面色少华，腰膝酸软，性欲减退。舌淡胖，苔白，脉沉细。

（2）体征变化：无变化。

（3）实验室及其他检查：同上。

（4）病机概括：脾气亏虚，血失统摄。

（5）诊断：中医诊断：血精（脾虚失统型）；西医诊断：精囊炎。

（6）中医药内治

1）治则：温阳健脾，养血止血。

2）方剂：黄土汤加减。

3）常用药物：干地黄、甘草、白术、附子、阿胶、黄芩、黄芪、白术、山药、阿胶、藕节炭、侧柏炭。

七、相关问题的讨论

（一）关于本病的病机

血精首见于《诸病源候论·虚劳精血出候》，既是中医病名，又是许多疾病的症状。

房劳过度是血精的主要病因，肾虚是血精的主要病机。诚如《诸病源候论》云："虚劳精血出候。此劳伤肾气故也。"房劳过度则伤肾，肾阴不足，虚火自炎，梦交或性交之时，欲火更旺，精室被扰，迫血妄行，血从内溢，乃成血精；或青年人相火旺盛，手淫排精，或强力入房，或强忍精出，精室之血络受损，血随精流，每可导致血精。部分患者则因包皮过长，或遗精频繁，或性交不洁等原因，导致湿热之邪从尿道口袭入，循经上沿，熏蒸精室，血热妄行而成。某些血精患者，素体气血虚弱，加上精血消耗日久，后期可出现气血不足之象。

（二）关于血精的原因

排血性精液是指排出精液中混有血液，称之血精，是常见的泌尿外科症状，也是精囊炎的主要临床表现。血精多见于40岁以下男性，大都属良性病变，而40岁以上者的血精，尤其是伴有血尿者要警惕恶性病变的可能。临床上可以引起血精的疾病有数十种之多，比较常见的有以下几种：

（1）致病微生物所致者：细菌、病毒、结核杆菌、寄生虫、常见的有精囊炎、前列腺炎、后尿道炎、精囊结核、附睾睾丸炎、淋病、梅毒、尖锐湿疣、滴虫及血吸虫病等。

（2）囊肿或肿瘤：常见有精囊囊肿、射精管囊肿、精囊憩室、前列腺囊肿等；良性肿瘤有尿道肉芽肿、乳头状腺瘤、平滑肌瘤、纤维瘤、血管瘤及良性前列腺增生等；恶性肿瘤见于精囊癌、前列腺癌、精囊或前列腺肉瘤及睾丸癌等。

（3）结石：精囊结石、前列腺结石、尿路结石。

（4）全身出血性疾病：常见病因有血友病、血小板减少症、白血病、淋巴瘤、肝硬化及高血压等。

虽然上述疾病中仍以精囊炎引起血精的比率最高，但亦不能单从血精这一临床表现，就能得出精囊炎的诊断。还需必要的理化检查、综合分析、跟踪复查等。

（三）关于精囊炎患者的禁欲观

查阅相关文献，对精囊炎的禁欲问题有多种意见，有学者认为应完全禁欲，有的则认为不需要禁欲。多数学者认为，结合西医炎症引流和中医府以通为用的原则，一般建议患者适度排精为佳（每月1～2次为宜，痊愈后逐渐增加）。

（四）关于本病的预后

本病一般预后良好，尤其应用中医药辨证治疗后可多数治愈，个别病例反复发作，迁延不愈，常因心理恐惧或射精疼痛而抑制性欲，久则可能导致性功能障碍的发生，如性欲减退、阴茎勃起障碍、不射精。如炎症长时间存在，影响精液的理化性质，可引起不育症。

第八节 精 癃

一、病 案

患者，男，75岁。2004年12月21日上午10：45某院泌尿外科门诊。

一、现病史：一周来夜间尿频，每小时排尿1次，排尿费力，时间延长，尿后余沥不尽。

刻诊：尿频，排尿困难，尿线细，小腹坠胀，无肉眼血尿。舌质淡黯、苔薄白，脉弦涩。

二、既往史：夜间排尿次数增多近3年，一般为3~4次，近半年来，排尿明显费力，尿等待，排尿时间延长，尿线变细。

三、个人史：否认结核病史和尿路结石病史，否认不洁性接触病史。

四、体检摘要：T36.5℃，P76次/分，BP130/85mmHg，R20次/分。

神清，活动自如，检查合作，面色红润，但有少量散在性的淡黑色斑点，头发白而稀少，皮肤巩膜自然光下未见黄染，心肺听诊未见异常，HR76次/分。上腹平软，无触痛，肝、脾未及肿大，未引出病理性神经反射。

专科检查：双侧腹股沟、阴囊未见红、肿、热、痛，未扪及肿物。尿道口未见红肿及异常分泌物。直肠指检触及前列腺（+++），表面光滑，质韧，有弹性，未触及明显结节，中央沟消失。

五、实验室及其他检查

（1）胸部X摄片：心肺未见异常。

（2）心电图：①窦性心律；②T波低平倒置，ST段下移0.05mv。

（3）B超：经直肠B超：前列腺体积增大，55mm×45mm×35mm，腹部B超：肝、胆、肾均未见异常，膀胱残余尿量70ml。

（4）血液分析：正常。

（5）尿液分析：正常。

（6）大便常规：未见异常。

（7）尿流率检查：检查过程中排尿量400ml，最大尿流率8ml/s。

二、分析思路

（一）主证分析

本例主要症候是尿频，排尿困难，尿线细，属中医癃、淋范畴。癃，即排尿困难；淋，即为尿频，排尿次数增多，为膀胱瘀阻，气化不利之象。患者为75岁老年男性，肾之气阴已衰，膀胱气化乏力而致瘀阻水道，排尿困难，凡舌质淡黯、苔薄白，脉弦涩，均合此理。

（二）次证分析

小腹坠胀是肾气不足，气化功能失常，开阖不利，浊阴淤于州都的表现。正如《景岳全书·癃闭》所言："夫膀胱为藏水之府，而水之入也，由气以化水，故有气斯有水；水之出也，由水以达气，故有水始有溺，经曰气化则能出矣！"

（三）病机归纳

肾之气阴不足，清气不升则浊阴不降，膀胱气化乏权，瘀血败精内阻溺道。

（四）西医学认识

本病相当于西医学的良性前列腺增生。

前列腺增生症发生必须具备存在正常功能的睾丸及达到老年的年龄增长两个条件。其好发部位多在膀胱颈至精阜之间围绕尿道的前列腺移行区，基于雄、雌激素的失调，或其他未知的原因引起的前列腺内环境的稳定性、细胞增生和细胞凋亡的平衡性发生变化，多出现不仅细胞增殖增加，而且细胞凋亡减少，导致移行区腺体体积增大，或腺体致密度增高，压迫尿道出口，或使尿道出口僵硬，弹性减弱而发生下尿路梗阻。长期的梗阻，可使逼尿肌的生理功能受损。在临床上出现排尿困难（梗阻），尿频、尿急、尿痛等膀胱刺激（逼尿肌不稳定），以及尿潴留、尿失禁、上尿路扩张积液（逼尿肌受损）等症状。

（五）临床体征意义

直肠指检简单快捷无损伤性，费用低廉，可提供前列腺增生的大致概念和鉴别良恶性增生的重要依据。目前直肠指检不仅是泌尿外科疾病的检查常规，更是前列腺疾病必须检查的项目。

直肠指检的缺点是不能精确量化前列腺大小，不能判断前列腺中叶增生情况（即突向膀胱腔内部分）。因而即使直肠指检前列腺不大也不能排除前列腺增生。本例触及前列腺增大（+++）具有诊断意义。

（六）实验室及其他检查意义

（1）尿流动力学检查的意义：50岁以上男性，在尿量不少于150ml的条件下，最大尿流率大于15ml/s，为膀胱出口通路功能正常的指标，而最大尿流率小于10ml/s，则提示有膀胱出口梗阻。本例最大尿流率8ml/s有助于本病的诊断成立。

（2）超声检查的意义：经直肠B超可较准确地观察前列腺的形态，结构，大小，并发现可能存在的前列腺癌。可在超声定位下进行较准确的穿刺活检。此外，腹部B超还可以应用于膀胱尿量、膀胱残余尿量的测定。测量前列腺的左右、前后、上下径，按公式可以计算出前列腺体积。本例膀胱残余尿量70ml，说明膀胱出口梗阻。

三、诊　　断

中医诊断：精癃（肾虚血瘀证）。
西医诊断：良性前列腺增生（BPH）。

四、鉴别诊断

（1）膀胱颈挛缩（癃闭）：下尿路梗阻症状与前列腺增生症很相似，但一般有较长的膀胱炎的病史，发病年龄相对较轻，多数在40～50岁。直肠指检未扪及增大的前列腺，膀胱镜检前列腺段尿道无受压变形，而膀胱颈后唇提高，尿道内口缩小。

（2）前列腺癌（精室岩）：因前列腺癌好发于外周带，故除较少见的导管癌类前列腺癌可能以下尿路梗阻为首发症状外，大多数前列腺癌早期并无下尿路梗阻症状（除合并前列腺增生者外）。直肠指检触及坚硬的结节，血 PSA 升高，结节局部穿刺活检可确定诊断。

（3）膀胱癌（尿血）：发生于膀胱三角区尿道出口附近的肿瘤，也可以出现下尿道梗阻症状；并常可见到重度无痛性血尿伴有血块的特点。膀胱镜易鉴别。

五、治　　疗

▰ （一）中医药内治

（1）治则：益肾补气，化瘀通淋。

（2）方剂：肉苁蓉丸合手拈散加减。

（3）常用药物：肉苁蓉、菟丝子、山茱萸、熟地黄、党参、芍药、五灵脂、莪术、泽兰、延胡索。排尿疼痛，口苦，舌苔黄加黄柏、土茯苓。

（4）中成药：可选前列通、前列康、癃必舒等服用。

▰ （二）外治

（1）前列安栓 1 粒，纳肛。每日 2 次。

（2）桃仁承气汤浓煎，取液 100ml 保留灌肠，每日 2 次。

▰ （三）针刺

关元、太冲、内关、足三里等。

六、演变与对策

如果上述治疗不能控制病情则有可能出现如下临床病象。

（1）证候：排尿困难加重，尿短赤热，尿液点滴而出，甚至尿闭不通，茎中疼痛，小腹胀满。舌质红，苔黄腻，脉滑数。

（2）体征变化：痛楚非常，转侧坐立不安，下腹膨隆，触痛拒按。合并发热、血尿。

（3）实验室及其他检查：血象升高，尿常规见脓细胞。

（4）病机概括：瘀湿化热，壅阻膀胱，气化失常。

（5）诊断：中医诊断：精癃（瘀湿化热型）；西医诊断：前列腺增生合并感染，急性尿潴留。

（6）治疗

1）中医药内治

治则：清热利湿，行瘀通淋。

方剂：八正散加减。

常用药物：大黄、栀子、萹蓄、瞿麦、滑石、车前子、黄柏、泽兰、皂刺、莪术。热重加龙胆草、荔枝草；尿血加白茅根、小蓟、三七；大便秘结加芒硝、桃仁。

2）外治

前列安栓 1 颗纳肛，1 日 2 次。

桃仁承气汤合黄连解毒汤浓煎，取液 100ml 保留灌肠，每日 2 次。

3）针刺：关元、太冲、内关、足三里。

4）应用抗生素：青霉素、氨卜青霉素、左氧氟沙星等均可选择使用。

七、相关问题的讨论

■ （一）流行病学

良性前列腺增生简称前列腺增生或前列腺肥大，是一个重要的世界性的公众健康问题，是老年男性的常见疾病，在发达国家，其健康资源消费占第三位。

其特点是与尿道毗邻的前列腺腺体的体积呈慢性良性增大，症状与膀胱颈梗阻的程度成正比，发病率随预期寿命增长而提高，50岁发病率为50%，60岁为60%，80岁为80%。目前研究结果认为老龄和有功能的睾丸是发病的基础，在各种生长因子的作用下，老龄期睾酮、双氢睾酮以及雌激素的改变失去平衡是本病发生的重要病因。基于这个理论以及针对膀胱颈紧张度增大原理的药物治疗是目前治疗方法的主流。约12%患者或合并膀胱结石或膀胱憩室仍需要手术治疗。传统的中医学把排尿障碍统称"癃闭"，前列腺增生是其主要病种，20世纪90年代，国家中医药局主持的行业病名规范确定前列腺增生的中医病名为"精癃"。益肾补气，祛瘀通淋的治法对大多数早期患者有较好的疗效。在国内及华人地区，中医中药治疗，仍然是早期前列腺增生患者最常选择的方法。

■ （二）临床表现特点

多在50岁后出现症状。症状的轻重不一定与前列腺本身的增生程度成正比，而是取决于造成尿道梗阻的程度，病变发展的速度，以及是否合并感染和继发结石。

对于前列腺增生的诊断，直肠指检是简单而重要的方法，应在膀胱排空后进行。可直接触及到腺体的硬度、光滑度、边界等。但当增生以中叶为主，向膀胱内突出时，直肠指检估计前列腺的体积就可能有一定的误差。

■ （三）鉴别诊断要点

前列腺质地较硬，或有结节时，PSA值升高，须与前列腺癌鉴别。必要时，可行前列腺穿刺病理检查确定诊断。

第九节 石 淋

一、病 案

患者，男，25岁。2013年11月24日上午10：15某院泌尿外科急诊。

一、现病史："右侧腰腹部骤发剧痛伴血尿1小时"就诊。

刻诊：右腰腹疼痛并向会阴部放射，伴尿频、全程肉眼血尿，并诉曾经见血尿中伴有细砂石，纳差欲吐，大便如常。舌质暗红瘀斑、苔薄白，脉弦紧。

二、既往史：既往有"尿路结石史"，否认外伤、饮食不洁等相关病史。

三、个人史：喜饮酒，嗜食海鲜，肉类。

四、体检摘要：T37℃，P86次/分，BP110/85mmHg，R22次/分。

神清，痛苦面容，检查尚能合作，面色红，营养中等，皮肤巩膜自然光线下未见黄染，心肺听诊未见异常，HR86/分。上腹部平软，无触痛，肝、脾均未扪及肿大，全腹未见包块。

专科检查：腰部活动受限，右腰肋部深压痛（+），右侧肾区叩击痛（++）。腹平柔软，无明显肌紧张，双侧腹股沟、阴囊未及异常，尿道口未见红肿及异常分泌物。

五、实验室及其他检查

（1）腹部X线平片：第3腰椎右侧横突旁（输尿管走行区）见一高密度影，0.4cm×0.5cm大小；

（2）胸部X摄片：心肺未见异常。

（3）心电图：正常心电图。

（4）泌尿系统B超：右肾集合系统分离1.0cm，右侧输尿管上段扩张明显，距肾盂约3.5cm处右侧输尿管见强回声影，0.4cm×0.5cm大小，并伴有声影，考虑为结石。腹部B超：肝、胆、脾、胰腺均未见异常。

（5）血液常规：白细胞总数$10.9×10^9/L$，中性粒0.78。

（6）尿液分析：RBC：$3250/\mu L$，WBC $250/\mu L$。

（7）大便常规：未见异常。

二、分 析 思 路

（一）主证分析

本例主要症候是突发性腰肋部剧痛，明显的病侧肾区固定性叩击痛，并伴向会阴部放射，这是典型的瘀血性疼痛表现，其病机概括即为少阴气血骤闭，州都失司。

（二）次证分析

尿血，尿频并见砂石排出，结合上述骤发腰肋部剧痛乃因砂石伤及血络，少阴气血骤闭之象。

（三）病机归纳

瘀石交阻，少阴气血骤闭，州都失司。

（四）西医学认识

本病相当于西医学的泌尿系统结石。

泌尿系结石主要分为代谢性结石、感染性结石、药物性结石三类。其中代谢性结石占75%～80%，主要包括：草酸钙、磷酸钙、尿酸、胱氨酸等成分，其形成机制尚未完全阐明，多数学者认为尿石形成是多因素综合作用的结果。一般认为尿中形成结石的晶体盐类呈超饱和状态，尿中抑制晶体形成的物质不足，以及成核基质的存在是形成结石的三个关联因素。

（五）临床体征意义

腰部活动受限，右腰肋部深压痛（+），右侧肾区叩击痛（++），全程肉眼血尿，符合泌尿系结石病的临床特征。

（六）实验室及其他检查意义

腹部X平片、泌尿系统B超、血液常规、尿液分析等检查有助于本病的诊断。

三、诊 断

中医诊断：石淋（气血骤闭型）。

西医诊断：肾绞痛（右输尿管结石）。

四、鉴 别 诊 断

（1）普外科、妇科急腹症：泌尿系统结石，尤其是右侧肾、输尿管结石引起的腰腹部疼痛，常需与急腹症中的胆石症、胆囊炎、胆道蛔虫引起的胆绞痛，以及急性阑尾炎、右侧卵巢囊肿蒂扭转、宫外孕引起的下腹痛等相鉴别，其主要鉴别点是本病一般都有血尿、膀胱刺激征和牵涉痛的特点。

（2）泌尿系统结石引起的血尿，应注意与泌尿系统结核，泌尿系统肿瘤鉴别。一般来说，结石所致血尿多伴随肾绞痛发生，或多伴有膀胱刺激征。

五、治 疗

（一）本例首选急症处理

（1）虽排出结石解除梗阻是治疗肾绞痛的根本方法，但急诊情况下，可以首先使用药物解痉，止痛，可应用抗胆碱药物、黄体酮类药物等，例如：黄体酮 20mg、654-Ⅱ 10mg 或阿托品 0.5mg，也可用哌替啶 50~100mg 肌内注射。合并感染须选择使用抗菌药物。

（2）体外冲击波碎石术（ESWL）。适用于肾无严重积液，无严重感染，无血液病史，结石直径在 0.4cm 以上的肾、输尿管、膀胱结石。直径在 1.5cm 以上者，可分次碎石，结石以下有未解除梗阻因素存在者不适宜碎石。碎石后可配合中医药排石治疗。

（二）中医药内治

（1）治则：理气活血，排石通淋。

（2）方剂：石韦散。

（3）常用药物：车前子、瞿麦、石韦、冬葵子、滑石、榆白皮、木通、赤茯苓、赤芍、金钱草、鸡内金。若于本方加入降气的沉香，引血下行的牛膝、大黄，活血的王不留行，可以增强排石功力。

（三）针刺

三阴交、肾俞电针可应用于肾绞痛止痛。

六、演变与对策

如果上述治疗不能控制病情则有可能出现如下临床病象。

（1）证候：排尿点滴而出，甚至尿闭不通，茎中疼痛，小腹涨满；或可在尿道开口处见砂石堵塞。舌质红，苔黄腻，脉滑数。常见于尿道结石梗阻者。

（2）体征变化：急性尿潴留：痛楚非常，转侧坐立不安，下腹膨隆，触痛拒按。可合并发热、血尿。

（3）实验室及其他检查：血象升高，脓尿。X 平片示后尿道结石或尿道内结石。

（4）病机概括：瘀石湿热，膀胱失司。

（5）诊断：中医诊断：石淋，（瘀石湿热型）；西医诊断：尿道结石梗阻并急性尿潴留。

（6）治疗

1）首先解除尿道梗阻。先以金属导尿管或金属尿道探子将结石顶入膀胱后，再常规导尿。对于进入膀胱内的结石可进一步择期碎石或手术取出。尿道口结石，可在局部黏膜麻醉下取出。

2）结合应用抗生素。例如：环丙沙星、左氧氟沙星、阿奇霉素等。

3）中医药内治。

治则：活血利湿 清热通淋。

代表方剂：代抵当汤合八正散加减。

常用药物：莪术、山甲、红花、桃仁、丹皮、牛膝、车前草、萹蓄、瞿麦、大黄、滑石、生甘草、枳实。

七、相关问题的讨论

（一）历代医家认识简介

中医学认为"石淋"及"砂淋"的病机主要与肾虚和下焦湿热有关。病位当在肾或膀胱。华佗《中藏经》记载："砂淋者，此由肾气虚……虚伪真气，邪热渐强，结聚而成砂，又如以水煮盐，火大水少，盐渐成石之类，盖肾者，水也，咸归于肾，咸积于肾，水流于下，虚热日甚，煎结而生，又非一时之作也"。隋代巢元方《诸病源候论》记载："肾主水，水结则化为石，故肾砂石，皮肤虚为热所乘，热则成淋"。元代朱震亨《丹溪心法》指出："诸淋所发，皆肾虚膀胱生热也"。清代李中梓《医宗必读》认为："石淋者，有如砂石，膀胱蓄热而成。正如汤瓶久在水中，底结白碱也"。由此可见，祖国历代医家对"砂淋"、"石淋"的发病都认为主要是由于肾虚邪热煎水而成，并非一时之过。

关于"石淋"和"砂淋"的治疗方法历代经典医书上记载繁多。华佗《中藏经》有云："砂淋者……宜乎急攻，八淋中唯此最危"。元代朱震亨《丹溪心法》中记载："诸淋……余每用黄柏滋肾丸，每百丸用四物汤和甘草梢、杜牛膝、木通、桃仁、滑石、木石煎汤空心吞服，兼灸三阴交……累试累效"。明代李中梓《医学必读》记载："石淋清其积热，涤出砂石，则水道自利"。明代李挺《医学入门》指出："治膏淋、石淋，郁金、琥珀开郁，青枝、木香行气，蒲黄、牛膝破血，黄柏、生地滋阴"。清代李用粹《证治汇补》指出："治淋之法在渴与不渴。热在气分，渴而小便不利者，肺中伏热，水不能降，宜气薄淡渗之药，清金泻火以滋水之上源。热在血分，不渴而小便不利者，肾虚无阴而阳气不化，宜气味俱阴之药，除泻秘以滋水之下源"。"膀胱热用五淋散……砂淋用石韦散，又有积久淋病用前法不效者，以补中益气汤升提阳气"。从上述记载中可以看出，历代医家根据尿石症的发病机制为肾虚下焦积热，治疗上主张标本兼顾，这些对于现代中医临床仍具有重要指导价值。

（二）影像学检查在本病诊断中的价值

1. 泌尿系统 B 超筛查的优点

（1）发现可透过 X 线的阴性结石；

（2）了解是否有肾积水以及了解肾实质厚度；

（3）发现某些结石的成因，如肾囊性疾病、肾畸形等；

（4）提供鉴别诊断资料：如结石与肿瘤、血块的鉴别；上尿路结石与胆结石的鉴别；

（5）更多地发现形成过程中的早期结石。

但是由于受肠道内容物的影响，诊断输尿管中下段结石的敏感性较低。

2. 腹部 X 平片（KUB）

约90%输尿管结石可在 X 片上显影。能够大致地确定结石的位置、形态、大小和数量，并且初步提示结石的化学性质。因此可以作为结石检查的常规方法。

3. 静脉肾盂造影 （IVP）

对本病诊断帮助大，能了解结石的大小，部位，肾功能损坏程度及梗阻情况，并可以了解对侧肾功能。

4. CT

由于 CT 扫描不受结石成分、肾功能和呼吸运动的影响，而且螺旋 CT 还能够同时对所获取的图像进行二维及三维重建，因此，能够检出其他常规影像学检查中容易遗漏的小结石。CT 诊断结石的敏感性比尿路平片及静脉尿路造影高，尤其适用于急性肾绞痛患者的诊断，可以作为 X 线检查的重要补充。

（三）饮食忌宜

根据结石的成分调节饮食是预防尿石发生的有效方法。

（1）尿酸成分的结石与高尿酸尿有关，而高嘌呤饮食可能是主要因素。应忌食高嘌呤的饮食如动物的内脏、干豆类、糖类、酒类等。可选食一些低嘌呤的食物，如谷类、鱼类、豆芽、山芋、土豆、萝卜、芋头、莱心、苋菜、芹菜、西红柿、茄子、牛奶、西瓜、桃、枇杷、梨、鲜菇、瓜类、运动保健饮料或每日服小苏打 2~4 片（碱化尿液有助于预防尿酸性结石的形成）。

（2）草酸成分的结石与草酸有关，应避免食用草酸含量高的食品如菠菜、草莓、咖啡、浓茶、笋、番茄等。可选食草酸含量低的食品，如米、面、动物肉类及其内脏、蛋类、鱼类、瓜类、萝卜、大白菜、梨、桃、柿子、香蕉、甘蔗、红枣、鲜菇、花生等。

（3）磷酸钙成分的结石与磷有关，应少食含磷量较高的食物，如蛋黄、鱼子、南瓜子、动物的肝、肾等。

（4）磷酸镁铵结石与碱性有关，不宜过食碱性食物如豆腐、碱性饮料（汽水、运动保健饮料），避免高嘌呤饮食，如不新鲜的海产品，曝晒过久的食物等。

（曾庆琪　金保方　薛建国　徐　彦　朱　勇）

第十二章　周围血管病

第一节　概　述

　　周围血管病是指发生于心、脑血管以外的血管疾病。主要指肢体动脉、静脉血管病变所引发的一系列疾患。在学习中总的要求是了解周围血管疾病的检查方法，掌握诊断、病机构建和辨证论治等内容。

　　本章重点介绍的静脉疾病包括：股肿（深静脉血栓形成），青蛇毒（血栓性静脉炎），筋瘤（浅静脉曲张）及臁疮。动脉病"脱疽"包括血栓闭塞性脉管炎、动脉硬化闭塞症、糖尿病足坏疽，并在鉴别诊断中介绍了雷诺氏病、多发性大动脉炎等。

　　下肢静脉疾病是较为常见的血管外科疾病。人体下肢是由深、浅两套静脉系统组成。浅静脉系统主要包括足背静脉弓、大隐静脉和小隐静脉。深静脉系统在小腿部有胫前、胫后和腓静脉，后两者合成胫腓干与胫前静脉共同合成腘静脉，穿过收肌腱裂孔移行为股浅静脉。在大腿上部，股浅与股深静脉汇合成股总静脉后，达腹股沟韧带深面移行为髂外静脉。特点：下肢静脉系统有众多的防止血液倒流的瓣膜；下肢深、浅静脉之间以及大、小隐静脉之间都有许多交通静脉；1条动脉走行都有2条静脉相伴行，许多下肢静脉疾病多与此相关。青蛇毒发生在浅静脉，股肿发生在深静脉，应注意两者临床表现的不同及所导致的后遗症、并发症。臁疮与大隐静脉曲张有密切关系，应掌握它们之间的内在联系。

　　随着社会发展，人民生活水平的不断提高，饮食结构改变，人口老龄化的现状以及血管外科诊疗水平的不断发展，动脉硬化闭塞症的发生率在我国有增加趋势。在周围血管疾患中，动脉的狭窄、闭塞或瘤性病变，几乎大部分都是由动脉硬化引起而下肢动脉系统疾病是最常见的周围血管疾病。动脉硬化性病变一般都是全身性疾患，好发于大、中型动脉，如腹主动脉下段、髂动脉、股动脉、腘动脉等处，上肢动脉很少累及。狭窄或闭塞性病变常呈节段性和多平面性，好发于动脉的分叉起始部和管腔后壁部，动脉主干弯曲部也较常累及。病变的动脉增厚、变硬、伴有粥样斑块和钙化，并可继发血栓形成，致使动脉管腔狭窄或闭塞，肢体出现缺血症状常见的如：发冷、麻木、疼痛、间歇性跛行和趾、足发生溃疡或坏死等临床表现，这是当代"脱疽"的特点。

一、常见症状及体征

1. 疼痛

　　肢体疼痛是周围血管疾病的常见症状，包括间歇性疼痛、持续性疼痛（静息痛）。其主要原因为动脉供血不足、静脉回流障碍、血液循环异常等。

　　（1）间歇性疼痛：主要有运动性疼痛，是指伴随运动所出现的不适症状，包括供血不足部位所出现的倦怠、钝痛、紧张或压迫感、痉挛性疼痛或锐痛。发生于下肢的运动性疼痛又称为间歇性跛行，表现为病人在以一定速度行走一定距离后，下肢的某个部位出现酸胀感及痉挛感，迫使病人停步，休息1~5分钟后症状缓解或消失，再次行走又出现同样的症状。从开始行走到出现疼痛的时间称为跛行时间；从开始行走到出现疼痛的距离称为跛行距离。出现间歇性跛行的动脉闭塞性疾病常见的如血栓闭塞性脉管炎、动脉硬化性闭塞症和大动脉炎性狭窄等，其他如动脉创伤、受压、动脉栓塞和动静脉瘘等。

（2）持续性疼痛（静息痛）：是指肢体在静止状态下产生的疼痛，疼痛持续存在，尤以夜间为甚。持续性疼痛的发生常提示病变及缺血的程度均已加重，已接近失去代偿的程度。

动脉急性或慢性闭塞都可以因为供血障碍引起缺血性神经炎而使肢体持续性疼痛。疼痛表现为持续性钝痛伴有间歇性剧烈刺痛，可向肢体远端放射，并有麻木、厥冷或烧灼、蚁行、针刺等感觉异常。症状多夜晚加重，病人常抱膝而坐借以缓解疼痛。当肢体因缺血引起营养障碍性溃疡或坏疽时也常伴有局部持续性剧烈的疼痛。营养障碍性静息痛的特点是：疼痛剧烈、持续，有时也有短暂的间歇期，数分钟后再发，影响睡眠，肢体下垂时可略减轻疼痛。

静脉性静息痛的疼痛程度较动脉性为轻，常伴有静脉回流障碍的其他表现。并可因平卧休息或抬高患肢而缓解。

2. 皮肤温度异常

肤温变化主要取决于肢体的血流量。动脉闭塞性病变多为肢端寒冷，闭塞程度越重，距离闭塞平面越远，寒冷愈明显。静脉病变多为下肢潮热感，下垂时更明显。

3. 皮肤颜色异常

供血不足或血管舒缩失常而致的皮色改变包括苍白、发绀和潮红等。静脉淤血时，渗出于血管外的红细胞崩解可造成色素沉着。某些血管疾病以皮肤颜色改变为主要临床表现，如雷诺氏病，由于指（趾）小动脉和毛细血管阵发性收缩和扩张而产生指（趾）阵发性发白、发紫和发红。

4. 感觉异常

周围血管疾病所发生的感觉异常除疼痛、潮热和寒冷外，还有倦怠、麻木、针刺和蚁行感等。

5. 肢体增粗或萎缩

肢体肿胀多发生于下肢，静脉郁滞性肿胀一般为凹陷性水肿，按之较软，越向远侧越明显，多伴色素沉着、皮下组织炎症和纤维化、"足靴区"溃疡等，如深静脉血栓形成、下肢深静脉瓣膜功能不全、下肢静脉曲张等。

肢体或趾（指）变细、瘦小、萎缩均是由于局部动脉血液供应不足，长期缺乏必要的营养，加之由于疾病造成机体疼痛等限制患肢活动诸因素所造成。萎缩是慢性动脉功能不全的重要体征。

6. 溃疡和坏疽

缺血性溃疡是动脉病变所引起，由于动脉闭塞病变影响皮肤血液循环，以致组织缺氧而形成溃疡。郁积性溃疡多由静脉病变引起，常见下肢静脉曲张和下肢深静脉瓣膜功能不全，静脉血液回流障碍导致局部郁积性缺氧，从而并发溃疡。

肢体出现坏疽病灶，提示血液循环供应的局部营养不足以维持静息时组织的代谢需要，以致发生不可逆变化。如无继发感染，坏疽区因液体蒸发和吸收而形成"干性坏疽"；如并发感染则形成"湿性坏疽"，坏死组织受细菌作用而崩解、化脓，有恶臭。

二、检 查 方 法

周围血管疾病的检查是获取临床信息的重要手段，临证时应重点检查皮肤温度、皮肤颜色、肢体营养状况、有无肢体的肿胀增粗或萎缩、有无肿块、有无溃疡或坏疽等。

测定皮温时应对比同一平面两侧肢体的温度差别，当某部皮温较对侧及同侧其他部分明显降低时（相差大于2℃），则提示该部动脉血流减少，可见于动脉栓塞、慢性动脉闭塞性疾病。若某部皮温较对侧或同侧其他部位明显升高，则提示该部动脉或静脉血流量增加，如深静脉血栓形成、红斑性肢痛症、动静脉瘘等。测定皮温方法有扪诊法、半导体或数字皮温计、红外线热像仪等。

营养状况的检查应重点观察肢体皮肤及附件、肌肉有无营养障碍性改变，有无皮肤松弛、变薄、脱屑，汗毛稀疏、变细、停止生长或脱落，趾（指）甲生长缓慢、变脆、增厚，出现甲嵴、嵌甲以及肌肉萎缩等表现。

动脉搏动和血管杂音的听诊检查是检查动脉性疾病的重要步骤，受检动脉为桡动脉、尺动脉、肱动脉、股动脉、腘动脉、足背动脉、胫后动脉。检查时应注意感测动脉搏动的强度、动脉的性质（如硬度、有无弯曲、结节、震颤）、血管杂音的部位及强度等。

几种常用的血管功能试验：

1. 皮肤指压试验

用手指压迫指（趾）端或甲床，观察毛细血管充盈时间，可了解肢端动脉血液供应情况。正常人指（趾）端饱满，皮肤呈粉红色。压迫时局部呈苍白色，松开后毛细血管可在 1～2 秒内充盈，迅速恢复为粉红色。如充盈缓慢，延长至 4～5 秒后恢复原来的皮色，或皮色苍白或发绀，表示肢端动脉血液供应不足。

2. 肢体位置试验

病人仰卧床上，显露双足达踝以上或膝部，观察足部皮肤颜色。随即使病人两下肢直伸抬高，髋关节屈曲 70°～80°，保持该位置约 60 秒钟后进行观察。检查上肢时采取坐位或立位，两上肢伸直高举过头部。血液循环正常时，足趾、足底或手掌保持淡红色或稍发白。当动脉血液供应障碍时，可呈苍白或蜡白色。如肢体抬高后皮肤颜色改变不明显，可使病人抬高的两足反复屈伸 30 秒钟或两手快速握松 5～6 次后再观察。抬高后肢体苍白的程度与动脉血供减少的程度成正比，苍白的范围随动脉病变的位置而异。最后，病人坐起，两小腿和足下垂床沿或两上肢下垂于身旁，再观察皮肤颜色的改变。正常人在 10 秒钟内可恢复正常。在动脉血循环有障碍者，恢复时间可延迟到 45～60 秒或更长，且颜色不均，呈斑块状。下垂位后正常人的足部浅表静脉应在 15 秒钟内充盈，如时间延长，也提示动脉血液供应不足。若肢体伴有浅静脉曲张，下垂试验则无价值。

3. 运动试验

间歇性跛行是慢性动脉供血不足的特征性症状，间歇性跛行距离和时间与缺血的程度相关，临床上常以此作为反映病情程度和疗效的指标。测定方法为病人以一定速度（1.8km/h）行走，直到出现症状，该段时间为跛行时间，所行距离为跛行距离。

4. 大隐静脉瓣膜功能试验

用来检查大隐静脉瓣膜功能。方法是：病人平卧，高举下肢，使浅静脉血向心回流，在大腿根部、卵圆窝平面远侧扎止血带，其紧张度以足以压迫大隐静脉，但不致影响动脉血流和深静脉回流为标准。让病人站立，10 秒钟内释放止血带，如浅静脉超过 30 秒钟而逐渐充盈者，属正常情况；如血柱自上而下立即充盈大隐静脉及分支，提示大隐静脉瓣膜功能不全。如病人站立，保持止血带压迫情况下，在其远端某一部位迅速出现扩张静脉，提示血液通过小隐静脉或功能不全的交通支返流至浅静脉。

5. 深静脉通畅试验

病人站立，在大腿上 1/3 扎止血带以压迫大隐静脉，交替屈伸膝关节 10 余次。如深静脉通畅，交通支瓣膜功能健全，小腿肌肉泵的作用将使血液流入深静脉而浅静脉瘪陷，下肢也无发胀感觉。如深静脉通畅而大隐静脉和交通支瓣膜功能不全，浅静脉的血液在运动时也能流入深静脉，但一旦运动停止，浅静脉立即充盈血液。如深静脉不通，交通支瓣膜功能不全，则在运动时浅静脉也扩张，小腿有胀痛感。

6. 直腿伸踝试验和压迫腓肠肌试验

两者均为小腿深静脉血栓形成的体征。直腿伸踝试验检查方法是：病人仰卧，膝关节伸直，小腿略抬高。检查者手持足部用力使膝关节背屈，牵拉腓肠肌。如小腿后部明显疼痛，属阳性反应，这是腓肠肌受牵拉后压迫深部已有血栓及炎症的静脉所致，常伴有腓肠肌饱满和紧张感。压迫腓肠肌试验检查方法是：屈膝，足跟平置检查台上，检查者用手指按触腓肠肌深部组织。如有增厚、浸润感和疼痛，即属阳性。

7. 冷水试验和握拳试验

本试验可诱发雷诺氏病患者出现苍白-发绀-潮红的皮色改变。冷水试验方法为：将手指或足趾放入4℃左右的冷水中1分钟，然后观察皮色有无上述改变。握拳试验方法为：两手紧握1分钟后，在弯曲状态下放开，观察有无皮色改变。

血液流变学、血脂、凝血功能检查、微循环检查、彩色多普勒超声、连续多普勒超声、肢体体积描计、节段血压测定、X线平片及造影、放射性核素检查、核磁共振检查及CTA均对血管疾病的诊断有重要意义。临床检查时，应优先选择无损检查。由于技术的发展，彩超、核磁共振及CTA等在诊断水平上不断进步，有逐渐取代血管造影的趋势。但到目前为止，血管造影仍是诊断周围血管疾病的主要方法。

三、病 机

周围血管疾病的病机特点是血瘀。脉管是气血运行的通路，必须保持畅通无阻，才能完成传输气血的任务。在病变过程中，不论是内因所致，还是外因引发，或迟或早地在不同脉管、不同的部位和不同程度上出现血脉瘀滞。血脉瘀滞之后，破坏了人体气血正常循行从而引发各种不同的病机变化。在分析其病机时应注意邪、虚、瘀三者相互作用、互为因果的变化关系。其中邪既可以是外因，又可以是血瘀后的病机产物（如瘀血、痰浊、水湿）；虚既是受邪的条件，也可能是血瘀伤正的结果；瘀往往是因邪而致，也有的是因虚而成。所以在邪、瘀、虚的病机变化过程中，出现多种多样的组合，导致脉管病变的发生，形成了临床上的各种证候。虽然血管病的病变部位多数在脉管的某一局部，但与藏府气血有密切的关系。因为藏府功能失职，则会出现气血运行无力，统摄无权，疏泄失常，使气血不能正常运行而瘀阻；反之，气血瘀阻之后也会使各藏府失去濡养而虚损。

此外，周围血管疾病的病机尚有禀赋不耐、遗传因素、冲任失调等，临证时亦不能忽视。总之，掌握审证求因的基本思路，把握脉络瘀阻的基本病变，辨清邪正主次的力量对比，归属正确的藏府病位是重要的临证原则。

四、治 疗

▰ （一）中医药治疗

1. 内治

周围血管疾病虽然病因多端，诸如寒、湿、热之有余，或气、血、阴、阳之不足，但都离不开血瘀这个病机。《素问·阴阳应象大论》说："血实宜决之。"《素问·至真要大论》说："疏其血气，令其条达，而致和平。"因此，活血化瘀就成为周围血管疾病总的治则。

应用活血化瘀这一总治则时，还必须结合寒热虚实的不同，灵活应用理气活血化瘀、益气活血化瘀、散寒活血化瘀、清热活血化瘀、祛湿活血化瘀、补血活血化瘀等一些常用的治法。

（1）理气活血化瘀法：适用于肝郁气滞血瘀证，凡周围血管疾病审证求因属气滞血瘀表现者均可应用，尤宜于病情随情志刺激而变化者。

（2）益气活血化瘀法：适用于气虚血瘀证，主要表现除有血瘀之象外，多为病久并伴体倦、纳差、气短、心悸、舌淡苔白、脉虚弱无力等。

（3）散寒活血化瘀法：即用温阳的药物配合活血化瘀药物，解除寒凝，促使经脉舒通，血活瘀化。合乎"寒者热之"、"血得温则行"之义。其中，温经通阳、活血化瘀法适用于外寒客络血瘀证，主要表现除有血瘀之象外，尚有局部肤色苍白、发凉、疼痛，得热则缓，舌淡紫、苔白润、脉沉紧等。补阳益气、活血化瘀法适用于阳虚内寒血瘀证，主要除有上述表现外，还伴腹胀便溏、腰膝发冷、小便频数或不利、阳痿、脉沉细等。

（4）清热活血化瘀法：即用寒凉的药物配合活血化瘀药物，清解热邪，以使络宁血活瘀化，是"热者寒之"之义。在具体应用清热活血化瘀法时，必须首先分清热之为实为虚、在气在血，可推演出清热凉血活血化瘀、清热解毒活血化瘀、养阴清热活血化瘀三法。清热凉血活血化瘀法适用于血热血瘀证，主要表现除有血瘀之象外，还可出现患部皮肤发红、灼热，瘀斑色红或紫，舌红绛，脉数等。清热解毒活血化瘀法适用于热毒瘀滞证，主要表现如上述（除舌脉外），还可伴发溃疡，舌红，苔黄厚而干，脉弦滑数等。养阴清热活血化瘀法适用于阴虚血瘀证，主要表现除有血瘀之象外，表现为病程较长，局部发热恶凉亦恶热，或伴五心烦热，咽干口燥，舌红少苔，脉细数等。

（5）祛湿活血化瘀法：即用燥湿或渗利的药物配合活血化瘀药物，以祛湿而通利气机，促使血活瘀化。湿为阴邪，易阻气机而致血瘀。在具体应用祛湿活血化瘀治法时，又须分别出清热利湿活血化瘀、健脾利湿活血化瘀、温肾利湿活血化瘀三法。清热利湿活血化瘀法适用于湿热瘀滞证，主要表现除有血瘀之象外，还出现患肢肤红灼热、水肿，或疮面湿烂，舌红，苔黄腻，脉滑数等。健脾利湿活血化瘀法适用于脾虚湿瘀证，主要表现为患肢水肿，全身倦怠，脘腹胀满，大便清稀，舌苔白腻，脉濡缓等。温肾利湿活血化瘀法适用于肾虚湿瘀证，主要表现为患肢水肿，肤冷，全身畏寒，舌淡，苔白润或腻，脉沉弱等。

（6）补血活血化瘀法：即用补血的药物配合活血化瘀药物，以增血分而充盈脉道，促使血活瘀化。适用于血虚血瘀证，主要表现除有血瘀之象外，多为病久并伴头晕，面色萎黄或苍白，唇爪色淡，心悸，舌淡，脉细等。

需强调的是上述中医治法所对应的是相关的证，这是主要的，根据审证求因，审因论治的原则，针对不同疾病以及疾病的不同阶段，出现何证则用何法，不能拘泥于西医的诊断。

2. 外治

周围血管疾病的外治与其他外科疾病一样，可以根据病情选用提脓祛腐、腐蚀枯落、箍围、浸渍、熏洗、热烘等外治法。

在周围血管疾病中，对坏疽的清创处理不同于其他外科疾病，必须顾及到患肢的供血情况。清创必须在全身情况得到改善的条件下才能进行。在清创时要掌握以下原则：急性炎症期不作清创处理，或仅作切开减压。炎症控制后适当清除坏死组织，在坏死组织的界限清楚后彻底清创。常用的清创方法有"鲸吞法"与"蚕食法"。所谓"鲸吞法"，即在麻醉下将坏死组织自其与存活组织分界处进行较大范围清除。所谓"蚕食法"，就是在换药时视具体情况逐渐地将完全坏死能清除的组织清除。"蚕食"坏死组织时可应用提脓祛腐生肌的中药，促进坏死组织液化脱落，这较之于西医单纯的截趾、高位截肢更能体现医学的宗旨。

（二）介入、手术疗法

周围血管疾病尤其是严重动脉缺血性疾病，为积极保肢还可运用血管转流手术方法，微创血管介入开通血管治疗。自体干细胞移植术，亦是目前临床上采用的有效建立侧支循环，改善下肢血运，降低截肢、截趾率的新型方法。

第二节 股 肿

一、病 案

患者，男，67岁。2014年8月4日下午15：40某院血管外科门诊。

一、现病史：突发左下肢肿胀疼痛2天，在社区医院治疗未见好转，今天自觉加重而前来就诊。

刻诊：左下肢肿，胀甚，轻度疼痛。精神可，胸闷，胃纳正常，二便调。舌红，苔薄黄，脉滑数。

二、既往史：冠心病史18年，糖尿病史10年，高血压史10年，否认肾病、肝硬化及其他病史。无长期制动及手术外伤史。

三、个人史：不吸烟，饮少量酒。休养少劳作，近日暑热汗出过多。

四、体检摘要：T 37℃，P 72次/分，R 20次/分，BP 150/95mmHg。

神清合作，被动体位，发育正常，营养一般，皮肤巩膜未见黄染及出血点；心肺正常，腹平软，无压痛，未及包块。神经系统及其他未见异常。

专科检查：左下肢从股至足均匀肿胀，按之张力大，无明显凹陷，皮色微暗红，皮温稍高。压迫腓肠肌试验（Neuhof试验）（+），霍夫曼征（Homans）（+），足背动脉搏动正常。左下肢周径：膝上10cm、膝下10cm处分别为45 cm、39 cm，右下肢周径：分别为42cm、35cm。

五、实验室及其他检查

（1）血常规、尿常规、大便常规未见异常。

（2）肝肾功能检查未见异常。

（3）凝血四项：未见异常，D-二聚体>250μg/L。

（4）血脂检查：甘油三酯1.70mmol/l，其他未见异常。

（5）下肢血管彩超检查：①左下肢髂静脉，股总及股深、浅静脉，腘静脉血栓形成，几乎完全闭塞。②左下肢大隐静脉、小隐静脉、胫后静脉血流通畅。③左下肢动脉硬化斑块形成，血流通畅。

（6）心电图：提示心肌缺血。

（7）血流变学检查：全血黏度升高，红细胞刚性指数升高。

二、分 析 思 路

（一）主证分析

本例主要症候是左下肢肿胀，分析即应紧扣这一症候展开。发病突然，左下肢肿胀2天皮色暗红，结合舌脉，提示肢体气血瘀滞，营血回流受阻，水津外溢，聚而为湿，湿聚化热，故为湿热肿胀。

（二）次证分析

伴有疼痛，为淤血阻于脉络，滞塞不通，不通则痛，左下肢肤温升高为化热的表现，是上述湿热聚于下肢证候判断的缘由。

（三）病机归纳

脉络淤滞，营血受阻，水津外溢，湿聚化热而发病。

（四）西医学认识

本病相当于西医学的下肢深静脉血栓形成。

魏尔啸（Virchow）首先提出静脉血栓形成的三大因素：血液高凝、血流缓滞及静脉壁损伤。血流高凝，血小板就有可能沉积黏附在血管内膜上构成血栓的栓心。血流缓慢可激活凝血酶和其他凝血因子，在局部达到凝血过程中所必需的浓度。静脉壁损伤时，其内膜下的基底膜和结缔组织中的胶原裸露，血小板随后黏附其上，发生聚集，并释放儿茶酚胺、5-羟色胺等生物活性物质，更加重血小板的聚集，有利于形成血栓。血液组成成分改变，血液处于高凝状态，是静脉血栓形成的重要因素。本病常由多种因素共同致病。其他如年龄、性别、肥胖、恶性肿瘤等也与发病有关。

（五）临床体征意义

本病例 67 岁的高龄男性患者，平日喜坐运动量小，下肢血流缓慢。加之汗出过多，血液浓缩，符合血流高凝状态而致病的机制。

患者左下肢均匀性粗肿，胀感，非指凹性水肿，患肢周径膝上 40cm 较右下肢增加 3cm，膝下 36cm 增加 4cm，提示左下肢静脉回流障碍，血栓形成阻塞所致。整个下肢肿胀，说明阻塞位置较高，血栓位于髂股静脉。腓肠肌试验阳性，霍夫曼氏征阳性是小腿肌肉静脉丛血栓形成的体征。足背动脉搏动正常表明下肢动脉系统尚未受到影响。以上体征均支持左下肢深静脉血栓形成急性期的诊断。

（六）实验室及其他检查意义

血液 D-二聚体升高，甘油三酯升高，表明患者血液高凝状态，提示其发病原因。左下肢彩超检查明确诊断及血栓的部位。

其他检查未见异常，除外肾性、心源性、低蛋白血症等因素所致水肿。

实验室及其他检查结果对于本病例的诊断及发病因素的分析是有利的佐证，是中西医诊断及治疗的基础。

三、诊　　断

中医诊断：股肿（湿热瘀阻型）。
西医诊断：左下肢深静脉血栓形成（中央型）。

四、鉴别诊断

（1）下肢急性动脉栓塞（脱疽）：多发生于风湿性心脏病、冠心病伴有心房纤颤的患者，临床以急性下肢缺血为主要表现如下肢突然剧烈疼痛、厥冷、苍白、阻塞水平以下的动脉搏动消失，肢体功能减弱或被动体位，但肢体无肿胀，与本病不同。

（2）原发性下肢深静脉瓣膜功能不全（恶脉）：发病隐匿，进展较缓慢，以双下肢同时发病为特征。双下肢浮肿，沉重感，站立时肿胀明显，抬高患肢后则肿胀明显减轻或消失。后期可见较明显的浅静脉曲张及其并发症，应用肢体多普勒血流检测及深静脉血管造影可明确诊断。

（3）下肢淋巴水肿（水肿）：虽然其临床表现也是肿胀，但为可凹性，状似海绵，肿胀从足背开始，逐渐向近心侧蔓延。皮肤和皮下组织增生变厚，典型者如象腿皮样。

五、治　疗

（一）中医药内治

（1）治则：清热利湿，活血化瘀。

（2）方剂：四妙勇安汤合活血通脉汤。

（3）常用药物：金银花、当归、玄参、甘草、丹参、鸡血藤、蒲公英、赤芍、地丁、牛膝。疼痛严重者加乳香、没药，肿胀明显加泽泻、土茯苓、防己。

（二）外治

（1）急性期可用芒硝加冰片外敷，用芒硝500g冰片5g共研成粉状，混合装入纱布袋中，敷于患肢，待芒硝结块干结时，重新更换，每日1次。

（2）金黄膏外敷患肢，每日1次。

（三）西医治疗

采取溶栓、抗凝、祛聚等治疗。

六、演变与对策

如果上述治疗不能控制病情则有可能出现如下临床病象。

1. 演变之一

（1）证候：患肢肿胀日久，朝轻暮重，活动后加重，休息抬高患肢后减轻。皮色略暗，青筋迂曲，倦怠乏力。舌淡边有齿痕，苔薄白，脉沉。

（2）体征变化：患肢出现凹陷性水肿，逐渐明显，压迫腓肠肌试验及霍夫曼征阳性。

（3）实验室及其他检查：下肢血管彩超检查：深静脉血栓形成，血流不通畅。

（4）病机概括：久病气虚，痰阻血瘀。

（5）诊断：中医诊断：股肿（气虚血瘀型）；西医诊断：下肢深静脉血栓形成（恢复期）。

（6）治疗

1）中医药内治

治则：益气健脾，祛痰通络。

方剂：参苓白术散加减。

常用药物：人参、白术、白扁豆、白茯苓、炙甘草、薏苡仁、砂仁、白芥子、地龙、山甲片。胃脘胀闷加木香、神曲；肢体冷痹伴有抽掣痛加熟附子、细辛；腰膝酸软加菟丝子、川断、牛膝。

2）外治法

活血止痛散（土鳖虫300g、当归600g、乳香120g、自然铜180g、三七120g）煎汤熏洗，每日1次，每日30~60分钟。

抬高患肢，下床活动穿弹力袜或用弹力绷带。

西医治疗：采用降黏、祛聚、扩张血管疗法。

2. 演变之二

（1）证候：疼痛剧烈，患肢明显水肿，皮肤紧张发亮而呈紫红色。足或足趾起水疱，甚者出现坏疽。全身反应强烈，体温上升到39℃左右。舌红绛，苔黄燥，脉洪数。

（2）体征变化：患肢皮温下降，足背、胫后动脉搏动消失。

（3）实验室及其他检查：下肢血管彩超检查：静脉系统几乎全部阻塞，动脉血流不通畅。

（4）病机概括：湿瘀阻络化热，热毒炽盛。

（5）诊断：中医诊断：股肿（热毒瘀阻型）；西医诊断：髂股静脉血栓形成。

（6）治疗：此症为危急重证，在积极的支持疗法下，抗休克以及手术治疗，其治疗原则为：①卧床休息，高举患肢；②抗休克疗法；③溶栓、抗凝、扩张血管疗法；④静脉取栓术，必要时行下肢肌间隙切开减压术。

七、相关问题的讨论

下肢深静脉血栓形成的临床分型

下肢深静脉血栓可以分为四型：

（1）小腿静脉丛血栓形成，称为周围型。原发于小腿静脉丛的血栓形成，全身症状常不明显，小腿腓肠肌部位疼痛，压痛以及小腿肿胀，足背及踝部常有水肿，Homans 征阳性。

（2）原发性髂股静脉血栓形成，称为中央型。血栓位于髂股静脉，左侧多见，起病骤急，主要表现为患肢疼痛和压痛，整个肢体肿胀，患肢周径比健肢明显增粗，浅静脉怒张。全身反应轻，体温升高，一般不超过38℃，下肢静脉压升高。

（3）继发性髂股静脉血栓形成称为混合型。血栓起源于小腿肌肉静脉丛，通过顺行扩展累及下肢整个髂股静脉系统。其起病方式大都隐匿，症状开始时轻微，许多患者直到髂股静脉受累，出现典型症状，才被发现，因此实际病期比症状期长。足靴区营养变化迅速。血栓顺行扩展可能侵犯下腔静脉，是下腔静脉血栓形成的常见原因。

（4）股青肿。这是最严重的一种类型，临床并不多见。无论原发性或继发性髂股静脉血栓形成，只要血栓滋长繁衍，使患肢整个静脉系统包括潜在侧支在内，几乎全部处于阻塞状态，同时引起动脉强烈痉挛，即形成股青肿。其主要临床表现为：发病急，剧烈疼痛，下肢广泛明显肿胀，皮肤紧张发亮而呈紫绀色，起疱，皮温明显降低，足背、胫后动脉搏动消失。全身反应强烈，体温超过39℃。由于大量体液迅速流入肿胀的肢体，可出现休克。常出现静脉性坏疽。

第三节 青 蛇 毒

一、病 案

患者，男，48岁。2014年4月23日上午11：30某院外科门诊。

一、现病史：左下肢在浅层脉络（静脉）径路上出现痛性条索状物伴皮肤色红1周。

刻诊：左下肢出现条索状物，疼痛，周围皮色暗红，触之较硬，扪之发热，按压疼痛明显，肢体沉重，纳可，二便调。舌红，苔黄，脉弦滑。

二、既往史：冠心病史10年，静脉曲张史20年，否认胶原疾病史。

三、个人史：吸烟每日一包，饮酒每日半斤，喜食肥甘厚味。

四、体检摘要：T 36.6℃，P 76次/分，R 20次/分，BP 140/85mmHg。

神清合作，被动体位，发育正常，营养良好，皮肤巩膜未见黄染及出血点；心肺正常，HR：76次/分，腹部未见异常。

专科检查：左下肢膝以下小腿内侧皮肤暗红、胀痛，喜冷恶热，触及条索状物，足背动脉搏动正常。

五、实验室及其他检查

(1) 血常规、尿常规、便常规未见异常。

(2) 肝肾功能检查未见异常。

(3) 凝血功能检查：未见异常，D-二聚体>250μg/L。

(4) 血脂检查：甘油三酯1.70mmol/L，其他未见异常。

(5) 下肢血管彩超检查：①左下肢深静脉血流通畅；②左下肢大隐静脉膝以下血栓形成；③左下肢动脉硬化斑块形成，血流通畅。

(6) 心电图：提示心肌缺血。

(7) 血流变学检查：未见异常。

二、分析思路

(一) 主证分析

本例主要症候是左下肢出现条索状物，疼痛，皮肤发红。分析即应紧扣这一症候展开。

患者左下肢出现条索状物，质较硬，疼痛、压痛明显，皮肤发红1周，扪之发热，提示瘀热阻脉而发本病。舌红，苔黄，脉弦滑符合本病机之判断。

(二) 次证分析

患肢沉重提示脉络瘀阻导致水湿内停之变。

(三) 病机归纳

瘀热阻脉，水湿内停

(四) 西医学认识

本病相当于西医学的血栓性浅静脉炎。

病因认识血栓性浅静脉炎是皮下浅表静脉的静脉壁因不同原因引起的炎性反应，进而血栓形成及管腔粘连闭塞。引起血管壁炎性反应的原因多与以下两个方面有关。一因静脉滴注；二因血液淤滞加上局部皮肤营养不良、细菌的侵入或因外伤。

(五) 临床体征意义

下肢出现条索状物，疼痛，皮肤发红，扪之发热，按压疼痛明显。足背动脉搏动正常。以上体征均支持左下肢浅静脉炎的诊断。

(六) 实验室及其他检查意义

本例D-二聚体>250μg/L，表明患者血液高凝状态，提示其发病原因。下肢血管彩超检查：①左下肢深静脉血流通畅。②左下肢大隐静脉膝以下血栓形成。③左下肢动脉硬化斑块形成，血流通畅。明确了诊断及血栓部位。其他检查未见异常，实验室检查结果有助于本病例的诊断。

三、诊　　断

中医诊断：青蛇毒（瘀热水湿下注型）。

西医诊断：左下肢血栓性浅静脉炎。

四、鉴 别 诊 断

（1）结节性红斑（瓜藤缠）：多见于女性，与结核病、风湿病有关；皮肤结节多发生于小腿，伸、屈侧无明显区别，呈圆形、片状或斑块状，一般不溃烂；可有疼痛、发热、乏力、关节痛；血沉及免疫指标异常。

（2）结节性脉管炎（脱疽）：多见于中年女性；小腿以下伸侧面多发性结节，足背亦常见，可双侧发病；结节多呈小圆形，表面红肿，后期可出现色素斑、点，结节可以破溃；病程较长，反复发作，肢端动脉搏动可减弱或消失。

五、治 疗

（一）中医药内治

（1）治则：清热通络，解毒利湿。

（2）方剂：清利通络汤加减。

（3）常用药物：金银花、鸡血藤、蒲公英、紫花地丁、车前子、生苡仁、茯苓、白花蛇舌草、炮甲珠。发于上肢加桑枝；发于下肢加牛膝；红肿消退，疼痛未减者加赤芍、泽兰、地龙、忍冬藤。

（二）外治

（1）初期用金黄散外敷，每日换药 1 次。

（2）后期可用熏洗疗法，方用当归尾 12g、白芷 9g、羌活 9g、独活 9g、桃仁 9g、红花 12g、海桐皮 9g、威灵仙 12g、生艾叶 15g、生姜 30g，水煎熏洗。有活血通络、疏风散结之功。

（三）西医治疗

本病抗生素治疗无效，少数病例可采用局部静脉剔除术及物理疗法。

六、演变与对策

左下肢血栓浅静脉炎病情演变有以下几方面情况。

1. 演变之一

（1）证候：患肢疼痛、肿胀、皮色红紫，活动后则甚，小腿部挤压刺痛，或见条索状物，按之柔韧或似弓弦。舌瘀点、瘀斑，脉沉细或沉涩。

（2）体征变化：小腿部挤压刺痛，左下肢动脉硬化斑块形成，血流通畅。

（3）实验室及其他检查：下肢血管彩超检查：①左下肢深静脉血流通畅；②左下肢大隐静脉膝以下血栓形成。

（4）病机概括：血脉受损，瘀血留内，积滞不散。

（5）诊断：中医诊断：青蛇毒（血脉淤阻型）；西医诊断：血栓性浅静脉炎。

（6）治疗

1）中医药内治

治则：活血化瘀，行气散结。

方剂：活血通脉汤加减。

常用药物：丹参、鸡血藤、生黄芪、蒲公英、赤芍、天葵子、花粉、紫花地丁、乳香、没药、桃仁、忍冬藤。发于上肢加桂枝；发于下肢加牛膝；兼服四虫丸。

2）外治法：消瘀止痛膏外敷，每日换药 1 次。

3）西医治疗：抗生素治疗无效，少数病例可采取手术切除病灶及物理疗法。

2. 演变之二

（1）证候：胸腹壁出现条索状物，固定不移，刺痛，胀痛，沿条索皮色发红；伴胸闷、嗳气等。舌质淡红或有瘀点、瘀斑，苔薄，脉弦涩。

（2）体征变化：胸腹壁出现条索状物，固定不移，刺痛，胀痛。

（3）实验室及其他检查：D-二聚体>250μg/L。

（4）病机概括：肝经瘀滞，结而成块。

（5）诊断：中医诊断：青蛇毒（肝气瘀滞型）；西医诊断：腹壁血栓性浅静脉炎。

（6）治疗

1）中医药治疗

治则：疏肝解郁，活血散结。

方剂：柴胡清肝汤加减。

常用药物：柴胡、生地、当归、白芍、川芎、黄芩、花粉、防风、牛蒡子、皂角刺、山甲片、甘草。疼痛重加乳香、没药；结节硬加三棱、莪术；气血虚加鸡血藤、忍冬藤等。

2）外治法：用消炎软膏或金黄散软膏外敷，每日换药 1 次。

熏洗疗法，方用当归尾 12g、白芷 9g、羌活 9g、独活 9g、桃仁 9g、红花 12g、海桐皮 9g、威灵仙 12g、生艾叶 15g、生姜 60g，水煎后熏洗。

3）西医治疗：抗生素治疗多无效。

七、相关问题的讨论

青蛇毒的常见类型：

（1）四肢血栓性浅静脉炎：临床为最常见，下肢多于上肢。临床主要是累及一条浅静脉，沿着累及静脉出现疼痛、红肿、灼热感，常可扪及结节或硬索状物，有明显压痛。当浅静脉炎累及周围组织时，可出现片状区域性炎性结节，则为浅静脉周围炎；累及深静脉，出现患肢凹陷性肿胀，行走时肿痛加重，静卧后减轻。患者可伴有低热，站立时疼痛尤为明显。患处炎症消退后，局部可出现营养障碍性改变，伴有瘀积性皮炎、色素沉着或浅表性溃疡，一般需 1～3 个月后才能消失。

（2）胸腹壁浅静脉炎：多为单侧胸腹壁出现一条索状硬物，长 10～20cm，皮肤发红、轻度刺痛。肢体活动时，局部可有牵掣痛，用手按压条索两端，皮肤上可现一条凹陷的浅沟，炎症消退后遗留皮肤色素沉着。并同时有炎性病理改变，亦称 Mondor 病。一般无全身表现。

（3）游走性血栓性浅静脉炎：多发于四肢，即浅静脉血栓性炎症呈游走性发作，当一处炎性硬结消失后，其他部位的浅静脉又出现病变，具有游走、间歇、交替发作的特点。是人体浅静脉炎中的一种特殊类型，多合并女性生殖器官及胰腺肿瘤。可伴有低热、全身不适等症状。

第四节 筋 瘤

一、病 案

患者，男，54 岁。2013 年 11 月 2 日下午 15：40 某院外科门诊。

一、现病史：左下肢青筋迂曲成团 6 年。

刻诊：左小腿青筋迂曲扩张成团，状如蚯蚓，轻微胀痛，活动后加重。精神可，烦躁易怒，胸闷，纳可，二便调。舌紫暗、有瘀斑，苔薄白，脉弦涩。

二、既往史：冠心病史 2 年，高血压史 2 年，否认肝、肾病等及其他传染病史。

三、个人史：吸烟，饮少量酒。搬运工人。

四、体检摘要：T 36℃，P 72 次/分，R 20 次/分，BP 150/95mmHg。

神清合作，主动体位，发育正常，营养可，皮肤巩膜未见黄染及出血点；心肺正常，HR：72 次/分，腹平软，肝脾肋下未及，腹壁浅表静脉无曲张，直肠肛门未见异常。

专科检查：

(1) 左下肢大隐静脉走行区表浅静脉迂曲扩张，足靴区轻度色素沉着，皮温稍高。

(2) 大隐静脉瓣膜功能试验：大隐静脉瓣膜功能不全。

(3) Pratt 试验：隐股瓣膜功能缺失。

(4) 分段试验：多个穿支静脉瓣膜功能不全。

(5) 深静脉通畅试验：通畅。

五、实验室及其他检查

(1) 血常规、尿常规、大便常规：未见异常。

(2) 肝肾功能：未见异常。

(3) 凝血功能：未见异常。

(4) 血脂检查：低密度脂蛋白升高，其他未见异常。

(5) 下肢血管彩超检查：①左下肢髂静脉，股总及股深、浅静脉，腘静脉通畅，瓣膜功能良好。②左下肢大隐静脉瓣膜功能不全伴返流，大隐静脉扩张。③左下肢动脉硬化斑块形成，血流通畅。

(6) 心电图：不完全性右束支传导阻滞。

(7) 血流变学：未见异常。

二、分 析 思 路

(一) 主证分析

本例主要症候是左下肢青筋团块，分析即应紧扣这一症候展开。患者左下肢青筋团块已 6 年。结合舌脉，提示肢体气血运行不畅，气滞血瘀，营血回流受阻，瘀于脉络，凡舌紫暗、瘀斑、苔薄白，脉弦涩均为同一病机。

(二) 次证分析

胀痛，为瘀血阻于脉络，滞塞不通，不通则痛，左下肢皮肤色素沉着为瘀血表现。

（三）病机归纳

筋脉薄弱，经久负重，以致气血瘀滞脉络，扩张充盈盘曲而成。

（四）西医学认识

本病相当于西医学的大隐静脉曲张。

发病原因为静脉瓣膜功能不全、静脉壁薄弱和静脉内压力持久增高。本病与遗传因素有一定关系。长久站立和腹腔内压增高是造成下肢静脉压力持久增高的重要原因。在单纯性下肢静脉曲张中，大隐静脉曲张进展到相当程度后，通过分支而影响小隐静脉，才会在小隐静脉分布区域，呈现浅静脉曲张。下肢静脉迂曲、扩张，血液回流缓慢，甚至逆流而发生瘀滞，静脉压力增高，静脉壁发生营养障碍和退行性变，毛细血管壁的通透性增加，血管内液体、蛋白质、红细胞和代谢产物渗出至皮下组织，引起纤维增生、色素沉着，进一步发展成湿疹、溃疡。

（五）临床体征意义

本病例 54 岁的男性患者，搬运工人，重体力劳动，致下肢静脉内压力持久升高，可以破坏原来正常或有先天缺陷的静脉瓣膜，或者直接酿成大隐静脉瓣膜的撑扯性破坏，加之静脉壁薄弱，致使表浅静脉扩张。

大隐静脉瓣膜功能试验：大隐静脉瓣膜功能不全。Pratt 试验：隐股瓣膜功能缺失，分段试验：多个穿支静脉瓣膜功能不全。深静脉通畅试验：深静脉通畅。以上均支持大隐静脉曲张的诊断。

（六）实验室及其他检查意义

左下肢彩超检查明确诊断。

三、诊　　断

中医诊断：筋瘤（气血瘀滞型）。
西医诊断：左下肢大隐静脉曲张。

四、鉴 别 诊 断

（1）海绵状血管瘤（血瘤）：常在出生后即被发现，随年龄增长而长大；瘤体小如豆粒，大如拳头，正常皮色或呈暗红或紫蓝色，形成瘤体的血管一般为丛状的血管或毛细血管。

（2）原发性下肢深静脉瓣膜功能不全所致之表浅静脉曲张（恶脉）：本病发病隐匿，进展较缓慢，表现以双下肢浮肿，沉重感，站立时肿胀明显，抬高患肢后则肿胀明显减轻或消失为特征。后期可见较明显的浅静脉曲张及其并发症，应用肢体静脉彩超及深静脉血管造影可明确诊断。

五、治　　疗

单纯性下肢静脉曲张的根治方法是手术治疗，但是中医药对下肢静脉曲张引发的疼痛、肿胀、溃疡、瘀积性皮炎等并发症有比较显著的疗效。

（一）中医药内治

（1）治则：行气活血化瘀。

（2）方剂：五香流气饮加减。

（3）常用药物：木香、大茴香、小茴香、降香、丁香、柴胡、枳壳、香附、川芎、川楝子、甘草。疼痛难忍加忍冬藤、地龙、三棱、莪术；患肢畏寒麻木加附子、桂枝。

（二）外治

患肢用弹力绷带包扎，或活动时穿弹力袜，可能使瘤体缩小或停止发展。并发臁疮、青蛇毒者参考有关章节治疗。

（三）西医治疗

（1）一般措施：防止腹内压增加，患肢外部均匀加压，以减轻对浅静脉血管的压力同时保护浅静脉过度伸张。

（2）手术治疗：排除深静脉不通畅、深静脉瓣膜功能不全及其他可能疾病者，均可考虑手术治疗。

（3）硬化剂注射和压迫疗法：本方法适用于少量、局限的病变以及手术的辅助治疗，处理残留的曲张静脉。其治疗原理是注射硬化剂并通过压迫以达到静脉闭塞的目的。

六、演变与对策

如果上述治疗不能控制病情则有可能出现如下临床病象。

1. 演变之一

（1）证候：病程日久，疮面色暗，黄水渗出，患肢浮肿，纳食腹胀，便溏，面色萎黄。舌淡，苔白腻，脉沉无力。

（2）体征变化：上述专科检查的阳性体征有进展，深静脉通畅试验：通畅。

（3）实验室及其他检查：同上。

（4）病机概括：脾虚湿盛，流注下肢。

（5）诊断：中医诊断：筋瘤（脾虚湿盛型）；西医诊断：静脉曲张性皮炎。

（6）治疗

1）中医药内治

治则：健脾渗湿。

方剂：参苓白术散合三妙散加减。

常用药物：人参、茯苓、白术（炒）、山药、白扁豆、莲子、薏苡仁、砂仁、桔梗、甘草、连翘、牛膝、苍术、泽泻。

2）外治法：地榆油外涂。

2. 演变之二

（1）证候：溃烂多年，腐肉已脱，起白色厚边，疮面苍白，疮周肤色暗黑。舌淡紫，苔白腻，脉细涩。

（2）体征变化：上述专科检查的阳性体征有进展，深静脉通畅试验：通畅。溃疡组织病理学未见恶变。

（3）实验室及其他检查：同上。

（4）病机概括：气虚血瘀。

（5）诊断：中医诊断：筋瘤（气虚血瘀型）；西医诊断：静脉曲张综合征。

（6）治疗

1）中医药内治

治则：益气活血祛瘀。

方剂：补阳还五汤合桃红四物汤加减。

常用药物：黄芪、熟地、地龙，红花，桃仁，川芎，归尾，赤芍、炙甘草。

2）外治：地榆油掺丁桂散外涂。

七、相关问题的讨论

1. 易患人群

站立工作的教师、外科医生、护士、理发师、车床工人、营业员等，经常坐着工作而又运动少的人和经常便秘的人，怀孕妇女，体形肥胖或身高的人易患本病，遗传因素亦有作用，有的家族中多人患静脉曲张。

2. 手术治疗

适用于无深静脉病变的单纯性大隐静脉曲张。

（1）传统方法：大隐静脉曲张高位结扎+主干剥脱术，并切除弯曲、扩张的属支。

（2）现代观点："选择性 GSV 剥脱术"，即手术只剥脱或切除有病变的大隐静脉段，并不高位结扎。

（3）钩式静脉切除：它是硬化治疗的一种替代方法。

大隐静脉曲张以手术效果为肯定，中医药治疗对并发症有效，两者配合治疗是目前的最佳临床模式。

第五节 臁 疮

一、病 案

患者，男，66 岁。2013 年 9 月 23 日上午 9：00 某院外科门诊。

一、现病史：左下肢小腿内踝上溃疡半年余。

刻诊：左内臁溃疡状如碗口，疮面色灰，疮周红肿，瘙痒，双下肢青筋曲张凸出，行走站立时沉重，神清，纳可，二便调，夜寐尚安。舌暗红，苔薄黄，脉细涩。

二、既往史：糖尿病史 14 年，静脉曲张病史 20 年，否认慢性肝肾疾病及其他病史。

三、个人史：无吸烟嗜好，偶尔饮酒。有静脉曲张家族遗传史，专业作家，生活工作环境良好。

四、体检摘要：T 36.7℃，P 76 次/分，R 20 次/分，BP 140/85mmHg。

神清，精神可，查体合作，自主体位，发育正常，营养中等，皮肤巩膜未见黄染及出血点；双肺呼吸音清，未闻干湿啰音；心界不大，HR 76 次/分，律齐；腹软无抵抗，无压痛、反跳痛及肌紧张，肝脾未触及；神经系统检查生理反射存在。

专科检查：左下肢内踝上 6cm×6cm 溃疡，边缘高起，形如碗口，疮面晦暗，滋水秽浊，疮周色红、痒而肿。深静脉通畅实验（+）、浅静脉和交通支瓣膜功能实验（+）。

五、实验室及其他检查

（1）血常规、尿常规、大便常规：未见异常。

（2）肝肾功能：未见异常。

（3）凝血功能：略有升高，D-二聚体 732μg/L。

(4) 血脂：未见异常。

(5) 下肢血管彩超检查：①股深、浅静脉，腘静脉血栓形成，不完全闭塞②左下肢大隐静脉、小隐静脉、胫后静脉血流缓慢③双下肢动脉硬化斑块形成，血流通畅。

(6) 心电图：电轴左偏。

(7) 血流变学：未见异常。

二、分 析 思 路

(一) 主证分析

本例主要症候是左下肢内臁溃疡，分析即应紧扣这一症候展开。患者双下肢青筋曲张，左下肢内踝上溃疡半年余，疮面晦暗，滋水秽浊，疮周皮色红，结合舌脉，提示瘀停脉络，久而化热肉腐，湿热下注而为臁疮。

(二) 次证分析

伴有疼痛，为瘀血阻于脉络，滞塞不通，不通则痛，左下肢皮色暗红为瘀血表现；疮面周围发痒，双下肢时感沉重，符合瘀滞化热，湿浊下注之病机。

(三) 病机归纳

瘀停脉络，化热肉腐，湿热下注。

(四) 西医学认识

本病相当于西医学的慢性下肢溃疡。

此类溃疡形成的机理，目前认为是下肢静脉瓣膜损害后均出现下肢静脉高压，继而使皮下毛细血管周围的纤维蛋白沉积，形成氧和其他营养物质的弥散屏障，这是静脉性溃疡的主要病理基础；同时血液纤溶活性降低也使得清除纤维蛋白的能力减退，在两者共同作用下，皮肤营养状况不断恶化，最终形成溃疡。

(五) 临床体征意义

本病例 66 岁患者，既往静脉曲张病史 20 年，长期站立劳动，下肢血液循环不畅，更有家族性静脉曲张遗传病史，血液瘀阻于下肢，久之毒素淤积于皮下，皮肤营养障碍，发为溃疡。双下肢青筋裸露，深静脉通畅实验 (+)、浅静脉和交通支瓣膜功能实验 (+)，提示下肢血液循环障碍，回流不畅。

(六) 实验室及其他检查意义

下肢血管彩超检查：股深、浅静脉、腘静脉血栓形成，不完全闭塞，D-二聚体 732μg/L，提示患者血液高凝，是下肢血液营养障碍促进因素；左下肢大隐静脉、小隐静脉、胫后静脉血流缓慢，提示患者发病的原因。

其他检查未见明显异常，双下肢动脉硬化斑块形成，血流通畅，排除动脉硬化闭塞症缺血导致的溃疡。

三、诊 断

中医诊断：臁疮 (湿热下注型)。

西医诊断：下肢静脉溃疡。

四、鉴别诊断

（1）下肢皮肤结核性溃疡（臁疮）：常有其他部位结核病史；皮损初起为红褐色丘疹，中央有坏死，溃疡较深，呈潜行性，边缘呈锯齿状，有败絮样脓水，疮周色紫，溃疡顽固，长期难愈；病程较长者可见新旧重叠的瘢痕，愈合后可留凹陷性色素瘢痕。

（2）下肢皮肤癌性溃疡（翻花疮）：可为原发性皮肤癌，也可由臁疮经久不愈，恶变而来；溃疡状如火山，边缘卷起，不规则，触之觉硬，呈浅灰白色，基底表面易出血。

五、治 疗

（一）中医药内治

（1）治则：清热和营，化湿通络。

（2）方剂：二妙丸合五神汤加减。

（3）常用药物：苍术、黄柏、牛膝、茯苓、银花、紫花地丁、车前子、薏米、泽泻、生黄芪、归尾、丹参、乳香；红肿疼痛加赤芍、丹皮；肢体肿胀明显加防己、木瓜。

（二）外治

（1）局部红肿，溃破渗液较多者，宜用洗药。可用马齿苋 60g，黄柏 20g，大青叶 30g，煎水温湿敷，日 3~4 次。局部红肿，渗液量少者，宜用金黄膏薄敷，日 1 次。亦可加少量九一丹撒布于疮面上，再盖金黄膏。

（2）腐肉新生者，用生肌玉红膏，隔日一换或每周 2 次。周围有湿疹者，用青黛散调麻油盖贴。

（三）西医治疗

在控制感染，排除禁忌证后，多采用大隐静脉高位结扎剥脱术，局部静脉环状剥脱术，术后抬高患肢并适度应用弹力绷带。

六、演变与对策

如果上述治疗不能控制病情则有可能出现如下临床病象。

（1）证候：小腿几乎全呈褐紫色，下 1/2 发硬、肿胀，皮薄光亮，溃疡肉芽灰白，疮底白滑，周边硬痂较厚；肢体沉重，倦怠乏力。舌淡或淡紫，边有齿痕瘀斑，苔薄白，脉沉涩无力。

（2）体征变化：患肢可凹性水肿明显。

（3）实验室及其他检查：下肢血管彩超检查：深静脉血栓形成，血流不通畅。

（4）病机概括：气虚湿阻血瘀。

（5）诊断：中医诊断：臁疮（气虚血瘀型）；西医诊断：下肢静脉溃疡（坠积性）。

（6）治疗

1）中医药治疗

治则：益气活血，祛湿生新。

方剂：补阳还五汤合四妙汤加减。

常用药物：赤芍、白芍、川芎、当归、生黄芪、党参、苍术、黄柏、牛膝、泽泻、地龙。胃脘胀闷加木香、神曲；肢体冷痹伴有抽掣痛者加熟附子、细辛；腰膝酸软加菟丝子、川断、杜仲。

2）外治法：久不收口，皮肤乌黑，疮口凹陷，疮面腐肉不脱，时流污水，用七三丹麻油调后，摊贴疮面，并用绷带缠缚，每周换药2次，夏季可换勤些。还可用白糖胶布疗法。抬高患肢，下床活动穿弹力袜或用弹力绷带。

3）西医方法：给予降低血黏度、祛聚、抗凝、扩张血管治疗。

七、相关问题的讨论

（一）下肢溃疡分类

下肢溃疡大致分为两类：一为瘀血性溃疡，即静脉性溃疡，主因下肢静脉血液瘀积而致，占为90%以上；二为缺血性溃疡，也可称为动脉性溃疡，由下肢动脉供血不足所致，血栓闭塞性脉管炎导致的溃疡归于此类。以上两类溃疡也可相互夹杂、同时并见。

（二）缺血性溃疡

缺血性溃疡包括动脉硬化闭塞症、血栓闭塞性脉管炎等疾病所致的溃疡。此类溃疡多发生在趾端，在出现溃疡前的最早症状是间歇性跛行，而这却不易引起人们的重视，很多患者不能及时诊治，往往是待病情发展到在休息时也出现难以缓解的疼痛（静息痛）后才到医院就诊，此时肢体缺血更为明显，很容易发展为足趾坏疽、破溃。一旦出现破溃则疼痛更加剧烈，患者常常是彻夜不眠，抱膝而坐。这种溃疡是由于供血严重不足，使得肢端缺血、坏死所致，所以"截肢率"很高。治疗的目的是改善缺血状况。

第六节　脱　疽

Ⅰ.病案1

一、病　案

患者，男，36岁。2013年11月8日上午8：00某院外科门诊。

一、现病史：双下肢凉、麻、疼1年，足趾发紫暗3个月余。患者1年前自感足部发凉、麻木、疼痛，天气转凉时变化明显；行走时，足底小腿肌肉酸胀疼痛，休息2～3min后即消失。后病情逐渐发展，出现间歇性跛行，行走一定距离后足底和小腿酸胀疼痛，被迫停步，站立或稍事休息后疼痛能缓解。近半年肢体疼痛常在安静休息时出现，夜间尤甚。3个月前右足二、三趾紫暗。

刻诊：神志清，精神委顿。双膝下冰凉苍白，足部尤甚。右趺阳脉消失，入夜患肢痛剧，抱膝而坐，舌暗淡，苔白腻，脉沉细涩。

二、既往史：否认高血压病史，否认肾病、肝炎及其他病史。

三、个人史：体力劳动，吸烟史25年，劳作环境潮湿。

四、体检摘要：T 36.9℃，P 78次/分，R 20次/分，BP 150/90mmHg。

　　神清，精神可，形体正常，查体合作，自动体位，皮肤巩膜未见黄染及出血点；两肺呼吸音清，未闻及干湿性啰音，心界不大，HR：78次/分。

　　专科检查：双膝下皮温下降，皮色苍白，右足二、三趾紫暗。双侧股动脉、腘动脉搏动减弱，左侧足背动脉、左胫后动脉、右胫后动脉搏动极弱，右侧足背动脉未触及搏动。

　　五、实验室及其他检查

　　(1) 血常规、尿常规、大便常规：正常。

　　(2) 凝血功能：Fb↑，D-二聚体>250μg/L。

　　(3) 血脂：甘油三酯略升高，其他未见异常。

　　(4) 下肢血管多普勒超声显示：双侧下肢血管阶段性狭窄，直径和血液的流速均明显减低，右下肢尤显，CTA显示：双下肢中小动脉呈串珠样不规则狭窄。

　　(5) 心电图：大致正常心电图。

　　(6) 踝动脉－肱动脉血压比值 (ABI) 测定：左侧0.5；右侧0.2。

二、分 析 思 路

(一) 主证分析

　　本病主要症候为肢体末端凉、麻、痛，趺阳脉搏动消失。分析即应紧扣这一症候展开。这是分析下肢动脉缺血性疾病的一项主要原则。

　　患者一年前自感足部发凉、麻木、疼痛，后病情逐渐发展，出现间歇性跛行，3个月前右足二、三趾紫暗，趺阳脉搏动消失，充分提示寒凝血瘀，无法荣养筋脉肌肤则渐有趾端疼痛、紫暗坏疽的病机变化。

(二) 次证分析

　　入夜痛甚说明寒邪凝滞，阳气不布，入夜寒气更为深沉，故疼痛加剧。舌暗淡，苔白腻，脉沉细涩皆为寒湿凝滞血脉，瘀痹不通之病机。

(三) 病机归纳

　　寒凝血脉，瘀痹不通。

(四) 西医学认识

　　本病相当于西医学的血栓闭塞性脉管炎。

　　本病的病因至今尚未完全明了。吸烟、寒冷、潮湿、营养不良和性激素异常一直被认为是主要发病因素，而吸烟与发病的关系尤为密切。在发病机制的研究中，有人曾提出了血管神经调节功能障碍、血液高凝状态和肾上腺功能亢进等学说。近十多年来，免疫因素受到重视。通过对本病体液免疫、细胞免疫及免疫病理学的观察，不少学者认为，本病为一自身免疫性疾病。病变主要侵犯中、小动脉，伴行静脉亦多有病变，但程度较轻。

(五) 临床体征意义

　　双下肢膝下皮温降低，皮色苍白，右足二、三趾紫暗，感觉麻木迟钝，遇凉加重，间歇性跛行及静息痛均提示肢体远端缺血，营养障碍。双侧股动脉、腘动脉搏动减弱，左侧足背动脉、左胫后动脉、右胫后动脉搏动极弱，右侧足背动脉未触及搏动，均提示动脉管腔狭窄、闭塞。

（六）实验室及其他检查意义

血脂升高表明患者血液高凝状态，对血液流变学产生影响。下肢多普勒超声血管测定和血流测定显示双侧下肢血管阶段性狭窄，直径和血液的流速均明显减低，说明血管病变特点及严重性。踝–肱比值检查明确了动脉血管缺血性病变的程度严重。

三、诊　　断

中医诊断：脱疽（寒凝血瘀型）。

西医诊断：血栓闭塞性脉管炎（营养障碍期）。

四、鉴别诊断

（1）下肢动脉硬化闭塞症（脱疽）：发病年龄大多为 60 岁以上，同时伴有高血脂、高血压、冠心病、糖尿病等。下肢缺血表现与脉管炎相似，既肢体发凉、怕冷、麻木、趾甲增厚、毳毛脱落和间歇性跛行等，但疼痛部位主要位于小腿腓肠肌，若主、髂动脉闭塞时，也可表现有大腿、臀部肌肉酸痛。肢体缺血严重时可出现静息痛、肢端坏死。CTA 可见腹主动脉、髂动脉、股动脉阶段性硬化狭窄，说明病变多侵犯大、中血管，进而影响肢体远端血流。

（2）多发性大动脉炎（伏脉）：多见于年轻女性，主要侵犯主动脉及其分支的起始部，如颈动脉、锁骨下动脉、肾动脉等。病变引起动脉狭窄或阻塞，出现脑部、上肢或下肢缺血症状。临床表现有记忆力减退、头痛、眩晕、昏厥、患肢发凉、麻木、酸胀、乏力、间歇性跛行，但无下肢静息痛及坏疽，动脉搏动可减弱或消失，血压降低或测不出。

（3）结节性动脉周围炎（瓜藤缠）：可有行走时下肢疼痛的症状。皮肤常有散在的紫斑、缺血或坏死，常有发热、乏力、体重减轻、红细胞沉降率增快等，并常伴有内脏器官病变，很少引起较大的动脉闭塞或动脉搏动消失，要确诊本病需作活组织检查。

五、治　　疗

（一）中医药内治

（1）治则：温阳散寒，活血通络。

（2）方剂：阳和汤合桃红四物汤加减。

（3）常用药物：麻黄、熟地、白芥子、炮姜炭、桃仁、红花、甘草、肉桂、鹿角胶、川芎、牛膝、鸡血藤、当归、赤芍。疼痛剧烈加乳香、没药、地龙；肢体出现瘀斑或扪及结节或硬索加三棱、莪术；肿胀明显加茯苓、泽泻、泽兰、木瓜。

（4）中成药

1）脉管复康片 每次（4~8 片）2.4g，每日 3 次。

2）复方丹参注射液　每次 2~4ml，每日 1~2 次，肌内注射。亦可用 20ml 加入 5% 葡萄糖溶液 500ml 内，作静脉滴注，每日 1 次，一般 2 周为 1 个疗程。

3）银杏达莫注射液 每次 10~25ml，加入 0.9% 氯化钠注射液或 5%~10% 葡萄糖注射液 500ml 中，一日 2 次，一般 2 周为 1 个疗程。

（二）外治

肢体无严重缺血紫暗或破溃者可用中药煎汤外洗，但一定控制水温在 42 度以下。方用：当归 15g，独活 30g，桑枝 30g，威灵仙 30g 煎水熏洗，每日 1 次。或附子、干姜、吴茱萸各等份研末蜜调敷于涌泉穴，每日 1 次。出现坏疽、溃疡创面时，可选用橡皮生肌膏、京万红外敷。

（三）西医治疗

（1）一般疗法：严禁吸烟，防止受冷、受潮和外伤。患肢适当保暖，但不宜热敷或热疗以免加重组织缺氧、坏死。勿穿硬质鞋袜，以免影响足部血循环。患肢作 Buerger 氏运动，以促进侧支循环的建立。

（2）运用血管扩张药、前列腺素 E1（PGE1）治疗。

（3）干细胞移植术：提取患者自身骨髓或外周血中的干细胞，注射入缺血肢体的肌肉中，促进缺血肢体的血管新生。

（4）血运重建术：采用开放手术或介入治疗恢复肢体血流，以改善肢体循环，阻止坏疽发生或降低截肢平面。开放手术包括动脉切开取栓术、动脉内膜剥脱术、动脉旁路移植术、静脉动脉化。血管介入治疗包括经皮腔内血管成形术（PTA）、血管内支架成形术等。

六、演变与对策

如果上述治疗不能控制病情则有可能出现如下临床病象。

1. 演变之一

（1）证候：患肢剧痛，日轻夜重，局部肿胀，皮肤紫暗，浸淫蔓延，溃破腐烂，肉色不鲜；身热口干，便秘溲赤。舌红，苔黄腻，脉弦数。

（2）体征变化：下肢及足皮温冰凉，皮色紫暗，足背动脉、胫前动脉、胫后动脉搏动减弱或消失，创面渗液，有坏死组织附着，周围组织肿胀。

（3）实验室及其他检查：动脉彩超示下肢动脉狭窄或闭塞

（4）病机概括：血瘀湿阻化热。

（5）诊断：中医诊断：脱疽（湿热毒盛型）；西医诊断：血栓闭塞性脉管炎（坏死期）。

（6）治疗

1）中医药内治

治则：清热合营，活血止痛。

方剂：四妙勇安汤加味。

常用药物：银花、玄参、紫花地丁、蒲公英、连翘、元胡、川芎、丹参、鸡血藤、牛膝、党参、当归、甘草。疼痛剧烈加乳香、没药；创面分泌物多加黄柏、皂刺。

2）外治：祛腐清创，清除坏死筋膜，肌腱，骨组织，以及腐肉，达到减压、通畅引流的作用，保护不健康但尚有活力的组织。

2. 演变之二

（1）证候：病程日久，坏死组织脱落后疮面久不愈合，肉芽暗红或淡而不鲜；倦怠乏力，口渴不欲饮，面色无华，形体消瘦，五心烦热。舌淡尖红，少苔，脉细无力。

（2）体征变化：患肢肌肉萎缩，皮肤干燥脱屑，趾甲干燥肥厚，肉芽黯红或淡而不鲜。

（3）实验室及其他检查：动脉彩超示下肢动脉闭塞。

（4）病机概括：血瘀化热，耗伤气阴。

（5）诊断：中医诊断：脱疽（气阴两虚型）；西医诊断：血栓闭塞性脉管炎（坏死后期）。

（6）治疗

1）中医药内治

治则：益气养阴。

方剂：黄芪鳖甲汤加减。

常用药物：黄芪、鳖甲、秦艽、茯苓、地骨皮、柴胡、党参、肉桂、桔梗、生地黄、天门冬、半夏、知母、赤芍、炙甘草。疼痛剧烈加鸡血藤、乳香、没药、川芎；创面分泌物多腐肉难脱加山甲、皂刺；气血瘀阻加鸡血藤、鬼箭羽。

2）外治：蚕食清创术可用于创面坏死组织及腐肉较少，组织软化难以脱落者。对于局部小伤口选用橡皮生肌膏、京万红外敷。若肢体坏疽严重者应行关节离断术、截肢术以拯救生命。

七、相关问题的讨论

本病起病隐匿，病理进展缓慢，常呈周期性发作，往往需经数年后才趋严重。病程的演变，根据肢体缺血的程度，可分为三期：

（一）局部缺血期

为病变的初级阶段。主要表现为患肢麻木、发凉、怕冷、酸胀、易疲劳、沉重和轻度间歇性跛行。后者为本期典型征象。当患者行走1～2里路程后，小腿或足部肌肉出现胀痛或抽痛，如果继续行走，则疼痛加重，最后被迫止步。休息后，疼痛立即缓解。再行走后症状又出现，被称为间歇性跛行。随着病情的发展，行走距离逐渐缩短。此乃因行走后肌肉需氧量增加而患肢无法提供所致。检查患肢皮温降低，皮色较苍白，足背动脉或（和）胫后动脉搏动减弱。常有游走性血栓性静脉炎。

（二）营养障碍期

患肢麻木、发凉、怕冷、酸胀等症状加重，间歇性跛行日益明显，行走距离缩短，休息时间延长，疼痛转为持续性。在肢体处于休息状态下，疼痛仍不止，称为静息痛。夜间更为明显。患肢皮温明显降低，皮色更加苍白，或出现紫斑、潮红，皮肤干燥，毫毛脱落。趾（指）甲增厚变形，小腿肌肉萎缩，足背动脉、胫后动脉搏动消失，腘动脉、股动脉搏动亦可减弱。

（三）组织坏死期

除上述症状继续加重外，患肢严重缺血，静息痛更为加重，疼痛剧烈，经久不息，患者日夜屈膝抱足而坐，彻夜不眠。食量减小，体力日衰，明显消瘦。若并发局部感染，可出现发热、畏寒、烦躁等全身毒血症状。肢端组织缺血更为严重，产生溃疡或坏疽。大多为干性坏疽，趾（指）端干枯发黑，可向近端延伸。坏死组织脱落后，形成经久不愈的溃疡。若感染进一步发展则呈湿性坏疽。根据坏疽的范围，可分为三级：Ⅰ级，坏疽局限于趾（指）部；Ⅱ级，坏疽延及趾蹠（指掌）关节及蹠（掌）部；Ⅲ级，坏疽延及足跟、踝关节或踝关节以上。

以上分期是为了辨别病情轻重、病程不同阶段，便于掌握相应而有效的治疗。但分期不是一成不变的。若病变发展，症状可加重，如能及时治疗，侧支循环建立，局部血供改善，症状可以缓解，病情可以好转，期、级别都可改变。

Ⅱ. 病案2

一、病　　案

　　患者，男，52 岁。2014 年 6 月 5 日上午 10：00 某院外科门诊。

　　一、现病史：右足趾红肿紫暗溃烂一周，剧烈疼痛，伴发热 2 天。患者近日劳累，足癣瘙痒加重未控制。周前出现右足趾紫暗，治疗无效来诊。

　　刻诊：右足趾红肿紫暗，2、3 趾色黑溃烂，半足红肿胀，触痛明显。湿淫蔓延，身热口干，便秘溲赤，纳呆。舌质红，苔黄腻，脉弦数。

　　二、既往史：糖尿病史 20 年，血糖控制不稳定。双侧视网膜病变 3 年，冠心病史 5 年，否认肾病、肝炎及其他病史。足癣 3 月湿糜瘙痒。

　　三、个人史：吸烟 10 年，少量饮酒。喜食肥甘厚味，劳作繁重。

　　四、体检摘要：T 38℃，P 89 次/分，R 22 次/分，BP 150/95mmHg。

　　神清，检查合作，被动体位，发育正常，体胖，营养可，皮肤巩膜未见黄染及出血点；心音正常，HR：89 次/分，两肺呼吸音正常，腹平软，未及包块，肝脾肋下未及，外阴、肛门正常。

　　专科检查：右足前半足红肿紫暗，2、3 趾色黑溃烂至趾跖关节，臭秽，有少许分泌物。双侧股动脉搏动尚可触及，右腘动脉、胫后动脉搏动减弱，右侧足背动脉搏动消失；左足腘动脉、胫后动脉、足背动脉减弱。

　　五、实验室及其他检查

　　(1) 血常规：WBC 12×10^9/L，N 0.8；尿常规 GLU（++）。

　　(2) 糖化血红蛋白↑。

　　(3) 凝血功能：Fb↑，D-二聚体>250μg/L。

　　(4) 血脂：甘油三酯↑，低密度脂蛋白↑，其他未见异常。

　　(5) 肢动脉血管彩色多普勒检查：①双下肢动脉斑块形成；②右下肢腘动脉狭窄70%，血流缓慢。胫前动脉完全闭塞，胫后动脉不完全闭塞。

　　(6) 心电图：V_4——V_6 T 波低平，S-T 段下移 0.75mv。

　　(7) 血流变学：血浆黏度，红细胞刚性指数↑。

　　(8) 踝动脉-肱脉动脉血压比值（ABI）测定：左侧0.6，右侧0.4。

二、分　析　思　路

（一）主证分析

　　本例主要症候是消渴，右足溃烂，分析即应紧扣这一症候展开。刻诊右足趾红肿紫暗，2、3 趾色黑溃烂，半足红肿胀，触痛明显，良由脾虚内热，湿热蕴积，复因足癣染毒、热毒相搏、阻滞血脉而成。舌质红，苔黄腻，脉弦数，均一派湿热毒盛之象。

（二）次证分析

　　身热口干，便秘溲赤，纳呆，切合上述病机。

（三）病机归纳

湿热内蕴、外染毒盛，热盛肉腐、腐溃肢端。

（四）西医学认识

本病相当于西医学的糖尿病足。

本病是由于糖尿病血管病变而使肢端缺血，神经病变失去感觉，合并感染后的足部严重病变，称为糖尿病足坏疽。糖尿病足的病变基础是糖尿病病人的两大慢性并发症，即血管病变和神经病变。由于机体持续处于高血糖与蛋白质的非酶糖化状态，脂代谢紊乱，血液的高黏稠、高凝状态以及下肢循环的特点等诸多因素使糖尿病病人的下肢动脉容易发生血管病变，管壁增厚、管腔狭窄，同时微血管和微循环也有不同程度的障碍，下肢供血逐渐减少；而糖尿病性神经病变则会导致肢体末梢的保护性感觉减弱或丧失及足部生物力学的改变等，使机体缺乏对足部的保护措施，从而极易引起机械的或温度的损伤；同时足部的解剖结构决定了一旦受损后，感染难以控制，很容易沿腱鞘播散，上述的病变又使组织不易修复，最后发展成为足坏疽。

（五）临床体征的意义

右足足趾溃烂，半足红肿紫暗提示感染严重。双侧下肢腘动脉、足背动脉、胫后动脉搏动减弱，右侧足背动脉未触及，说明动脉硬化血管缺血，感染组织肿胀加重缺血。糖尿病史20年，支持糖尿病足坏疽的诊断。

（六）实验室及其他检查意义

糖化血红蛋白升高，尿糖阳性，血糖升高均提示患者糖尿病严重，提示其对血管、神经损伤机制的存在。血液 D-二聚体升高，甘油三酯升高，表明患者血液高凝状态，对血液流变学产生影响。下肢动脉彩超及踝-肱比值检查均明确诊断为动脉血管硬化缺血性病变。

三、诊　断

中医诊断：脱疽（湿热毒盛型）。
西医诊断：糖尿病足坏疽。

四、鉴别诊断

（1）下肢动脉硬化闭塞症（脱疽）：患者年龄较大，大多在60岁以上，不一定有吸烟嗜好；常伴有高血压、高血脂、冠心病、全身动脉硬化；病变动脉常为大、中型动脉，如腹主动脉分叉处、髂动脉、股动脉或腘动脉，很少侵犯上肢动脉；X线摄片可显示动脉有不规则的钙化阴影；无游走性血栓性浅静脉炎的表现。

（2）血栓闭塞性脉管炎（脱疽）：患者一般于中青年时期发病，常有吸烟史，多伴有下肢游走性浅静脉炎。血管彩超或下肢CTA可显示：双下肢中小动脉呈串珠样不规则狭窄。患者多无高血压和冠心病史，血脂多不升高。

（3）雷诺综合征（脉痹）：为血管神经功能紊乱引起的肢端小动脉发作性痉挛，其临床主要表现为当受冷或情绪激动后，手指（足趾）皮色突然变为苍白，继而发紫，逐渐转为潮红，然后恢复正常。好发于青年女性，发病部位多为手指，且常为对称性发病，少数患者可发生于下肢或四肢。在非发作期时，患指（趾）颜色正常。

五、治　疗

（一）中医药内治

（1）治则：清热利湿，活血化瘀。

（2）方剂：四妙勇安汤加减。

（3）常用药物：玄参、当归、银花、连翘、黄柏、川芎、丹参、赤芍、牛膝、甘草；疼痛剧烈加乳香、没药、延胡索；肿胀明显加茯苓、泽泻、防己、木瓜。毒热重酌加羚羊角粉。

（二）外治

本病外科重症应采用综合外治方案：祛腐期选择应用祛腐清创术、蚕食清创术；同时箍围疗法、熏洗疗法、湿敷疗法综合外治。生肌期以手法刺激配合促生肌长皮药物应用，是最大化保留有功能肢体的措施。

1. 祛腐清创术

适应证：适用于糖尿病足溃疡Ⅲ～Ⅳ级创面处于祛腐期阶段，侵及筋膜、肌腱、骨组织，以及大量坏死腐肉组织难以脱落或引流不畅者。

操作要求及原则：减压、通畅引流，尽量保护已不健康但尚未完全失活的组织。予局部麻醉或神经阻滞麻醉。

注意事项：

（1）对于难脱腐肉的创面，提起修剪腐肉，至少量出血为宜，并尽量保护健康的筋膜及肌腱组织；

（2）对于有潜行创缘的创面，用止血钳探及潜行创缘底部，行"V"形切口，扩大创面，以利于低位性引流并尽可能多地保留皮肤组织；

（3）对于坏死肌腱暴露的创面：发现腱鞘感染，则对病变的腱鞘切开通畅引流。感染、坏死肌腱的处理：沿肌腱走行方向切开皮肤、皮下组织，清除坏死肌腱；或在坏死肌腱近端包括约1cm的正常肌腱处，取1cm小切口，依次切开皮肤、皮下组织，切断肌腱，然后从原伤口将坏死肌腱抽出；若该肌腱全部坏死、感染，则从该肌腱骨的附着处切断，从原伤口抽出；若肌腱表层或部分坏死、变性，可以在原伤口从表面剔除部分坏死肌腱，见其少量出血为度；

（4）对于暴露死骨的创面，以咬骨钳将已经坏死疏松的骨组织清除，使骨创面低于周围肉芽组织并有少许出血，骨创面避免留有尖锐的残端。对于接近小关节囊的骨坏死创面，清创范围应越过该关节囊，并剔除健侧软骨帽。

2. 蚕食清创术

适应证：适用于糖尿病足溃疡Ⅱ～Ⅳ级创面处于祛腐期或生肌早期，创面坏死组织及腐肉较少、组织较软化但难以脱落者；或患者生命体征不稳定，全身状况不良，预知一次性清创难以承受者。操作要求及原则：只清除已经坏死尚未脱落的组织。选择局部腐肉软化并且和基底部的组织粘连不紧密的坏死组织，从分界明显处修剪，原则是每次的损伤尽量少，修剪的部位也是有秩序的逐步进行，由浅入深，剪刀和腐肉的角度一般偏小，呈30°左右，以尽量不出血为宜，动作需要细腻，少量、多次、逐步进行，不求一次务尽，并尽量保护已不健康但尚未失活的筋膜及肌腱组织。必要时予局部麻醉或低位神经阻滞麻醉。

3. 箍围疗法

适应证：适用于局部创面周围红肿热痛显著者。操作要求：常规消毒创面周围皮肤区域，以箍围药物外敷创面周围红肿处，敷药范围要超过整个色红、肿胀发热的范围约1cm处，药剂厚

1~2mm,避免影响整个创面周围皮肤的透气性,外用无菌敷料固定。

4. 生肌长皮法

适应证:脓腐基本已净而肉芽、上皮不长或生长缓慢者,创面肉芽苍白或有一层伪膜者。操作要求:以镊子在肉芽创面上自皮缘向内放射状轻刮数次去除伪膜,或以棉球同法轻拭创面。后应用橡皮生肌膏、生肌类油纱条平铺覆盖全部创面,药剂厚约 1~2 mm,覆盖的范围以超过创面边缘 0.5~1 cm 为宜,无菌敷料外固定。

（三）西医治疗

本病例既有糖尿病内科临床表现,又有局部溃烂、感染等外科症状和体征。

基础治疗需要贯穿整个治疗过程,主要内容包括:

（1）控制糖尿病,建议用胰岛素控制血糖,使空腹在 7~10 mmol/L,或 HbAlc<7.5 mmol/L。

（2）控制感染。针对分泌物细菌培养及药敏实验结果,选择性应用抗生素。

（3）改善微循环及血管再通。常用微创血管介入、自体干细胞移植等方法。

（4）扩张血管药物治疗。

六、演变与对策

如果上述治疗不能控制病情则有可能出现如下临床病象。

1. 演变之一

（1）证候:下肢无力、怕凉,皮肤瘙痒、干而无汗,肢端刺痛、灼痛、麻木、感觉迟钝或丧失,脚踩棉絮感或异物感,胼胝溃疡。舌质淡暗,苔薄白,脉沉细或沉涩。

（2）体征变化:双足皮肤干燥、皮色苍白趾甲增厚、龟裂、胼胝形成。

（3）实验室及其他检查:神经电图显示胫前神经、腓神经运动传导减慢。

（4）病机概括:气虚血瘀。

（5）诊断:中医诊断:脱疽(气虚血瘀型);西医诊断:糖尿病足(周围神经病变)。

（6）中医药内治

1）治则:益气通脉,活血化瘀。

2）方剂:补阳还五汤加味 。

3）常用药物:黄芪、桑枝、桂枝、当归、赤芍、川芎、丹参、生地、川牛膝、生地龙、鸡血藤、白僵蚕。麻木较重加丝瓜络、络石藤;肢体乏力加党参、白术、茯苓、桑寄生。

2. 演变之二

（1）证候:肢体发凉,麻木疼痛,喜温恶寒,遇寒加重。局部皮肤苍白或瘀紫,行走后小腿疼痛加重,间歇性跛行,趾端干黑或溃疡。舌质淡,苔薄白,脉沉迟或沉细。

（2）体征变化:双足皮肤干燥脱屑、趾甲增厚变形、毳毛脱落。

（3）实验室及其他检查:下肢血管彩超检查,见下肢动脉斑块形成,股腘动脉狭窄,胫前、胫后动脉不全闭塞。

（4）病机概括:阳虚阴盛,寒湿阻络。

（5）诊断:中医诊断:脱疽(阳虚寒湿型);西医诊断:糖尿病足(合并下肢动脉硬化)。

（6）中医药内治

1）治则:温阳散寒,活血通络。

2）方剂:阳和汤加减。

3）常用药物:熟地、鹿角胶、肉桂、姜炭、白芥子、麻黄、甘草、细辛、附子、牛膝、独活。气血瘀阻加鸡血藤、鬼箭羽；局部脓肿形成加生黄芪、皂角刺、山甲片。

3. 演变之三

（1）证候：肢端肌肤红肿溃烂，深达筋骨，筋烂肉腐，骨质暴露，变黑坏死，创面周围皮肤红肿胀大，脓性分泌物多，质稠色黄，恶臭，高热。舌红绛，苔黄燥或黑，脉洪数。多见于严重感染性坏疽，继发全身中毒症状者。

（2）体征变化：高热、多伴酮症酸中毒、双足肿胀、触痛明显。

（3）实验室及其他检查：血常规 WBC $20×10^9/L$ N 0.9；尿常规 GLU（++）、酮体（++）；凝血功能 Fb↑，D-二聚体>250μg/L。下肢血管彩超检查：下肢动脉斑块形成，腘动脉狭窄，胫前、胫后动脉不全闭塞。

（4）病机概括：热毒炽盛，弥漫营血。

（5）诊断：中医诊断：脱疽（热毒炽盛型）；西医诊断：糖尿病足坏疽（感染坏死）。

（6）治疗

1）中医药内治

治则：清热凉血解毒。

方药：五味消毒饮合犀角地黄汤加减。

常用药物：金银花、野菊花、蒲公英、紫花地丁、紫背天葵、水牛角、生地、黄连、山栀、赤芍、丹皮、车前子、赤小豆。腐烂组织过多，气味秽臭加虎杖、土茯苓、车前草；开创减压后脓腐排出不畅加皂刺、花粉；疼痛较甚，皮色暗红加归尾、徐长卿、延胡素；高热不退，口干喜饮，大便秘结加生石膏、知母、生大黄。

2）外治：尽量保肢是中医治疗特色，具体参考前述。

3）西医治疗：控制血糖，纠正酮体，调整内环境之紊乱，控制感染，甚则截肢保命。

七、相关问题的讨论

（一）中医对糖尿病足的认识

糖尿病足属于中医消渴病之兼证"脱疽"。关于消渴病患者并发"脱疽"中医古籍中有许多论述。

唐·孙思邈《千金方》有"消渴之人，愈与未愈，常思虑有大痈，何者？消渴之人必于大骨节间发生痈疽而卒，所以戒亡在大痈也。"的记载。元·朱震亨《丹溪心法》详细记载了糖尿病脱疽的临床症状，指出"脱疽生于足趾之间，手指生者间或有之，盖手足十指乃藏府支干，未发疽前先烦躁发热，颇类消渴，日久始发此患。初生如粟黄泡一点，皮色紫暗，犹如煮熟红枣，黑气蔓延，腐烂延开，五指相传，甚则攻于脚面，犹如汤泼火燃"。明·汪机《外科理例》记载了比较典型的消渴伴发脱疽者，如："一膏粱年逾五十亦患此，色紫黑，脚焮痛……喜其饮食如故，动息自宁，为疮善症。……次年忽发渴，服生津等药愈盛，用八味丸而愈。"明·陈实功《外科正宗》阐述其病因及表现"夫脱疽者，外腐而内坏也，此因平昔厚味膏粱熏蒸藏府，丹石补药消烁肾水，房劳过度，气竭精伤，……疮之初生，形如粟米，头便一点黄泡，其皮犹如煮熟红枣，黑气侵漫，相互传指，传遍上至脚面，其疼如汤泼火燃"。"未疮先渴，喜冷无度，昏睡舌干，小便频数……已成为疮形枯瘪，内黑皮焦，痛如刀割，毒传足趾者"。以上描述说明古代医家早已经认识到糖尿病可以并发肢体坏疽，并对其症状的描述及预后的判定与现代医学已很相近。

（二）中医外治是优势

近代经过规范的大样本临床研究认识到糖尿病足坏疽具有"本虚标实、腐肉难去、新肌难生"的特点，总治疗原则为：固本箍毒、祛腐生新。避免因为手术损伤过大而肢体功能的过度丧失以及保肢失败。

糖尿病足坏疽无论处于何种程度，均可按照中医对疮面的认识，依据其脓液、腐肉、肉芽组织、皮缘形态等，以及疼痛性质、疮周颜色、温度等不同局部表现判断疮面应属于祛腐期还是生肌期。

综合外治方案：祛腐期选择祛腐清创术、蚕食清创术，同时箍围疗法、熏洗疗法、湿敷疗法对于缩短疗程意义重大；生肌期以手法刺激外加促愈中药外敷等综合外治，是最大化保留尚有功能肢体的有效措施。

保肢成功的阶段性标志：肉芽红活、皮缘良好、疮面面积缩小，或红肿腐烂湿靡者经过治疗转为干燥，说明热毒渐趋消除。

（三）西医认识

根据世界卫生组织（WHO）定义：糖尿病足是指糖尿病患者由于合并神经病变及各种不同程度血管病变而导致下肢感染、溃疡的形成和（或）深部组织的破坏。

目前国际通用Wagner分级法。0级：有发生足溃疡危险因素的足，但肢端无溃疡；Ⅰ级：表面溃疡，无临床感染；Ⅱ级：较深的溃疡，常合并蜂窝组织炎，无脓肿或骨的感染；Ⅲ级：深度感染伴有骨组织病变或脓肿；Ⅳ级：局限性坏疽（趾、足跟或前足背）；Ⅴ级：全足坏疽。

（王　军　姚　昶　徐　阳）

第十三章 肛门直肠疾病

第一节 概 述

肛门直肠疾病是指发生于肛门直肠部位的疾病。在祖国医学中，常见的肛肠疾病均被称为痔瘘。通常包括痔、肛窦炎、肛裂、肛痈、肛瘘、脱肛、便秘、息肉痔、锁肛痔等疾病。

肛门位于直肠末端，为大肠之下截，为肺之候，称之为"魄门"。唐代王冰注："谓肛之门也。内通于肺，故曰肛门。受已化物，则为五藏行使。然水谷亦不得久藏于中。"肛门主行道受五藏气机升降制约，要发挥其正常功能，需依靠肺气肃降而排泄大便，脾气之升清而控制大便。肺若蕴热，则肛门闭结，肺若虚寒或脾不升清，则易发生脱肛。此外，肛门常常受大肠传导功能的影响，若大肠传导失常，出现便秘或腹泻，也可导致肛门疾患。因此，肛门以通畅为宜。而要切实做到，则需要藏府正常、气血通畅，如此方能使肛门开合有常，升降协调。

一、直肠肛门的解剖

直肠位于盆腔内，长12~14cm。上接乙状结肠，向下与肛管相连。上下两端细窄，中部扩大膨出成直肠壶腹，为大肠最宽阔部分，是粪便排出前的暂存部位。直肠与骶椎有相同的曲度，在矢状面上，直肠沿骶尾骨的前面下降，形成一个弓向后方的弯曲，称直肠骶曲；进一步直肠绕过尾骨尖，转向后下方，又形成了一弓向前的弯曲，称直肠会阴曲，当行乙状结肠镜检查时，必须注意这些弯曲，以免损伤肠壁。直肠前面上2/3和两侧面上1/3有腹膜覆盖，直肠后面无腹膜覆盖。直肠壁由浆膜层、肌层、黏膜下层、黏膜层四层组织构成，肠壁肌层与结肠相同，在下部肥厚成为肛门内括约肌。直肠壶腹部黏膜有上、中、下三个半月形的皱襞，内含环肌纤维，称直肠瓣，有阻止粪便排出的作用。直肠前方男性为膀胱底、精囊腺、输精管壶腹和前列腺；女性为子宫和阴道。后方为直肠后间隙，有骶正中血管、骶交感干、骶外侧血管、骶丛和骶静脉丛。外侧上部为直肠左、右外侧沟，其底深面为后索，内有直肠上血管及腹下丛；下部为直肠侧韧带，内有直肠下血管。

肛管长约2~3cm，上接直肠，周围有内、外括约肌环绕，外端为肛门。肛管的表层，上部为移行上皮，下部为鳞状上皮，无汗腺、皮脂腺和毛囊。直肠下端黏膜，由于括约肌收缩被折，呈现6~10个纵行条状皱襞，称为直肠柱或肛柱半月形。各直肠柱下端之间，借黏膜皱襞相连，此皱襞称肛门瓣；肛门瓣与直肠柱之间的肠壁黏膜形成向上开口的袋状间隙，称肛隐窝或肛窦。隐窝底部有肛腺体的导管开口。肛腺体一般在黏膜下层，但部分可达括约肌间，往往为肛门直肠感染的起始部位。直肠柱的基底部有2~6个三角形乳头状突起，称为肛乳头。直肠柱基底部与肛门瓣在直肠黏膜与肛管皮肤之间形成一条不整齐的交界线，称为齿线。齿线是胚胎时内、外胚层的交界线，其特点如下：①组织结构不同。齿线以上是黏膜，齿线以下是皮肤。②神经分布不同。齿线以上黏膜受自主神经系统支配，痛觉迟钝；齿线以下皮肤受脊髓神经系统支配，痛觉敏锐。③血液循环不同。齿线以上的动脉供应来自于直肠上、下动脉；齿线以下的动脉供应来自于肛管动脉。齿线以上的痔内静脉丛回流至门静脉；齿线以下的痔外静脉丛回流至下腔静脉。④淋巴回流不同。齿线上部的淋巴向上回流入内脏淋巴结；齿线下部的淋巴向下回流入腹股沟淋巴结或髂外淋巴结。

肛门括约肌分为外括约肌与内括约肌。外括约肌有三部分：皮下部、浅部和深部。皮下部是环形肌束，不附着于尾骨，围绕肛管下端，位于内括约肌的外下方，两括约肌之间有一沟，称为括约肌间沟，恰与肛门白线相当。浅部位于皮下部的外上方，后部与尾骨连接构成肛尾韧带，在内括约肌水平面分为两束，围绕肛管再合而为一止于会阴。深部外括约肌位于浅部的上外侧，也是环状肌束，不附着于尾骨。内括约肌为不随意肌，是直肠的环状肌在肛管上部的肥大部分，围绕肛管的上 2/3。外括约肌深、浅两部围绕直肠纵肌及肛门内括约肌，并联合肛提肌的耻骨直肠肌，环绕肛管直肠连接处，组成一肌环，称为肛管直肠环。此环有重要括约功能，如手术时不慎完全切断，可致肛门失禁。

肛门直肠周围有许多外科解剖间隙，其间充满脂肪组织，容易感染，发生脓肿。主要有 6 个间隙，3 个在肛提肌之上，盆腔腹膜之下，两侧的骨盆直肠间隙和后方的直肠后间隙。间隙由疏松的直肠侧韧带相隔。坐骨直肠间隙在肛管两侧，肛提肌之下，坐骨肛管横膈之上，坐骨闭孔肌的内侧，左右各一，感染时脓液可经肛管前方和后方，从一个坐骨直肠间隙通至对侧坐骨直肠间隙，形成"蹄铁形"脓肿。肛门周围间隙位于坐骨肛管横膈及肛门周围皮肤之间（图 13-1）。

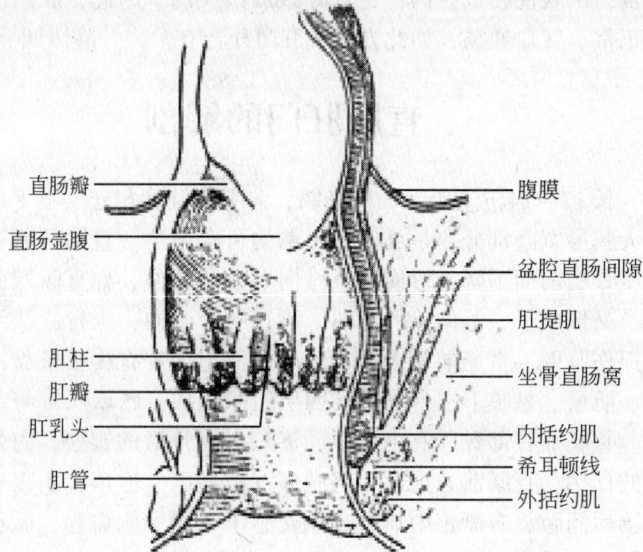

图 13-1　直肠肛管解剖

二、肛门直肠疾病的辨证

在肛门直肠疾病中，常见的发病因素有：风、湿、燥、热、饮食不节、起居不慎、情志内伤、房劳过度等，由此引起藏府功能紊乱，导致气血亏损，脾胃受伤，运化无力，升降失常，湿热内生、邪毒下注、积聚肛门。如《素问·生气通天论》所说："风客淫气，精乃忘，邪伤肝也。因而饱食，筋脉横解，肠澼为痔。"《医宗金鉴·外科心法要诀》说："痔疮形名亦多般，不外风湿燥热源。"

肛门直肠疾病常见的症状有：便血、肿痛、脱垂、流脓、便秘、分泌物等。由于病因不同，临床表现各异：

（1）便血：是临床上一种最常见的症状，为内痔、肛裂、息肉痔、锁肛痔等的共有症状。凡血多而无疼痛者，多为内痔；血少而肛门疼痛者，多为肛裂；凡儿童便血，大便次数和性质无明显改变者，多为息肉痔；凡血与黏液相混，色晦暗，肛门有重坠感者，应考虑为锁肛痔。凡血色鲜红，血出如箭，多因风邪引起；凡便血色淡，多为血虚肠燥。

（2）肿痛：常见于肛痈、内痔嵌顿、外痔水肿、血栓外痔等病。肿势高突，疼痛剧烈，多为湿热阻滞，常见于肛痈、外痔水肿等；气血、气阴不足又兼湿热下注之虚中挟实证，常为肛痈症状不明显者或结核性肛周感染。

（3）脱垂：是Ⅱ、Ⅲ度内痔、息肉痔、脱肛的常见症状。脱肛者可见直肠呈管状、环形的脱出于肛门；内痔脱出呈颗粒状，如枣形；息肉痔头圆而长蒂。肛门松弛易脱出，不能自行回纳，多为气血虚衰、中气下陷；内痔脱出，嵌于肛外，红肿疼痛，不易复位者，多为湿热下迫；若复因染毒、热毒熏灼，则可见局部糜烂坏死。

（4）流脓：常见于肛痈或肛漏。脓出黄稠带粪臭者，多为湿热蕴阻肛门，热盛肉腐而成脓；脓出稀薄不臭，或微带粪臭，淋漓不尽，疮口凹陷，周围有空腔，不易敛合者，多为气阴两亏兼湿热下注之证。

（5）便秘：是痔、肛裂、肛痈等疾病的常见症状。腹满肿痛拒按，大便秘结，多为燥热内结，热结肠燥；腹满作胀，喜按而大便燥结，多为血虚肠燥。

（6）分泌物：常见于肛漏、内痔脱出、脱肛等疾病。内痔、直肠脱垂嵌顿及实证肛漏，多为湿热下注或热毒蕴结所致；若分泌物清稀不臭，多为气虚脱肛、内痔脱垂或虚证肛漏。

第二节 痔

一、病 案

患者，女，42岁。2012年9月20日上午10：00某院肛肠科门诊

一、现病史：反复便血5个月余，大便一日一次，成形质软，便血呈间歇性，出血时血色鲜红，呈点滴状，伴肛门坠胀，灼热不适。血不与粪便相混，便血每因进食大量辛辣食物或饮酒而加重。无肛门疼痛和黏液便，便后肛门直肠无脱出，无腹痛，不发热，饮食睡眠尚可。

刻诊：便时出血点滴而下，肛门坠胀，灼热不适。舌质红，苔黄腻，脉弦数。

二、既往史：健康。

三、个人史：出生于本地，从未久居外地，无疫区接触史，否认肝炎、结核等传染病史。平素喜食辛辣，嗜酒。

四、体检摘要：T36.9℃，P68次/分，R17次/分，BP126/78mmHg。

神清，自主体位，查体合作。皮肤及巩膜未见黄染，面色如常。颈软，气管居中，甲状腺不肿大。两肺呼吸音清，心浊音界不扩大，心率68次/分，律齐，未闻及病理性杂音，腹平软，无压痛和反跳痛，未及包块，无移动性浊音，肠鸣音不亢进。脊柱和四肢未见畸形。

专科检查：指诊肛内未触及肿块，指套退出带少量鲜红色血迹。肛镜：齿线以上见三个内痔，分别位于右前、右后和左侧，表面糜烂，可见少量出血。

五、实验室及其他检查

（1）心电图：正常心电图。

（2）血常规：白细胞总数 7.1×10^9/L，中性粒细胞0.67，淋巴细胞0.29，血红蛋白130g/L，红细胞 4.20×10^{12}/L。

（3）尿常规：未见异常。

（4）大便常规：红细胞30个/HP。

二、分析思路

（一）主证分析

本例主要症候是便血，分析即应紧扣这一症候展开，这是分析肛门直肠疾病有便血症状的一项主要原则。

患者便血五月余，呈间歇性，每因过食辛辣或饮酒而使便血加重，血色鲜红。提示过食辛辣，损伤脾胃，水湿停聚体内，蕴而化热，湿与热蕴结，下注大肠，积聚肛门而成痔疾。

（二）次证分析

肛门坠胀，灼热不适，此为湿热下注，蕴阻肛门与主证一致。舌质红，苔黄腻，脉弦数，说明为湿热之证，苔脉与主证相符。

（三）病机归纳

辛辣伤脾，湿热内生，下注大肠，积聚肛门而成痔疾。

（四）西医学认识

本病相当于西医学的内痔。

痔的发病机理尚未完全明确，可能与多种因素有关，目前主要有以下几种学说：

（1）静脉曲张学说：痔的形成主要由静脉扩张瘀血所致。从解剖上讲，直肠上下静脉没有瓣膜，管壁薄、位置浅、末端直肠黏膜下组织松弛，以上因素都容易引起血液瘀积静脉扩张。直肠肛管位于腹腔最下部，可引起直肠静脉回流受阻的原因很多，如长期坐立、便秘、妊娠、前列腺肥大、盆腔巨大肿瘤等，导致血液回流障碍的直肠静脉瘀血扩张而形成痔。此外，长期饮酒、食入大量刺激性食物、肛门括约肌痉挛以及粪便嵌塞等，可使肛门直肠局部充血，肛周感染引起静脉周围发炎，使静脉壁失去弹性，容易扩张而形成了痔。

（2）肛垫下移学说：在肛管的黏膜下有一层特殊的组织，在胚胎时即形成，位于肛管的右前、右后、左侧，突向肛管内。由黏膜及黏膜下静脉（或称静脉窦）、平滑肌、弹性组织、结缔组织组成，称为肛管血管垫，简称肛垫，起闭合肛管、节制排便的作用。正常情况下，肛垫疏松地附着在肛管肌壁上，排便时主要受到腹压的压力被推向下，排便后借其自身的收缩作用，缩回到肛管内。如果肛垫的弹性回缩作用减弱，病理性的增生、肥大，或因肛门直肠壁的支持固定松弛，或肛门括约肌的紧张度发生改变，使得肛垫下移、充血而成痔。

（五）临床体征意义

患者一般状态良好，无重要器官及生命指征的改变。局部检查所见齿线以上见三个内痔，分别位于右前、右后、左侧，痔核表面糜烂、出血。这正是便血的原因所在。内痔便血，符合Ⅰ度内痔的临床诊断标准。

（六）实验室及其他检查意义

符合痔病便血的指标与病程，已除外心、肺、腹部及泌尿系统疾病。

三、诊　断

中医诊断：痔（湿热下注型）。

西医诊断：内痔（Ⅰ度）。

四、鉴别诊断

(1) 肛裂（钩肠痔）：便鲜血，量较大，肛门疼痛剧烈，呈周期性，多伴有便秘，局部检查可见肛管前位或（和）后位有棱形裂口并出现溃疡。

(2) 直肠息肉（息肉痔）：多见于儿童，大便时往往有鲜血及黏液随粪便排出，无滴血及射血。

(3) 直肠癌（锁肛痔）：多见于中老年人，粪便中混有脓血、黏液、腐臭的分泌物，便意频数，里急后重，晚期便条变细。指诊可触及菜花样肿物或凹凸不平的溃疡，质地坚硬，不能推动，触之易出血。

五、治　　疗

痔的治疗原则：痔的治疗重在消除症状，而不是痔本身，应遵循以下三个原则：①无症状的痔无需治疗；②有症状的痔重在消除症状，而非根治；③以保守治疗为主。

（一）中医药内治

(1) 治则：清热利湿止血。

(2) 方剂：脏连丸加减。

(3) 常用药物：黄连，公猪大肠；出血多者加地榆炭、仙鹤草；湿热盛者加栀子、黄柏。

（二）外治

(1) 熏洗法：以药物加水煮沸，先熏后洗，或用毛巾蘸药，选用具有活血止痛、收敛消肿的中药，常用有五倍子汤、苦参汤等。

(2) 外敷法：将药物敷于患处，选用具有消肿止痛、收敛止血、祛腐生肌的消痔膏、五倍子散等。

(3) 塞药法：将药物制成栓剂，塞入肛内，如痔疮栓。

六、演变与对策

如果上述治疗不能控制病情则有可能出现如下临床病象。

1. 演变之一

(1) 证候：大便带血，滴血或喷射状出血，血色鲜红，大便秘结，或肛门瘙痒。舌质红，苔薄黄，脉数。

(2) 体征变化：痔核较小，色鲜红，表面出现糜烂。

(3) 实验室及其他检查：可无明显变化。

(4) 病机概括：风热肠燥。

(5) 诊断：中医：痔（风热肠燥型）；西医：内痔（Ⅰ度）。

(6) 治疗

1）中医药内治

治则：清热凉血祛风。

方剂：凉血地黄汤加减。

常用药物：当归尾、细生地、地榆、槐角、黄连、天花粉、生甘草、升麻、赤芍、枳壳、黄芩、荆芥。大便秘结全瓜蒌、郁李仁、桃仁、杏仁；出血较多加丹皮炭、侧柏炭。

2）外治：同前。

2. 演变之二

（1）证候：便血持续性加重，肛内肿物脱出，但可自行还纳，肛门坠胀疼痛。舌质红，苔薄白，脉弦。

（2）体征变化：痔核明显增大，增加腹压后肛缘皮肤隆起。

（3）实验室及其他检查：无明显变化。

（4）病机概括：气滞血瘀。

（5）诊断：中医：痔（气滞血瘀型）；西医：内痔（Ⅱ度）。

（6）治疗

1）中医药内治

治则：清热利湿、行气活血。

方剂：止痛如神汤加减。

常用药物：秦艽、桃仁、皂角刺、苍术、防风、黄柏、当归尾、泽泻、槟榔、熟大黄。气滞甚者加枳壳、川楝子；血瘀甚者加地榆、红花。

2）外治法：同前。

3. 演变之三

（1）证候：肛门松弛，内痔脱出不能自行还纳，需用手还纳，便血色鲜或淡。伴头晕、气短、面色少华、自汗、纳少。舌质淡，苔薄白，脉细弱。

（2）体征变化：痔核更大，表面微带灰白，肛缘处可见静脉曲张外痔。

（3）实验室及其他检查：血常规：血红蛋白指标下降。

（4）病机概括：脾虚气陷。

（5）诊断：中医：痔（脾虚气陷型）；西医：内痔（Ⅲ度）。

（6）治疗：必要时可以手术治疗。

1）中医药内治：

治则：补中益气，升阳举陷。

方剂：补中益气汤加减。

常用药物：人参、黄芪、白术、甘草、当归、陈皮、升麻、柴胡。出血多加地榆、槐角、侧柏炭；血虚者加四物汤。

2）手术疗法：混合痔外剥内扎术。

七、相关问题的讨论

（一）痔的概念

痔有广义和狭义之分，广义的痔是肛门直肠疾病的总称，狭义的痔是指内痔、外痔、混合痔而言。俗话说："十人九痔"，这里所说的痔就是广义的痔，说明肛门直肠疾病是一种常见病、多发病。狭义痔的概念是指直肠末端黏膜下和肛管皮肤下的肛管垫或扩大曲张的静脉团。本病好发于20岁以上的成年人，儿童很少发生。发病数占肛门直肠疾病的首位。

（二）痔的分类

（1）按部位分：齿线以上是内痔，齿线以下是外痔，齿线上下均有而相连者叫混合痔。多发性混合痔，逐渐发展到绕肛门一周呈环状，称为环形混合痔。

（2）按病理分：内痔分三型，血管肿型、静脉瘤型、纤维肿型。

外痔分四种，静脉曲张外痔、结缔组织外痔、血栓性外痔、炎性外痔。

（3）按程度分：内痔分四度。

Ⅰ度：便时带血，滴血或喷射状出血，便后出血可自行停止，无痔脱出。

Ⅱ度：常有便血，排便时有痔脱出，便后可自行还纳。

Ⅲ度：偶有便血，排便或久站、咳嗽、劳累、负重时痔脱出，需用手还纳。

Ⅳ度：偶有便血，痔脱出不能还纳，多伴有感染、水肿、糜烂和坏死，疼痛剧烈。

（三）痔的治疗

痔的治疗方法很多，大致包括三种，即内治法、外治法、手术法。

（1）内治法：根据中医辨证论治的理论，针对不同证候进行治疗。

（2）外治法：包括熏洗法、外敷法、塞药法、枯痔法。

（3）手术法：包括注射法、插药法、结扎法、套扎法、切除法、外剥内扎法。

痔的治疗方法确实很多，这就要求我们在临床工作中，要根据患者的身体状况和病情，选择最佳的治疗方法。一般来说，以上各种治疗方法可以单独使用，也可以两种以上联合应用。因为每一种方法都有它的优缺点，联合应用可以起到互补作用。例如：手术治疗后，选择适当的外治法，可促进局部切口愈口，采用适当的内治法，可使排便通畅，有利于恢复。灵活掌握各种治疗方法的临床运用适应证及其相互之间的关系，才能收到治愈痔的目的。

手术疗法是治疗痔的治疗方法之一，因为痔发展到一定程度可能需要手术治疗。但是，手术不是万能的，在选择手术方式时其适应证一定要准确无误，在围手术期治疗时一定要认真负责。术前规范地检查，明确手术适应证，是手术成功的条件。术中仔细操作，遵循切除病变组织的同时尽量保留正常组织的原则，是手术成功的关键。术后精心治疗，及时准确的解除手术给患者带来的痛苦，是手术成功的补充。每一个细小环节都不能忽视。

第三节 息 肉 痔

一、病 案

患者，女性，43岁。2013年10月31日上午9：00某院肛肠科门诊。

一、现病史：便血2周，便纸带血，有黏液，量少，色鲜红，便时肛门无疼痛及肿物脱出。近日大便次数增多，2～3次/日，大便不干燥，肛门多潮湿。

刻诊：黏液血便，血色鲜红，量少，便时无疼痛，肛门潮湿。舌红，苔黄腻，脉滑数。

二、既往史：健康，无类似疾病发生。

三、个人史：出生于本地，无疫区长期居住史，否认肝炎、结核等病史。机关干部，办公室工作。

四、体检摘要：T36.7℃，P78次/分，R19次/分，BP116/72mmHg。

神清，查体合作。皮肤及巩膜未见黄染，颈软，气管居中。两肺呼吸音清，心率78次/分，律齐。腹平软，无压痛，未及包块，肠鸣音不亢进。

专科检查：直肠指检：距肛缘6cm，3点位可扣及一光滑的肿块，质软有弹性，无触压痛。肛门镜检查：可见有一直径约为0.6cm的圆球形肿块，有蒂，表面覆盖黏膜，色鲜红。

五、实验室及其他检查

(1) 大便潜血试验：阳性。

(2) 结肠镜：直肠单发息肉。

(3) 血常规：无异常。

(4) 肿瘤标志物：无异常。

二、分 析 思 路

(一) 主证分析

本例主要症候是黏液鲜红血便和直肠肿块；分析即应紧扣这一症候展开。审证求因，当为湿热下注大肠，灼伤肠络，瘀积而成。

(二) 次证分析

便次增多，伴有黏液，此乃湿与热相结，蕴结大肠，清浊不分，与湿热下注之因合拍。

(三) 病机归纳

湿热下注大肠，脾胃运化失司，以致肠道气机不利，经络阻滞，瘀血浊气凝聚而成。

(四) 西医学认识

本病相当于西医学的直肠息肉。

基因突变和遗传因素可使局部黏膜上皮细胞过度地增生而成为息肉，多发性息肉与遗传有关。其次，炎症导致肠黏膜上皮增生和黏膜下肉芽组织形成也是重要的成因。第三，饮食因素不可忽视，由于少渣食物致使大便秘结，粪石和含粗糙物质的粪便可在直肠内对黏膜产生经常性摩擦和宿便刺激，这种非炎症性刺激，可引起黏膜腺上皮和下层组织的局限性增生形成息肉。此外尚与病毒感染、肠腺扩张、分泌物潴留、结缔组织增生等因素相关。

(五) 临床体征意义

直肠低位息肉可较直观地在肛门指检及肛门镜下被发现。息肉仅是形态学的概念，不能说明是何性质，应进一步做病理检查，以明确该息肉的性质便于及时采取相应的措施。

(六) 实验室及其他检查意义

纤维结肠镜，可了解全结肠的情况，有助于息肉的诊断；血清肿瘤标志物检查，有助于肿瘤早期的筛选；血常规可了解全身一般情况；病理检查可诊断息肉的性质；本例符合直肠息肉的诊断。

三、诊 断

中医诊断：息肉痔（胃肠湿热型）。

西医诊断：直肠息肉。

四、鉴 别 诊 断

(1) 肛乳头肥大（悬珠痔）：肛乳头位于肛门齿线，常呈圆锥形，表面为皮肤，呈灰白色，光滑，多无便血。也可脱出肛外，常伴肛裂等证。

（2）肛管直肠癌（锁肛痔）：可出现排便习惯改变，大便变形，便血；指检时可摸到突出，质地坚硬，表面高低不平的肿块，早期可被推动，以后因与黏膜下层或皮下组织粘连而固定；有时可触及边缘向外翻的溃疡，指套染血或有黏液，晚期可摸到环状狭窄，病理检查可确诊。

（3）内痔（痔）：两者均可脱出，便血。但内痔多位于齿线上母痔区，基地较宽而无蒂，便血量较多，多见于成年人。

五、治　疗

息肉痔的处理原则是发现息肉即行摘除。伴出血或其他兼症者可应用内治法治疗。

（一）中医药内治

（1）治则：清热利湿，解毒散结。

（2）方剂：萆薢渗湿汤加减。

（3）常用药物：萆薢、薏苡仁、黄柏、赤茯苓、牡丹皮、泽泻、滑石、通草。腹泻加黄连、马齿苋；便血量多加地榆、槐角、炒荆芥。

（二）外治

（1）6%明矾液50ml，保留灌肠，每日1次。

（2）乌梅12g，五倍子6g，五味子6g，牡蛎30g，夏枯草30g，海浮石12g，紫草15g，贯众15g，浓煎为150~200ml，每次50ml，保留灌肠，每日1次。

（三）手术疗法

结扎法。适应证：直肠下端带蒂息肉。

六、演变与对策

如果上述治疗不能控制病情则有可能出现如下临床病象。

（1）证候：便血持续存在，便时肿物脱出，可自行回纳，肛门坠胀，便次增多，出现头晕、乏力、面色苍白或萎黄。舌淡、苔薄白，脉细弱。

（2）体征变化：息肉变大，色稍苍白，易出血。

（3）实验室及其他检查：血常规、血红蛋白及红细胞可有轻度下降。

（4）病机概括：脾胃虚弱。

（5）诊断：中医：息肉痔（脾胃虚弱型）；西医：直肠息肉。

（6）治疗：以手术治疗为主，结合中医药治疗。

1）中医药内治

治则：补益脾胃。

方剂：参苓白术散加减。

常用药物：人参、茯苓、白术、桔梗、山药、甘草、白扁豆、莲子肉、砂仁、薏苡仁。大便溏加干姜、煨木香；腹痛加失笑散。

2）手术疗法：同上。

七、相关问题的讨论

（一）概念

大肠息肉是指大肠黏膜表面突向肠腔内的隆起物，可以有蒂，也可以广基。它包括上皮源良性肿瘤与上皮源瘤样病变。息肉可发生于肠道的任何部位，但以直肠和乙状结肠常见。其中，发生在直肠的息肉占45%，位于乙状结肠的占5%。息肉可单发或多发，数目较多的称为息肉病。息肉可发生于任何年龄和性别，男性多于女性。常见症状为便血及大便习惯改变，但也有不少患者无症状，仅在指检或内镜检查时发现。

（二）大肠息肉的分类

方法很多，当前国内外较广泛应用的是Morson的以组织学分类为基础的方法，把大肠息肉分成肿瘤性、错构瘤性、炎症性和增生性。并根据息肉数目分为单发和多发两种。

（三）其他手术方式

（1）注射疗法：适用于小儿无蒂息肉或成人息肉直径小于1.5cm的无恶变倾向的增生性、错构瘤性息肉。

（2）儿童息肉手指挖出术：适用于儿童低位直肠后壁的息肉。

（3）电烙切除术：适用于直肠上端或乙状结肠下端的息肉。

（4）经腹息肉切除术：适用于乙状结肠以上的息肉，或瘤体大，经肛门切除有困难者。

（5）直肠后壁切开息肉切除术：适用于生长在腹膜返折以下而经肛门又无法摘除的较大体积息肉。

（四）术后随访

由于大肠息肉，特别是腺瘤性息肉已被学者公认为癌前期病变，所以，大肠息肉患者的定期随访复查已被提到防治早期大肠癌的高度来认识。

第四节 肛 窦 炎

一、病 案

患者，男性，63岁。2013年6月20日下午15：00某院肛肠科门诊。

一、现病史：排便时肛门疼痛2月余，呈烧灼样疼痛，便后缓解，无便血，有排便不尽感。每因大便干结时症状加重。自觉口渴，小便次数多，色黄，肛门坠胀，肛周潮湿、瘙痒。

刻诊：便时肛门烧灼不适，口渴，尿短黄。舌质红，苔黄腻，脉滑数。

二、既往史：无痔、肛裂等肛肠疾病史。

三、个人史：出生于本地，无疫区长期居住史，否认肝炎、结核等病史。平素喜食辛辣之品，每日饮黄酒约500ml。

四、体检摘要：T36.5℃，P82次/分，R20次/分，BP138/86mmHg。

神清，查体合作。皮肤及巩膜未见黄染。颈软，气管居中，甲状腺不肿大。两肺呼吸音清，心浊音界不扩大，心率82次/分，律齐，未闻及病理性杂音。腹平软，肠鸣音不亢进。脊柱和四肢未见畸形，未引出病理性神经反射。

专科检查：肛管紧缩，肛管后正中齿线区可扪及硬节，压痛明显。镜检：后位肛隐窝深大，充血水肿；肛管后侧肛乳头肥大；用有钩探针探查后位肛隐窝，顺利钩入约 0.5cm；轻压肛隐窝底部，可见少许淡黄色黏液流出。余未见异常。

五、实验室及其他检查

(1) 血常规：未见异常。

(2) 大便常规：无异常。

(3) 尿常规：无异常。

二、分 析 思 路

(一) 主证分析

本例主要症候是反复发作的便时肛门疼痛，分析即应紧扣这一症候展开。其特点是轻微的烧灼样疼痛，排便不净感，病史逾 2 个月之久，充分说明湿热病邪其性趋下，缠绵难愈的特点。

(二) 次证分析

肛门坠胀是湿邪重着的表现；肛周潮湿、瘙痒，多因湿热之邪渗出于肛门外，刺激肛周皮肤所致。凡口渴，尿短黄，舌质红，苔黄腻，脉滑数均为湿热内蕴之象。

(三) 病机归纳

长夏季节，感受暑湿热邪，复因喜饮醇酒，湿热内生，内外邪相合，下注肛肠，阻滞经络而成。

(四) 西医学认识

本病相当于西医学的肛隐窝炎。

肛门瓣由于解剖学因素容易发生损伤，致病菌入侵感染，引起肛隐窝炎。如果发炎的肛隐窝底部没有肛腺的开口，则只是单纯的肛隐窝炎。这种病变一般通过简单的治疗就可以治愈，并且有自愈的趋向。如果隐窝底有肛腺的开口，肛隐窝充血水肿常常导致肛腺导管闭阻，腺液潴留，肛腺导管扩张破裂，炎症直接或间接蔓延至肛腺，引起肛腺炎，严重者可形成肛腺化脓性感染。该期炎症主要局限在肛隐窝、肛腺、肛腺导管及其邻近的淋巴组织和血管内，常常迁延而不愈。

(五) 临床体征意义

患处肛隐窝深大（可钩入 0.5cm），充血水肿，轻压肛隐窝底部可见少许淡黄色黏液流出，提示肛隐窝炎症的存在。长达 2 个多月的反复炎症刺激，致使局部肛乳头炎性增生，肛门括约肌痉挛，故肛乳头肥大、肛管紧缩。

(六) 实验室及其他检查意义

本病例实验室无特殊检查意义。

三、诊 断

中医诊断：肛窦炎（湿热下注型）。

西医诊断：肛隐窝炎。

四、鉴别诊断

(1) 肛裂（钩肠痔）：疼痛的时间长，有特殊的疼痛周期和疼痛间歇期。检查可见肛管有纵行裂口。

(2) 直肠息肉（息肉痔）：因本病例并发肛乳头肥大，需与直肠息肉鉴别。直肠息肉在齿线以上的直肠黏膜，色鲜红或紫红，易出血。

(3) 肛周脓肿（肛痈）：肛周脓肿虽然继发于肛隐窝炎，但是脓肿的症状体征更突出，而且病变超出了肛隐窝、肛腺的范围。

五、治　疗

（一）中医药内治

(1) 治则：清热利湿解毒。

(2) 方剂：龙胆泻肝汤加减。

(3) 常用药物：龙胆草、泽泻、车前子、当归、柴胡、生地黄、黄芩、栀子。肛门疼痛加延胡、木香；大便干结加大黄、火麻仁。

（二）外治

(1) 熏洗法：用苦参汤煎水先熏后洗，每天2次。

(2) 塞药法：用痔疮栓，每天坐浴后塞入肛内，每天2次。或用红油膏、九华膏搽入肛门。

（三）手术疗法

病灶切除术。

六、相关问题的讨论

(1) 概念：肛隐窝炎是肛隐窝、肛门瓣发生的急、慢性炎症性疾病，中医称之为肛窦炎。

(2) 肛隐窝炎是大多数肛肠疾病的原发病灶，除了感染蔓延可直接引起肛周脓肿、肛瘘外，肛裂、肛乳头肥大、肛旁纤维瘤等疾病的发生也与肛隐窝炎有关，文献报道有85%的肛肠疾病与此有关。所以必须引起我们的重视。

(3) 临床特点：肛隐窝炎（肛窦炎）的临床特点是肛门部不适和肛门潮湿有分泌物。

第五节　肛　痈

一、病　案

患者，男，28岁。2013年8月15日上午10：00某院肛肠科门诊。

一、现病史：肛门肿痛3天。3天前患者自觉肛旁硬结，肿痛，痛处固定，活动时加剧，无畏寒、发热，小便正常，大便3天未解，口干喜饮。

刻诊：肛旁红肿，硬结疼痛。舌红，苔薄黄，脉数。

二、既往史：身体健康，无类似肛旁肿痛发生。

三、个人史：近两周来，工作繁忙、饮食饥饱不一，喜食辛辣肥甘。否认结核、糖尿病史，否认疫水接触史。

四、体检摘要：T37.1℃，P82 次/分，R19 次/分，BP117/72mmHg。

神清，步态正常，查体合作。心肺未见异常。腹平软，无压痛，肠鸣音不亢进。脊柱和四肢未见畸形。

专科检查：肛门无畸形，肛门左前侧见一直径约4cm 的肿块，皮肤色红，皮温增高，触痛，质硬。肛门镜检见左前位肛隐窝深大、充血明显。

五、实验室及其他检查

(1) 血常规检查：白细胞计数：$8.3×10^9$/L，中性粒细胞：0.75，淋巴细胞：0.22。

(2) 大便常规：白细胞（++）。

(3) 尿常规：无异常。

(4) 直肠腔内超声检查：肛门左前侧显示不均匀低回声区，提示炎性肿块。

二、分析思路

（一）主证分析

本例主要症候是急性发作的肛旁肿痛，其特点是硬结、定痛、红肿，肤温升高，充分说明热毒蕴结，阻滞气血，瘀热互结之变。

（二）次证分析

口干喜饮，大便不行，为邪热积聚体内，津液不能上承之象。舌红，苔薄黄，脉数是邪热内蕴的表现。

（三）病机归纳

邪热蕴结，下注大肠，蕴阻肛门，阻滞气血，经络阻塞，瘀热互结，热盛则肉腐而成。

（四）西医学认识

本病相当于西医学的肛周脓肿。

由于各种原因损伤肛隐窝，或粪便、异物积存于肛隐窝，引起肛隐窝感染、肛腺管水肿，炎症向外扩散，形成肛管直肠周围炎。如感染未得到控制，坏死组织进一步被中性白细胞或坏死组织产生的蛋白水解酶液化，脓肿形成。小的脓肿可自行吸收而消散。大的脓肿由于脓液较多不易吸收，可由皮肤溃破或需要切开排脓。

（五）临床体征意义

一般情况良好，无重要脏器及生命体征恶化改变。肛门局部红肿，硬结，提示局部炎性肿块。

（六）实验室及其他检查意义

血常规的中性百分比升高，大便常规查见白细胞，均提示感染的存在。腔内超声检查明确了肛门局部肿块的性质。

三、诊　　断

中医诊断：肛痈（邪热蕴结型）。

西医诊断：肛周脓肿。

四、鉴别诊断

（1）化脓性汗腺炎（串臀瘘）：多在肛门周围与臀部皮下，脓肿浅在而病变范围广泛，皮肤增厚变硬，急性小脓肿与慢性窦道并存，脓液黏稠呈白粉粥样，有特殊臭味。窦道不与肛门直肠相通。

（2）肛周毛囊炎和疖肿（疖）：好发于尾骨及肛周皮下，肿胀略突出，有溢脓外口，外口内有脓栓。指诊病变与肛门直肠无关。

五、治　　疗

本例患者因脓液尚未形成，故首选非手术治疗。

（一）中医药内治

（1）治则：清热解毒。

（2）方剂：仙方活命饮加减。

（3）常用药物：穿山甲、皂角刺、当归尾、甘草、金银花、赤芍、乳香、没药、天花粉、陈皮、防风、贝母、白芷等。热象较甚者加黄连、栀子；湿证较重者可合用萆薢渗湿汤。

（二）外治

（1）外敷法：外敷清热解毒，软坚散结类药物，如清凉膏、金黄散、黄连膏或五妙膏等。

（2）熏洗法：用苦参煎水先熏后洗，每天2次。

（3）塞药法：用痔疮栓，每天坐浴后塞入肛内，每天2次。或用红油膏、九华膏搽敷肛门。

（三）西医治疗

肛周脓肿应酌情使用抗生素治疗。一般常用青霉素类、头孢类、氨基苷类配合甲硝唑，替哨唑、喹诺酮类药物使用。

六、演变与对策

如果上述治疗不能控制病情则有可能出现如下临床病象。

1. 演变之一

（1）证候：肛门局部肿痛持续加剧、肤温升高，出现鸡啄样跳痛，伴畏寒、发热、便秘，排尿困难，口渴喜饮冷。舌红，苔黄，脉弦数。

（2）体征变化：肛旁肿块波动感明显，肛镜检查可见内口部肛隐窝充血，肿胀，挤压有脓液溢出。脓腔穿刺，可有脓液抽出。

（3）实验室及其他检查：血白细胞计数升高；腔内超声可显示不均匀液性暗区。

（4）病机概括：火毒炽盛。

（5）诊断：中医诊断：肛痈（火毒炽盛型）；西医诊断：肛周脓肿（脓肿局限期）。

（6）治疗

脓液一旦形成应切开排脓引流，运用中医药托毒外出，预防肛漏的形成。

1）中医药内治

治则：清热解毒透脓。

方剂：透脓散加减。

常用药物：生黄芪、生甘草、穿山甲、当归尾、银花、连翘、皂角刺。热重者加黄柏、蛇舌草；疼痛甚者加乳香、没药。

2）外治：金黄散外敷，掺托毒拔脓散促其液化成脓。

3）手术疗法：切开引流术。

2. 演变之二

（1）证候：肛门结肿平塌，皮色紫暗，自觉灼热，疼痛轻微或刺痛如锥，成脓较慢，溃后脓液淡白，稀薄不臭。溃口内陷、呈空壳状。伴有午后潮热，心烦口干，盗汗。舌红，苔少，脉细数。

（2）体征变化：肿块波动感明显，肛镜检查可见内口部肛隐窝充血，肿胀，挤压有脓液溢出。脓腔穿刺，可有脓液抽出。

（3）实验室及其他检查：血白细胞计数升高；腔内超声可显示不均匀液性暗区。

（4）病机概括：阴虚毒恋。

（5）诊断：中医诊断：肛痈（阴虚毒恋型）；西医诊断：肛周脓肿（脓肿局限期）。

（6）治疗：以手术治疗为主，辅以中药内服、外敷。

1）中医药内治

治则：养阴清热，托毒外出。

方剂：竹叶黄芪汤加减。

常用药物：竹叶、生地、生黄芪、麦冬、半夏、当归、川芎、白芍、黄芩、苍术、黄柏、牛膝、生甘草。干咳少痰加沙参、麦冬；食少纳呆，大便溏薄，神疲乏力加白术、山药、扁豆；腰膝酸软，眩晕耳鸣，加龟板、玄参。

2）外治：溃脓后，应以提脓祛腐，生肌收口为主。可依脓腐的递减而顺序选用七三丹，八二丹，九一丹；待脓腐将净新肉生长时则用生肌玉红膏以祛腐生肌、脓腐已净新肉难生时则用生肌白玉膏以润肤生肌，如滋水较多用生肌散。

3）手术疗法：同前。

七、相关问题的讨论

（一）概念

肛痈是指肛门直肠周围间隙软组织因发生急慢性化脓性感染而形成的脓肿。属中医学肛门痈疽范畴。中医按病位分别命名为：锐疽、脏毒、悬痈，坐马痈、跨马痈、臀痈、盘肛痈等。《外证医案汇编·肛痈篇》中说："肛痈者，即脏毒之类也，始起则为肛痈，溃后即为肛漏。病名虽异，总不外乎醉饱入房，膏粱厚味，炙煿热毒，负重奔走，劳碌不停，妇人生产努力，以上皆能气陷阻滞，湿热瘀毒下注，致生肛痈。"故有人认为，肛隐窝炎、肛周脓肿、肛瘘乃一个疾病发展的三个不同阶段。

(二) 肛周脓肿的治疗原则和注意事项

(1) 一旦确诊，应及时切开排脓，以免脓肿向深部和周围组织蔓延，不应等待硬结变软或局部红肿，不可拘泥于有无波动感而延迟切开排脓。

(2) 不应过分依赖抗生素而采用保守疗法，否则不但不能根治，还易致局部硬结长久难以消散。

(3) 定位要准确。一般在脓肿切开引流前，应先行穿刺，抽出脓液后，再行切开引流。

(4) 引流要彻底、通畅。切开脓肿后，要用手指去探查脓腔。分开脓腔内的纤维间隔，以利于引流。引流口要里小外大，以防皮肤过早黏合，影响引流。

(5) 术中应仔细寻找有无内口，即原发感染的肛隐窝，若能同时予以切开或切除，可以预防肛瘘的形成，避免二次手术。

(6) 浅部脓肿宜行放射状切口。深部脓肿若行弧形切口，切口应在括约肌外侧，避免损伤括约肌；若行放射状多切口，除与内口对应的切口外，其余切口近端应在括约肌外侧。

(7) 对肛提肌上之脓肿，处理要慎重，不能轻易作一次性切开，否则切断肛门括约肌深部和肛提肌，会引起肛门失禁，最好采用切开挂线法或分次手术。

第六节 肛 漏

一、病 案

患者，男性，36 岁。2012 年 5 月 10 日上午 10：30 某院肛肠科门诊。

一、现病史：反复肛旁流脓 1 年余，再发 1 周，流出脓质黏稠，色黄。刻诊：肛旁流脓黏稠色黄，纳呆少食，渴不欲饮，大便不爽，小便短赤，形体困重。舌红，苔黄腻，脉滑数。

二、既往史：1 年前有肛周脓肿病史，后自行破溃，症状缓解。

三、个人史：生于本地，无疫区长期居住史，否认肝炎、结核等病史。喜食辛辣烟酒。

四、体检摘要：T37.2℃，P72 次/分，R19 次/分，BP128/84mmHg。

神清，查体合作，皮肤及巩膜未见黄染。两肺呼吸音清，心率72 次/分，律齐。腹平软，无压痛，肠鸣音不亢进。

专科检查：肛门左后位，距肛缘3cm 处，可见一结节状外口，压之有脓液溢出；指检：沿外口可扪及皮下条索状管道通向肛门后侧，后位肛管齿线区可触及一硬结，触痛。肛镜：后位肛隐窝深大，充血水肿。轻压肛隐窝底部，可见少许黏液流出。

五、实验室及其他检查

(1) 血常规检查：白细胞计数：$92×10^9$/L，中性粒细胞：0.78，淋巴细胞：0.21 。

(2) 大便常规：脓细胞 (++)。

(3) 尿常规：无异常。

二、分 析 思 路

(一) 主证分析

本例主要症候是反复发作的肛旁流脓。其特点是：流出的脓质黏稠，色黄，提示湿热下注，热胜肉腐，肉腐为脓成漏。

（二）次证分析

形体困重，为湿邪郁于肌表、阻滞经气所致。食少纳呆，渴不欲饮，大便不爽，小便短赤乃湿热中阻，脾失运化所致。舌红，苔黄腻，脉滑数均支持湿热内蕴之辨证。

（三）病机归纳

湿热下注，热胜肉腐，肉腐为脓，久后成漏。

（四）西医学认识

本病相当于西医学的肛瘘。

肛周脓肿与肛瘘分别属于肛周间隙化脓性感染的两个病理阶段，急性期为肛周脓肿，慢性期即为肛瘘。因此，肛瘘是肛周脓肿自然发展的一种结局，其病因病理与肛周脓肿一致。

肛周脓肿成脓后，经肛周皮肤或肛管直肠黏膜溃破或切开出脓。脓液充分引流后，脓腔随之逐渐缩小，脓腔壁结缔组织增生，使脓腔缩窄，形成或直或弯的管道，即成肛瘘，瘘管外口时愈时溃，反复发作。其难以愈合的原因有以下几个方面：

（1）内口和原发感染病灶继续存在。脓肿虽然破溃或切开引流，但原发的感染病灶肛隐窝炎、肛腺感染仍然存在。肠内容物也可从内口继续进入。

（2）因肠腔中粪便、肠液和气体继续进入瘘管，形成长期慢性炎症反复感染，使管壁结缔组织增生变厚，形成纤维化管壁，管壁难以闭合，且管道常弯曲狭窄，致引流不畅。

（3）瘘管多在不同高度穿过肛门括约肌，局部炎症刺激等因素可造成肛门括约肌痉挛，妨碍管腔中脓液的引流，从而对瘘管的愈合产生不利影响。

（4）外口窄小，时闭时溃，脓腔引流不畅，脓液蓄积，可导致脓肿再发，并穿破皮肤形成新的瘘管和外口。

此外，结核、溃疡性结肠炎，Crohn 病等特异性炎症，恶性肿瘤、肛管外伤感染也可引起肛瘘，但比较少见。从病理解剖的角度看肛瘘一般由内口、瘘管和外口三部分组成。

（五）临床体征意义

此病例只有一个外口，为单纯性肛瘘；脓质黏稠，色黄，为急性炎症期。后位肛隐窝深大，充血水肿，轻压肛隐窝底部，可见少许黏液流出，可初步判定其内口的位置所在。条索样管道能清晰地在皮下扪及，说明瘘管走行较为表浅。

（六）实验室及其他检查意义

血常规、大便常规均提示，肛瘘正处于急性炎症期。

三、诊　断

中医诊断：肛漏（湿热下注型）。
西医诊断：肛瘘（低位单纯型）。

四、鉴别诊断

（1）化脓性汗腺炎（串臀瘘）：化脓性汗腺炎是一种皮肤及皮下组织的慢性炎性疾病，其病变范围较广泛，可呈弥漫性或结节状，局部常隆起，变硬，皮肤有许多窦道、溃口，且有脓液。皮肤色素沉着，有特殊臭味。其鉴别要点是化脓性汗腺炎病变在皮肤和皮下组织，窦道不与直肠相通，在直肠部无内口。

（2）骶骼骨结核（流痰）：骶骼骨结核形成寒性脓肿，在肛门后或会阴部破溃，形成瘘管。其鉴别点为：骨结核发病缓慢，无急性炎症，破溃后流清稀脓液，久不收口，创口凹陷。有纳差、低热、盗汗等症。瘘口距肛门较远，与直肠不通。X 线片可见远处原发病灶骨质破坏。

五、治　　疗

肛瘘首选手术，中医药后续治疗。

（一）中医药内治

（1）治则：清热利湿。

（2）方剂：萆薢渗湿汤合二妙丸加减。

（3）常用药物：萆薢、薏苡仁、黄柏、赤茯苓、牡丹皮、泽泻、滑石、通草、黄柏、苍术。热甚者加龙胆草、栀子；脓溃不畅者加皂角刺、炮山甲。

（二）外治

外治用苦参煎水先熏后洗，每天 2 次。

（三）手术疗法

肛瘘切开术。

六、演变与对策

如果上述治疗不能控制病情则有可能出现如下临床病象。

1. 演变之一

（1）证候：肛瘘经久不愈，反复发作，漏口时溃时愈；溃口肉芽不鲜，脓水不多。形体消瘦，面色无华，气短懒言，唇甲苍白，纳呆。舌淡苔白，脉细弱无力。

（2）体征变化：溃口肉芽不鲜。

（3）实验室及其他检查：血常规提示贫血改变。

（4）病机概括：正虚邪恋。

（5）诊断：中医：肛漏（正虚邪恋型）；西医：肛瘘（低位单纯型）。

（6）治疗

1）中医药内治

治则：补益气血，托里透毒。

方剂：托里消毒散加减。

常用药物：人参、川芎、当归、白芍、白术、银花、茯苓、白芷、皂角刺、甘草、桔梗、生黄芪、生甘草。舌苔腻者加薏苡仁、车前子；热象明显者加栀子、丹皮。

2）外治：同前。

2. 演变之二

（1）证候：肛周溃口，外口凹陷，瘘管潜行，局部常无硬索状物可扪及，脓出稀薄夹有败絮样片状物；可伴有潮热盗汗，心烦口干。舌红，少苔，脉细数。

（2）体征变化：外口凹陷。

（3）实验室及其他检查：血常规提示贫血改变，脓汁抗酸杆菌阳性。

（4）病机概括：阴液亏损。

（5）诊断：中医：肛漏（阴液亏损证）；西医：肛瘘（结核性）。

（6）治疗

中医药内治：

治则：养阴清热，托里透毒。

方剂：竹叶黄芪汤加减。

常用药物：人参、生黄芪、石膏、制半夏、麦冬、白芍、川芎、当归、黄芩、生地、生甘草、竹叶、生姜、灯心草。脓血较多者加皂角刺、山甲；疼痛明显者加乳香、延胡。

七、相关问题的讨论

（一）中医特色疗法

1. 单纯挂线术

（1）适应证：低位单纯性肛瘘、婴幼儿肛瘘、妇女前侧肛瘘等。

（2）禁忌证：肛门周围湿疮者，临产期孕妇，伴有痢疾或腹泻、严重肺结核、高血压、糖尿病、心脑血管疾病、肝脏、肾脏疾患以及血液病、恶性肿瘤等患者。

（3）操作方法：取侧卧位或截石位，常规消毒，麻醉达成后，探针一端系橡皮筋，另一端自外口探入，手指伸入肛内作引导，将探针沿管道经内口拉出，橡皮筋亦随之引出。切开肛外挂线区皮肤，橡皮筋收紧，丝线结扎橡皮筋使橡皮筋嵌于皮肤切口内。高位肛瘘挂线可同时使用肛瘘切开法，称为切开挂线法。传统挂药线可不切开皮肤，将药线收紧，打1~2个活结，以备以后紧线；亦可将药线的一端穿入另一段线内，由肛门牵出，使药线绕瘘管周围成为双股线，然后收紧，打一活结。每隔1~2日紧线一次，直至挂线脱落。

2. 隧道式对口拖线引流法

本法是一种在尽量保留肛周括约肌的前提下，通过管道脱腐来治疗肛瘘的手术方法。

（1）适应证：支管位于肛提肌以下的多支管复杂性肛瘘。

（2）禁忌证：同单纯挂线术。

（3）操作方法：常规消毒铺巾。探针探明肛瘘支管走形，并将探针穿出皮肤。在探针引导下将一束10股医用丝线引入支管内，两端打结使成圆环状，丝线保持松弛状态。主管仍予切开或切开挂线处理。以后每日换药，清洗创面后将提脓祛腐药如八二丹、九一丹放在丝线上拖入管内蚀管10天，待引流创面及环线上无明显脓性分泌物后，逐步分批拆线。拆线后配合棉垫压迫法，直至创面愈合。

（二）挂线疗法的机制

1. 异物刺激作用

药线（药线还有腐蚀作用）或橡皮筋作为一种异物，可刺激局部产生炎性反应，通过炎性反应引起的纤维化而使括约肌断端与周围组织粘连固定。

2. 慢性勒割作用

通过紧线或弹力收缩，以线代刀在局部组织血循环受阻而发生压迫性缺血坏死，慢慢分离，在逐渐分离过程中，括约肌分离和组织的纤维化修复可同时进行，即基底创面同时开始逐步愈合，使分离后的肌端有附着支点，这样就可缩小分离后距离，减少功能障碍。

3. 引流作用

挂线为固定在病灶深部的导线，具有良好的引流作用，可减轻感染。

4. 标志作用

挂线具有良好标志作用。标明外口与内口关系，为处理瘘管，切开已纤维化的括约肌提供准确位置。

5. 评价

（1）优点：简便、经济、安全。对肛门括约肌功能影响较小，肛门括约肌虽被切断，但不致因收缩过多而改变位置，因而不会引起肛门失禁，较好地解决了高位肛瘘手术中切断肛门括约肌造成的肛门失禁问题，显著减少了肛管及其周围组织的缺损。瘢痕小，不会造成严重的肛门畸形，引流通畅，复发率低。

（2）不足之处：组织结扎在橡皮筋内需要紧线或切除残余的纤维结缔组织，疼痛较重；有异物感，分泌物多；创面愈合的时间延长；可遗留明显凹陷。

第七节 钩 肠 痔

一、病 案

患者，女性，47 岁。2013 年 5 月 23 日上午 10：00 某院肛肠科门诊。

一、现病史：反复肛门疼痛伴便血 3 个月余。大便 2 天 1 次，干燥，排便时肛门疼痛，便后稍减轻，但不久又感肛门疼痛剧烈难忍，大便干结时症状加重，因而常忍便不解。大便时出现滴血，有时为手纸染血，色鲜红，时常口干引饮，潮热、手足心热，小便色黄。

刻诊：排便时肛门疼痛滴血，便后稍减轻，但不久又感肛门疼痛剧烈难忍。舌红，苔薄黄，脉细数。

二、既往史：身体健康，无类似周期性肛门疼痛和鲜血便发生。

三、个人史：出生于本地，无疫区长期居住史，否认肝炎、结核等病史。

四、体检摘要：T36.7℃，P76 次/分，R19 次/分，BP 98/60mmHg。

神清，自主体位，查体合作。皮肤及巩膜未见黄染，颈软，气管居中，甲状腺不肿大。心肺无异常，腹平软，未及包块，肠鸣音稍活跃。脊柱和四肢未见畸形，未引出病理性神经反射。

专科检查：肛门后位可见纵行裂口，鲜红底浅，边缘整齐；肛门紧小，触痛明显，尤以后侧为甚。直肠内未及异常。

五、实验室及其他检查

（1）血常规：未见异常。

（2）大便常规：无异常。

（3）尿常规：无异常。

二、分 析 思 路

（一）主证分析

本例的主要症候是因大便秘结，用力努责而出现的周期性肛门疼痛和鲜血便；口干引饮，潮热、手足心热。审证求因不外是阴虚津亏，血热肠燥所致。

（二）次症分析

大便干结，手纸染血色鲜红，提示血热肠燥或阴虚津亏，无以润肠之病机，肛门疼痛而忍便不解，以致排便功能失调，粪便内结，加重病情，形成恶性循环。舌红，苔薄黄，脉细数均提示为阴虚津亏，血热肠燥。

（三）病机归纳

本病多由于阴虚津亏，血热肠燥导致大便秘结，排便努责而致肛门皮肤龟裂，湿毒之邪乘虚侵入，经久不愈而发病。

（四）西医学认识

本病相当于西医学的肛裂。

肛裂是由于大便秘结，排便时过于用力，引起齿线以下的肛门皮肤破裂，继发感染；或因肛管狭窄等出现损伤，继而感染，逐渐形成局部的慢性溃疡而发病。肛门外括约肌在肛管的前后方形成一个相对薄弱的区域，而肛提肌的大部分附着于肛管的两侧，对肛管两侧有较强的支持作用，直肠的末端从后向前与肛管相连，肛管与直肠之间形成了一定的曲度，排便时肛管的前后方承受的粪便压力较大，再加上肛管后部多为纤维韧带组织，血供差，弹性弱，容易受损，而且破裂后又不容易修复，逐渐形成溃疡，导致肛裂。

（五）临床体征意义

肛门后位的纵行裂口，鲜红底浅，边缘整齐，说明病变尚属早期。由于炎性刺激，导致肛门括约肌痉挛，表现为肛门紧小，触痛明显。

（六）实验室及其他检查意义

无特殊。

三、诊　断

中医诊断：钩肠痔（血热肠燥型）。
西医诊断：肛裂（早期）。

四、鉴别诊断

（1）肛门皲裂（皲裂疮）：可发生在肛管的任何部位，裂口表浅，仅限于皮下，常可见多处裂伤同时存在，疼痛较轻，出血少，无溃疡和肛乳头肥大。

（2）结核性肛门溃疡：溃疡的形状不规则，可发生于肛管任何部位，边缘不整齐，有潜行，底部呈灰暗色，并可见干酪样坏死组织，有脓性分泌物，疼痛不明显，无裂痔形成。多有结核病史，分泌物培养可找到结核杆菌，活组织病理检查可确诊。

（3）梅毒性肛门溃疡（杨梅疮）：初起为肛门发痒、刺痛，抓破脱痂后形成溃疡。溃疡色红，不痛，底灰色，有少量脓性分泌物，呈椭圆形或梭形。多见于肛门两侧，双侧腹股沟淋巴结肿大，有性病史，分泌物涂片可找到梅毒螺旋体。

五、治　疗

(一) 中医药内治

(1) 治则：清热润肠通便。

(2) 方剂：凉血地黄汤合脾约麻仁丸加减。

(3) 常用药物：细生地、当归尾、地榆、槐角、黄连、天花粉、生甘草、升麻、赤芍、枳壳、黄芩、荆芥、麻子仁、芍药、枳实、大黄　厚朴、杏仁。出血较多者加仙鹤草、侧柏叶；阴虚明显者加旱莲草、女贞子、知母。

(二) 外治

(1) 熏洗法：将药液加热置盆中，乘热先熏后洗，具有止痛、缓解内括约肌痉挛、改善血液循环的作用。

(2) 敷药法：用油膏敷于患部，具有止痛、缓解内括约肌痉挛、活血化瘀、促使创面愈合等作用。常用药物：熊珍膏、马应龙麝香痔疮膏、硝酸甘油软膏、5%利多卡因软膏。

(三) 扩肛法

(1) 操作方法：病人取侧卧位。局麻后，先以两示指用力扩张肛管，以后逐渐伸入两中指，维持扩张达5分钟以上。

(2) 适应证：早期肛裂，慢性肛裂无乳头肥大及前哨痔者。

(3) 优点

1) 操作简便，不需器械，术后只需每日坐浴。

2) 扩肛后肛裂创面扩大并开放，引流通畅，浅表创面能很快愈合。

(4) 缺点

1) 可能并发出血、肛周脓肿、痔脱垂以及短时间大便失禁。

2) 复发率也较高。

六、演变与对策

如果上述治疗不能控制病情则有可能出现如下临床病象。

1. 演变之一

(1) 证候：大便干结，数日一行，便时疼痛，点滴下血，裂口深红；口干咽燥，五心烦热。舌质红，苔少或无苔，脉细数。

(2) 体征变化：肛管裂口深红、溃疡。

(3) 实验室及其他检查：可无明显变化。

(4) 病机概括：阴虚津亏。

(5) 诊断：中医：钩肠痔 (阴虚津亏型)；西医：肛裂 (陈旧性)。

(6) 治疗

1) 中医药内治

治则：养阴清热润肠。

方剂：润肠汤；

常用药物：当归、生地、麻仁、桃仁、甘草。阴虚甚者加麦冬、玄参；便秘者加瓜蒌仁、槟椰、淡苁蓉。

2）手术疗法：内括约肌后正中切断术。适用于二期肛裂裂口位于后侧者。

2. 演变之二

（1）证候：肛门刺痛明显，便时便后尤甚，肛门紧缩，裂口色紫暗。舌紫黯，脉弦或涩。

（2）体征变化：肛管裂口溃疡，呈紫暗色，赘皮形成。

（3）实验室及其他检查：无明显变化。

（4）病机概括：气滞血瘀。

（5）诊断：

中医：钩肠痔（气滞血瘀型）；西医：肛裂（陈旧性）。

（6）治疗：以手术治疗为主，辅以中药润肠通便。

1）中医药内治

治则：理气活血，润肠通便。

方剂：六磨汤。

常用药物：沉香、木香、槟榔、乌药、枳实、大黄等。血瘀者加桃仁、红花；便秘者加麻仁、郁李仁。

2）手术疗法：同前。

七、相关问题的讨论

（一）肛裂常见体征

（1）纵行裂口、梭形溃疡：初期肛管皮肤有一至数条纵行裂口，以后形成梭形溃疡。

（2）内括约肌纤维化：内括约肌下缘肌膜增厚、肌纤维变硬，形成环状索带，使括约肌舒张受限。典型病例可在括约肌间沟上方扪及宽约2cm的环形带。

（3）肛乳头肥大：裂口上方的肛乳头，受慢性刺激后增生，形成肛乳头肥大或乳头状纤维瘤。

（4）裂痔：又称哨兵痔。裂口下方的肛缘皮肤因静脉及淋巴回流障碍，结缔组织增生而形成。

（5）肛隐窝炎：裂口上方的肛窦继发感染。

（6）潜行瘘管：肛隐窝炎或裂口创面感染，形成皮下脓肿，破溃而成。

慢性肛裂最常伴见肛乳头肥大和裂痔，临床称之为肛裂三联征。

（二）其他疗法

（1）塞药法：将药物直接纳入肛门内，具有止痛作用。常用药物：吲哚美辛栓、曲马朵栓、吲哚唑酮栓。

（2）封闭法：用长效止痛药物注射于裂口基底部，具有止痛作用。常用药物：1%利多卡因5ml+0.75%丁哌卡因5ml+1%亚甲蓝2ml混合液。

（3）肛裂侧切术

1）适应证：适用于不伴有结缔组织外痔、皮下瘘等的陈旧性肛裂。

2）操作方法：取侧卧位，局部消毒、麻醉，在肛门一侧距肛缘1.5厘米处做一纵行切口，深达皮下，找到内括约肌，在直视下切断。

第八节 脱 肛

一、病 案

患者，女性，47岁。2012年11月22日下午16：00某院肛肠科门诊。

一、现病史：排便时肛门口有物脱出已5个月余，初期是大便后见黏膜从肛门脱出，便后能自行回纳，以后逐渐加重，现需用手法帮助方可回纳，大便1天3~4次，质溏，无便血，有排便不尽感。

刻诊：排便时肛门口有物脱出，自觉坠胀。伴神疲乏力，头晕耳鸣，食欲不振。舌淡，苔薄白，脉细弱。

二、既往史：慢性腹泻十余年，近半年发作较频繁。

三、个人史：出生于本地，无疫区长期居住史，否认肝炎、结核等病史。

四、体检摘要：T36.6℃，P86次/分，R21次/分，BP116/70mmHg。

神清，查体合作。面色苍白，颈软，气管居中。两肺呼吸音清，心率86次/分，律齐，未闻及病理性杂音。腹平软，无压痛，未及包块，肠鸣音活跃，未闻及气过水声。

专科检查：肛门呈散开状，指检肛门括约肌松弛，收缩无力；肛门镜检见直肠黏膜内套叠。患者取蹲位，嘱其做排便动作，见有淡红色直肠黏膜脱出，长约4cm，触之柔软，无弹性。

五、实验室及其他检查

(1) 血常规：未见异常。

(2) 大便常规：无异常。

(3) 肛管直肠测压：肛管静息压及收缩压均明显低于正常水平。

二、分析思路

(一) 主证分析

本病的主要症候是肛门有物脱出，早期是大便后有黏膜从肛门脱出，便后能自行回纳，以后渐渐不能回纳，此良由中气下陷，无以固摄所致。

(二) 次证分析

自觉肛门坠胀，神疲乏力，头晕耳鸣，食欲不振，舌淡，苔薄白，脉细弱，皆为气血生化不足，清阳不升，无力摄纳之征象。

(三) 病机归纳

中气不足，气虚下陷，固摄失职。

(四) 西医学认识

本病相当于西医学的直肠脱垂。

全身功能状况尤其是神经系统功能减退对直肠脱垂的发生有重大影响。但局部因素如解剖结构缺陷和功能不全、肠源性疾病、腹压增高等也是造成脱垂的重要条件。

（五）临床体征意义

增加腹压后，直肠黏膜脱出已明确，脱出黏膜长 4cm 属一度脱垂。

（六）实验室及其他检查意义

肛管静息压及收缩压均明显低于正常水平，盆底肌群功能减退，收缩无力，致使直肠缺少有效固定、位置下移而脱垂。

三、诊　　断

中医：脱肛（气虚下陷型）。
西医：直肠脱垂（一度脱垂）。

四、鉴 别 诊 断

环状内痔脱出与直肠黏膜脱垂容易混淆。内痔痔核为曲张静脉丛，呈桑葚状或结节状突起，颜色紫暗或鲜红。各痔核间常有明显界线或正常的黏膜组织。

五、治　　疗

（一）中医药内治

（1）治则：补气升提，收敛固摄。
（2）方剂：补中益气汤加减。
（3）常用药物：人参、黄芪、白术、甘草、当归、陈皮、升麻、柴胡等。脱垂较重而不能还纳宜重用升麻、党参、黄芪；腰酸耳鸣，肾精不足者加山茱萸、覆盆子、诃子。

（二）外治

（1）熏洗法：以苦参、石榴皮、枯矾、五倍子煎水熏洗，每天 2 次。
（2）外敷法：以五倍子散或马勃散外敷。

（三）黏膜下注射法

（1）常用药物：消痔灵注射液、6% 明矾溶液等。
（2）操作方法：点状注射用皮试针头直接刺入黏膜下层注入药物，点与点之间距离 1cm 左右，并相互交错排列。柱状注射用细长针头从齿线上方 1cm 处进针，在黏膜下层边注射边进针至脱垂黏膜上界，可在直肠前后左右四壁各注射一柱。注射后将脱出组织送入肛内，纱布覆盖固定。注射药量以消痔灵注射液为例，用 1:1 浓度，点状注射每点 0.3~0.5ml，柱状注射每柱 3~5ml，总量约 10~30ml，儿童酌减。

（四）针刺

（1）体针及电针：取穴长强、百会、足三里、承山、八髎、提肛穴。
（2）梅花针：在肛周外括约肌部位点刺。

六、演变与对策

如果上述治疗不能控制病情则有可能出现如下临床病象。

（1）证候：肛内肿物脱出，色紫黯或深红，肛门坠痛。舌红，苔黄腻，脉弦数。

（2）体征变化：可见直肠全层脱出，脱出物长7cm左右，呈圆锥状，色紫黯或深红，甚则表面溃破、糜烂，肛内指检有灼热感。

（3）实验室及其他检查：肛管静息压及收缩压均明显低于正常水平。

（4）病机概括：湿热下注，清阳不升。

（5）诊断：中医：脱肛（湿热下注型）；西医：直肠脱垂（二度脱垂）。

（6）治疗：

1）中医药内治

治则：清热利湿。

方剂：萆薢渗湿汤加减。

常用药物：萆薢、薏苡仁、黄柏、赤茯苓、牡丹皮、升麻、枇杷叶、泽泻、滑石、通草。出血多者加地榆、槐花；热甚者加蛇舌草、黄柏。

2）直肠周围间隙注射

操作方法：脱出肠管置于复位状态。术者用食指在肠腔内作引导，在肛门一侧距离肛缘2.5cm处进针，平行肛管进入坐骨直肠窝，轻微进退针头，调整针尖方向，使药液在间隙内呈扇形均匀分布，直肠后间隙进针部位在肛门与尾骨之间，用手指在肠腔内引导，将针头沿骶骨曲前方进入直肠后间隙，扇形注射使药液均匀分布于间隙内。

七、相关问题的讨论

（一）直肠脱垂的分度

一度脱垂为直肠黏膜脱出，脱出物为淡红色，长3~5cm，触之柔软，无弹性，不易出血，便后会自行回纳。

二度脱垂为直肠全层脱出，脱出物长5~10cm，呈圆锥状，淡红色，表面为环状而有层次的黏膜皱襞，触之较厚，有弹性，肛门松弛，便后有时需用手回复。

三度脱垂为直肠及部分乙状结肠脱出，长达10cm以上，呈圆柱形，触之很厚，肛门松弛无力。

（二）注射疗法

其原理是根据中医学"酸可收敛"、"涩可固脱"的理论，选用明矾等药物刺激诱发肛门直肠周围间隙无菌性炎症，导致局部纤维组织增生，形成瘢痕组织，使直肠与周围组织粘连固定而不再下垂。直肠黏膜下注射适用于黏膜脱垂，直肠周围间隙注射适用于全层脱垂。注射方法操作简便、安全、可重复使用。

第九节 便 秘

一、病 案

患者，女性，36岁。2010年3月16日上午9：00中医院肛肠科门诊。

一、现病史：近2年大便排出困难，4~6日一行，质偏干，临厕努责无力，汗出气短。时感神疲乏力，少气懒言，面色萎黄。

刻诊：大便4日未行，腹胀，食欲不振。舌淡，苔薄白，脉弱。

二、既往史：素有大便排出困难史5年，经常服用通便药物（芦荟胶囊、番泻叶）助排便，停药后症状复作。

三、个人史：出生于本地，无疫区居住史，否认乙肝、结核等传染病史，否认高血压、糖尿病等病史，未服用其他药物。

四、体检摘要：T36.5℃，P80次/分，R20次/分，BP106/68mmHg。

神清，查体合作。面色萎黄，皮肤及巩膜无黄染。颈软，气管居中，甲状腺不肿大。两肺呼吸音清，HR 80次/分，律齐。腹平软无压痛，未及包块，肠鸣音不亢进。

专科检查：肛缘平整，指诊肛内未及明显肿物，肛门收缩良好，直肠前突约1.5cm，指套退出无染血。

五、实验室及其他检查

（1）大便常规及潜血试验：无异常。

（2）纤维结肠镜：结肠黏膜光滑、完整，可见棕褐色色素沉着，呈斑片状连续分布。

（3）组织病理学：结肠黏膜固有层内有大量含有色素颗粒的巨噬细胞，黑色素染色阳性，铁染色阴性。

二、分析思路

（一）主证分析

本例主要症候是大便排出困难2年。其特点是大便4~6日1行，质偏干，临厕无力努责，挣则汗出气短，综合病机为脾虚气弱，大肠传导无力，久则成结，难以排出。

（二）次证分析

神疲乏力，少气懒言，面色萎黄无华，舌淡苔薄白，脉弱均支持脾虚气弱之病机。

（三）病机归纳

中气不足，运化无力，传导失司。

（四）西医学认识

本病相当于西医学的便秘。

本病可由多种疾病引起，包括功能性疾病和器质性疾病，很多药物也可引起便秘。在慢性便秘的病因中，大部分为功能性疾病，其所致便秘的病理生理学机制尚未完全阐明，可能与结肠传输和排便功能紊乱有关。目前将功能性疾病所致便秘分为慢传输型便秘、排便障碍型便秘、混合型便秘和正常传输型便秘。

（五）临床体征意义

患者一般状态良好，专科检查排除直肠下段器质性病变，存在轻度直肠前突，排除了重度直肠前突引起的便秘。

（六）实验室检查意义

粪常规及潜血试验正常；结肠镜提示长期服用泻剂引起的结肠黑变病。

三、诊　　断

中医诊断：便秘（脾虚气弱型）。
西医诊断：便秘。

四、鉴 别 诊 断

（1）先天性巨结肠（便秘）：有长期便秘病史，钡灌肠检查多能发现病灶部位。直肠黏膜肌层组织学检查，提示肌间和黏膜下神经丛无神经节细胞；直肠黏膜乙酰胆碱酯酶组织化学检查可确诊。

（2）肿瘤（便血、锁肛痔）：结直肠肿瘤性梗阻引起的排便困难常伴有便血、黏液等临床现象，肛门指诊、肠镜和组织病理学检查有助于诊断。

五、治　　疗

便秘的治疗以非手术为主，强调合理的膳食，其次是药物治疗。

（一）中医药内治

（1）治则：补脾益气，润肠通便。
（2）方剂：补中益气汤加减。
（3）常用药物：炙黄芪、人参、白术、当归身、陈皮、升麻、柴胡、甘草。口干寐差加生地、柏子仁；食欲欠佳加炒稻芽、炒麦芽。

（二）外治

灌肠法：开塞露、中药、生理盐水或肥皂水灌肠。

六、演变与对策

如果上述治疗不能控制病情则有可能出现如下临床病象。

1. 演变之一
（1）证候：大便干结，腹部胀满，按之疼痛。伴口干口臭，面红心烦，小便短赤。舌红，苔黄燥，脉滑实。
（2）体征变化：同前。
（3）实验室及其他检查：同前。
（4）病机概括：燥热内结。
（5）诊断：中医：便秘（燥热内结型）；西医：便秘。
（6）治疗
1）中医药内治
治则：清肠泄热通便。
方剂：麻子仁丸加减。
常用药物：麻子仁、芍药、枳实、大黄、厚朴、杏仁。易怒目赤加更衣丸；痔疮便血加槐花、地榆、茜草。

2）外治：同前。

2. 演变之二

（1）证候：大便不畅，欲解不得出，或便而不爽，甚则少腹作胀。伴嗳气频作，纳食减少，胸胁痞满。舌苔薄腻，脉细弦。

（2）体征变化：同前。

（3）实验室及其他检查：同前。

（4）病机概括：肠府气滞，传导失司。

（5）诊断：中医：便秘（肠府气滞型）；西医：便秘。

（6）治疗

1）中医药内治

治则：行气导滞通便。

方剂：六磨汤加减。

常用药物：乌药、木香、枳壳、槟榔、沉香、大黄。气郁化火，口苦咽干加黄芩、山栀、丹皮；情志不舒，胁肋作胀加香附、柴胡、厚朴；服药后大便通畅，去大黄，转以调气为主。

2）外治：同前。

3. 演变之三

（1）证候：大便干结，或虽有便意，临厕无力努责。伴便后乏力，神疲肢倦懒言。舌质红瘦，边有齿痕，少苔，脉细弱。

（2）体征变化：同前。

（3）实验室及其他检查：同前。

（4）病机概括：气阴两虚，失于濡润。

（5）诊断：中医：便秘（气阴两虚型）；西医：便秘。

（6）治疗

1）中医药内治

治则：益气养阴，润肠通便。

方剂：增液汤合黄芪汤加减。

常用药物：玄参、麦冬、生地、当归、石斛、沙参、黄芪、陈皮、火麻仁、白蜜。乏力汗出加白术、党参；痔疮便血加阿胶、槐角；心烦口干加知母、玉竹。

2）外治：同前。

4. 演变之四

（1）证候：大便秘结，排出困难，伴面色萎黄无华，时作眩晕，或腰膝酸软，畏寒肢冷，小便清长。舌淡苔白，脉沉迟。

（2）体征变化：同前。

（3）实验室及其他检查：同前。

（4）病机概括：脾肾阳虚，无力行舟。

（5）诊断：中医：便秘（脾肾阳虚型）；西医：便秘。

（6）治疗

1）中医药内治

治则：温阳通便。

方剂：济川煎加减。

常用药物：当归、牛膝、肉苁蓉、泽泻、升麻、枳壳。寒凝气滞、腹痛较甚者加肉桂、木香。

2）外治：同前。

七、相关问题的讨论

（一）罗马Ⅲ功能性便秘诊断标准

（1）必须包括以下2项或2项以上：至少25%的排便感到费力；至少25%的排便为干球粪或硬粪；至少25%的排便有不尽感；至少25%的排便有肛门直肠梗阻感和（或）堵塞感；至少25%的排便需手法辅助（如用手指协助排便、盆底支持）；每周排便少于3次。

（2）不用泻药时很少出现稀便。

（3）不符合肠易激综合征的诊断标准。

诊断前症状出现至少6个月，且近3个月症状符合以上诊断标准。

（二）其他治疗方法

（1）调整生活方式：合理膳食，多饮水，多吃粗纤维的食物；养成定时排便的习惯，避免排便时久蹲或努挣。

（2）针灸治疗：耳针、体针疗法是中医治疗便秘的有效方法，值得推广。

（3）生物反馈疗法：主要适用于盆底失弛缓型和盆底松弛型便秘。通过训练患者进行盆底协调、感觉阈识别和盆底肌肉条件反射，协助改善盆底习惯，是一种无痛苦、无创伤安全有效的方法。

（4）电刺激疗法：主要包括经皮电刺激疗法、经直肠电刺激疗法、经膀胱电刺激疗法和骶神经调节疗法。其机制是调节肠道内、外的神经支配，改善胃肠道的局部血流，促进蛋白质合成，提高患者的肠道控制能力，以改善便秘症状。

（欧 春 谷云飞）

第十四章　皮肤病及性传播疾病

第一节　概　述

一、基本概念

皮肤为一身之表，在最外层起保卫作用，接受津血的温养和润泽，并通过"气门"，即汗孔进行体内外物质的交换。西医学认为其由表皮、真皮、皮下组织构成，内有丰富的毛囊、皮脂腺、汗腺、血管、神经和纤维组织。发生于人体皮肤、黏膜及皮肤附属器的疾病统称为皮肤病。

性传播疾病是指通过性接触、类似性行为及间接接触所感染的一组传染性疾病，简称为"性病"。

二、病　机

皮肤病发生的病机不外乎与内、外两方面相关。在外主要责之于风、寒、暑、湿、燥、火、虫、毒诸邪所引发的六淫致病、虫邪致病、毒邪致病等病机的变化；于内主要归结于七情内伤、饮食劳倦、藏府失调等所导致血瘀凝滞、血虚风燥、肝肾不足等一系列病机的演变。

（一）外因致病

1. 六淫致病

风寒暑湿燥火，为自然界正常的六气，六气是万物生长的基本条件，本身对人体是无害的。"邪之所凑，其气必虚"，当人体由于正气不足、抵抗力下降时，不能适应六气的变化，六气变成致病条件侵犯人体，称为"六淫"。六淫致病根据病邪性质的不同，其所产生的相应皮肤疾病的症状各异。现就六淫的致病特点及其导致的常见皮肤病简述如下：

（1）风邪致病：风易袭上位，如白屑风等；风善行而数变，以处所的迅速变化为特征者，如瘾疹、风瘙痒等；风胜则痒，瘙痒性皮肤病一般都与风邪有关。

（2）寒邪致病：寒性凝滞，寒主收引，如瓜藤缠。

（3）暑邪致病：暑为阳邪，其性炎热，暑易夹湿，如湿疮、痱子等。

（4）湿邪致病：湿性重浊，湿性趋下，如小腿湿疮、脚湿气；湿易与热结形成湿热下注，如瓜藤缠、肾囊风；湿性黏滞，易见于一些顽固性、反复发作的瘙痒性皮肤病，如慢性湿疮。

（5）燥邪致病：燥易伤津，如皲裂症。

（6）火邪致病：外科疾病的发生，以"热毒"、"火毒"最为常见。火为热之极，一切急性炎症性皮肤病均与火邪有关。

2. 虫邪致病

由虫引起的皮肤病有两种，一为皮肤中的寄生虫直接致病，如疥疮；二为虫类引起的过敏性皮肤病，如虫咬皮炎；另外，由真菌引起的皮肤病亦归此类。

3. 毒邪致病

由毒引起的皮肤病，一为中毒：食物或药物；一为过敏：虫毒或漆毒。需要说明的是，中医学中常提到"热毒"、"火毒"、"湿毒"致病，究竟什么是毒？早在《内经》中就提出"皆阳热亢极之证"。清代医家喻嘉言认为"病久不解，可蕴结成毒"。《外感温病篇》中有"风温热毒"、"风温毒邪"等提法。归纳起来，关于"毒"主要有两种学说：即邪气亢极蕴结不解之说。邪气亢极，可以成毒，如火热之邪可成热毒；邪气长期蕴结不解，可以化而为毒，如湿热蕴积日久可成湿毒、瘀毒。毒邪致病具有发病急、来势猛、传变迅速、易从火化、病情顽固、反复发作、不易根治的特点，诸如常见的药毒即属此类。其次，毒具有传染性，如牛痘曾被称之为天行时毒。

（二）内因致病

1. 血瘀凝滞

凡离经之血不能及时排出和消散，停留于体内，或血行不畅，壅遏于经脉之内，及瘀积于藏府组织器官的，均称血瘀。其成因可概括为气滞、气虚、寒凝、血热、外伤等多方面原因。气滞则血行不畅；气虚则血运无力；寒凝则血液凝涩；血热则迫血妄行，血不归经；外伤则脉络受损，血溢脉外。由血瘀所致的皮肤病，其皮损特点为局部皮肤色黯、紫红、青紫或瘀点、瘀斑，或出现肌肤甲错、色素沉着、瘀斑、肥厚、结节、肿块、瘢痕等，可伴有疼痛、刺痛，舌质紫有瘀点，脉弦涩等症状。

2. 血虚风燥

多为慢性皮肤病所出现的证候，其原因主要由于长期的瘙痒，寝食不安；或导致脾胃虚弱，饮食减退，以致不能从食物中吸收精华，化生阴血，造成血虚生风生燥；或风湿郁久，化热化火，伤其阴血，阴血亏虚，导致血虚风燥；亦可因本虚久病，导致血虚风燥者。同时，血虚风燥又为多种皮肤病的发病因素，由于血虚不能荣养肌肤，肤失濡润，生风生燥。其病程较长，皮损表现为干燥、肥厚、粗糙、脱屑、作痒，可伴有头目晕眩、面色苍白、苔薄、舌淡、脉濡等症状。常见于牛皮癣、白疕、慢性湿疮、风瘙痒等慢性皮肤病。

3. 肝肾不足

肝藏血，肾藏精，肝肾同源，血燥则精伤，精少则血虚，故临床上多肝肾同病。肝肾不足，即可产生相应的病机衍生，其与皮肤病的发生密切相关。如肝虚血燥，筋气失荣，则生疣目；血虚无以滋养肝木，爪甲失荣，则指甲厚而干枯；肾虚黑色上泛则面生黧黑。因此，凡肝肾不足引起的皮肤病，其证候大多呈现慢性，皮损干燥、粗糙、脱屑，或伴脱发，色素沉着，指甲变化等。如兼见眩晕、眼花、耳鸣、面部烘热、腰膝酸软、失眠多梦、遗精、舌红少津、苔少、脉弦细等，则为肝肾阴虚；如兼见面色㿠白、畏寒怕冷、四肢不温、腰膝酸软、头昏耳鸣、阳痿、舌体胖、边有齿痕、舌苔白、脉沉细等，则为肾阳不足。

三、皮肤病的局部辨证

皮肤病的皮损发生在体表，有形可见，且皮肤病患者往往全身症状不明显，故局部的症状在辨证中具有重要的意义，所以局部辨证是本节介绍的重点，其主要分为自觉症状和体征两个方面。

1. 辨自觉症状

自觉症状是患者主观上能够反映出来的症状，常见的有瘙痒、疼痛、灼热、麻木等。

（1）瘙痒：为皮肤病最常见的自觉症状，是由风、湿、热、虫等客于皮肤肌表，引起皮肉间气血不和而成；或由血虚、血瘀、血热阻于肌肤，肤失濡养而成。

1）痒无定处、干燥、脱屑——风（风邪善行而数变，风胜则燥）；

2）痒处固定、渗液、流滋、糜烂——湿（湿性黏滞，湿邪流溢肌肤）；

3）局部焮红灼热作痒，遇凉则缓——热（热微则痒）；

4）瘙痒无度，入夜尤甚——血分（有血虚、血热、血瘀等之别）。

（2）疼痛：皮肤病有疼痛症状者不多，一般多由寒邪或热邪或痰凝血瘀，阻滞经络所致，病机主要归结于"不通则痛"。

1）疼痛遇寒加剧，得温则缓——寒（寒性凝滞）；

2）疼痛伴有红肿、发热——热（热甚则痛）；

3）疼痛较剧，固定持续时间长，局部皮损色紫暗——血瘀（有气虚、气滞等之别）。

（3）灼热：灼热感为热邪蕴结或火邪炽盛，炙灼肌肤的自觉感受，多表示有热毒或火邪存在。

（4）麻木：由于局部气血运行不畅，经络阻塞不通所致，正所谓"血虚则麻，气虚则木"。另外，一些皮肤病由于局部角化、肥厚致皮肤感觉减退亦可引起麻木感。

2. 辨体征

体征是皮肤上客观存在，能够看到、触摸到、检查到的临床表现，包括原发性损害和继发性损害。原发性损害是皮肤病在其病变过程中，直接发生或初次出现的皮损，有斑、丘疹、风团、结节、疱等。继发性损害是原发性皮损经过搔抓、感染、治疗处理和在损害修复过程中演变而成，有鳞屑、糜烂、溃疡、痂、皲裂、苔藓样变、色素沉着等。

（1）斑：为局限性皮肤明显的颜色变化，不隆起，也不凹陷，面积大而成片的称斑片，《丹溪心法》云"有色点而无头粒者是也"。

1）颜色鲜红——血热；

2）颜色紫暗、或青色、或黄色，固定，压之不退色——血瘀；

3）颜色黑褐、灰黑、黑色——气血不能润泽皮肤，或虚阳上浮，或水亏火旺；

4）颜色瓷白、浅白、白色——气血失和。

（2）丘疹：为高出皮面的实性丘形小粒，直径一般小于0.5cm，多散在分布，有的互相融合而成扁平隆起的片状损害称斑块；丘疹顶端扁平的称扁平丘疹；介于斑疹与丘疹之间，稍有隆起的皮损称斑丘疹；丘疹顶部有较小水疱或脓疱时，称丘疱疹或丘脓疱疹。

1）丘疹色红——热；

2）丘疹色红，上覆鳞屑——血热受风；

3）慢性苔藓样丘疹——湿邪蕴积肌肤，脾运失常。

（3）风团：为皮肤上局限性水肿隆起，常突然发生，迅速消退，不留任何痕迹，发作时伴有剧痒。

1）风团色红——血分（血热或风热）；

2）风团色白——气分（风或寒）；

3）风团白天较多——气分；

4）风团夜间较多——血分。

（4）结节：为大小不一、境界清楚的实质性损害，质较硬，深在皮下或高出皮面。

1）结节色红——血热、湿热；

2）结节色紫——血瘀；

3）结节皮色——气滞血瘀或寒湿凝滞；

4）结节皮色，陷入皮下或高出皮面，表面粗糙——痰湿。

（5）疱：有水疱、血疱、脓疱。水疱可以原发，亦可由丘疹演变而来，为内有腔隙、含有液体、高出皮面的损害。疱内含有血样液体者称血疱。疱内含有浑浊或黄色液体着称脓疱，周围常有红晕，疱破后形成糜烂，溢出脓液，结脓痂。

1）水疱——湿；

2）血疱——血热；

3）脓疱——湿热，深在为热毒。

（6）鳞屑：是表皮脱落的角质层，以大小分为糠秕状和斑片状；以表面的干湿程度可分为干性鳞屑和油腻性鳞屑。

1）干性鳞屑——血虚风燥；

2）干性斑块状鳞屑——气滞血瘀；

3）油腻鳞屑——湿热。

（7）糜烂：为局限性的表皮缺损，系由疱疹、脓疱的破裂，痂皮的脱落等露出的红色湿润面，损害较浅，愈后不留瘢痕。多属湿热、热毒为患。

（8）溃疡：创面较深，可达真皮或皮下组织，愈后留有瘢痕。可按疮疡论治。

（9）痂：皮肤损害处的渗液、滋水、渗血或脓液与脱落组织及药物等混合干燥后即形成痂。

1）滋痂——湿热；

2）血痂——血热；

3）脓痂——热毒。

（10）皲裂：为皮肤上的线形坼裂，有深浅之分。浅者属卫外不固，寒邪内侵；深者属血虚风燥。

（11）苔藓样变：为皮肤增厚、粗糙，皮纹加宽、增深、干燥，局限性边界清楚的大片或小片损害，常为一些慢性瘙痒性皮肤病的主要表现，多由血虚风燥、肌肤失养所致。

（12）色素沉着：为皮肤中色素增加所致，多呈褐色、暗褐色或黑褐色。色素沉着可分为原发性和继发性两种，其中原发性色素沉着疾病有黄褐斑、黑变病等，继发性色素沉着则多见于慢性皮肤病后期。

1）原发性色素沉着——肝火、肾虚；

2）继发性色素沉着——气血失和。

但应注意的是，有些皮肤病患者伴有明显的全身症状，还有一些皮肤病是全身性疾病，而病灶反映在局部，如系统性红斑狼疮，所以皮肤病辨证虽然以局部症状辨证为主，但绝不能孤立地以局部症状为依据，而应该从整体出发，局部与全身辨证相结合，综合起来辨证，才能为施治提供可靠的依据。

四、治　法

1. 内治

皮肤病的治疗，就是针对其发病的病因病机，采取恰当的治疗方法，或攻，或补，或攻补兼施，使其痊愈。据上述皮肤病的病因病机，对其内治法总结如下：

风 ⎰ 外风 ⎰ 风热：疏风清热，方用银翘散、桑菊饮、消风散

　　　　　风寒：疏风散寒，方用麻黄汤、桂枝麻黄各半汤

　　　　　风湿：祛风除湿，方用豨莶丸

　　　内风：搜风，方用乌蛇祛风汤、全虫方，常用药物：乌梢蛇、蝉蜕、僵蚕、全蝎、羌活、白芷、刺蒺藜等

寒 ⎰ 外寒：辛温解表散寒，方用麻黄汤、桂枝汤、桂枝麻黄各半汤

　　内寒：温里助阳散寒，方用理中丸、当归四逆汤、阳和汤、麻黄附子细辛汤

　　寒热错杂：寒热并调，方用防风通圣散、乌梅丸、半夏泻心汤

暑：暑性多热，易挟湿邪。治宜清热祛暑利湿，方用六一散。

湿 { 湿热：清利湿热，方用茵陈蒿汤、龙胆泻肝汤、草薢渗湿汤。
寒湿：散寒除湿，方用实脾饮、鸡鸣散。
脾虚生湿：健脾除湿，方用除湿胃苓汤。

燥 { 血虚风燥：养血祛风润燥，方用四物汤、当归饮子。
血热风燥：清热祛风润燥，方用凉血消风散。

热 { 气分热：清气分热，方用白虎汤。
血分热：清血分热，方用犀角地黄汤、清营汤。
热毒：清热解毒，方用五味消毒饮、黄连解毒汤、清瘟败毒饮。

虫：杀虫止痒，方用芦荟丸，应以外用为主。

毒：毒易从热化，见热毒。

瘀 { 理气活血，方用逍遥散、清肝解郁汤。
活血化瘀，方用桃红四物汤、通窍活血汤、血府逐瘀汤。
破血逐瘀，方用大黄䗪虫丸，其他药物如：三棱、莪术、鬼箭羽等。

肾 { 肝肾阴虚：滋阴降火，方用知柏地黄汤、大补阴丸。
肾阳不足：温补肾阳，方用肾气丸、右归丸。

2. 外治

外治法是使用药物或其他手段直接作用于皮损表面，由于其直达病所，故临床实用价值很高。在使用外治法时，需要掌握外用药剂型、使用方法、作用原则、适应病症及相关注意事项（表14-1）。

表14-1 外治法

剂型	方法	作用	适应证	注意事项
溶液	将单味药或复方加水煎熬至一定浓度，滤药渣所得的溶液	具有清洁、止痒、消肿收敛、清热解毒的作用，可用于浸渍和熏洗	适用于急性皮肤病，渗出较多或脓性分泌物多的皮损	大疱类皮肤病和表皮剥脱性皮肤病不宜应用
粉剂	将单味药或复方研成极细粉末的制剂。粉剂常加赋形剂使用，如干燥皲裂可加油，如痒甚可加醋	具有保护、吸收、蒸发、干燥、止痒的作用	适用于无渗液性的急性或亚急性的皮炎类皮肤病	干扑的药粉要足够细；局部皮肤应潮湿，有适量分泌物更佳；渗出多或多毛的皮损不宜用，容易形成硬痂，并阻遏毒邪外泄
洗剂	水和粉剂混合在一起的制剂，又名混悬剂	有清凉、止痒、保护、干燥、消斑、解毒之功	适用于无渗液性的急性或亚急性的皮炎类皮肤病	使用时需振荡摇匀
酊剂	是将药物浸泡于75%乙醇或白酒中，密封7~30天后滤过而成的酒浸剂	具有收敛、散风、杀菌、止痒的作用	适用于脚湿气、鹅掌风、体癣、牛皮癣等	因其刺激性较强，故头面、黏膜等部位慎用

续表

剂型	方法	作用	适应证	注意事项
油剂	将药物放在植物油中煎炸的油剂或用植物油或药油与药粉调和成糊状的油调剂	具有润泽保护、解毒收敛、止痒生肌的作用	适用于顽固性皮肤病或伴有干燥、皲裂的皮肤病	严重的渗出性皮肤病避免厚层涂搽，以免箍脓，使邪无出路
软膏	将药物研成细末，用凡士林、羊毛脂、猪脂或蜂蜜、蜂蜡等作为基质调成的均匀、细腻半固体状的剂型	具有保护、润滑、杀菌、止痒、去痂的作用	用于一切慢性皮肤病具有结痂、皲裂、苔藓样变等皮损	凡滋水较多、糜烂较重的皮损，不宜外涂或敷贴软膏

3. 其他疗法

除上述药物疗法外，针灸疗法中的针法、灸法均有广泛的应用，其中针法又有体刺、耳针、火针、梅花针、三棱针等不同的应用，目前在临床上开展得均十分普遍；此外，火罐、放血、刮痧等疗法根据病情亦均有应用；随着医学的不断发展，中药汽疗、穴位埋线等疗法不断涌现，极大丰富和发展了中医治疗学理论和特色疗法。

第二节 蛇 串 疮

一、病 案

患者，男，52岁。2012年10月26日上午9：30某院皮肤科门诊。

一、现病史：3天前自觉右胸胁部不适，有明显的灼热刺痛感，且疼痛逐渐加重，3天后发现皮肤上出现红色丘疹，继则出现成簇水疱。

刻诊：右胸胁皮肤成簇水疱，皮损鲜红，灼热刺痛明显，伴心烦易急躁、口苦咽干、便干溲赤。舌质红、苔黄腻、脉弦滑数。

二、既往史：否认重大疾病史、无食物或药物过敏史。

三、个人史：未到过疫区或传染病区，无烟酒嗜好。

四、体检摘要：T36.7℃，P80次/分，BP125/80mmHg，R17次/分。

神清，痛苦面容，查体合作，双肺未闻及干、湿啰音，心界不大，各瓣膜听诊区未闻及病理性杂音，腹部检查未见异常。

专科检查：右胁肋皮肤鲜红色斑丘疹、粟粒大小呈带状分布的成簇水疱，水疱大小不一，疱壁紧张，疱液透明，疱间皮肤正常，皮疹沿周围神经走形分布，未超过前后正中线，皮损处触之疼痛明显。

五、实验室及其他检查

（1）血常规：白细胞计数$4.3×10^9$/L，淋巴细胞百分比0.454。

（2）尿常规：未见异常。

（3）血糖：未见异常。

（4）心电图：正常心电图。

（5）胸部X线：未见异常。

二、分 析 思 路

（一）主证分析

本例主要症候是局部疼痛与疱疹，分析即应紧扣这一症候展开，这是分析和鉴别疱疹类皮肤病的关键。

局部疼痛提示火毒郁结，气血运行受阻，不通则痛；右胁肋部灼热、水疱成簇乃是肝经所循之处，湿热交蒸，热不得外越，湿不得下泻，湿邪与郁热蒸于肌肤而成，综观主证，审证求因，病位当责之于肝，病性则当从郁、从火、从湿入手。

（二）次证分析

胁肋灼热胀痛乃因肝经布两胁，肝失疏泄化热所致；凡心烦、口苦、咽干、便干、溲赤亦皆肝郁化火之象；舌红、苔黄腻、脉弦滑数均符合肝经湿热之判断。

（三）病机归纳

肝失疏泄，气机不畅，久而化火，湿邪与郁热蒸于肌肤而成。

（四）西医学认识

本病相当于西医学的带状疱疹。

本病是由水痘–带状疱疹病毒感染引起，属病毒性皮肤病。初次感染后，在临床上表现为水痘或隐性感染，以后病毒进入皮肤感觉神经末梢，沿神经纤维向中心移动，持久地潜伏于脊髓后根神经节的神经元中，当宿主受到某种刺激导致免疫功能减退时，病毒被激活，使受侵犯的神经节发炎及坏死产生神经痛，病毒沿着周围神经转移至皮肤而发生节段性水疱。

（五）临床体征意义

局部成簇水疱沿周围神经走行且不超过前后正中线，说明病毒感染源于周围神经节段，与其所支配的区域有关；患者局部疼痛往往因医者的触碰而加重，说明病毒感染导致局限性神经损伤所致。

（六）实验室及其他检查意义

血常规可以对病毒感染情况及轻重进行初步判定；对于老年患者，疼痛明显，疱疹呈血疱或脓疱时，当详细询问病史，作相应的检查以排除糖尿病、内脏肿瘤或其他系统性疾病；同时，应对中老年患者行心电图、胸部 X 线检查，以排除心胸部疾病，或因疼痛可能诱发的心血管疾病进行早期预警与防范。本病检查已除外其他系统疾病，符合病毒性感染特征。

三、诊　　断

中医诊断：蛇串疮（肝经湿热型）。
西医诊断：带状疱疹。

四、鉴 别 诊 断

（1）单纯疱疹（热疮）：多发生在皮肤黏膜交界处的急性疱疹性皮肤病，多见于高热后或高热过程中。临床以局限性成簇水疱为特征，除局部皮损具有灼热、发痒或轻微刺痛外，不伴有神经痛症状，皮疹不沿同侧周围神经分布，经 2 ~ 10 天后干燥结痂，脱痂后不留痕迹而痊愈。病情轻，预后良好。但可因饮食不节、情志失调、劳累过度而复发。相当于西医学的单纯疱疹。

（2）接触性皮炎（漆疮）：局部有明显的接触史，皮疹局限于接触部位，以皮肤潮红、肿胀、水疱，甚至糜烂渗出为主。

另外，对于本病不典型的损害（顿挫型），未见皮疹而出现明显神经痛时，应与神经性头痛、肋间神经痛、急腹症（特别是急性阑尾炎、急性胆囊炎、急性胰腺炎）、冠心病心绞痛、坐骨神经痛、股骨头坏死等相鉴别。

五、治　疗

（一）中医药内治

（1）治则：清肝泻火，解毒利湿。

（2）方剂：龙胆泻肝汤加减。

（3）常用药物：龙胆草、车前子、通草、黄柏、柴胡、黄芩、板蓝根、茵陈、栀子、泽泻等。疼痛明显加延胡索、制乳香、制没药。

（二）外治

（1）水疱未破者，用二味拔毒散、玉露膏、双柏散、三黄洗剂等外搽。

（2）水疱破后，用黄连膏、四黄膏或青黛膏外涂。

（3）若水疱不破或水疱较大者，可用三棱针刺破，使疱液流出，以减轻胀痛不适感。

（三）针刺疗法

（1）围针：沿疱疹或疼痛分布带边缘每隔 3cm 取一针刺点，捻转得气后，留针 30min，取针，每日 1 次，连刺 7 天。

（2）体针：取内关、曲池、阳陵泉、足三里、合谷、三阴交、支沟、阿是穴、夹脊穴等。

（3）火针：以毫针针尖经酒精灯火焰烧红后，迅速对疱疹进行快速点刺，再用棉签清理疱液，针刺不宜过深，过皮即起。

六、演变与对策

如果上述治疗不能控制病情则有可能出现如下临床病象。

（1）证候：疱疹基底暗红，疱液混浊为血水；疼痛剧烈难忍，或皮疹减轻或消退后局部仍疼痛不止，放射到附近部位，痛不可忍，坐卧不安，重者可持续数月或更长时间。舌质黯，苔白，脉弦细。

（2）体征变化：疱液浑浊或为血水，或局部皮疹消退留色素沉着。

（3）实验室及其他检查：同前。

（4）病机概括：血虚肝旺，毒瘀互结，气血凝滞，经络阻塞。

（5）诊断：中医诊断：蛇串疮（气滞血瘀型）；西医诊断：带状疱疹。

（6）治疗

1）中医药内治

治则：行气活血，通络止痛。

方剂：柴胡疏肝散合桃红四物汤加减。

常用药物：柴胡、芍药、川芎、枳壳、陈皮、香附、甘草、桃仁、红花、当归、熟地等。如舌光红无苔加生地、麦冬、玉竹、玄参、沙参；心烦眠差加莲子芯、黄连、肉桂、酸枣仁。

2）针刺疗法：用围针、体针或火针治疗。疱疹消退伴疼痛明显时可用火针对疼痛部位进行快速散刺，如疼痛未明显缓解可反复。

七、相关问题的讨论

（一）基本概念

蛇串疮是一种皮肤出现成簇水疱，痛如火燎的急性疱疹性皮肤病。其特点是皮肤上出现成簇水疱，累累如串珠，排列成带状，沿身体一侧周围神经分布，局部刺痛或伴同侧淋巴结肿大。多数可终身免疫，偶有复发。本病好发于胸胁部，故又名缠腰火丹，亦称为火带疮、蛇丹、蜘蛛疮等，相当于西医学的带状疱疹。

（二）治疗中的几个问题

（1）中医认为此病无论在急性期还是慢性期都存在一个总的发病机制：气血凝滞，经络阻隔。急性期多由于肝郁化火，脾湿内蕴，复感外邪，湿热蕴阻肌肤致气血失和，治疗上多以清肝、疏肝、健脾、利湿为主；慢性期多由于年老之体，气血虚弱，血行滞涩，加之余毒未清，瘀滞之血与邪毒夹杂，郁阻脉络肌肤而发病，故老年人常遗留神经痛，治疗上多攻补兼施、虚实并治，以补气助阳或滋阴养血、兼行气活血化瘀解毒为主。

（2）发生在颜面部的带状疱疹，尤其发于眼部和耳部的需要特别注意。耳部可引起失聪；眼部可累及角膜，水疱破溃可形成溃疡性角膜炎，以后可因瘢痕形成而失明，严重者可发生全眼球炎、脑炎甚至死亡。带状疱疹一般多发生于躯干或肢体的一侧，亦有极少数患者发于两侧，这时应考虑到一方面为病毒载量过大而引起的重型病情；另一方面还应分析是否存在基础性疾病的可能，诸如恶性肿瘤、糖尿病、HIV、免疫性疾病等等，从而进行有针对性的检查与治疗。

（3）带状疱疹之隐匿型极其容易漏诊、误诊，因本类型疾病在皮肤表面无可见皮疹，因此疼痛为患者主要的不适指征，根据其疼痛部位的不同，发于眼部者易与青光眼混淆；心胸腹部易与冠心病、心绞痛、急腹症等混淆；腰背部易与腰椎间盘突出症、脊柱疾病、泌尿系结石等混淆；上下肢则易与关节炎、外伤等相混。因此以疼痛为主症的疾病在诊断时应尤为注意。同时，带状疱疹亦可因疼痛而诱发冠心病、心绞痛、心肌梗死等而危及生命，所以对于中老年有心血管病史的患者应尤为重视。

第三节 脚 湿 气

一、病 案

患者，男，32岁。2013年8月22日上午10：00某皮肤科门诊。

一、现病史：双足水疱、糜烂、渗液，加重1个月。

刻诊：双足底水疱、糜烂，第3、4趾间浸渍发白，部分抓破基底呈鲜红色，味臭，剧烈瘙痒，伴有口苦咽干，大便干。舌质红、苔薄黄，脉滑数。

二、既往史：足部症状每年夏季复发加重，秋冬季节缓解，病情反复10余年。否认药物、食物过敏史。

三、个人史：未到过疫区，工作地点多处潮湿区域，生活条件欠佳，平素嗜食辛辣，吸烟史10年。

四、体检摘要：T36.5℃，P76次/分，BP130/85mmHg，R18次/分。

神清语明，查体合作，头面颈部未见异常，心肺正常，腹部检查未见异常。

专科检查：双足底水疱、糜烂、渗出明显，第3、4趾间浸渍发白，部分抓破基底呈鲜红色。

五、实验室及其他检查

（1）血常规：未见异常。

（2）尿常规：未见异常。

（3）真菌直接镜检：阳性。

二、分析思路

（一）主证分析

本例主要症候是足部水疱、糜烂，分析即应紧扣这一症候展开。患者双足部水疱、糜烂、渗液提示有湿在下，湿邪侵入肌肤，郁结不散，经久缠绵，其性重浊，趋于下焦，与气血相搏而发于足；基底鲜红乃邪热蕴结肌肤，故为湿热瘀阻局部所致。

（二）次证分析

凡口苦者，乃湿热上蒸所致；患足气味腥臭乃湿浊下趋浸淫之象；咽干、便干与热伤津液相关、亦可为湿阻运化所成。舌红、苔薄黄、脉滑数支持湿热证之判断。

（三）病机归纳

常涉水湿，嗜食辛辣，湿邪内生，内外湿邪交阻化热，下注而发。

（四）西医学认识

本病相当于西医学的足癣。

本病主要由感染真菌引发，通过接触、衣物等多种途径进行传播。人的足底和趾间没有皮脂腺，从而缺乏抑制皮肤丝状真菌的脂肪酸，生理防御机能较差，而这些部位的皮肤汗腺却很丰富，加之空气流通性差、局部潮湿温暖，有利于丝状真菌的生长。此外，足底部位皮肤角质层中的角蛋白是丰富的营养物质，这是真菌生长的有利条件。其主要的真菌类型有红色毛癣菌、须癣毛癣菌、石膏样小孢子菌及絮状表皮癣菌等。本例符合真菌感染之表现。

（五）临床体征意义

患者一般情况良好，专科检查见水疱、糜烂及基底部潮红多由急性炎症反应引起；足部第3、4趾间为本病最多好发之处。

（六）实验室及其他检查意义

本病进行真菌直接镜检为最主要的鉴别手段，阳性表示真菌存在，且一次阴性不能完全否定，本例符合这一标准。

三、诊　　断

中医诊断：脚湿气（湿热下注型）。

西医诊断：足癣（水疱型、糜烂型）。

四、鉴别诊断

（1）足部湿疹（足部湿疮）：呈多形性皮疹，对称分布，反复发作，剧烈瘙痒，真菌镜检为阴性。

（2）掌跖脓疱病（疕疮）：多见于手掌、足跖部，为对称性红斑，其上密集针尖至粟粒大小脓疱，反复发生，真菌镜检为阴性。

五、治　疗

（一）中医药内治

（1）治则：清热除湿，杀虫止痒。

（2）方剂：龙胆泻肝汤加减。

（3）常用药物：龙胆草、地肤子、威灵仙、苍术、黄柏、生薏苡仁、金银花、连翘、栀子、萆薢、苦参、白鲜皮、生甘草。

（二）外治

（1）二矾汤或半边莲60g，煎汤待温，浸泡15分钟，次以皮脂膏或雄黄膏外搽。

（2）趾间糜烂处可用枯矾粉或脚气粉，待脱皮后再改用1%～3%克霉唑霜或土槿皮酊。

六、演变与对策

如果上述治疗不能控制病情则有可能出现如下临床病象。

1. 演变之一

（1）证候：足丫糜烂，渗流臭水或化脓，肿连足背，有一红丝向上走窜，可伴发热。舌质红，苔黄腻，脉滑数。

（2）体征变化：皮损以糜烂、流脓、肿胀为主，肿胀可波及足背，伴有红丝上行，胯股臀核肿痛，或自觉恶寒发热。

（3）实验室及其他检查：白细胞计数升高。

（4）病机概括：湿热郁久，蕴结成毒。

（5）诊断：中医诊断：脚湿气（湿热毒蕴型）；西医诊断：足癣（足癣伴感染）。

（6）治疗

1）中医药内治

治则：清热利湿解毒。

方剂：萆薢渗湿汤。

常用药物：萆薢、防己、泽泻、薏苡仁、金银花、黄柏、牛膝、生甘草等。

2）外治法同前。

3）西医治疗：其原则为先抗感染治疗，感染控制后再进行抗真菌治疗。

2. 演变之二

（1）证候：足跟、足底、趾间干燥、粗糙、脱屑、皲裂，伴有瘙痒。舌质淡红，苔薄白，脉细弦。

（2）体征变化：皮损呈现角化过度的表现。

（3）实验室及其他检查：无异常。

（4）病机概括：郁热化燥，气血不和，肌失所养。

（5）诊断：中医诊断：脚湿气（血虚风燥型）；西医诊断：足癣（脱屑型）。

（6）治疗：

1）熏洗涂搽：外治可用中药熏洗（荆芥、防风、红花、地骨皮、皂角、大枫子、明矾、米醋等）或用皮脂膏、雄黄膏外涂。

2）热烘疗法：将药物敷于或涂搽患处后，以电吹热风吹于药物表面，反复几次，可使角质软化，增强药力渗入。

3）封包疗法：患者用软膏剂后，根据情况以保鲜膜进行局部封包固定，可以达到持续药效的目的。

七、相关问题的讨论

（一）基本概念

癣是发生在表皮、毛发、指（趾）甲的浅部真菌性皮肤病。本病发生部位不同，名称各异。发于头部的白秃疮、肥疮，目前发病率较低；发于手部的鹅掌风；发于足部的脚湿气；发于面、颈、躯干、四肢的圆癣、阴癣、紫白癜风；发于指（趾）甲的鹅爪风等。癣都具有传染性、容易复发，病程长等特性。

（二）其他常见癣病

1. 鹅掌风

本病相当于西医学的手癣。以成年人多见，男女老幼均可染病。多数为单侧发病，也可波及双手。夏天起水疱病情加重，冬天则枯裂疼痛明显。皮损特点为初起为掌心或指缝水疱或掌部皮肤角化脱屑、水疱，水疱多透明如晶，散在或簇集，瘙痒难忍。水疱破后干涸，叠起白屑，中心向愈，四周继发疱疹，并可延及手背、腕部。若反复发作后，致手掌皮肤肥厚，枯槁干裂，疼痛，屈伸不利，宛如鹅掌。鹅掌风病程慢性，反复发作。

2. 紫白癜风

本病相当于西医学的花斑癣或花斑糠疹。好发于颈项、躯干部，多为散在或融合的脱色、淡褐色斑片，上覆糠秕状鳞屑，大小不一，刮之明显，亮如烟纸样，可有痒感，出汗后更为明显。

3. 圆癣

本病相当于西医学的体癣、股癣。皮损多为境界清楚的环状红斑、边缘隆起呈堤状，中心向愈，上覆鳞屑，常伴有痒感。

（三）继发疾病类型

癣若处理不当或长期搔抓，可继发感染产生红、肿、热、痛等症状，而引起一系列疾病，诸如急性网状淋巴管炎（丹毒）、急性淋巴管炎（红丝疔）、急性蜂窝组织炎（手发背、足发背）、癣菌疹等，从而使病情加重或引发全身症状，在治疗时则应根据具体情况进行有针对性治疗，在抗真菌治疗的基础上，配合应用抗生素、抗组胺药或中医治疗等。

（四）中西医药物的选择

癣在治疗上应以外治为主，当病情严重时可以考虑中医内治或配合相应的西医疗法。中药中苦参、白鲜皮、黄柏、地肤子、蛇床子、土槿皮、黄精、乌梅等均具有良好的抗真菌功效，此外，醋治疗癣疾的效果尤佳，但亦应防止高浓度者刺激皮肤；当病情严重或甲癣的患者可适当选择抗真菌药物内服，但抗真菌药物具有一定的肝损伤性，所以在应用时要权衡利弊，密切观察；因癣为真菌感染引起，除了有明显炎症、过敏等继发病变时，一般避免应用激素类制剂，以免适得其反，使病情加重。

第四节 湿 疮

一、病 案

患者，男，37 岁。2013 年 6 月 16 日上午 10：30 某院皮肤科门诊。

一、现病史：因食用海鲜而周身泛发丘疹、水疱，搔抓渗液，伴剧烈瘙痒 10 天，近日加重。

刻诊：周身泛发红斑、丘疹、丘疱疹、水疱，伴糜烂、渗液，并散在脓疱，境界不清，对称分布，自觉剧烈瘙痒。伴胸闷纳呆、口苦、大便干、小便赤少。舌质红、苔薄黄、脉滑数。

二、既往史：有食海鲜过敏史，无药物过敏史，近日来饮食不节，多食辛辣腥发、醇酒炙煿之物。

三、个人史：未到过疫区或传染病区，生活及工作环境良好，有烟酒不良嗜好 10 年。

四、体检摘要：T37.6℃，P82 次/分，BP130/85mmHg，R20 次/分。

神清语明，查体合作，头面颈部未见异常，心肺正常，腹部检查未见异常。

专科检查：周身散在红斑、丘疹、水疱、脓疱，伴糜烂、渗液明显，皮损以肘膝关节屈侧为重，对称分布，边界不清，伴剧烈瘙痒。

五、实验室及其他检查

(1) 血常规：白细胞总数 11.9×10^9/L，中性粒细胞比率 0.7515，淋巴细胞数 0.75×10^9/L，嗜酸粒细胞数 0.64×10^9/L。

(2) 尿常规：未见异常。

(3) 心电图：未见异常。

(4) 胸部 X 线：未见异常。

二、分 析 思 路

(一) 主证分析

本例主要症候是皮肤泛发红斑、丘疹、水疱、渗液，分析即应紧扣这一症候展开。皮损水疱、渗液与湿邪相关；泛发红斑、丘疹、丘疱疹是为处所变化而具风性；斑疹色红乃邪热阻滞肌肤所致。综观症候，与肝、脾、胃关系密切，应属湿热风三邪交阻而成。

(二) 次证分析

胸闷纳呆为湿阻气机，气机失于条达；瘙痒剧烈乃湿热内生，外感风邪所致；口苦、便干、溲赤因嗜食辛辣腥发，湿热内生，侵扰上下而成；舌质红、苔薄黄、脉滑数属湿热内蕴之象。

(三) 病机归纳

患者素体禀赋不耐，又因嗜食荤腥动风之品，致脾失健运，湿热内生，复感风邪，风湿热三者，浸淫肌肤，郁于肌腠而发病。

（四）西医学认识

本病相当于西医学的急性湿疹。

本病主要由复杂的内外激发因子引起的一种迟发型超敏反应。患者具有一定的遗传特质，又在特定的条件下发病。内部因素与感染病灶、内分泌及代谢改变、血液循环障碍、神经精神因素等相关；外部因素则可因食物、吸入物、生活环境、化学物质等的接触而诱发或加重。

（五）临床体征意义

依据患者皮损表现为全身泛发红斑、丘疹、丘水疱、糜烂、渗液等，其属皮损的多形性改变，切合湿疹的临床特点，同时可判断其居于湿疹的急性期；皮损呈对称性分布为湿疹的另一重要特征；患者散见脓疱，发热可以初步诊断其合并感染的可能。

（六）实验室及其他检查意义

本病检查血常规中嗜酸粒细胞数增多可以初步判定其属过敏性疾病；白细胞总数、中性粒细胞比率增高，以及淋巴细胞数相对偏低符合轻度细菌感染的特点。

三、诊　　断

中医诊断：湿疮（湿热浸淫型）。
西医诊断：急性湿疹。

四、鉴 别 诊 断

接触性皮炎（如漆疮、马桶癣、花粉疮等）：本病有接触过敏物的病史，常见于暴露部位或接触部位，皮损以红斑、水疱、大疱为主，边界清楚，祛除病因后很易痊愈，不复发。

五、治　　疗

（一）中医药内治

（1）治则：清热利湿祛风止痒。

（2）方剂：龙胆泻肝汤合银翘散加减。

（3）常用药物：龙胆草、山栀、柴胡、黄芩、金银花、连翘、薄荷、苍术、黄柏、茯苓、苦参、生甘草等。上部重者加桑叶、菊花、蝉衣、苍耳子；下部重者草薢、川牛膝、车前子；痒剧加徐长卿、白鲜皮、地肤子；焮红热盛加生地、赤芍。

（二）外治

以清利湿热，解毒收敛为主。可选用黄柏、生地榆、马齿苋、野菊花等煎水冷敷或外洗；亦可用10%黄柏溶液或三黄洗剂，也可用炉甘石洗剂外搽。

（三）西医治疗

可选择抗组胺药、钙剂、维生素C等，其均具有一定的抗过敏疗效；合并感染者可适当选择抗生素。

六、演变与对策

如果上述治疗不能控制病情则有可能出现如下临床病象。

1. 演变之一

（1）证候：有丘疹、鳞屑、结痂、抓后糜烂渗出，伴胃纳不香，腹胀便溏，神疲乏力，饮食减少。舌质淡、苔白腻、脉弦滑。

（2）体征变化：皮损以丘疹、结痂、鳞屑为主，仅有少量水疱及轻度糜烂，伴剧烈瘙痒。

（3）实验室及其他检查：白细胞数可正常或略有偏高。

（4）病机概括：病程日久，正邪交争，湿热留恋，以致脾虚湿蕴。

（5）诊断：中医诊断：湿疮（脾虚湿蕴型）；西医诊断：亚急性湿疹。

（6）治疗

中医药内治：

治则：健脾利湿止痒。

方剂：除湿胃苓汤加减。

1）常用药物：苍术、白术、茯苓、猪苓、山药、生薏苡仁、泽泻、陈皮、车前草、徐长卿。胃纳不香加藿香、佩兰；胸闷不舒加厚朴、枳壳；大便溏薄可酌加补骨脂；痒剧者加苦参、白鲜皮。

2）外治：以燥湿、收敛、止痒为原则，一般可用三黄洗剂或青黛散麻油调搽，3%黑豆馏油或5%黑豆馏油软膏外搽亦可。

3）西医治疗：内治同前；外治可选用糖皮质激素乳剂、糊剂，短期、少量应用。

2. 演变之二

（1）证候：皮损色黯或色素沉着，或皮损粗糙肥厚，剧痒难忍，遇热或接触肥皂水后瘙痒加重，伴有口干不欲饮，纳差，腹胀。舌质淡、苔白、脉弦细。

（2）体征变化：皮损以肥厚和苔藓样变为主，偶有渗液，伴剧烈瘙痒。

（3）实验室及其他检查：血常规多无异常。

（4）病机概括：病久耗伤阴血，血虚风燥。

（5）诊断：中医诊断：湿疮（血虚风燥型）；西医诊断：慢性湿疹。

（6）治疗

1）中医药内治

治则：养血润肤，祛风止痒。

方剂：当归饮子或四物消风饮加减。

常用药物：熟地、当归、白芍、胡麻、何首乌、地肤子、蛇床子、鸡血藤、乌梢蛇。瘙痒不能入眠加珍珠母、生牡蛎、夜交藤、酸枣仁；腰膝酸软加狗脊、仙灵脾、菟丝子；口渴咽干加玄参、石斛、麦冬；皮损粗糙肥厚加丹参、鸡血藤、乌梢蛇；急性发作者加地骨皮、赤芍、紫草、丹参等。

2）外治：以润肤、止痒为基本治疗原则。可选用软膏剂、乳剂等，药用青黛膏、5%硫黄软膏、10%~20%黑豆馏油软膏外搽。

针罐疗法：先以梅花针叩刺皮疹部位，以微渗血为度，再于叩刺局部行走罐疗法，隔日1次，7日为1个疗程。

火针疗法：将针体在酒精灯焰上烧红后迅速刺入皮损，深度以不超过皮损基底部为度，可每隔1mm围刺。

3）西医治疗：治法同前。对于顽固局限性损害可用糖皮质激素作局部皮内注射对症治疗。

七、相关问题的讨论

（一）基本概念

湿疮为一种过敏性炎症性皮肤病，相当于西医学的湿疹。本病男女老幼皆可发病，但以先天禀赋不足者居多。其特点为多形性皮疹，对称分布，剧烈瘙痒，倾向湿润，反复发作，易成慢性。根据病程可分为急性、亚急性、慢性三类。急性湿疮以丘疹、水疱、糜烂、渗出为主，慢性湿疮以苔藓样变为主，亚急性者则居于两者之间。根据病变部位的不同可分为头面部、耳部（旋耳疮）、乳头部（乳头风）、脐部（脐疮）、手部（病疮）、肘膝部（四弯风）、阴囊部（肾囊风或绣球风）、小腿部湿疮等。根据皮损形态的不同还可分为以滋水为主（浸淫疮）、以丘疹为主（血风疮或粟疮）、以钱币状为主（钱币状湿疮）等。此外，西医学还命名了一些特殊型湿疹，如自身敏感性湿疹、传染性湿疹样皮炎、婴儿湿疹、裂纹性湿疹等。

（二）治疗中的几个问题

1. 湿邪是本病贯穿始终的病机要素

急性期渗出较多，所以在用利湿、燥湿、化湿药的同时须兼顾阴液，龙胆泻肝汤方中用生地养阴、当归补血即是此意；至慢性期，由于病程迁延，阴液大量耗伤，或因瘙痒而影响饮食、睡眠，致脾胃化源不足，所以此时用药更需谨慎，所用之除湿药应以平和为主，当从脾胃论治，不宜峻猛，如茯苓、泽泻、薏米等均可。"除湿"与"滋阴"是贯穿于湿疹疾病治疗过程中既矛盾、又统一的原则与方法，在具体应用时应注意两者的偏颇，如急性期偏于除湿、慢性期偏于滋阴、亚急性期除湿与滋阴并重等等，著名中医外科学家朱仁康老先生之"滋阴除湿汤"正为此意。

2. 发病机理

西医学认为湿疹的发病机理并未完全阐述清楚，目前公认为迟发性变态反应，西医常用的口服药物是二代 H_1 受体阻滞剂，如西替利嗪、咪唑斯汀、氯雷他定等，外用药有皮质激素类软膏。在慢性期，可以适当应用皮质类固醇激素软膏，但长期应用会引起局部皮肤萎缩和药物经皮肤吸收后出现的皮质类固醇副作用，且停药后容易反复，故须权衡利弊，谨慎使用。

第五节　药　　毒

一、病　　案

患者，男，51 岁。2012 年 5 月 12 日上午 10：00 某院皮肤科门诊。

一、现病史：6 天前因感冒头痛自行服用镇痛药后（具体药物不详），全身开始发痒，随即出现针头至米粒大小的丘疹、斑丘疹，皮损嫩红灼热，且以上半身为重，伴有发热畏寒，头痛鼻塞。近日病情逐渐加重，丘疹密集成片，发热不退，剧烈瘙痒。

刻诊：皮肤潮红，以红斑、丘疹、斑丘疹为主，皮疹密集成片，剧烈瘙痒。伴发热畏寒，头痛鼻塞，纳差，夜寐不安，大便秘结，小便黄赤。舌质红、苔薄黄、脉浮数。

二、既往史：既往头孢类及青霉素类药物过敏史，无食物过敏史。近日不慎外感，身体虚弱。

三、个人史：居住环境良好，未到过疫区及传染病区，无烟酒等不良嗜好。

四、体检摘要：T39.1℃，P96 次/分，BP135/90mmHg，R21 次/分。

神清语明，查体合作，头面、躯干密集红斑、丘疹，皮肤潮红灼热，颈部未见异常，双肺未闻及干湿性啰音，心界不大，各瓣膜听诊区未闻及病理性杂音，腹部检查未见异常。

专科检查：全身密集针头至米粒大小红斑、丘疹、斑丘疹，部分融合成片，以头面、胸背、手部为重，压之褪色，嫩红灼热，瘙痒剧烈。

五、实验室及其他检查

（1）血常规：白细胞总数 12.3×10^9/L，嗜酸粒细胞数 0.69×10^9/L，红细胞及血小板未见异常。

（2）尿常规：蛋白质（-）、潜血（-）。

（3）心电图：未见异常。

（4）胸部 X 线：双肺未见异常。

（5）生化检查：肝功能、肾功能正常。

二、分析思路

（一）主证分析

本例主要症候是皮肤泛发鲜红斑、丘疹、丘疱疹，较密集且融合，分析即应紧扣这一症候展开。此多为热邪所致，皮疹压之褪色亦为风热血热引发。因患者先有外感之证，正当腠理不密，卫气不固之时，药毒侵袭而发皮疹，说明素体禀赋不耐；邪毒阻于肤内不得疏通，外不得表解，使营卫不和，气血运行受阻所致；皮疹密集乃是邪毒较盛之象。因此不仅应从风、从热而治，更应重视毒之所蕴。

（二）次证分析

恶寒发热为外感风热，邪正相争所致；头痛鼻塞乃风热外侵，肺卫被郁，肺失肃降而成；皮疹灼热乃责之热毒炽盛，燔灼营血；瘙痒为邪毒蕴积于肌肤，气血不和所发，并与风邪所应密切相关；食欲不振为外邪困脾，致脾失健运；大便秘结，小便黄赤为毒邪化热，伤及津液；夜寐不安乃热邪扰动神明；舌质红，苔薄黄，脉浮数亦支持外感风热证的判断。

（三）病机归纳

患者禀赋不耐，兼风热外邪侵犯，与药毒胶结，内不得疏泄，外不得透达，郁于肌肤腠理之间而发病。

（四）西医学认识

本病相当于西医学的药疹，亦称药物性皮炎。

本病的发病机理非常复杂，可以分为超敏反应和非超敏反应两大类，且与遗传、环境等因素密切相关。其中超敏反应占大多数，在本机制中药物属于半抗原，必须与大分子物质如蛋白质等作为载体相结合，形成半抗原-载体结合物后才能激发机体的超敏反应；非超敏反应相对少见，主要源于药物直接诱导相关细胞释放致敏因子而发生过敏反应。

（五）临床体征意义

患者皮疹呈广泛性，以红斑、丘疹、斑丘疹为主，皮疹密集，并有发热恶寒症状，符合全身性过敏特征；体温增高有以下两种解释：一为机体处于致敏状态，释放炎性介质，二则可能伴有感染；在合并全身过敏反应及高热症状时，应考虑到药物致敏的可能性。

（六）实验室及其他检查意义

白细胞总数增高符合轻度感染的指标；嗜酸粒细胞数增高说明有过敏反应的发生；同时，部分患者白细胞、红细胞、血小板数可以减少；若合并多脏器受累，则可见尿常规中潜血、蛋白尿的发生，肝功能中血清转氨酶、肾功能中尿素氮和肌酐以及心电图等的异常变化，因此，应尤为重视药物致敏所引起的全身性改变。本例未见多器官受损的依据。

三、诊   断

中医诊断：药毒（风热侵袭型）。
西医诊断：药疹（麻疹猩红热样型）。

四、鉴 别 诊 断

（1）麻疹（麻疹）：发病前有鼻流清涕、眼结膜充血、怕光、发热等。2~3日口腔颊黏膜上可见到 Koplik 斑。

（2）猩红热（烂喉痧）：皮疹出现前全身症状明显，有怕冷、高热、头痛、咽干、喉痛等症状，典型患者有杨梅舌，口周苍白圈等。

五、治   疗

（一）中医药内治

（1）治则：疏风清热解毒。
（2）方剂：消风散加减。
（3）常用药物：荆芥、防风、当归、生地、苦参、苍术、蝉蜕、胡麻仁、牛蒡子、知母、石膏、木通、甘草、菊花、金银花、连翘等。下部重者加川牛膝、车前子、蒲公英、土茯苓、茵陈；溲赤者，加白茅根；焮红热盛加水牛角、牡丹皮、赤芍等。

（二）外治

以清热解毒、收敛为主。可用马齿苋或黄柏煎汤冷湿敷，或炉甘石洗剂外搽。

（三）西医治疗

使用抗组胺药物、维生素 C、钙剂等；病情严重者应选用糖皮质激素，待症状缓解后逐渐减量；合并感染者，选择敏感抗生素；并注意补液维持电解质平衡。

六、演变与对策

如果上述治疗不能控制病情则有可能出现如下临床病象。

1. 演变之一

（1）证候：全身皮肤潮红、肿胀、渗液、结痂、片状剥脱，伴有臭味。伴高热，神志不清，口唇焦躁，口渴不欲饮，大便干结，小便短赤。舌质红绛、苔薄黄、脉滑数或洪数。

（2）体征变化：皮损以潮红、肿胀、渗液、结痂、片状剥脱为主，高热神昏，气味恶臭。

（3）实验室及其他检查：血常规中白细胞总数、中性粒细胞百分比可明显升高，嗜酸粒细胞数增高，可有血尿、蛋白尿、肝肾功能改变、心电图异常等。

（4）病机概括：火毒炽盛，燔灼营血，外伤皮肤，内攻藏府。

（5）诊断：中医诊断：药毒（热毒入营型）；西医诊断：药疹（剥脱性皮炎型）。

（6）治疗：本证当中、西医综合措施治疗。

1）中医药治疗

治则：清营凉血解毒。

方剂：清营汤加减。

常用药物：水牛角、生地、牡丹皮、赤芍、紫草、玄参、生石膏、栀子、生甘草。大便秘结加生大黄；口干加石斛、天花粉；尿血加大小蓟、侧柏叶；神昏谵语加服紫雪丹或安宫牛黄丸。

2）外治：以燥湿、止痒、收敛为原则。除可用马齿苋或黄柏煎剂冷湿敷外，一般还可选用青黛散麻油调涂。

3）西医治疗：治法同前，注意应根据实际情况早期、足量使用糖皮质激素。

2. 演变之二

（1）证候：后期全身弥漫性潮红，大量脱屑，伴低热，神疲乏力，气短，胃中嘈杂口干欲饮。舌质红、少苔、脉细数。

（2）体征变化：皮损以大量脱屑为主。

（3）实验室及其他检查：同前。

（4）病机概括：毒蕴日久，阴液耗伤，气阴两虚。

（5）诊断：中医诊断：药毒（气阴两虚型）；西医诊断：药疹。

（6）治疗

1）中医药内治

治则：益气养阴，清热解毒。

方剂：增液汤合益胃汤加减。

常用药物：生地、麦冬、天冬、玄参、沙参、玉竹、天花粉、银花、黄芩、白术、茯苓、山药、陈皮、麦芽。脾胃虚弱者，加茯苓、党参等。

2）外治：皮损脱屑干燥者可用麻油或清凉油乳剂少许保护皮肤；若伴结痂者，可用棉签蘸取紫草油或麻油揩痂皮。

七、相关问题的讨论

（一）基本概念

1. 定义及特点

药毒是指药物通过口服、注射、吸入、外用等途径进入人体后所引起的皮肤或黏膜的急性炎症反应。其特点是发病前有用药史，并有一定的潜伏期（一般5~20天），常突然发病，皮损形态多样，可泛发或仅限于局部，颜色鲜艳，较一般过敏病情严重，常伴有发热等全身不适症状。

2. 引起药毒的常见药物

（1）解热镇痛药：以吡唑酮类和水杨酸制剂常见（本例即是解热镇痛类药物过敏所致）。

（2）抗生素类：以青霉素、头孢菌素类、磺胺类多见。

（3）镇静催眠及抗癫痫药：以巴比妥类、卡马西平多见。

（4）异种血清制剂及疫苗：如破伤风抗毒素、狂犬病疫苗、蛇毒免疫血清。

（5）中药类：近年来随着药物的欠合理应用，中草药、中成药、中药提取物等过敏亦屡见。

（二）治疗中的几个问题

1. 治疗原则

首先应停用一切致敏药物及可疑药物，并注意药物的交叉过敏反应。轻型药毒，可应用中医药疗法，配合抗组胺药、维生素 C、钙剂等；对于重证药毒，需中西医综合治疗，应及早、足量使用糖皮质激素，预防感染及并发症，加强支持疗法、护理和局部治疗。

2. 证候演变

本节药毒的三证型说明了疾病的演变规律：首先风热侵袭，处理不当或疾病进行性加重，则入营分，引起明显全身症状；至后期，或由于激素长时间应用，或病程迁延日久，阴液大量耗伤则出现气阴两伤证。临床中，风热侵袭、热毒入营、气阴两虚三证往往间杂，不能截然分开。比如在演变之一中，既有风热又有血热的症状，可见热毒入营的临床表现，同时有也大便秘结、小便黄赤等证，须兼顾滋阴，因此应依据疾病的发生发展，解毒养阴，扶正祛邪同时应用。

3. 重视热性

药毒的辨治多从热证、实证、阳证进行论治，后期可转化为虚证、阴证，但热邪往往贯穿于疾病的始终，因此清热解毒之法在药毒的治疗过程中发挥重要的作用。在上、在表者，应多从风、从热论治；在下者，可从湿、从热分析；入里者，当从热、从毒救急；后期者，亦可从气虚发热、阴虚发热而治。因此，根据药毒的不同类型、不同时期、不同部位，合理应用清热解毒药、清热燥湿药、清热凉血药、清虚热药等可以达到事半功倍之效。

第六节 瘾 疹

一、病 案

患者，女，47 岁。2012 年 8 月 12 日上午 9：30 某院皮肤科门诊。

一、现病史：半年前因食用海鲜等腥发之物，全身皮肤发痒，搔后随手起风团，反复发作。近日来病情加重，皮肤发热瘙痒，搔后立即成散在红色的小风团，时隐时现，消退后不留痕迹。

刻诊：周身散发鲜红色风团，部分相互融合，发无定处，时起时消，一般可持续 1 个小时左右，消退后无痕迹，皮疹遇热加重，得冷则缓，瘙痒剧烈，局部灼热，恶风，口渴。舌质红、苔薄黄、脉浮数。

二、既往史：既往身体健康，有磺胺类药物及海鲜过敏史，近日饮食不节，嗜食辛辣腥发。

三、个人史：未到过疫区或传染病区，生活及工作环境良好，无烟酒嗜好。

四、体检摘要：T36.5℃，P75 次/分，BP130/85mmHg，R18 次/分。

神清语明，查体合作，双肺未闻及干、湿啰音，心界不大，各瓣膜听诊区未闻及病理性杂音，腹部检查未见异常。

专科检查：周身散见大小不等的类圆形风团，颜色鲜红，部分相互融合，皮疹可自行消退，消退后不留痕迹，剧烈瘙痒，皮肤划痕试验（+）。

五、实验室及其他检查

（1）血常规：嗜酸粒细胞数 0.63×10^9/L。

（2）尿常规：未见异常。

（3）心电图：正常心电图。

（4）胸部 X 线：未见异常。

二、分 析 思 路

（一）主证分析

本例主要症候是皮肤突发起风团，色红，分析即应紧扣这一症候展开。风团为皮肤上局限性水肿隆起，具有发生突然、迅速消退、不留痕迹的特点。由于其发病处所变化迅速，故在病性上多与风邪密切相关；而皮疹色红多由热邪所致，色白多责之于寒邪。因本例风团色红，故属热性，当从风邪挟热辨证。

（二）次证分析

瘙痒为皮肤自觉症状，亦为风邪侵袭所致，正所谓风盛则痒；风热侵袭，腠理疏松，营卫失和，故恶风，皮疹色红亦为热性之色；口渴喜饮乃热盛伤津之象；舌质红、苔薄黄、脉浮数符合外感风热病机之抽象。

（三）病机归纳

禀赋不耐，风热外侵，郁于腠理，营卫失和，气血运行受阻。

（四）西医学认识

本病相当于西医学的荨麻疹。

本病的病因复杂，约有3/4的患者不能找到具体病因。常见的致病因素有食物、药物、感染、物理因素、化学因素、精神因素、内脏和全身性疾病等。发病机理分为超敏反应与非超敏反应两种。前者多为I型超敏反应，主要是通过抗原-抗体复合物的形式诱导反应发生；后者少见，为II型或III型，主要通过直接诱导相关细胞释放组胺等介质导致本病发生。

（五）临床体征的意义

风团是本病的特征性皮损表现，其为速发的稍隆起皮面的片状皮肤变态反应性改变，主要是由于皮肤毛细血管通透性增加，血清渗入组织间隙而引起的局限性皮肤水肿，本例与此相符。

（六）实验室及其他检查意义

本例血常规中嗜酸粒细胞数增多，符合过敏性疾病的诊断。若有急性细菌感染时，白细胞总数及中性粒细胞的百分比会增高；若有病毒感染时，血中淋巴细胞会增多。

三、诊 断

中医诊断：瘾疹（风热犯表型）。
西医诊断：荨麻疹。

四、鉴 别 诊 断

（1）丘疹性荨麻疹（水疥）：多见于小儿，风团样损害中央有丘疱疹、水疱，持续数日，消退后留有色素沉着斑。

（2）荨麻疹性血管炎（瘾疹）：皮疹为风团，可有水疱及浸润，瘙痒明显，持续可达24~72h，甚至几天不消失，消退后遗留色素斑或脱屑，晚期可出现内脏损害。

五、治　疗

（一）中医药内治

（1）治则：疏风清热止痒。

（2）方剂：消风散加减。

（3）常用药物：防风、当归、生地、苦参、丹参、牡丹皮、蝉衣、牛蒡子、生石膏、知母、胡麻仁、生甘草等。皮损鲜红加赤芍；口渴加玄参、天花粉；瘙痒剧烈加刺蒺藜、珍珠母；便秘加生大黄。

（二）外治

（1）外搽法：可选用炉甘石洗剂适量外搽皮损或瘙痒患处。

（2）熏洗法：香樟木或晚蚕砂或褚桃叶煎汤，先熏后洗，每日1~2次。

（三）针刺疗法

皮疹发于上半身者，取穴曲池、内关；发于下半身者，取穴血海、足三里、三阴交；发于全身者，配风市、风池、大椎、大肠俞等。耳针取穴肝区、脾区、肾上腺、皮质下、神门等。

（四）西医治疗

可选用抗组胺药、钙剂、维生素C、硫代硫酸钠等进行治疗。

六、演变与对策

如果上述治疗不能控制病情则有可能出现如下临床病象。

演变之一

（1）证候：全身反复出现泛发性肤色小风团，午后或入夜加剧，瘙痒，体倦乏力，失眠多梦。舌质淡、苔薄白、脉沉细。

（2）体征变化：皮损以红色或肤色风团为主，午后或入夜加剧。

（3）实验室及其他检查：同前。

（4）病机概括：病久阴血暗耗，气血不足，血虚生风，肌肤失养所致。

（5）诊断：中医诊断：瘾疹（血虚风燥型）；西医诊断：慢性荨麻疹。

（6）治疗

1）中医药内治

治则：养血祛风，润燥止痒。

方剂：当归饮子加减。

常用药物：当归、生地、白芍、川芎、何首乌、荆芥、防风、蒺藜、黄芪、生甘草等。心烦失眠加酸枣仁、夜交藤；瘙痒较甚加龙骨、牡蛎。

2）外治法及西医治法同前，且对于慢性、顽固性者，可联合或交替应用 H_1 受体拮抗剂，亦可联合 H_2 受体拮抗剂。

七、相关问题的讨论

（一）基本概念

瘾疹是一种过敏性皮肤病。其特点是皮肤上出现瘙痒性风团，发无定处，骤起骤退，退后不留痕迹，本病相当于西医学的荨麻疹。皮肤划痕试验阳性是指用手搔抓或用钝器划过皮肤后，沿划痕发生条状隆起，伴瘙痒，不久即消退。

（二）治疗中的几个问题

（1）临床除以上所论述的风热犯表证、血虚风燥证外，还常见风寒束表证、肠胃湿热证、冲任不调证、血瘀证等。

（2）瘾疹的特点是起病迅速，发无定处，这符合风邪的特点，风邪有外风与内风之分。先贤有云："治风先治血，血行风自灭"，"气为血之帅，血为气之母"，因此，在临床中除以治风为主外，应用一些养血、凉血、活血之品，并辅以补气或行气之物，使气生则血生，气充而卫固，气行则血畅，方可奏气血互化，营卫通调，风血共治之效，确实取得了较好的治疗效果。

（3）荨麻疹在西医学中有诸多的特殊类型，但结合中医整体或局部辨治，可将西医的不同荨麻疹类型与中医学的辨证论治理论初步进行整理与分析，如寒冷性荨麻疹多采用温阳散寒之法；压迫性荨麻疹以活血化瘀法为主；日光性荨麻疹以清热解毒疏风法为要；对于胆碱能性荨麻疹中医可以从心、肝论治等。

第七节 牛 皮 癣

一、病 案

患者，男，29 岁。2013 年 9 月 15 日上午 10：00 某院皮肤科门诊。

一、现病史：4 年前无明显诱因出现项部瘙痒，经搔抓后出现密集绿豆大小的扁平丘疹，色红，伴有少量鳞屑，自行外用激素类制剂后皮损消退，但每于情绪波动或饮浓茶后，皮疹反复出现，且夏重冬轻，经反复后皮损逐渐增多、扩大，融合成片，瘙痒加重。

刻诊：数日前项部皮肤再次出现聚合性多角形扁平丘疹，色淡红，自觉瘙痒无度，入夜尤甚，伴头晕昏瞀，饮食欠佳，大便黏腻不爽。舌质淡红、苔白腻、脉濡缓。

二、既往史：既往身体健康，否认重大疾病、无食物或药物过敏史，近日来工作压力较大，精神欠佳。

三、个人史：居住环境良好，未到过疫区或传染病区，无烟酒等不良嗜好。

四、体检摘要：T36.7℃，P72 次/分，BP120/85mmHg，R19 次/分。

神清语明，查体合作，双肺未闻及干湿性啰音，心界正常，各瓣膜听诊区未闻及病理性杂音，胸、腹部检查未见异常。

专科检查：患者颈项、双肘伸侧、骶尾部散见绿豆大小多角形扁平丘疹，境界清楚，色淡红，皮沟加深，皮嵴隆起，纹理增粗，质地坚硬而有光泽，表面有少量糠秕状鳞屑，苔藓样变明显，呈对称分布。

五、实验室及其他检查

血、尿常规及生化等检查基本无异常。

二、分析思路

(一) 主证分析

本例主要症候是项、肘、骶尾部淡红色扁平丘疹,瘙痒无度日久为主,分析即应紧扣这一症候展开。风盛则痒,瘙痒性皮肤病均与风邪密切相关,且本病初起于颈项部位,居于人体之上焦,此风性之所属;皮疹淡红,乃热所为;疾病迁延,反复发作,皮疹肥厚,且骶尾居下,其亦合湿性。因此,在病性上应着重注意从风、从热、从湿进行辨治。

(二) 次证分析

糠秕状鳞屑与风之燥性相关;风湿相搏,上扰清窍,则头晕昏矇;湿性困脾,脾失健运,水谷精微失化,饮食受阻;大便黏腻、便后不爽乃湿热下扰肠道所致;舌质淡红、苔白腻、脉濡缓亦符合风湿热蕴之判断。

(三) 病机归纳

风湿热邪,阻滞肌肤,内外合邪,久蕴乃成。

(四) 西医学认识

本病相当于西医学的神经性皮炎,又称慢性单纯性苔藓。

本病是以阵发性皮肤瘙痒和皮肤苔藓化为特征的慢性皮肤病。本病病因目前并不十分清楚,可能与神经精神因素、胃肠道功能障碍、内分泌失调、饮食、局部刺激等诸多内外因素有关,其中搔抓及慢性摩擦可能是诱发或加重本病的重要因素。

(五) 临床体征的意义

患者一般情况良好。皮损以瘙痒为主,淡红色扁平丘疹上伴少量鳞屑,因此考虑瘙痒性皮肤病或红斑鳞屑性皮肤病,根据皮损的特征性发病部位、苔藓样变等特点进行明确诊断,同时,其粗糙肥厚之皮损多因反复搔抓引起,主要原因为皮肤在受到外界刺激后反射性的发生角质层增厚,此为自身的保护作用机制。

(六) 实验室及其他检查意义

血、尿常规及生化检查无异常,在本病范畴内是常见的。

三、诊　断

中医诊断:牛皮癣 (风湿热蕴型)。
西医诊断:神经性皮炎。

四、鉴别诊断

(1) 慢性湿疮 (慢性湿疮):由急性或亚急性湿疮转变而来,皮损也可苔藓化,但仍有丘疹、小水疱、点状糜烂、流滋等,病变多在四肢,可呈对称性。

(2) 原发性皮肤淀粉样变:多发生在背部和小腿的伸侧,皮损为高粱大小的圆顶丘疹,色紫褐,质较硬,密集成群,角化粗糙。

(3) 扁平苔藓 (紫癜风):多见于腕部屈侧、小腿伸侧等,可累及口腔或阴部等黏膜,多呈暗红色或紫红色多角扁平丘疹，有蜡样光泽，若累及口腔黏膜可有水疱、糜烂、溃疡，呈树枝状白色细纹。

（4）银屑病（白疕）：发于小腿伸侧的慢性局限性肥厚性白疕，类似本病，但白疕皮损呈淡红色，上覆银白色鳞屑，剥去鳞屑有薄膜现象和点状出血现象。

五、治 疗

（一）中医药内治

（1）治则：祛风利湿，清热止痒。

（2）方剂：消风散加减。

（3）常用药物：当归、生地、防风、蝉蜕、僵蚕、知母、苦参、胡麻仁、荆芥、苍术、牛蒡子、何首乌、木通、甘草。病久不愈加丹参、鸡血藤、三棱、莪术；剧烈瘙痒难忍加全蝎、蜈蚣；影响睡眠加夜交藤、酸枣仁。

（二）外治

涂搽疗法：三黄洗剂外擦，每日 3~4 次，亦可用羊蹄根散醋调搽患处，每日 1~2 次；或将醋泡过的鸡蛋蛋黄与蛋白搅匀，用棉棒或棉球蘸其液每日外搽数次。

（三）针刺疗法

（1）体针：可选曲池、血海、大椎、足三里、合谷、三阴交等穴位针刺，隔日 1 次。

（2）梅花针：可用梅花针在患处来回移动击刺，每日 1 次。

（3）火针：根据皮损情况取毫针或 1ml 注射器，针尖经烧红后快速直刺皮损区域，针刺密集、稍深，如瘙痒减轻不显，可数天后再次行针。

（4）艾灸：可用艾卷灸患处，每次 15~30min，每日 1~2 次。

（四）穴位注射

可用维生素 $B_{12}0.1mg$、0.25% 盐酸普鲁卡因 2ml，取上述针刺穴位进行注射，每周 2 次，10次为 1 个疗程。

六、演变与对策

如果上述治疗不能控制病情则有可能出现如下临床病象。

1. 演变之一

（1）证候：皮疹色红，心烦易怒，失眠多梦，眩晕心悸，口苦咽干。舌边尖红、苔薄黄、脉弦数。

（2）体征变化：皮损以色红为主，伴情绪变化显著。

（3）实验室及其他检查：无异常。

（4）病机概括：心肝火旺，气血失运，凝滞肌肤。

（5）诊断：中医诊断：牛皮癣（心肝火旺型）；西医诊断：神经性皮炎。

（6）治疗

1）中医药内治

治则：疏肝理气，清肝泻火。

方剂：龙胆泻肝汤加减。

常用药物：龙胆草、车前子、木通、黄芩、栀子、当归、泽泻、生地、柴胡、甘草。心烦失眠加钩藤、珍珠母；瘙痒剧烈加刺蒺藜、白鲜皮。

2）外治疗法同前。

2. 演变之二

（1）证候：皮损色淡或灰白，状如枯木，肥厚粗糙似牛皮，伴心悸怔忡，失眠健忘，女子月经不调。舌质淡、苔薄、脉沉细。

（2）体征变化：皮损以灰白色淡为主，干燥明显。

（3）实验室及其他检查：同前。

（4）病机概括：血虚生风化燥，皮肤失养而成。

（5）诊断：中医诊断：牛皮癣（血虚风燥型）；西医诊断：神经性皮炎。

（6）治疗

1）中医药内治

治则：养血润燥，熄风止痒。

方剂：当归饮子加减。

常用药物：当归、白芍、熟地、生地、川芎、黄芪、何首乌、荆芥、防风、蒺藜、炙甘草。失眠健忘者，加夜交藤、女贞子、石菖蒲；月经不调加女贞子、墨旱莲、泽兰；皮损肥厚粗糙加桃仁、红花、丹参。

2）外治

涂搽疗法：可选用二号癣药水外搽，每日2次。

热烘疗法：皮损局部涂油膏（如疯油膏）后，热烘10~20min，烘后可将所涂药膏擦去，每日1次，4周为1个疗程。

3）针灸疗法等同前。

七、相关问题的讨论

（一）基本概念

牛皮癣是一种皮肤肥厚而坚硬，状如牛领之皮的慢性瘙痒性皮肤病。其特点是阵发性剧烈瘙痒和皮肤的苔藓样变，皮损好发于双肘伸侧、颈项、腰骶等部位，亦可见于小腿、外阴、肛周等处，中青年易于罹患，每多在局部刺激、精神烦躁时加剧，病程慢性，常年不愈或反复发作，相当于西医学的神经性皮炎，又称慢性单纯性苔藓。

（二）治疗中的几个问题

（1）中医学认为本病与风、湿、热、搔抓等刺激密切相连，与心、肝等藏府关系密切，心藏神、肝藏魂，心主血脉、肝藏阴血，血以养神，因此有所依附，神宁正安，若心肝失和，情志不遂，气血失常，肤病乃生。本病早期多实证，后期由实转虚，可根据皮损状态、病邪性质等进行辨治，但在治疗过程中应尤其抓住"湿邪"在本病发生发展中的重要作用，早期祛风与除湿并重，清心肝火亦应除脾胃湿，后期滋阴与燥湿同行，使阴血复生而湿邪尽祛。赵炳南老先生之名方"全虫方"即为从"湿"来治疗瘙痒性皮肤病，对于本病的治疗产生了深远的影响，获得了广泛的应用。

（2）牛皮癣的疾病特点之一即为瘙痒剧烈，因此患者不断搔抓，以致越搔越痒、越痒越搔，皮损逐渐增厚加重，形成"瘙痒—搔抓—瘙痒"的恶性循环。所以对于患者本身，要从心理上控制搔抓，避免外力的不断刺激，或可采用具有止痒效果的外用制剂控制瘙痒症状，对于病情的缓解和治疗具有重要的作用。

（3）牛皮癣不同于银屑病，患者往往将两者混为一谈，牛皮癣为中医之病名，西医称之为神经性皮炎或慢性单纯性苔藓，而银屑病相当于中医的白疕。

（4）西医治疗本病可选用抗组胺药、维生素等，伴有神经衰弱症状及瘙痒剧烈者，可以配合使用镇静剂或安神剂；在外治方面，局限性皮损者可适当应用糖皮质激素，皮损泛发者则可采用矿泉浴、紫外线照射等物理疗法。

第八节 白 疕

一、病 案

患者，男，22岁。2012年7月18日上午9：00某院皮肤科门诊。

一、现病史：2个月前因患扁桃体炎后，发现头皮、躯干部出现鲜红皮疹，呈点滴状。当时未予注意，后来逐渐增多，表面有白屑，瘙痒明显。曾在某医院诊为"牛皮癣"，经半个月的西药治疗（具体药物不详），好转后复发，且皮损泛发全身。近日来可见新发皮损，全身起红色丘疹，上覆银白色鳞屑，自觉瘙痒明显。

刻诊：周身泛发红色丘疹，上有银白色鳞屑，瘙痒明显，伴有咽喉疼痛，口干舌燥，大便干燥，小便黄赤。舌质红、苔薄黄、脉弦数。

二、既往史：既往体健，否认药物或食物过敏史，有银屑病家族遗传史。近日来因备考，压力较大，作息无常。

三、个人史：居住环境良好，未到过疫区及传染病区，有吸烟不良嗜好。

四、体检摘要：T37.5℃，P80次/分，BP120/85mmHg，R19次/分。

神清语明，查体合作，双肺未闻及干、湿性啰音，心界不大，各瓣膜听诊区未闻及病理性杂音，腹部检查未见异常，扁桃体Ⅰ°肿大。

专科检查：周身新发点滴状红色丘疹，边界清楚，部分相互融合，周围有红晕，基底浸润明显，表面覆盖银白色鳞屑。薄膜现象（+）、点状出血现象（+）、头发呈束状、个别甲板呈顶针箍样改变。

五、实验室及其他检查

（1）血常规：白细胞总数$10.8×10^9$/L，中性粒细胞比率0.726。

（2）红细胞沉降率：27mm/h。

（3）尿常规、生化检查、心电图、胸部X线：未见明显异常。

二、分 析 思 路

（一）主证分析

本例主要症候是瘙痒性鲜红色丘疹，上覆银白色鳞屑，分析即应紧扣这一症候展开，这是分析和鉴别红斑鳞屑性皮肤病的关键。

鲜红丘疹多乃血热之征象，血分有热，复感风热，内外合邪，以致营卫失和，热蕴营血，阻于肌肤；银白鳞屑，瘙痒应责风邪为患，气血不和，肌肤失养。因此在辨治方面应外以治风、内以治血，病性方面则以热性显著。

(二) 次证分析

咽喉疼痛，口干舌燥乃外感风热，热邪伤阴而成；心烦为热入营血，扰乱神明所致；大便干结、小便黄赤亦为热邪致病所常见；舌质红、苔薄黄、脉弦数均符合血热证的判断。

(三) 病机归纳

素体营血亏损，血热内蕴，兼外受风热之邪，内外合邪，蕴于血分，以致营卫失和，气血不畅，阻于肌肤而发。

(四) 西医学认识

本病相当于西医学的银屑病。

银屑病发病机制非常复杂，其发病是在多基因遗传背景下，多种因素相互作用，通过免疫介导的共同通路最后引起角质形成细胞发生增殖反应，从而形成红斑、鳞屑样皮肤损害。本病主要与遗传、感染、代谢障碍、内分泌、免疫等多种因素有关。皮肤病理可见角化过度，角化不全，棘层肥厚，表皮突延长，角层内或角层下可见由中性粒细胞聚集形成的 Munro 小脓肿，真皮浅层血管周围炎。

(五) 临床体征的意义

患者一般情况良好，无重要脏器及生命指征的改变。薄膜现象、点状出血现象是银屑病皮损诊断的重要特征，束状发、顶针箍样指（趾）甲也可以作为参考。

(六) 实验室及其他检查意义

本病血常规可见白细胞及中性粒细胞有所增高，可能与扁桃体炎的感染相关，对于本病本型来说，通过皮肤引发重度感染的可能性较小；且多可见红细胞沉降率加快。

三、诊　断

中医诊断：白疕（风热血热型）。

西医诊断：银屑病（寻常型进展期）。

四、鉴别诊断

（1）脂溢性皮炎（白屑风）：皮损呈片状鳞屑红斑，鳞屑细小呈油腻黄色，刮除鳞屑无点状出血，皮损境界清楚，毛发稀疏变细，头发不成束状，相当于西医学的脂溢性皮炎。

（2）玫瑰糠疹（风热疮）：好发于躯干、四肢近端，皮疹为椭圆形红斑，上覆较薄细碎鳞屑，长轴与皮纹走向一致，无薄膜及点状出血现象，相当于西医学的玫瑰糠疹。

（3）二期梅毒疹（杨梅疮）：有不洁性交和硬下疳史，典型皮损为掌跖部铜红色、浸润性斑疹或斑丘疹，梅毒血清反应阳性。

五、治　疗

（一）中医药内治

（1）治则：清热凉血，疏风解毒。

（2）方剂：犀角地黄汤加减。

（3）常用药物：水牛角、赤芍、牡丹皮、白花蛇舌草、大青叶、菊花、蝉蜕、白茅根、槐花、紫草、白鲜皮。咽喉肿痛加板蓝根、山豆根、玄参；因感冒诱发者加金银花、连翘；大便秘结加生大黄。

（二）外治

进行期皮损宜用温和之剂，可用黄连膏，清凉膏、玉黄膏，每日 1 次，适量外用，勿用刺激性较强的药物，避免激发红皮病。

（三）针刺疗法

（1）体针：取穴大椎、肺俞、曲池、合谷、血海、三阴交。头面部加风池、迎香；下肢加足三里、丰隆。

（2）耳针：取穴肺、神门、内分泌、心、大肠穴等，耳穴埋针或压豆。

（3）刺络拔罐：取大椎、陶道、肝俞、脾俞，每日选 1～2 个穴，用三棱针点刺，然后在穴位上拔罐，留罐 5～10min，隔日 1 次。

六、演变与对策

如果上述治疗不能控制病情则有可能出现如下临床病象。

1. 演变之一

（1）证候：皮损反复不愈，皮疹多呈斑块状，鳞屑较厚，颜色暗红。舌质紫暗有瘀点、瘀斑，脉细涩。

（2）体征变化：皮损以斑块上覆较厚鳞屑为主。

（3）实验室及其他检查：基本正常。

（4）病机概括：久病经脉受阻，气血凝结，肌肤失养。

（5）诊断：中医诊断：白疕（气滞血瘀型）；西医诊断：银屑病（寻常型静止期）。

（6）治疗

1）中医药内治

治则：活血化瘀，解毒通络。

方剂：桃红四物汤加减。

常用药物：桃仁、红花、丹参、当归、槐花、川芎、白芍等。病程日久，反复不愈者加土茯苓、白花蛇舌草、全蝎、蜈蚣；皮损肥厚色暗加三棱、莪术、鸡血藤；月经色暗，经前腹痛加益母草、泽兰。

2）外治

搽洗疗法：可用药渣煎水，浸泡患处，也可选用牛皮癣膏药、二号癣药水、雄黄膏、一扫光等外搽。

熏蒸疗法：可用侧柏叶、白鲜皮、苦参、地肤子、生大黄、芒硝、蜂房、百部、野菊花等药物经中药熏蒸治疗仪进行汽疗，每日1次。

走罐疗法：在罐口及皮肤涂适量凡士林等润滑油后，以皮损部位为中心做往返的推移运动，以皮肤红润、充血为度。本法适用于皮损较厚且面积较大、肌肉丰厚的部位。

封包疗法：皮损经药物涂搽后，可采用透气性的薄膜进行贴敷，以增强药物的皮肤利用度，延长作用时间，提高治疗效果。

如病情得到控制，基本无新疹出现，只残留旧皮疹，则有如下演变：

2. 演变之二

（1）证候：病情稳定，皮损不扩大，皮疹多呈斑片状，颜色淡红，鳞屑减少，干燥皲裂，自觉瘙痒，口咽干燥。舌质淡红、苔少、脉沉细。

（2）体征变化：皮疹色淡，以斑片为主。

（3）实验室及其他检查：基本正常。

（4）病机概括：气血耗伤，生风化燥，肌肤失养。

（5）诊断：中医诊断：白疕（血虚风燥型）；西医诊断：银屑病（寻常型静止期）。

（6）治疗

1）中医药内治

治则：养血滋阴，润肤熄风。

方剂：当归饮子加减。

常用药物：熟地、当归、黄芪、荆芥、防风、白芍、川芎、蒺藜、僵蚕、乌梢蛇。脾虚者加白术、茯苓；风盛瘙痒明显者加白鲜皮、全蝎。

2）外治同演变之一（气滞血瘀证）。

3. 演变之三

（1）证候：全身皮肤弥漫性潮红、肿胀、浸润，灼热痒痛，大量脱屑，指（趾）甲增厚甚至脱落。伴有壮热，畏寒，口渴，大便干结，小便黄赤。舌红绛，苔黄腻，脉弦数。

（2）体征变化：皮损以大面积潮红、浸润、脱屑为主，伴高热。

（3）实验室及其他检查：血常规中白细胞及中性粒细胞可明显升高，与经皮感染有关，尿常规中可见潜血或蛋白质，肝肾功能异常。

（4）病机概括：热毒炽盛，气血两燔，外淫肌肤，内侵藏府。

（5）诊断：中医诊断：白疕（火毒炽盛型）；西医诊断：银屑病（红皮病型）。

（6）治疗

1）中医药内治

治则：清热泻火，凉血解毒。

方剂：清瘟败毒饮加减。

常用药物：鲜生地、牡丹皮、赤芍、紫草、栀子、黄芩、金银花、连翘、紫花地丁、土大黄、生甘草。大便秘结加生大黄；大量脱皮，口唇干燥加玄参、天花粉、石斛；寒战高热加生玳瑁。

2）外治：可用青黛膏或用青黛散麻油调搽，亦可选用油类制剂（猪油、麻油、香油等）保护皮肤。

七、相关问题的讨论

（一）基本概念

1. 病名及特点

白疕是一种以红斑、丘疹、鳞屑损害为主要表现的慢性复发性炎症性皮肤病，因抓去鳞屑，可见点状出血点，如匕首刺伤皮肤之状而命名为"疕"，本病临床常见，病程较长，容易复发，是国内外皮肤科领域重点研究和防治的疾病之一，相当于西医学的银屑病。其特点是在红斑上有多层银白色鳞屑，刮除鳞屑则露出发亮的半透明的薄膜，即"薄膜现象"；再刮除薄膜，出现多个点状出血点，即"点状出血现象"；薄膜现象、点状出血现象是本病的特征性表现。此外，银屑病患者之皮损可累及头皮部，将头发簇集呈束状，称为"束状发"，束状发一般不会引起脱发；若累及甲板可见指（趾）甲上点状凹陷，或凹凸不平，变黄增厚，状似顶针箍，称为"顶针箍样甲损害"，甚则甲床与甲板分离，游离缘翘起或破碎；对于进行期的银屑病患者，正常皮肤在摩擦、外伤、虫咬、注射或针刺等处均可引起新皮疹的发生，这种现象称为"同行反应"。这些均有助于本病的临床诊断。

2. 临床分型分期

根据白疕的临床特征，可分为寻常型、特殊型（包括脓疱型、关节型、红皮病型），其中特殊型中的脓疱型又分为泛发性脓疱型和掌跖性脓疱型（即掌跖脓疱病）两类。临床以寻常型最为常见，根据病程特点可分为三期，即进行期、静止期、退行期。以上各型可合并发生或相互转化。

（二）治疗中的几个问题

1. 中医辨证与西医分型之间的关系

寻常型银屑病进行期者，多伴有上呼吸道或扁桃体肿大等症状，与风热血热证多相吻合，采用大剂量清热解毒凉血类药物常获得较好的疗效；寻常型银屑病静止期者，皮损多为斑块状肥厚鳞屑，与气滞血瘀证相符，治疗可以活血化瘀之法；寻常型银屑病消退期者，皮损色淡、鳞屑较薄，相当于血虚风燥证，以养血润肤祛风立法；脓疱型银屑病者，常辨为湿毒蕴阻证，宜从"湿热毒"论治，采用清利湿热解毒之法；红皮病型银屑病者，贴近于火毒炽盛证，宜从"营血"入手，采用清热泻火解毒法为指导；对于关节型银屑病者，其皮损热象不显同时伴有关节等症状，相当于中医学的风寒湿痹证，治疗上应注重"寒"的致病特点，而采用祛风除湿、散寒通络法为用。

2. 注意事项

目前对银屑病的各种治疗只能达到临床治愈或控制病情，不能解决疾病的复发问题，因此，治疗中应注意以下几点：

（1）不可盲目追求彻底治疗而采用可导致严重毒副作用的药物，如全身使用糖皮质激素、免疫抑制剂等，反而使病情恶化，转化成脓疱型或红皮病型银屑病。

（2）对于寻常型银屑病进行期、红皮病型银屑病及脓疱型银屑病应外用温和药物，以防强刺激性药物激发皮损，诱导加重病情。

（3）局限性银屑病损害，以局部外用药为主，皮损广泛严重时才给予综合治疗。

（4）对症治疗，如寻常型银屑病因上呼吸道感染诱发，应给与抗生素治疗，必要时做扁桃体摘除术；精神因素诱发者给予镇静剂治疗，同时配合心理疗法等。

3. 中医治疗进展

（1）常用中药复方：包括清热解毒复方制剂，如热毒宁注射液、清开灵注射液、双黄连粉针剂；活血化瘀复方制剂，如复方丹参注射液、丹红注射液、脉络宁注射液；益气扶正复方制剂，如黄芪注射液；青黛复方制剂，如复方青黛丸、复方青黛胶囊；雷公藤复方等。

（2）单味药：目前研究较多的关于治疗银屑病的单味药物有土茯苓、黄芩、甘草、青黛、紫草、洋金花、黄芪、山豆根、鱼腥草、虎杖、槐花、补骨脂、绞股蓝、草珊瑚、狼毒等，但应用时还应根据患者情况采用复方加减辨证治疗，以减少单味药物的毒副作用。

第九节 粉 刺

一、病 案

患者，女，21 岁。2013 年 7 月 18 日上午 9：00 某院皮肤科门诊。

一、现病史：1 年前无明显诱因于颜面部出现红色丘疹，并于丘疹顶端偶见小脓疱，瘙痒明显，自行应用红霉素等多种外用制剂，皮损反复发作。近日来食辛辣刺激物后，于颜面部再发红色丘疹、脓疱。

刻诊：额头、两颊部红色丘疹，或有粟米大小脓疱，自觉轻度瘙痛，口干喜饮，便秘，溲黄。舌质红、苔薄黄、脉弦滑。

二、既往史：既往体健，否认药物及食物过敏史，近日来饮食不节，嗜食辛辣，作息无律。

三、个人史：居住环境良好，未到过疫区或传染病区，无不良嗜好。

四、体检摘要：T36.5℃，P76 次/分，BP120/85mmHg，R18 次/分。

神清语明，查体合作，双肺未闻及干、湿啰音，心界不大，各瓣膜听诊区未闻及病理性杂音。腹软，全腹无压痛、反跳痛。双下肢无浮肿。

专科检查：额头、两颊部红色丘疹，或有粟米大小脓疱，部分丘疹可挤出粉渣样分泌物，前胸、后背亦见散在红色丘疹，皮疹新旧交替，原皮疹愈后暂留色素沉着。

五、实验室及其他检查

血、尿常规及生化等检查无异常。

二、分 析 思 路

（一）主证分析

本例主要症候是面部、胸背红色丘疹、脓疱、丘疹内有粉渣样分泌物，分析即应紧扣这一症候展开。红色丘疹多为风热郁肤，见有小脓疱多因嗜食辛辣，助湿化热，湿热互结所成；发于上焦，风邪之象；故从风、从热、从湿辨治当属正确。

（二）次证分析

便秘、溲黄因患者正处于青春期，生机旺盛，素体阳热偏盛，加之肺经热盛，肺与大肠相表里，热移下焦所致；口干喜饮提示为邪热伤阴，津液匮乏；瘙痒乃风热蕴肤之状；舌质红、苔薄黄、脉弦滑亦符合肺经风热之判断。

（三）病机归纳

素体阳盛，肺经蕴热，嗜食辛辣，助热化风，风热之邪，循经上扰，发于头面。

（四）西医学认识

本病相当于西医学的寻常痤疮。

本病是一种毛囊皮脂腺的慢性炎症，为多因素所致疾病。它的病因及发病机制主要与雄激素、皮脂分泌增加、毛囊皮脂腺开口处过度角化和痤疮丙酸杆菌感染等四大原因相关，部分病例的发生还与遗传、免疫和内分泌障碍等因素有关。

（五）临床体征的意义

患者一般情况良好，无重要脏器及生命指征的改变。皮损部位的粉渣样分泌物多为皮脂、角质团块等物质淤积毛囊口所形成，从而表现出粉刺样损害。

（六）实验室及其他检查意义

血、尿常规及生化检查无异常，在本病范畴内是常见的。

三、诊 断

中医诊断：粉刺（肺经风热型）。

西医诊断：寻常痤疮。

四、鉴别诊断

（1）酒齄鼻（酒糟鼻）：多见于壮年，皮疹分布以鼻准、鼻翼为主，两颊前额也可发生，绝不累及其他部位，无黑头粉刺，患部潮红、充血，常伴有毛细血管扩张。

（2）颜面播散性粟粒性狼疮（颜面部雀啄形血风疮）：多见于成年人，损害为粟粒大小淡红色、紫红色结节，表面光滑，对称分布于颊部、眼睑、鼻唇沟等处，以玻片压之可呈苹果酱色。

（3）职业性痤疮（粉刺）：常发生于接触沥青、煤焦油及石油制品的工人，同工种的人往往多发生同样损害，丘疹密集，伴毛囊角化，除面部外，其他接触部位如手背、前臂、肘部亦有发生。

五、治 疗

（一）中医药内治

（1）治则：疏风清肺。

（2）方剂：枇杷清肺饮加减。

（3）常用药物：枇杷叶、桑白皮、地骨皮、牡丹皮、黄芩、黄连、黄柏、生地、赤芍、栀子、生山楂、蒲公英、生甘草等。口渴喜饮加生石膏、天花粉；大便秘结加生大黄；脓疱多加紫花地丁、白花蛇舌草；经前症候加重加香附、益母草、当归。

（二）外治

（1）涂搽疗法：颠倒散洗剂或痤疮洗剂外搽，每天3～5次；用颠倒散茶调或凉开水调涂患处，每日2次，或晚上涂搽，次晨洗去。

（2）面膜疗法：以清热解毒除湿为基本原则。可采用黄芩、白附子、白芷、野菊花、苦参、大黄、珍珠粉等药物经蜂蜜等基质制备中药面膜，敷以面部，但应谨防皮肤过敏反应。

（三）针刺

（1）体针：多取穴大椎、合谷、四白、太阳、下关、颊车。肺经风热证加曲池、肺俞；肠胃湿热证加大肠俞、足三里、丰隆；月经不调者加膈俞、三阴交。中等刺激，留针30min，每日1次。

（2）耳针：取穴肺、内分泌、交感、脑点、面颊、额区。皮脂溢出加脾；便秘加大肠；月经不调加子宫、肝。每次取穴 4~5 个，2~3 天换豆 1 次。

（3）火针：采用毫针经酒精灯火焰烧红后，立即点刺丘疹或脓疱部位，一般点刺一下即可，稍加挤压将皮疹内的白头、黑头、粉渣样物质或脓液、瘀血等清除。根据皮损恢复情况每周 1 次即可。本法与面膜、涂搽等疗法合并应用，同时配合中药内服，可明显提升治疗效果。

六、演变与对策

如果上述治疗不能控制病情则有可能出现如下临床病象。

1. 演变之一

（1）证候：额头、两颊、胸背皮肤油腻，皮疹红肿疼痛或有脓疱，口臭、便秘、溲黄。舌质红，苔黄腻，脉弦滑。

（2）体征变化：皮损以脓疱为主，红肿疼痛，伴皮肤油腻。

（3）实验室及其他检查：白细胞正常或略有偏高。

（4）病机概括：素体阳盛，饮食不节，湿热互结，上蒸颜面。

（5）诊断：中医诊断：粉刺（肠胃湿热型）；西医诊断：寻常痤疮。

（6）治疗

1）中医药内治

治则：清热除湿。

方剂：茵陈蒿汤加减。

常用药物：茵陈、栀子、大黄、黄芩、黄连、苦参、白花蛇舌草、生山楂、荷叶、泽泻、连翘、生甘草。舌苔厚腻加扁豆、荷叶、鸡内金；脓疱多加金银花、野菊花、生黄芪。

2）外治

血罐疗法：可于大椎穴处以三棱针点刺放血，再以针刺部位为中心行拔罐疗法，隔日一次，可达泻火除湿解毒之功效。

面膜疗法同前。

2. 演变之二

（1）证候：颜面满布红色丘疹、脓疱、囊肿、脓血痂，部分挤出小米粒大小的脂栓，伴有疼痛，反复发作，大便干结。舌质鲜红、苔黄燥、脉数。

（2）体征变化：皮损以脓疱、囊肿为主。

（3）实验室及其他检查：白细胞正常或略有偏高。

（4）病机概括：热郁化毒，热毒蕴结。

（5）诊断：中医诊断：粉刺（热毒蕴结型）；西医诊断：囊肿性痤疮。

（6）治疗

1）中医药内治

治则：清热解毒，消痈散结。

方剂：五味消毒饮合仙方活命饮加减。

常用药物：金银花、蒲公英、紫花地丁、野菊花、黄芩、黄柏、茵陈、白芷、天花粉、穿山甲、皂角刺、乳香、没药、半夏、陈皮、龙胆草、栀子、大黄。

2）外治

涂搽疗法：可选用金黄散调后涂搽。如皮疹脓肿明显且已成脓者，可在皮损处常规消毒后，用一次性注射器消毒穿刺排脓，再行外用药物治疗。

面膜疗法：以解毒消痈为基本原则。可采用黄芩、黄柏、苦参、大黄、硫黄、姜黄、白芷、陈皮、苍术、厚朴、天花粉等药物经蜂蜜等基质制备中药面膜，敷以面部，谨防皮肤过敏。

火针疗法：皮损常规消毒后，用1ml注射器针头经酒精灯加热灼红，迅速刺破囊壁，并伴落空感，然后用棉签轻轻挤出囊内分泌物，一般每周1次。

亦可选用体针、耳针、拔罐等疗法，操作方法同前所述。

3）西医治疗：可做脓液培养选取敏感抗生素进行对症治疗。

3. 演变之三

（1）证候：皮疹颜色暗红，以结节、囊肿、瘢痕为主，或见经久不愈的窦道，伴有食纳不佳。舌质暗红、苔薄黄、脉弦滑。

（2）体征变化：皮损以结节、囊肿、窦道为主。

（3）实验室及其他检查：基本无异常。

（4）病机概括：湿浊内生，瘀热日久，灼津为痰，湿热浊痰互结而成。

（5）诊断：中医诊断：粉刺（痰湿瘀滞型）；西医诊断：聚合性痤疮。

（6）治疗

1）中医药内治

治则：除湿化痰，活血散结。

方剂：二陈汤合桃红四物汤加减。

常用药物：姜半夏、陈皮、茯苓、白术、白芥子、夏枯草、丹参、穿山甲、皂角刺、乳香、没药、桃仁、红花、赤芍、川芎。月经不调加益母草、泽兰、当归、白芍；囊肿成脓加生黄芪、生甘草、浙贝母；结节、囊肿难消加三棱、莪术、海藻、昆布。

2）外治

火针疗法：选用1ml注射器针头烧红后，结节坚硬者在其中心和周围多处迅速点刺，其深度以针尖透过结节中部为宜，然后用棉签轻轻挤出其血性分泌物，每周1次。

余外治法同演变之二（热毒蕴结证）。

3）西医治疗：除上述基本疗法外，对于严重的囊肿性及聚合性痤疮患者，可酌用糖皮质激素或抗雄激素药物。

七、相关问题的讨论

（一）基本概念

粉刺是一种青春期常见的毛囊皮脂腺的慢性炎症性疾病，以颜面、胸背等富含皮脂腺的部位好发。其特点是多发于青春发育期，毛囊性丘疹，白头、黑头粉刺，可挤出黄白色脂栓，可有脓疱、结节、囊肿、瘢痕等皮疹存在，自觉瘙痒，炎症明显时疼痛，常在饮食不节、作息失调、月经前后加重，相当于西医学的痤疮。

（二）治疗中的几个问题

1. 女性痤疮

近年来临床女性患者的青春期或青春后期痤疮较为常见，经询问病史发现患者痤疮的发生与月经的关系非常密切，皮疹多见于两颊、口周或下颌等部位，多于经事前病情发生或加重，经后缓解或消失，且常常伴有月经不调，白带异常，小腹坠胀，乳房胀痛，急躁易怒，或善叹息，脉弦等症状。此种女性痤疮中医学多以冲任失调证进行辨治，宜采用补益肝肾、调摄冲任之法，方药以二仙汤合四物汤应用疗效较好。需要注意的是，如临床女性在严重痤疮的基础之上，还伴有肥胖、多毛、月经失调等症状时，应考虑到多囊性卵巢综合征的可能，应及时进行相关血清激素水平或彩超检查，以明确诊断，对因治疗。

2. 临床分型

根据皮损的主要临床表现将痤疮分为以下几种类型：寻常性痤疮、丘疹性痤疮、脓疱性痤疮、硬结性痤疮、囊肿性痤疮、萎缩性痤疮、聚合性痤疮、坏死性痤疮、新生儿痤疮。其中，聚合性痤疮是痤疮中最严重的一型，包括各类损害，其中有粉刺、丘疹、脓疱、脓肿、囊肿及破溃流脓的漏管，愈后形成显著的瘢痕或瘢痕疙瘩等。

第十节 猫 眼 疮

一、病 案

患者，女，27岁。2012年12月9日上午10：30某院皮肤科门诊。

一、现病史：2年来每年冬春两季手背散发暗红斑、丘疹，境界清楚，红斑中央略凹陷，且颜色较深，上有水疱，伴有瘙痒，症状轻微，3周左右可以自愈，但易反复发作。近日因不慎感寒，突然出现上述症状并有所加重。

刻诊：双手背指关节处散在暗红斑、丘疹，轻度瘙痒疼痛，皮损累及口腔黏膜。伴形寒肢冷，恶风畏寒，皮损遇冷加重，大便溏泄，小便清长。舌质淡、舌苔薄白、脉濡缓。

二、既往史：既往身体健康，否认药物及食物过敏史，近日感受风寒，身体虚弱。

三、个人史：未到过疫区或传染病区，生活及工作环境良好，无烟酒嗜好。

四、体检摘要：T37.2℃，P75次/分，BP120/85mmHg，R18次/分。

神清语明，查体合作，双肺未闻及干、湿性啰音，心界不大，各瓣膜听诊区未闻及病理性杂音，腹部检查未见异常。

专科检查：手背指关节处水肿性暗红斑、丘疹，皮疹呈远心性扩展，对称分布，红斑中央略凹陷，颜色较深，边缘有一轻度水肿环，周围绕以红晕，虹膜样特征显著，同时可见皮损累及口腔黏膜。

五、实验室检查

（1）血常规：白细胞总数 $11.61×10^9$/L，嗜酸粒细胞数 $0.53×10^9$/L。

（2）尿常规：未见异常。

（3）生化检查：未见异常。

（4）血沉：35mm/h。

（5）抗"O"试验：抗"O">500U/ml。

（6）C反应蛋白：阳性。

（7）肺部X线：未见异常。

二、分析思路

（一）主证分析

本例主要症候是暗红斑、丘疹、水疱为主，伴典型虹膜样损害，分析即应紧扣这一症候展开。红斑色暗，热象不显；水疱乃湿蕴而成；虹膜样损害为营卫失调，风湿外侵，阻塞经络所致。故本例应围绕风寒湿之病因展开，辨治中应重视邪气的性质，从寒、从湿、从风入手。

（二）次证分析

形寒肢冷，便溏溲清乃素体阳气不足，复感寒邪，内外相侵，加重病情；瘙痒疼痛亦因寒性凝滞，气血不和，经脉阻塞，不通所感；舌质淡、苔薄白、脉濡缓皆寒湿之佐证。

（三）病机归纳

阳气不足，风寒湿外侵，营卫不和所致。

（四）西医学认识

本病相当于西医学的多形红斑。

本病的发病机理还不完全清楚，目前认为与抗原-抗体变态反应有关。变应原种类甚多，包括各种细菌、病毒、真菌、原虫、支原体、药物、疫苗、内脏疾病等，此外，妊娠、月经、放射线、饮食和接触过敏等也可引起本病。

（五）临床体征的意义

本例患者一般情况尚可，专科检查见远端皮肤红斑、丘疹、水疱等多形皮损并存，并有典型的虹膜样损害，提示本病的诊断成立。同时已观察到口腔黏膜的累及，可以辅助诊断。

（六）实验室及其他检查意义

本例血常规见白细胞及嗜酸粒细胞增高，血沉增快，抗"O"值增高，C反应蛋白阳性等，符合本病诊断。

三、诊　断

中医诊断：猫眼疮（风寒湿阻型）。
西医诊断：多形红斑（红斑—丘疹型）。

四、鉴别诊断

（1）冻疮（冻疮）：多见于冬季，好发于肢体末端显露部位，黏膜无损害，红斑浸润显著，中心无虹膜样改变，自觉瘙痒，遇热尤甚。

（2）疱疹样皮炎（炼疮）：群集水疱，环形排列，剧烈瘙痒，黏膜不被累及，多发于四肢、躯干，患者对碘过敏，以25%～50%碘化钾作斑贴试验，多数于24h内局部红肿，并发生水疱。

五、治　疗

（一）中医药内治

（1）治则：疏风散寒，温经化湿，活血通络。
（2）方剂：桂枝汤合当归四逆汤加减。
（3）常用药物：桂枝、白芍、当归、细辛、通草、生姜、大枣、甘草。畏寒肢冷加制附片、肉桂；关节疼痛加羌活、独活、威灵仙、秦艽；水肿明显加川防己、车前子、泽泻；斑色紫暗者加丹参、赤芍。

（二）外治

（1）外搽法：可用三黄洗剂水煎湿敷患处，每日 3～4 次，并外搽黄连膏，亦可用青黛散麻油调搽。

（2）漱口法：口腔黏膜糜烂，可用蒲黄粉冲水含漱，并用青吹口散、生肌散或锡类散外吹患处，每日 3～4 次。

（三）针刺疗法

（1）体针：可选取肝俞、肾俞、命门、内关、关元、足三里、阿是穴，用温针或灸法，先泻后补，留针 20～30min，每日 1 次。

（2）耳针：可取穴肾上腺、皮质下、神门、阿是穴，每日 1 次或埋针。

六、演变与对策

如果上述治疗不能控制病情则有可能出现如下临床病象。

1. 演变之一

（1）证候：皮损鲜红，可见水疱、大疱，可有黏膜损害，痒痛明显，全身可见发热，咽干、关节酸痛或身倦乏力，纳少泛恶，溲赤便秘。舌质红、苔黄腻、脉弦滑。

（2）体征变化：皮损鲜红，以水疱、大疱为主，伴有发热。

（3）实验室及其他检查：同前。

（4）病机概括：伤及脾胃，湿浊内生，蕴久化热，风湿热邪，蕴结肌肤而发。

（5）诊断：中医诊断：猫眼疮（湿热蕴结型）；西医诊断：多形红斑（水疱—大疱型）。

（6）治疗

1）中医药内治

治则：祛风清热，解毒利湿。

方剂：消风散合龙胆泻肝汤加减。

常用药物：龙胆草、车前子、泽泻、黄芩、栀子、当归、生地、知母、苦参、苍术、牛蒡子、石膏、木通、甘草。咽喉疼痛加板蓝根、玄参；关节疼痛加秦艽、桑枝、鸡血藤；恶心泛呕加半夏、厚朴；发热头痛加藿香、佩兰；瘙痒甚者加白鲜皮、蒺藜。

2）外治：外敷法，马齿苋、黄柏、地榆等药物煎水冷湿敷，每次 20min，每日 3～4 次。

3）口腔处理方法及针刺疗法同前。

2. 演变之二

（1）证候：症状突然加重，周身泛发红斑、水疱、大疱、糜烂、出血等，颜面部明显的靶样损害，口腔及外阴黏膜破溃糜烂，伴有恶寒高热，头痛无力，恶心呕吐，大便秘结，小便黄赤，舌质红、苔黄、脉滑数。

（2）体征变化：周身红斑、水疱、大疱等重症损害，黏膜部位受累明显，伴有高热。

（3）实验室及其他检查：除血常规等基础性改变之外，尿常规中可见蛋白尿、血尿；生化检查可见尿素氮、肌酐值增高；感染明显并发肺部炎症等变化。

（4）病机概括：湿热内蕴，复感毒邪，热毒内生，燔灼营血肌肤而发。

（5）诊断：中医诊断：猫眼疮（火毒炽盛型）；西医诊断：多形红斑（重症型）。

（6）治疗

1）中医药内治

治则：清热凉血，解毒利湿。

方剂：清瘟败毒饮合导赤散加减。

常用药物：水牛角、生地、牡丹皮、赤芍、紫草、生石膏、栀子、黄连、黄芩、金银花、连翘、生草稍。高热、口干唇燥者加生玳瑁、天花粉；壮热不退者加羚羊角粉，口服安宫牛黄丸、紫雪丹；大便秘结者加生大黄；恶心明显者加姜半夏、陈皮、竹茹。

2）外治

黏膜糜烂部位可用生肌散或锡类散外吹患处，每日3~4次，以缓解黏膜症状。

余处理方法同前。

3）西医治疗：可考虑应用皮质类固醇激素治疗，若口腔黏膜症状明显者，可选用糖皮质激素片剂含服或咀嚼服用，同时，可配合抗组胺药物、钙剂、维生素C等，注意保持水、电解质平衡，选择适当抗生素预防和控制继发感染。

七、相关问题的讨论

（一）基本概念

猫眼疮是一种以靶形或虹膜状红斑为典型损害的自限性急性炎症性皮肤病。其特点是发病急骤，皮损为红斑、丘疹、水疱等多形性损害，典型者出现虹膜样特征性红斑，常累及口腔、二阴，重者伴严重的内脏损害。因本病多在寒冷季节发生，发于大雁迁徙之季，所以中医亦称之为雁疮、寒疮等，相当于西医学的多形红斑。靶形或虹膜状红斑的特征性表现为红斑中央略凹陷，其颜色较深，有时为一水疱、紫癜或坏死区，边缘为一轻度水肿环，周围绕以鲜红色晕。本皮损为猫眼疮的特征性皮肤表现，对于临床诊断本病具有一定的参考价值。

（二）治疗中的几个问题

1. 中医证型与西医分型之间的关系

猫眼疮根据临床表现及症状轻重，西医多将其分为红斑—丘疹型、水疱—大疱型、重症型三种。其中，红斑—丘疹型与中医寒湿阻络证相似，根据红斑的色泽及兼症的辨别进一步确定八纲中寒热的归属；水疱—大疱型多与湿热蕴结证相关，在辨治中应尤为重视湿邪致病作用的轻重；重症型则与火毒炽盛证相对应，属本病中较为严重的类型，容易发生全身性、多脏器损伤，在治疗上应对症处理，提倡中西医综合治疗，并加大中医清热解毒凉血之力。

2. 皮损的多形性

猫眼疮西医学称之为多形红斑，顾名思义本病的皮损可包含多种类型，诸如红斑、丘疹、水疱、大疱、血疱、紫癜、风团、糜烂、坏死等等；但湿疮的皮损特征亦有多形性特点，可见红斑、丘疹、丘疱疹、水疱、脓疱、流滋、结痂等，两者的区别在于，湿疮皮损的多形性指的是不同时期可以见到多种皮损，而某一时期仅以一种或两种皮损为主，但猫眼疮的多形性可见于同一个时期，在某一个时间点多种皮损可以并存。因此，应理解两者多形性在时间位点上的区别，从而便于临床诊断和治疗。

第十一节 瓜 藤 缠

一、病 案

患者，女，26岁。2012年10月23日上午10：30某院皮肤科科门诊。

一、现病史：两小腿皮下反复起红色结节，伴肿痛明显，已2个月余。2个月前，患者曾不慎外感，出现发热、肌痛、倦怠乏力等症状，热退后双下肢出现红斑结节，行走疼痛，在当地医院进行诊治，时消时起，反复不愈。

刻诊：下肢大小不等鲜红色斑块，压痛明显，伴有发热，咽痛，关节痛，口渴，大便干，小便黄。舌质红、苔薄黄、脉滑数。

二、既往史：既往身体健康，否认药物或食物过敏史，近日外感，身体虚弱。

三、个人史：未到过疫区或传染病区，生活及工作环境良好，平素喜食辛辣。

四、体检摘要：T37.6℃，P80 次/分，BP130/85mmHg，R18 次/分。

神清语明，查体合作，咽部红肿，双肺未闻及干、湿啰音，心界不大，各瓣膜听诊区未闻及病理性杂音，腹部检查未见异常。

专科检查：两小腿伸侧皮下对称性散在大小不等的红色结节，略高出皮面，边界清楚，相互孤立，不相融合，大小不一，最大直径达4cm，最小直径为2cm左右，局部灼热红肿，伴压痛明显。

五、实验室及其他检查

(1) 血常规：白细胞总数 10.51×10^9/L，中性粒细胞比率0.753。

(2) 尿常规及生化检查：未见异常。

(3) 血沉：34mm/h。

(4) 胸部 X 线：未见异常。

(5) 抗"O"及结核菌素试验：未见异常。

二、分析思路

(一) 主证分析

本例主要症候是小腿伸侧疼痛性红色结节，分析即应紧扣这一症候展开。

本病发于下，见于小腿者，多责之于湿邪，皮损色红、灼热乃素体血分有热，湿热互结局部所致；结节、压痛乃湿热蕴积，气血凝滞，经络阻塞之象，故本病病机当从湿、从热、从瘀构建。

(二) 次证分析

咽痛、发热是风热之外在表现；关节痛乃湿热阻滞所致；凡口渴、大便干，小便黄，舌红苔薄黄、脉滑数均无出湿热为患之右。

(三) 病机归纳

血分有热，复感风热，脾虚生湿，湿热相搏，瘀阻经络而发。

(四) 西医学认识

本病相当于西医学的结节性红斑。

结节性红斑是一种主要累及皮下脂肪组织的急性炎症性疾病，多见于中青年女性。本病的发病机理还不完全清楚，最早报道为链球菌感染，研究表明其与结核感染亦有密切的关系。因其病理变化中主要以淋巴细胞浸润为主，有人认为其发生可能是机体对某些病原微生物（细菌、真菌等）抗原的一种迟发性过敏反应，也有人认为是一种免疫复合物疾病，此外，药物也可引发本病。因此，本病可视为一种综合征，或是对各种诱发因素的一种独特型反应。

(五) 临床体征的意义

本例一般情况良好，专科检查皮损为孤立、散在的红斑、结节，且局部红肿热痛符合炎症的表现。

（六）实验室检查意义

本例血常规白细胞、中性粒细胞增高，符合炎性改变；虽然类风湿因子、抗"O"试验阴性，但结合血沉加快、专科检查以及全身状况所见，本病的诊断可以成立。

三、诊　　断

中医诊断：瓜藤缠（湿热瘀阻型）。
西医诊断：结节性红斑。

四、鉴别诊断

（1）硬红斑：秋冬季节发病，好发于小腿屈侧，结节较大而深在，疼痛轻微，易溃破而发生溃疡，愈合后留有瘢痕，起病缓慢，病程较长，常有结核病史。

（2）皮肤变应性血管炎（梅核丹）：皮损为多形性，可有红斑、丘疹、斑丘疹、瘀斑、结节、溃疡、瘢痕等，常伴有条索状物，疼痛较轻，反复发作，病程较长。

五、治　　疗

（一）中医药内治

（1）治则：清热利湿，祛瘀通络。

（2）方剂：萆薢渗湿汤合桃红四物汤加减。

（3）常用药物：当归、赤芍、牡丹皮、丹参、苍术、黄柏、萆薢、防己、鸡血藤、川牛膝、生甘草。咽痛头痛加荆芥、牛蒡子、桔梗；肢节酸痛加羌活、独活、威灵仙、木瓜；下肢肿甚加赤小豆、冬瓜皮。

（二）外治

（1）外敷疗法：以金黄膏、四黄膏或玉露膏外敷患处，每日1次。

（2）熏洗疗法：可采用蒲公英、丹参、紫草各30g，荆芥、牡丹皮、当归各20g，煎水先熏后洗，每日1次。

（三）针刺疗法

针刺主穴取足三里、三阴交、昆仑、阳陵泉，实证用泻法，虚证用补法，针刺得气后留针30min，隔日1次。

（四）神灯照法

用纱布浸透金粟兰酊后敷于结节处，然后用神灯照法20min，每日1次。

六、演变与对策

如果上述治疗不能控制病情则有可能出现如下临床病象。

（1）证候：皮损暗红，反复缠绵，伴关节痛，遇寒加重，肢冷，便溏。舌质淡、苔白腻，脉沉缓或迟。

（2）体征变化：皮损以暗红色结节为主，遇寒加重。

（3）实验室及其他检查：同前。

（4）病机概括：寒湿客于肌肤腠理，气血瘀滞而成。

（5）诊断：中医诊断：瓜藤缠（寒湿入络型）；西医诊断：结节性红斑。

（6）治疗

1）中医药内治

治则：散寒祛湿，化瘀通络。

方剂：当归四逆汤加减。

常用药物：当归、桂枝、芍药、细辛、通草、大枣、炙甘草。关节疼痛、遇寒加重、肢冷明显加羌活、独活、威灵仙、木瓜、制附子。

2）外治

外敷疗法：可外敷冲和膏于患处，每日1次。

其余外治疗法同前。

七、相关问题的讨论

（一）基本概念

瓜藤缠是一种发生于下肢的结节红斑性、皮肤血管炎性皮肤病，因数枚结节，犹如藤系瓜果绕腿而生得名。其特点是好发于小腿伸侧，散在性皮下结节，鲜红至紫红色，大小不等，疼痛或压痛，常反复发作，甚至迁延数年不愈，本病多见于青年女性，以春秋两季发病者为多，相当于西医学的结节性红斑。

（二）治疗中的几个问题

（1）在瓜藤缠的诊疗过程中，应明确本病的诊疗要点，可以"五个不"的原则对疾病进行概括性认识，即不融合、不破溃、不化脓、不萎缩、不留瘢痕，此原则既揭示了本病的基本特点，又对疾病的发展变化、转归愈后进行了说明，便于记忆及临床应用。

（2）结节性红斑既可以作为一个疾病，又可以作为一种发于体表的症状，诸如在白塞病、结核病、结节病、炎症性肠病、内脏肿瘤、麻风、性病性淋巴肉芽肿等疾病中均可见结节性红斑样皮肤损害，因此在诊疗过程中，应详细询问病史，全面查体，防止误诊。

第十二节 油 风

一、病 案

患者，女，36岁。2012年6月10日上午10：00某院中医皮肤科门诊。

一、现病史：头发片状脱落1个月余。患者近三月来工作繁忙，劳累过度，精神紧张，睡眠不足，1个多月前理发时突然发现枕后有一片状脱发区，几天后头顶部又发现两块脱发区，就诊于某西医院，诊断为"斑秃"，给予谷维素等西药治疗，未见好转，皮损区未见新发长出，范围增大，遂来我院门诊治疗。

刻诊：头皮瘙痒，枕后、头顶部脱发，头晕，乏力，失眠。舌淡，苔白，脉细弱。

二、既往史：既往体健，否认药物、食物过敏史。

三、个人史：居住环境良好，未到过疫区，无烟、酒等不良嗜好。

四、体检摘要：T36.5℃，P70 次/分，BP120/75mmHg，R16 次/分。

神清，检查合作，皮肤巩膜自然光线下未见黄染，心肺正常，腹平软，肝脾肋下未及。

专科检查：头部毛发略显干燥，顶部、枕部见片状脱发区三处，脱发处皮肤光滑发亮呈椭圆形，无炎症反应，毛囊孔清晰可见，脱发区边缘头发松动易拔，落发根部上粗下细，呈"惊叹号"样。

五、实验室及其他检查

血常规、甲状腺功能、肝肾功能检查无异常。

二、分 析 思 路

（一）主证分析

本例主要症候是突然出现的顶部、枕部椭圆形脱发，毛发干燥。乃因发为血养，巅顶为风之处所，风胜耗血，血虚所致。

（二）次证分析

失眠，头晕，舌淡，苔白，脉细弱为气血虚弱之表现。

（三）病机归纳

劳损心脾，气血不足，巅顶之上，风胜血虚，发失所养而成本病。

（四）西医学分析

本病相当于西医学的斑秃。

斑秃发病原因尚不完全清楚，普遍认为是一种具有遗传素质和环境激发因素的自身免疫性疾病。可能与神经精神因素有关，精神过度紧张和劳累可使本病发作或加重。病理提示：毛球周围淋巴细胞浸润，生长期和退行期毛囊均可累及。

（五）临床体征的意义

脱发区边缘头发轻拉试验阳性，说明疾病正处于活动期。

（六）实验室及其他检查意义

本例常规检查无特殊。部分患者可出现甲状腺功能、细胞免疫异常。

三、诊 断

中医诊断：油风（血虚风燥型）。

西医诊断：斑秃。

四、鉴 别 诊 断

（1）拔毛癣：病损处仍有残留的毛发，有经常反复拉扯头发史，脱发渐加重。

（2）假性斑秃发不生：假性斑秃是一种炎症性瘢痕性脱发，常继发于头皮红斑狼疮、扁平苔藓等炎症性皮肤病。秃发部位皮肤萎缩变薄，毛发不能复生，表面常有岛屿状正常毛发束，边缘具有细狭的红晕。

（3）白癣（白秃）：好发于儿童，为不完全性脱发，毛发多数折断，残留毛根，附有白色鳞屑和结痂，真菌检查阳性。

五、治　疗

（一）中医药内治

（1）治则：养血祛风生发。

（2）方剂：神应养真丹加减。

（3）常用药物：当归、川芎、白芍、天麻、羌活、生地、菟丝子、木瓜、旱莲草、女贞子、夜交藤、合欢花。心悸不眠加酸枣仁、远志、代赭石、珍珠母。

（二）外治

（1）鲜姜块外擦或生蒜局部涂擦或生川乌粉醋调外搽患处。

（2）25%补骨脂酊外搽患部。

（3）侧柏叶60g、甘草10g，水煎外洗。

（4）5%～10%斑蝥酊外擦，每日多次。

（5）10%辣椒酊外擦，每日多次。

（三）针刺疗法

（1）针刺法：主穴：百会、风池、太渊、阿是穴、上星、头维、四神聪。配穴：失眠者配内关、神门；心火亢盛者配神门、少府、内关；肝郁化火者配行间、太冲、期门；气血虚弱者配太白、太渊、足三里；肾虚者配太溪、肾俞；血瘀型配血海、太冲、三阴交。

操作：毫针刺，补泻兼施，每日1次，每次留针30min，10次为1个疗程。

（2）皮肤针法：选穴：阿是穴。

方法：轻叩患部，潮红即可，隔日1次，10次为1个疗程。

（3）火针疗法：选穴：阿是穴、肾俞穴、肝俞穴，2天1次，7次为1个疗程。

（4）艾灸法：选穴：阿是穴。

方法：用艾条在患部熏灸，至皮肤微呈红晕时为止。

六、演变与对策

如果上述治疗不能控制病情则有可能出现如下临床病象。

1. 演变之一

（1）证候：脱发斑片不断扩大，或数片融合成大片脱发，新发不生，伴头皮疼痛，胁痛，夜难安眠。舌有瘀点，脉沉细。

（2）体征变化：脱发斑片不断扩大，融合成大片脱发，新发不生，头皮疼痛，胁痛，舌有瘀点，脉沉细。

（3）实验室及其他检查：同前。

（4）病机概括：气滞血瘀，经络阻塞。

（5）诊断：中医诊断：油风（气滞血瘀型）；西医诊断：斑秃。

（6）治疗：

1）中医药内治

治则：理气活血通络。

方剂：通窍活血汤加减。

常用药物：柴胡、熟地、赤芍、白芍、丹参、当归、川芎、桃仁、红花、陈皮等。

2）外治：同前。

3）针灸疗法：同前。

2. 演变之二

（1）证候：病程日久，头发全部脱落，甚或眉毛、胡须、腋毛、阴毛均脱落，伴心悸失眠、头晕、目眩、耳鸣、腰腿酸软。舌红，少苔，脉细微弱。

（2）体征变化：头发、眉毛、胡须、腋毛、阴毛均脱落。

（3）实验室及其他检查：同前。

（4）病机概括：肝肾不足，精血亏损，毛发失养。

（5）诊断：中医诊断：油风（肝肾不足型）；西医诊断：全秃（普秃）。

（6）治疗：

1）中医药内治

治法：补益肝肾。

方剂：七宝美髯丹加减。

常用药物：当归、何首乌、牛膝、补骨脂、党参、茯苓、菟丝子、枸杞子、远志、旱莲草、熟地。

2）外治同上。

3）针灸疗法同上。

4）西医治疗：口服糖皮质激素，泼尼松，每日 15～30mg，数周后逐渐减量，维持数月，一般 2 个月内开始生长，但停药后有的患者很快复发，而且长期应用会发生皮质固醇的副作用。

七、相关问题的讨论

（一）基本概念

油风是一种头部突然发生的头发为斑片状脱落的慢性皮肤病，又名鬼舐头、鬼剃头，相当于西医的斑秃。其特点是：脱发处皮肤变薄，无炎症，亦无明显自觉症状。可发于任何年龄。若头发全部脱光，则称为全秃，若眉毛、胡须、腋毛、阴毛甚至毳毛等全身毛发脱落则称普秃。

（二）治疗中的几个问题

（1）本病病因未明，可能与患者的遗传特质、自身免疫反应和环境因素相关。

（2）斑秃可有以下的伴发疾病：遗传过敏性疾病，自身免疫性疾病，唐氏综合征，眼病，睾丸萎缩等。

（3）本病可分为活动期、静止期及恢复期。活动期：脱发区数量继续增加或面积仍在扩大，脱发区边缘轻拉试验阳性。静止期：脱发基本停止，大多数患者在脱发静止 3～4 个月后，进入恢复期。有些患者病程长达数年，甚至长期不愈。恢复期：有新生毛发长出，最初出现纤细、柔软、色浅的毳毛，继之长出黑色的终毛，并逐渐恢复正常。

（4）普秃睫毛脱落可有眼的刺激症状或异物感，指甲也可能受波及，表现为甲凹点、纵嵴、剥离、脆甲及脱甲。

(5) 一般病轻者预后较好，有自愈倾向，在 6 个月至 1 年内毛发可以再生。病情重者预后差，约 50% 病例有复发，特别初发于儿童者复发较多，全秃发生于儿童者很难恢复。

第十三节 黧 黑 斑

一、病 案

患者，女，32 岁。2013 年 4 月 5 日上午 9：30 某院中医皮肤科门诊。

一、现病史：面部褐色斑片半年余，平素性情急躁，胸胁胀闷，月经不调，夹有血块。

刻诊：颧部褐色斑片，对称分布，边界尚清，局部无自觉症状。

二、既往史：既往体健，否认药物、食物过敏史。

三、个人史：居住环境良好，未到过外疫区，无烟、酒等不良嗜好。已产一子，服用避孕药已 1 年。

四、体检摘要：T 37℃，P 70 次/分，BP 110/70mmHg，R18 次/分。

神清语明，查体合作，心肺正常，腹部、神经系统检查未见异常。

专科检查：颧部褐色斑片，对称分布，形不规则，边界尚清，表面光滑。

五、实验室及其他检查

血、尿常规及生化检查无异常。

二、分 析 思 路

(一) 主证分析

本例主要症候是颧部褐色斑片，舌紫暗，脉弦，审证求因当为气血运行不畅，瘀于颜面。

(二) 次证分析

性情急躁，胸胁胀闷，月经血夹紫块，为肝郁而致气滞血瘀之象。

(三) 病机归纳

肝郁气结，气滞血瘀，而发本病。

(四) 西医学认识

本病相当于西医学的黄褐斑。

西医认为黄褐斑的病因还不十分明确，主要与内分泌、阳光、遗传、肝病及结核、肿瘤、药物等因素有关，并多由妇女妊娠、更年期、口服避孕药等引起。精神与本病有密切关系，过度疲劳、休息不足、精神负担过重、精神创伤等都可以引起色素加深。本例患者可能与口服避孕药有关。

正常皮肤的颜色主要由黑色素细胞所产生的黑素来决定。黑素是皮肤成为褐色、黑色的主要色素，是酪氨酸在酪氨酸酶作用下产生的，黑素在黑素细胞合成仅是黑素代谢的第一个阶段，此外还有生成的黑素从黑素细胞转移到邻近的角质形成细胞及在角质形成细胞内降解两个阶段。在黑素体的生成、转移和降解过程中，任何一个环节发生障碍，均可影响黑素代谢，导致皮肤颜色变化。

（五）临床体征的意义

颧部是黄褐斑的常见发病部位，皮损边界清楚，有对称分布的特点，本例符合此特点。

（六）实验室及其他检查意义

血、尿常规及生化检查无异常，在本病范畴内是常见的。

三、诊　　断

中医诊断：黧黑斑（肝郁型）。
西医诊断：黄褐斑。

四、鉴 别 诊 断

（1）阿狄森氏病（黧黑）：弥漫性青黑色或棕褐色斑片，除面部等暴露部位外，受压迫摩擦的四肢屈侧面、掌跖皮纹处亦可见明显的色素沉着。同时伴有低血压、周身无力、食欲不振等全身症状。

（2）瑞尔黑变病（黧黑斑）：灰紫色到紫褐色网状斑点，后可融合成片，其上可有糠皮状细小鳞屑。皮损亦可见于颈、前额、颧部等处。

（3）雀斑（雀斑）：色素斑点较小，分布散在而不融合，多发于青少年女性，有家族史，夏季明显，冬季变淡或消失。

五、治　　疗

（一）中医药内治

（1）治则：疏肝理气，活血化瘀。
（2）方剂：柴胡疏肝散合桃红四物汤加减。
（3）常用药物：柴胡、当归、白芍、白术、茯苓、青皮、陈皮、丹参、桃仁、红花、甘草。

（二）外治

（1）茉莉花籽粉外搽或云苓粉外用。
（2）青嫩柿树叶晒干，研细末，取 30g，与白凡士林 30g 调成膏，每天睡前涂患处，次晨洗净。
（3）玉容散或时珍正容散搽面。

六、演变与对策

如果上述治疗不能控制病情则有可能出现如下临床病象。

1. 演变之一
（1）证候：斑疹灰褐，面色不润，神疲纳呆，脘腹胀闷，四肢无力，经来延迟，经血稀淡。舌质淡，脉沉细。
（2）体征变化：斑疹转灰褐，面色不润。

（3）实验室及其他检查：同前。

（4）病机概括：血虚肝郁脾虚。

（5）诊断：中医诊断：黧黑斑（肝郁脾虚型）；西医诊断：黄褐斑。

（6）治疗

1）中医药内治

治则：养血疏肝，健脾解郁。

方剂：逍遥散加减。

常用药物：当归、白芍、柴胡、丹参、党参、白术、茯苓、当归、黄芪、川芎、白芷、甘草。

2）外治同上。

2. 演变之二

（1）证候：斑疹灰黑，腰膝酸软无力，尿频而清，月经不调。舌淡苔白，脉沉细。

（2）体征变化：斑疹灰黑。

（3）实验室及其他检查：同前。

（4）病机概括：肾气亏虚。

（5）诊断：中医诊断：黧黑斑（肾气亏虚型）；西医诊断：黄褐斑。

（6）治疗

1）中医药内治

治则：温补肾气。

方剂：金匮肾气丸加减。

常用药物：熟地、山药、山萸肉、茯苓、泽泻、牡丹皮、当归、附子、肉桂、红花、甘草。

2）外治同上。

七、相关问题的讨论

（1）局部治疗

1）外用药物：氢醌霜、熊果苷、壬二酸等均有一定疗效。

2）还原剂：维生素 C 局部离子透入疗法。

3）果酸治疗：10% 果酸降低表皮黏合力，20%～70% 高浓度时致表皮松解、剥脱，使黑色素颗粒从表皮剥脱。

（2）激光治疗：疗效尚不确切，部分可能产生炎症后色素沉着及复发等。

（3）全身治疗：妊娠期可适当补充富有维生素 C 的食物。严重者可给维生素 C 静脉滴注。

第十四节　风　热　疮

一、病　案

患者，女，28 岁。2012 年 9 月 2 日上午 9：00 某医院中医皮肤科门诊。

一、现病史：躯干部、四肢近端椭圆形玫瑰色斑疹，表面糠状脱屑 1 周。初起患者前胸起一指甲大的椭圆形红斑，脱屑，此后躯干、四肢近端等部位相继出现多枚泛发性圆形或椭圆形红斑。

刻诊：皮疹边界清楚，呈鲜红色，表面附以糠秕样鳞屑，自觉轻度瘙痒，大便干，小便色黄，舌质红，苔薄黄，脉弦数。

二、既往史：既往体健，否认药物、食物过敏史。

三、个人史：居住环境良好，未到过疫区，无烟、酒等不良嗜好。

四、体检摘要：T36.5℃，P 76 次/分，BP 110/70mmHg，R19 次/分。

神清，查体合作，心肺正常，腹平软，未见异常，未引出病理性神经反射。

专科检查：躯干、四肢近端等部位圆形或椭圆形斑片，皮疹边界清楚，呈玫瑰红色，表面附有糠秕样鳞屑，皮疹长轴与皮纹平行。

五、实验室及其他检查

血、尿常规及生化检查无异常。

二、分析思路

（一）主证分析

本病例主要症候是躯干部、四肢近端泛发性玫瑰色斑疹，这种以处所的迅速变化为特点的病因为风。玫瑰色红斑提示血分有热。

（二）次证分析

脱屑，舌质红，苔薄黄，脉浮数亦为血热风盛的表现。

（三）病机归纳

外感风热，热入血分，发于皮肤，伤津失养。

（四）西医学认识

本病相当于西医学的玫瑰糠疹。

玫瑰糠疹为急性、病程自限性皮肤病，其发病机制不明，似与病毒有关，但至今未分离出病毒。病理提示：为非特异性炎症，表皮局灶性角化不全及棘层轻度肥厚，有细胞内水肿及海绵形成，或有小水疱出现。真皮上部水肿及毛细血管扩张，并有密集的淋巴细胞浸润。

（五）临床体征的意义

初起出现的椭圆形红斑伴脱屑，为母斑；此后躯干、四肢出现类似的皮损，为子斑。皮损的长轴与皮纹相平行是其分布特征。

（六）实验室及其他检查意义

血、尿常规及生化检查无异常，在本病范畴内是常见的。

三、诊　断

中医诊断：风热疮（血热风盛型）。

西医诊断：玫瑰糠疹。

四、鉴别诊断

（1）花斑癣（汗斑）：皮疹形态及发病部位有时与玫瑰糠疹相似，但皮疹多为淡褐或深褐色，真菌检查阳性。

（2）体癣（圆癣）：损害范围较局限，泛发者少见，边缘有丘疹或水疱，真菌检查阳性。

（3）脂溢性皮炎（白屑风）：可表现为玫瑰糠疹样，但无母斑，皮损发展缓慢，好发于皮脂腺旺盛处，如头皮、眉部、躯干中线部位，鳞屑较为油腻，可有小的鳞屑性毛囊性丘疹。如不治疗皮损将继续存在而不自行消退。

五、治　疗

（一）中医药内治

（1）治则：清热凉血，祛风止痒。

（2）方剂：凉血消风散。

（3）常用药物：生石膏、生地、丹皮、赤芍、紫草、刺蒺藜、荆芥、防风、蝉蜕、甘草。

（二）外治

（1）三黄洗剂：外搽患处，每日3~4次。

（2）青黛清凉膏：外涂患处，每日2~3次。

（3）中药外洗：处方：苦参30g，蛇床子30g，川椒12g，明矾12g。煎汤外洗患处，每日1~2次。

（三）针刺疗法

取穴：合谷、曲池、大椎、肩髃、肩井、血海、足三里。

六、演变与对策

如果上述治疗不能控制病情则有可能出现如下临床病象。

演变之一

（1）证候：病久，皮疹淡红，较多干燥鳞屑，自觉瘙痒，大便干，小便短赤。舌红少苔，脉弦细。

（2）体征变化：皮疹色转淡，鳞屑增多，干燥。

（3）实验室及其他检查：同上。

（4）病机概括：热邪伤津，津亏风燥。

（5）诊断：中医诊断：风热疮（津亏风燥型）；西医诊断：玫瑰糠疹。

（6）治疗

1）中医药内治

治则：养阴生津，润肤止痒。

方剂：增液汤加减。

常用药物：玄参、生地、麦冬、知母、白鲜皮、蝉蜕。

2）外治同上。

七、相关问题的讨论

（一）玫瑰糠疹的皮损特点

子母斑：本病皮疹初起为单一损害，称为母斑，常于躯干或股部或上肢等处，为椭圆形或圆形淡红色斑片，境界清楚，渐渐扩大，可达2~5cm或更大，多无主观症状，易被忽略，1~2周后，躯干部陆续出现比较小的红斑，称为子斑，具有皮损的长轴与皮纹相平行的分布特点。

（二）玫瑰糠疹的病程

本病病程有自限性，3～8周皮疹即自行消退。一次发病后，多不再发病，但也有3%或更多的病例愈后复发。

（三）玫瑰糠疹的不典型表现

20%的玫瑰糠疹表现为不典型的损害，包括水疱型、紫癜型、荨麻疹型、顿挫型、巨大型、局限型、单侧型、反向型、丘疹型等。

第十五节 风 瘙 痒

一、病　案

张某，女，65岁。2010年1月5日上午8：00某医院中医皮肤科门诊。

一、现病史：全身皮肤瘙痒，反复发作2年多，遇热、风、冬季以及食海鲜后加重。曾服用多种抗过敏药物，病情未见减轻。平素喜食辛辣之物，性情急躁易怒。

刻诊：全身皮肤瘙痒，尤以夜间为甚，头晕眼花，失眠多梦，大便干结，3日一次。脉弦细，舌质紫，苔少。

二、既往史：既往有高血压病史4年，否认肺结核等传染病史。

三、个人史：适龄婚育，育有1子1女，子女及配偶均体健。无烟酒等不良嗜好。

四、体检摘要：T37.0℃，P70次/分，BP145/90mmHg，R18次/分。

神清，查体合作，心肺正常，腹部、神经系统检查未见异常。

专科检查：全身皮肤干燥松弛，未见原发性皮损，可见抓痕、血痂，散在色素沉着斑，有细薄鳞屑。

五、实验室及其他检查

(1) 血、尿、便常规：正常。

(2) 心电图：正常心电图。

(3) B超：肝、胆、胰、脾、肾正常。

(4) 肝功能：正常。

(5) 血糖：正常。

二、分 析 思 路

（一）主证分析

本例主要症候是瘙痒，分析即应紧扣这一症候展开。皮肤干燥松弛，抓痕、血痂，鳞屑，结合患者年过六旬，为血虚化燥生风，风动则瘙痒。

（二）次证分析

急躁易怒是血不养肝，肝阳上亢的表现；眼花乃肝血虚无以上荣于眼之故；失眠多梦乃心血虚的表现；大便干结难下盖因患者血虚阴伤不能润滑大便之故；舌脉之象亦为血虚阴伤之征。

（三）病机归纳

血虚生风化燥，肌肤失养。

（四）西医学认识

本病相当于西医学的皮肤瘙痒症。

引起瘙痒的介质有胺类、脂类、蛋白质/多肽等，这些物质表达于不同的皮肤细胞中，如角质形成细胞、上皮细胞、内皮细胞，不同的痒觉感受器与来源不同的配体特异结合后，传递冲动导致瘙痒。全身性瘙痒常为许多自身性疾病的伴发或首发的症状，能引起本病的全身性疾病有尿毒症、阻塞性肝胆疾病、血液病、恶性肿瘤、内分泌疾病等。局限性瘙痒症的病因有时与全身性瘙痒症相同，如糖尿病。

（五）临床体征意义

全身未见原发性皮损，但可见皮肤干燥松弛，抓痕、血痂，其中未见原发性皮损，是诊断本病的重要体征及与其他疾病的鉴别点。

（六）实验室及其他检查意义

心电图、B超、肝功能、血糖均正常，暂不考虑糖尿病、内脏疾病和恶性肿瘤的存在。

三、诊　断

中医诊断：风瘙痒（血虚风燥型）。

西医诊断：皮肤瘙痒症。

四、鉴别诊断

（1）疥疮（疥疮）：好发于皮肤皱褶和薄嫩处，如手指侧、指缝、腕肘关节屈侧、腋窝前缘、女性乳房下、少腹、外阴、腹股沟等处，皮疹以丘疱疹为主，隧道一端可挑出疥螨。患者常有奇痒，遇热或夜间尤甚。

（2）慢性湿疹（湿疮）：常有急性湿疹病史，全身任何部位都可发生，多为对称性，皮疹以浸润肥厚为主。

五、治　疗

（一）中医药内治

（1）治则：养血润燥，祛风止痒。

（2）方剂：地黄饮子加减。

（3）常用药物：地黄、当归、赤芍、丹参、川芎、白芍、生地、防风、白蒺藜、荆芥、何首乌、黄芪等。年老体弱者重用黄芪、党参；瘙痒甚加全蝎、地骨皮；皮肤肥厚脱屑加阿胶、丹参。

（二）外治

（1）熏洗法：苦参、白鲜皮、百部、蛇床子、地肤子、地骨皮、花椒煎水做全身熏浴。

（2）擦浴法：丹参120g，苦参60g，地肤子60g，豆腐粉60g。上药布包，加水3000ml煮沸，将药液兑入浴水中，擦浴，每日或隔日1次。

（3）敷脐疗法：红花、桃仁、杏仁、生栀子、荆芥、地肤子各10g，研末后用蜂蜜调成糊状，敷脐，外用胶布固定。1 日 1 次，5 天为 1 个疗程。

（三）耳穴贴压疗法

肺、大肠、皮质下、肾上腺、荨麻疹点、心、肝。压豆法，贴磁法均可。

（四）中成药

（1）当归养血丸：每次 9g，每日 3 次。
（2）肤痒冲剂：每次 4g，每日 2~3 次。

六、演变与对策

如果上述治疗不能控制病情则有可能出现如下临床病象。
（1）证候：瘙痒剧烈，搔抓至出血不能缓解，夜间加重，眠差。舌质暗红，或有瘀点，苔少，脉弦数。
（2）体征变化：皮肤干燥、肥厚明显、粗糙、脱屑，抓痕、结痂累累。
（3）实验室及其他检查：无特异性。
（4）病机概括：风邪郁久，化热入血。
（5）诊断：中医诊断：风瘙痒（风盛血热型）；西医诊断：皮肤瘙痒症。
（6）治疗
1）中医药内治
治则：搜风止痒，清热凉血。
方剂：乌蛇祛风汤加减。
常用药物：乌蛇、羌活、荆芥、防风、蝉衣、栀子、赤芍、白鲜皮、金银花、甘草、牡丹皮、生地。
2）外治同上。

七、相关问题的讨论

（一）风瘙痒的诊断
本病诊断的关键点是只有瘙痒和继发损害而无原发皮疹，即患者是先有瘙痒出现，而后皮肤因为搔抓等原因出现继发性皮损。本病临床上有局限性、泛发性两种。局限性者以阴部、肛门周围最为多见；泛发性者可见于全身。

（二）关于诱发因素
季节、气候、酒类、浓茶，海鲜食物，情绪激动，衣服摩擦甚至某些暗示均可使瘙痒发作或加重。

（三）转归与预后
一般的瘙痒病经对症治疗后，消除病因，瘙痒的症状可以很快消失，部分顽固性瘙痒症，尤其由内脏疾病所致者，可因反复抓搔，导致皮肤苔藓样变、色素沉着，抓伤的皮肤也容易感染而发生各种脓皮病及淋巴结炎。也可因瘙痒引至失眠，部分可导致神经衰弱。因恶性肿瘤所引发的瘙痒，特别严重的提示预后不良，如胰头癌。

第十六节 扁 瘊

一、病 案

患者，女，25岁。2011年4月10日上午9：00某医院中医皮肤科门诊。

一、现病史：面部及双手背扁平丘疹6个月，加重1个月。半年前两颊部及双手背出现淡红色的小扁平丘疹，无明显的不适，故未予治疗。近1个月来，病情加重，皮损增多。

刻诊：两颊，双手背出现泛发的扁平丘疹，痒感；口干，大便不畅，尿黄。舌红，苔白，脉数。

二、既往史：既往有荨麻疹病史，否认其他病史。

三、个人史：23岁结婚，配偶体健，无烟酒等不良嗜好。

四、体检摘要：T36.9℃，P 72次/分，BP 110/70mmHg，R18次/分。

神清，查体合作，心肺正常，腹部、神经系统检查未见异常。

专科检查：面颊部可见约30个0.1~0.3cm大小扁平丘疹，稍隆起于皮面，表面光滑，质坚，淡红色。双手背部见少许同样皮疹。

五、实验室及其他检查

一般无特殊性检查。

二、分 析 思 路

（一）主证分析

本例主要症候是面、手部扁平丘疹，分析即应紧扣这一症候展开。丘疹泛发，淡红瘙痒，乃风热郁于肌肤，凝滞不散，聚积而成。

（二）次证分析

口干，尿黄，舌红苔白脉数，均是热蕴于内的表现。

（三）病机归纳

风热郁于肌肤。

（四）西医学认识

本病相当于西医学的扁平疣。

疣是由人类乳头瘤病毒（HPV）引起，是一种DNA病毒，病毒主要在细胞核内繁殖，人是它的唯一宿主，宿主细胞是皮肤和黏膜上皮。主要由直接接触传染，亦可通过污染物损伤皮肤间接传染。HPV_3、HPV_{10}型主要引起皮肤扁平疣，HPV_1型与孤立的痛性跖疣有关，HPV_4型与手掌疣和跖疣有关。HPV_2型与皮肤寻常疣有关，可发生于皮肤表面任何部位。

疣的感染可能与细胞免疫功能异常有关。外伤是疣病毒感染的重要途径。疣的潜伏期1~20个月，平均4个月。

（五）临床体征意义

面颊，手背部位的扁平丘疹，稍隆起于皮面，表面光滑，没有光泽是扁平疣的特征性皮损。

（六）实验室及其他检查意义

本病实验室检查可无特殊性。

三、诊　　断

中医诊断：扁瘊（风热郁结型）。
西医诊断：扁平疣。

四、鉴别诊断

（1）扁平苔藓（紫癜风）：本病多发于四肢伸侧，背部，臀部，皮疹多为多角形扁平丘疹，表面有蜡样光泽，多数丘疹可融合成斑片，色呈暗红色，一般瘙痒较重。

（2）汗管瘤：基本损害为肤色或稍带黄色的表面有蜡样光泽的半球形丘疹，质中，直径为 1～2mm，也可更大，数个至百个以上，常密集而不融合，好发于两下眼睑，也可发于胸、面颊、腋窝、腹部及外阴等部位。

五、治　　疗

（一）中医药内治

（1）治则：疏风清热解毒。
（2）方剂：马齿苋合剂加减。
（3）常用药物：马齿苋、白芷、防风、大青叶、败酱草、板蓝根、紫草、赤芍、僵蚕。

（二）外治

（1）涂法：用鸦胆子油点疣上，数天后如见疣体周边发红，可见枯落。

（2）熏洗法：板蓝根 30g，苦参 30g，紫草 30g，马齿苋 30g，赤芍 15g，红花 10g。或用木贼 30g，银花 30g，香附 30g，白芷 10g，桔梗 10g，红花 10g，甘草 10g。煎浓汤趁温热时外洗涂擦皮损，以疣表面微红为佳。愈后不留痕迹。

（3）毫针疗法：迎香、四白、阳白、颊车。配穴：合谷、曲池、足三里、内庭。

六、演变与对策

如果上述治疗不能控制病情则有可能出现如下临床病象。

（1）证候：病程较长，皮疹变硬，较多，色暗红，可有烦热。舌暗红，苔薄白，脉沉弦。

（2）体征变化：面部、手背、颈部较多数目的扁平疣赘，隆起于皮面，表面光滑，质坚，色暗红，簇集成群，部分融合成片。

（3）实验室及其他检查：无特殊。

（4）病机概括：病久入络，气滞血瘀。

（5）诊断：中医诊断：扁瘊（气滞血瘀型）；西医诊断：扁平疣。

（6）治疗

1）中医药内治

治则：活血养血化瘀。

方剂：桃红四物汤加减。

常用药物：桃仁、红花、生地、赤芍、川芎、当归、黄芪、紫草、马齿苋、薏苡仁。

2）外治同上。

七、相关问题的讨论

（一）关于扁平疣的治疗

（1）可注射卡介菌多糖核酸、胸腺素及转移因子等治疗本病。

（2）上海华山医院皮肤科用方：金银花15g，黄芩9g，紫草12g，郁金9g，大青叶15g，蒲公英30g，金钱草30g，生牡蛎30g，代赭石30g，灵磁石30g。每日1剂，煎汤服用，总有效率55%。

（二）其他类型疣的介绍

（1）寻常疣：又称疣目，千日疣。多发于儿童和青年。最初为一个针头大至绿豆大的疣状赘生物，呈半球形或多角形，突出表面，色呈灰白或污黄，表面蓬松枯槁，状如花蕊，粗糙坚硬。以后体积逐渐增大，发展成乳头状赘生物，此为原发性损害，称为母疣。此后由于自身接种，数目增多，一般为两、三个，多则十余个至数十个不等，有时可群集状。好发于手背、手指，也可见于头面部，病程慢性，有自然消退者，一般无自觉症状，常因搔抓、碰撞、摩擦破伤而易出血。

（2）跖疣：发于手掌、足底或指（趾）间。皮损为角化性丘疹，中央微凹，外周有稍带黄色高起的角质环，除去表面角质后，可见疏松的白色乳头状角质物，挑破后易出血，数目多时可融合成片。有明显的压痛，用手挤压则疼痛加剧。常在外伤部位发生，足部多汗易发本病。

（3）传染性软疣：又称鼠乳，多见于儿童。皮损为半球形丘疹，粟粒到绿豆、豌豆大小，中央有脐凹，表面有蜡样光泽，挑破顶端，可挤压出白色乳酪状物，数目不定，数个到数十个不等，呈散在或簇集性分布，但不相互融合。好发于躯干和面部，有轻度传染性，愈后不留瘢痕，可自行消退。

第十七节 臊疣

一、病　案

患者，男，27岁。2011年11月26日上午9：30某医院性病门诊。

一、现病史：患者5月前有冶游史，3周前发现阴茎冠状沟有散在小米粒疣状赘生物，不痛，未引起重视，近日见赘生物增大增多，遂来就诊。

刻诊：外生殖器上有淡红色疣状赘生物，皮疹散在，呈乳头样增生，起病以来，无畏寒发热及其他不适，小便黄。舌淡红，苔黄腻，脉滑。

二、既往史：既往体健，否认性传播疾病史，无系统性疾病史，无药物和食物过敏史。偶有野游史。家族史无特殊。

三、个人史：居住条件可，无疫区疫水接触史，吸烟9年，每日半包。

四、体检摘要：T37℃，P 70次/分，BP 110/70mmHg，R18次/分。

神清，查体合作，心肺正常，腹部、神经系统检查未见异常。

专科检查：冠状沟及包皮内侧有散在的豆大小的高出皮肤黏膜的疣状赘生物，约 5~6 个，色淡红，质软，呈乳头样增生。

五、实验室及其他检查

醋酸白试验：阳性。

二、分 析 思 路

（一）主证分析

本例主要症候是外生殖器上有淡红色疣状赘生物，分析即应紧扣这一症候展开。病人 5 个月前房事不洁，感受秽浊之毒，毒邪蕴聚，酿生湿热，湿热下注前阴而生。

（二）次证分析

小便黄；苔黄腻，脉滑均为湿热证之表现。

（三）病机归纳

秽浊之毒，酿生湿热，下注前阴而成本病。

（四）西医学认识

本病相当于西医学的尖锐湿疣。

尖锐湿疣是由人乳头状瘤病毒（HPV）感染所致的一种生殖器肛门部位的疣，主要由性接触传染，少数可通过污染衣裤、毛巾等物传染。临床以外阴部、肛周等处发生散发或集簇性生长的疣体为特征。

（五）临床体征意义

阴茎冠状沟散在米粒疣状赘生物，色淡红，质软，呈乳头样增生，不痛，此为尖锐湿疣的典型皮疹。

（六）实验室及其他检查意义

醋酸白试验阳性，是临床确诊尖锐湿疣的重要手段。

三、诊　　断

中医诊断：臊瘊（湿热邪毒型）。

西医诊断：尖锐湿疣。

四、鉴 别 诊 断

（1）阴茎珍珠状丘疹（龟头珍珠垢）：发生在龟头冠状沟边缘的细小圆锥状、排列成单行或多行的白色或淡红色小丘疹，不融合，无自觉症状；醋酸白试验阴性。无需治疗。

（2）扁平湿疣（疳疮）：为二期梅毒特征性皮损，好发于肛门周围、外生殖器等皮肤互相摩擦和潮湿的部位。由表面湿的扁平丘疹融合而成，稍高出皮面，界限清楚，表面糜烂。

五、治　　疗

本例首选直接去除皮损的外治、激光、冷冻等疗法，内治为辅。

（一）中医药内治

（1）治则：利湿化浊，清热解毒。

（2）方剂：萆薢化毒汤加减。

（3）常用药物：萆薢、归尾、牡丹皮、牛膝、防己、木瓜、薏苡仁、秦艽、黄柏、土茯苓、大青叶。心悸不眠加酸枣仁、合欢皮、龙骨、牡蛎；纳呆加白术、神曲。

（二）外治

（1）熏洗法：板蓝根、山豆根、木贼草、香附各 30g；或白矾、皂矾各 120g，侧柏叶 250g，生苡仁 50g，儿茶 15g。煎水先熏后洗，每天 1～2 次。

（2）点涂法：五妙水仙膏点涂疣体；或鸭胆子仁捣烂涂敷或鸭胆子油点涂患处包扎，3～5 天换药一次。应注意保护周围正常皮肤。适用于疣体小而少者。

（三）针刺疗法

对小的疣体，可用火针直接烧灼疣体。要注意消毒，防止感染。同时注意掌握深浅，防止瘢痕形成。

六、演变与对策

如果上述治疗不能控制病情则有可能出现如下临床病象。

（1）证候：疣状赘生物增大增多，融合成片，色淡红，易出血，表面有大量秽浊分泌物，色淡黄，恶臭，瘙痒，疼痛；伴小便色黄量少，口渴欲饮，大便干燥。舌红，苔黄腻，脉滑数。

（2）体征变化：外生殖器或肛门等处出现多量疣状赘生物，色淡红，易出血，表面有大量秽浊分泌物。

（3）实验室及其他检查：醋酸白试验阳性。

（4）病机概括：湿毒瘀阻。

（5）诊断：中医诊断：瘙瘊（湿毒瘀阻型）；西医诊断：尖锐湿疣。

（6）治疗

1）中医药内治

治则：清热解毒，化浊利湿。

方剂：黄连解毒汤加减。

常用药物：黄连、黄芩、黄柏、栀子、苦参、萆薢、土茯苓、大青叶、马齿苋。

2）外治同上。

七、相关问题的讨论

（一）基本概念

尖锐湿疣又称生殖器疣、性病疣，是由人类乳头瘤病毒所引起的一种良性赘生物。属于中医"骚疣"、"瘙瘊"的范畴。其特点是：以皮肤黏膜交界处，尤其是外阴、肛周出现表皮赘生物为主要表现。主要通过性接触传染，也可通过自身接种、接触污秽的内裤、浴巾、浴盆等方式间接传染。男女均可罹患，主要发生在性活跃的人群。

(二) 关于人类乳头瘤病毒

本病由人类乳头瘤病毒 (HPV) 所致, 此病毒是最小的 DNA 病毒, 人是其唯一宿主。目前采用分子生物学技术将 HPV 分为 100 多种亚型, 其中约 1/3 与本病有关, 如 HPV_6、HPV_{11}、HPV_{16}、HPV_{18} 等。其中 HPV_6、HPV_{11} 致癌性小, HPV_{16}、HPV_{18} 致癌性大。

(三) 关于鉴别诊断

本病若发生在女性, 要与假性湿疣鉴别。假性湿疣常发生在女性小阴唇内侧及尿道口, 为白色或淡红色绒毛状指状突起, 湿润而柔软, 无自觉症状; 醋酸白试验阴性。

(四) 治疗中的几个问题

(1) 性伴侣或配偶应同时检查。

(2) 疣体较小者 (单个疣体直径<0.5cm), 疣体数目少 (<15 个), 可局部外用药物治疗。如 5% 足叶草毒素酊, 5% 咪喹莫特霜等。

(3) 局部物理治疗: 激光、冷冻、电灼等, 也可联合氨基酮戊酸光动力学疗法。

(4) 对于易复发或疣体直径较大、数量较多者可联合免疫疗法, 如干扰素等。

第十八节 花柳毒淋

一、病 案

王某, 男, 24 岁。2011 年 10 月 16 日上午 9:30 某医院性病科门诊。

一、现病史: 患者 3 天前出差有不洁性生活史, 昨日出现尿频、尿急、尿痛, 尿道见分泌物。

刻诊: 尿道有脓性分泌物流出, 尿液混浊。舌红, 苔黄腻, 脉滑数。

二、既往史: 否认肝炎、结核等传染病史。

三、个人史: 居住条件良好, 无疫水疫区接触史, 无烟酒不良嗜好。有过不洁性交史。

四、体检摘要: T37.8℃, P 70 次/分, BP 120/80mmHg, R18 次/分。

神清, 查体合作, 心肺正常, 腹部平软无压痛, 未及包块, 神经系统检查未见异常。

专科检查: 包皮内侧红肿, 尿道口红肿, 见黄稠脓性分泌物, 压迫尿道可见脓液流出。

五、实验室及其他检查:

尿道分泌物涂片革兰染色: 多形核内见多量革兰染色阴性的淋球菌。

二、分析思路

(一) 主证分析

本例主要症候是尿频, 尿急, 排尿刺痛, 尿道脓性分泌物, 盖由湿热秽毒内侵, 精败肉腐, 浸淫膀胱而成本病。

(二) 次证分析

已如主证分析。

（三）病机归纳

湿热毒蕴下注，膀胱气化失司。

（四）西医学认识

本病相当于西医学的淋病。

本病为淋球菌所引起，人是淋球菌的唯一天然宿主，主要侵犯黏膜，引起局部急性炎症，充血、水肿、化脓和疼痛；如治疗不及时淋球菌可进入尿道腺体和隐窝，成为慢性病灶。

（五）临床体征意义

患者一般情况良好，无重要脏器及其生命指征的恶化改变。包皮内侧红肿，尿道口红肿，有黄稠脓性分泌物，压迫尿道可流出脓液。提示有急性尿路感染情况存在。

（六）实验室及其他检查意义

尿道分泌物涂片作革兰染色，在多形核仁内找到了多量革兰染色阴性的淋球菌，可以作出诊断。

三、诊　　断

中医诊断：花柳毒淋（湿热毒蕴型）。

西医诊断：淋病（急性期）。

四、鉴别诊断

（1）非淋菌性尿道炎（溺浊）：主要由沙眼衣原体和解脲支原体感染所引起。其潜伏期较长；尿道炎症较轻，尿道分泌物少，分泌物查不到淋球菌，可作衣原体、支原体检测。

（2）念珠菌性尿道炎（白浊）：病史较长，多有反复感染史。尿道口、龟头、包皮潮红，可有白色垢污，明显瘙痒；实验室检得念珠菌丝。

五、治　　疗

本例首选抗生素治疗，中医药治疗跟进，以图良效。

（一）中医药内治

（1）治则：清热利湿，解毒化浊。

（2）方剂：龙胆泻肝汤加减。

（3）常用药物：龙胆草、黄芩、栀子、泽泻、木通、车前子、当归、生地、柴胡、甘草，土茯苓、红藤、萆薢。

（二）外治

可选用土茯苓、地肤子、苦参、芒硝各 30g，煎水外洗局部，每天三次。

（三）西医治疗

选用抗生素治疗，且应早期足量使用（可参考卫生部颁布的《性病诊疗规范和性病治疗推荐方案》）。

六、演变与对策

如果上述治疗不能控制病情则有可能出现如下临床病象。

(1) 证候：病程日久，迁延不愈，小便不畅、短涩，淋沥不尽，或尿道口见少许黏液，酒后或疲劳易复发；头晕耳鸣，疲乏无力，手足不温，腰酸腿软，五心烦热，食少纳差，失眠多梦。舌红，苔少，脉细数。

(2) 体征变化：尿道口有"糊口"现象，有时尿道口流出较清稀脓液。

(3) 实验室及其他检查：革兰染色，可找到淋病奈瑟球菌。

(4) 病机概括：肾阴亏虚，瘀结于内。

(5) 诊断：中医诊断：花柳毒淋（阴虚毒恋型）；西医诊断：淋病（慢性期）。

(6) 治疗

1) 中医药内治

治则：滋阴降火，利湿祛浊。

方剂：知柏地黄丸加减。

常用药物：熟地、山萸肉、山药、泽泻、茯苓、牡丹皮、知母、黄柏、土茯苓、萆薢。

2) 外治同上。

3) 针刺疗法：主穴：中极、关元、足三里、阳陵泉、丰隆等，可减轻淋涩不通的症状。

4) 使用抗生素：同上。

七、相关问题的讨论

（一）基本概念

淋病是由淋病双球菌（简称淋球菌）所引起的泌尿生殖系感染的性传播疾病。中医称之为"花柳毒淋"。其特点是：以尿道刺痛、尿道口排出脓性分泌物为主。主要通过性交传染，极少数也可通过污染的衣物等间接传染。

（二）其他类型淋病

1. 无并发症淋病及特殊部位淋病

(1) 女性急性淋病：80%的妇女感染淋病后无症状或症状轻微，好发于宫颈、尿道。淋菌性宫颈炎的分泌物初为黏液性，后转为脓性，体检可见宫颈口红肿、触痛、脓性分泌物。淋菌性尿道炎、尿道旁腺炎表现为尿道红肿，有压痛及脓性分泌物，主要症状有尿频、尿急、尿痛，体检可见尿道口潮红、黏膜水肿、尿道口脓性分泌物，挤压尿道旁腺可有脓液渗出。淋菌性前庭大腺炎表现为单侧前庭大腺红肿、疼痛，严重时形成脓肿，可有全身症状和发热等。

(2) 淋菌性肛门直肠炎：主要见于男性同性恋者，轻者仅有肛门瘙痒、烧灼感，排出黏液和脓性分泌物，重者有里急后重，可排出大量脓性和血性分泌物。

(3) 淋菌性咽炎：多见于口交者。表现为急性咽炎或急性扁桃体炎，偶伴发热和颈淋巴结肿大，有咽干、咽痛和吞咽痛等表现。

(4) 淋菌性结膜炎：成人多因自我接种或接触被分泌物污染的物品所感染，多为单侧；新生儿多为母亲产道传染，多为双侧。表现为眼结膜充血水肿，脓性分泌物较多，体检可见角膜呈云雾状，严重时角膜发生溃疡，引起穿孔，甚至导致失明。

2. 淋病并发症

(1) 淋菌性前列腺炎：急性者有发热、尿频及会阴部疼痛的临床症候。直肠指检示前列腺肿大，压痛明显，分泌物检查可发现上皮细胞、少数脓细胞和淋球菌，如不及时治疗可形成脓肿。慢性患者一般无明显自觉症状，起床后第一次排尿时尿道口有封口现象。

（2）淋菌性精囊炎：急性时有发热、尿频、尿痛，终末尿混浊并带血的表现；直肠指检可触及肿大的精囊，并剧烈触痛；慢性者可无自觉症状，直肠检查可触及韧硬的精囊腺。

（3）淋菌性附睾炎：多为单侧。发热、阴囊红肿、疼痛、同侧腹股沟和下腹部反射性抽痛，尿液常混浊。

（4）女性淋病的主要并发症为淋菌性盆腔炎（包括急性输卵管炎、子宫内膜炎、继发性输卵管卵巢脓肿及破裂后所致的盆腔脓肿、腹膜炎等），误诊误治者很容易发展为盆腔及附件的严重感染，反复发作可造成输卵管狭窄或闭塞，引起宫外孕、不孕或慢性下腹痛等。

第十九节　疳疮、杨梅疮、杨梅结毒

一、病　案

患者，男，35岁。2012年5月21日上午8：40某院性病科门诊。

一、现病史：1周前阴茎体出现鲜红色斑丘疹，无瘙痒，自用皮炎平外涂，皮损未见明显消退。

刻诊：阴茎溃破，形成溃疡，无痛痒；精神萎，大便干结。舌质红，苔腻微黄，脉滑有力。

二、既往史：既往体健，否认药物及食物过敏史。约1个月前有不洁性接触史。

三、个人史：出生原籍，生活居住条件可，饮酒史10余年。

四、体检摘要：T36.9℃，P 75次/分，BP 110/70mmHg，R 18次/分。

神清，查体合作，心肺正常，腹盆部、肛门直肠检查未见异常。

专科检查：阴茎体背部单个溃疡，直径约1cm，肉红色，呈卵圆形，境界清楚，边缘稍隆起，表面清洁，上有少量渗出物，软骨硬度，无明显压痛。溃疡周围无卫星灶。双侧腹股沟可触及四枚肿大淋巴结，大小不等，无融合，无粘连，质硬，无触痛，表面无红肿，皮温不高，无破溃。尿道口正常，无分泌物溢出。肛周未见水疱、赘生物。躯体其他皮肤未见明显红斑、丘疹、结节和糜烂。

五、实验室及其他检查

（1）暗视野显微镜检查：梅毒螺旋体阳性。

（2）梅毒血清反应：快速血浆反应试验（RPA）（＋），梅毒螺旋体血凝试验（TPHA）（－）。

（3）尿道拭子淋球菌培养（－）。

（4）溃疡分泌物镜检杜克雷嗜血杆菌阴性。

（5）溃疡分泌物检测单纯疱疹病毒DNA阴性。

二、分析思路

（一）主证分析

本例主要症候是生殖器部位溃疡，分析即应紧扣这一症候展开。其溃疡发病前1个月有不洁性接触史，符合梅毒潜伏期时间。单个溃疡，肉红色，上有少量渗出物，境界清楚，边缘稍隆起，触之有软骨硬度，无明显压痛，亦是一期梅毒的典型临床表现，为秽毒湿热结于阴器，发为疳疮。刻诊尚以湿毒为主，热邪只居其次。

（二）次证分析

大便干结，舌质暗红、苔腻微黄、脉滑有力与主证病机合拍。

（三）病机归纳

秽毒湿热聚于五藏，外发于阴器。

（四）西医学认识

本病相当于西医学的梅毒。

本病的病原体为梅毒螺旋体，亦称苍白螺旋体，该病毒能穿过正常皮肤黏膜和上皮表面的微小擦伤，进入机体后即在侵入处组织中繁殖。性接触过程中，梅毒螺旋体通过破损的皮肤黏膜由感染者传给性伴。梅毒螺旋体侵入人体后，经 2～4 周潜伏期，通过免疫反应引起侵入部位的破溃，称为硬下疳。螺旋体在硬下疳内大量繁殖，3～5 天通过淋巴管进入淋巴结，再经过静脉回流进入血循环，继则在全身皮肤发生播散性的皮疹。

（五）临床体征意义

患者仅有阴茎体背部单个溃疡，表面清洁，上有少量渗出物，触之有软骨硬度，无明显压痛，这是一期梅毒的典型临床表现，故首先考虑本病为梅毒。双侧腹股沟可触及数个肿大淋巴结，质硬，无触痛，表面无红肿，皮温不高，无破溃更有助于本病的诊断，尿道口正常，无分泌物溢出。肛周未见水疱、赘生物，则可排除其他性病，躯体其他部位皮肤未见明显红斑、丘疹、结节和糜烂，说明本患者尚属一期。

（六）实验室及其他检查意义

暗视野显微镜查到梅毒螺旋体，具有确诊意义。尿道拭子淋球菌培养（-），可排除淋病；溃疡分泌物镜检杜克雷嗜血杆菌阴性，可排除软下疳；单纯疱疹病毒 DNA 阴性，可排除单纯疱疹；快速血浆反应试验（RPR）（+）支持一期梅毒诊断。

三、诊　　断

中医诊断：疳疮（湿毒下注型）。
西医诊断：梅毒（一期）。

四、鉴别诊断

（1）生殖器疱疹（阴疮）：潜伏期 3～14 天，平均 6 天左右，外阴部多个溃疡，可彼此融合成片，自觉疼痛、灼痒，单纯疱疹病毒（HSV）培养为阳性。

（2）性病性淋巴肉芽肿（胯腹痈）：两者都有腹股沟淋巴结炎的表现。性病性淋巴肉芽肿潜伏期为 2～4 周，一或两侧数个鸡蛋大的淋巴结，初起散在，质硬，疼痛或压痛，后相互粘连成块状，腹股沟皮肤呈槽沟状。肿大淋巴结数周后软化破溃，形成多枚漏管。常伴发热头痛等全身症状。

五、治　　疗

梅毒的治疗，首选青霉素，中医药一般作为辅助治疗。

（一）中医药内治

（1）治则：清热利湿，解毒祛梅。

（2）方剂：龙胆泻肝汤加减。

（3）常用药物：龙胆草、黄芩、黄连、黄柏、柴胡、泽泻、木通、板蓝根、金银花、土茯苓。

（二）西药治疗

1. 青霉素

（1）首选苄星青霉素240万U，分两侧臀部肌内注射，每周1次，共2或3次。

（2）普鲁卡因青霉素80万U，1次/天，肌内注射，疗程10～15天，总量800万～1200万U。

2. 青霉素过敏者可用以下代替方案

（1）多西环素100mg，2次/天，口服，疗程15天。

（2）红霉素500 mg，4次/天，口服，疗程15天。

六、演变与对策

如果上述治疗不能控制病情则有可能出现如下临床病象。

（1）证候：约在染毒后2～3个月，全身出现头痛、头晕、恶心、乏力、肌痛、低热，脱发、皮肤出现斑疹、脓疱等症候。

（2）体征变化：斑疹、丘疹、斑丘疹、脓疱、鳞屑性斑块、肛周出现扁平湿疣、或环状斑块；浅表糜烂性黏膜斑。

（3）实验室及其他检查

1）暗视野显微镜检查：皮损部位，特别是肛周黏膜分泌物阳性。

2）梅毒血清试验：RPR 阳性，TPHA 阳性。

3）X线：骨、关节损害。

4）脑脊液检查：可见细胞和蛋白增多。

（4）病机概括：秽毒流于血脉，外泛肌肤，内侵藏府，伤及关窍。

（5）诊断：中医诊断：杨梅疮（秽毒内攻型）；西医诊断：梅毒（二期）。

（6）治疗

1）西医药治疗为主。

2）中药：龙胆泻肝丸、三妙丸、萆薢化毒汤等择方使用。

七、相关问题的讨论

（一）梅毒的传播途径

传播源主要是早期活动性梅毒和潜伏梅毒患者，传播途径有：

（1）性接触：这是最主要的途径。在感染梅毒后第一年内，患者具有很强的传染性。随着病期的延长，传染性越来越小。

（2）母婴传播：梅毒螺旋体可通过胎盘感染胎儿。一般认为，在妊娠前4个月，由于胎盘细胞滋养层的保护，胎儿不易受感染；4个月后由于细胞滋养层萎缩，梅毒螺旋体易透过胎盘。

（3）其他：在少数情况下，梅毒可通过输血或某些间接方式传播。

（二）梅毒的病程与分期

根据传染途径，分为后天梅毒（获得性梅毒）和先天梅毒（胎传梅毒）；根据不同病期，分为早期梅毒（一期和二期梅毒）和晚期梅毒（三期梅毒）；根据有无临床表现，可分为显发梅毒和潜伏梅毒（隐性梅毒）。

1. 后天梅毒

（1）早期梅毒：感染后病期在2年内，包括一期梅毒、二期梅毒、和早期潜伏梅毒。

（2）晚期梅毒：感染后病期超过2年，又称三期梅毒，包括晚期良性梅毒（皮肤黏膜、眼、骨等梅毒）、心血管梅毒、神经梅毒、内脏梅毒和晚期潜伏梅毒。

2. 先天梅毒

（1）早期先天梅毒：2岁以内发病，约2/3的病儿在出生后3~8周发病。

（2）晚期先天梅毒：多在5~8岁发病。

（三）梅毒治疗的注意事项

（1）诊断必须明确。越早期治疗效果越好。治疗剂量必须足够，疗程必须规则。传染源及其性伴须接受检查治疗。治疗前、治疗期间禁止性交。

（2）青霉素是所有类型梅毒的首选和最有效治疗药物，依从性好，没有出现耐药性；只有在青霉素过敏的情况下，才考虑使用其他抗生素。多西环素、红霉素作为替代治疗药物。

（3）吉海反应：又称疗后剧增反应，常发生于首剂抗梅毒药物治疗后数小时，并在24h内消退。全身反应呈流感样：发热、怕冷、全身不适、头痛、肌肉骨骼痛、恶心、心悸等。此反应常见于早期梅毒，反应时硬下疳可肿胀，二期梅毒疹可加重。在晚期梅毒中发生率虽不高，但反应较严重，特别是在心血管梅毒和神经梅毒患者中可危及生命。此反应还致孕妇早产或胎儿宫内窒息，应给予必要的医学监护和处理。预防方法：可从小剂量开始抗梅毒治疗，在治疗前给予短疗程泼尼松，每日20mg，分2次口服，持续3天。

（四）关于随访

梅毒经正规治疗后，应定期随访观察，包括全身体检和复查非梅毒螺旋体抗原血清试验滴度，以了解是否治愈或复发。

（杨素清　魏跃钢　郭　顺　闫景东　安月鹏）

附 方剂索引

一 画

蛎、僵蚕、升麻、柴胡、丹皮、石斛、栀子、玄参、夏枯草。

手拈散（《奇效良方》）延胡索、五灵脂、没药、草果。

开郁散（《外科秘录》）柴胡、当归、白芍、白芥子、白术、全蝎、郁金、茯苓、香附、天葵子、炙甘草。

丹栀逍遥散（《薛氏医案》）柴胡、当归、白芍、白术、茯苓、炙甘草、生姜、薄荷、丹皮、栀子。

六味地黄丸（《小儿药证直诀》）熟地、山萸肉、山药、丹皮、茯苓、泽泻。

六味地黄汤（《小儿药证直诀》）熟地黄、山茱萸、千山药、泽泻、茯苓、丹皮。

六神酊（经验方）六神丸、75%乙醇。

六君子汤（《世医得效方》）人参、白术、茯苓、炙甘草、陈皮、半夏。

六磨汤（《证治准绳》）沉香、木香、槟榔、乌药、枳实、大黄。

五子衍宗丸（《证治准绳》）枸杞子、菟丝子、车前子、五味子、覆盆子。

五味消毒饮（《医宗金鉴》）银花、野菊花、蒲公英、紫花地丁、紫背天葵。

五虎追风散（《晋南史全恩家传方》）蝉衣、南星、天麻、全蝎、僵蚕。

五苓散（《伤寒论》）猪苓、泽泻、白术、茯苓、桂枝。

五五丹（经验方）熟石膏、升丹。

五神汤（《外科真诠》）桃仁、红花、当归、生地黄、川芎、赤芍、牛膝、桔梗、柴胡、枳壳、甘草。

木萸散（经验方）木瓜、吴萸、防风、全蝎、蝉衣、天麻、僵蚕、胆南星、朱砂、雄黄、猪胆汁。

化坚二陈丸（《医宗金鉴》）陈皮、半夏、白茯苓、生甘草、川黄连、白僵蚕。

化积丸（《杂病源流犀烛》）三棱、莪术、阿魏、海浮石、香附、雄黄、槟榔、苏木、瓦楞子、五灵脂。

止痛如神汤（《医宗金鉴》）秦艽、桃仁、皂角刺、苍术、防风、黄柏、当归尾、泽泻、槟榔、熟大黄。

升麻鳖甲汤（《金匮要略》）升麻、鳖甲、当归、蜀椒、雄黄。

少腹逐瘀汤（《医林改错》）小茴香、干姜、延胡索、当归、川芎、官桂、赤芍、蒲黄、五灵脂。

化肝煎（《景岳全书》）青皮、陈皮、芍药、丹皮、栀子、泽泻、贝母。

乌蛇祛风汤（《朱仁康临床经验集》）乌蛇、蝉衣、荆芥、防风、羌活、白芷、黄连、黄芩、银花、连翘、甘草。

五　画

四海舒郁丸（《疡医大全》）青木香、陈皮、昆布、海带、海藻、海螵蛸、海蛤壳。

四君子汤（《太平惠民和剂局方》）人参、茯苓、白术（土炒）、甘草。

四物汤（《太平惠民和剂局方》）熟地、当归、白芍、川芎。

四逆汤（《伤寒论》）附子、干姜、炙甘草。

四逆加人参汤（《伤寒论》）附子、干姜、炙甘草、人参。

四妙勇安汤（《验方新编》）当归、玄参、银花、甘草。

四磨汤（《重订严氏济生方》）人参、槟榔、沉香、乌药。

四物消风饮（《医宗金鉴》）生地黄、当归、荆芥、防风、赤芍、川芎、白鲜皮、蝉蜕、薄荷、独活、柴胡、红枣。

龙胆泻肝汤（《古今医方集成》）龙胆草、栀子、黄芩、柴胡、生地黄、泽泻、当归、车前子、木通、甘草。

仙方活命饮（《医宗金鉴》）穿山甲、皂角刺、当归尾、甘草、金银花、赤芍、乳香、没药、天花粉、陈皮、防风、贝母、白芷。

仙方活命饮（《妇人良方》）穿山甲、皂角刺、当归尾、甘草、金银花、赤芍、乳香、没药、天花粉、陈皮、防风、贝母、白芷。

石韦散（《本事方》）车前子、瞿麦、石韦、冬葵子、滑石、榆白皮、木通、赤茯苓、赤芍。

左归丸（《景岳全书》）大怀熟地、山药、枸杞、山茱萸、川牛膝、菟丝子、鹿胶、龟胶。

左金丸（《丹溪心法》）黄连、吴茱萸

右归丸（《景岳全书》）熟地黄、附子（炮附片）、肉桂、山药、山茱萸（酒炙）、菟丝子、鹿角胶、枸杞子、当归、杜仲（盐炒）。

右归饮（《景岳全书》）熟地、山药（炒）、山茱萸、枸杞、甘草（炙）、杜仲（姜制）、肉桂、制附子。

生肌玉红膏（《外科正宗》）当归、白芷、白蜡、轻粉、甘草、紫草、血竭、麻油。

生肌散（《内外伤辨惑论》）制炉甘石、滴乳石、滑石、血珀、朱砂、冰片。

生脉散（《内外伤辨惑论》）人参、麦冬、五味子。

归脾汤（《济生方》）人参、白术、黄芪、当归、炙甘草、茯神、远志、枣仁、青木香、龙眼肉、生姜、大枣。

瓜蒌牛蒡汤（《医宗金鉴》）瓜蒌、牛蒡子、花粉、黄芩、陈皮、栀子、连翘、皂刺、银花、青皮、柴胡。

甘露饮（《局方》）天冬、麦冬、生地、熟地、枇杷叶、黄芩、枳壳、石斛、茵陈、甘草。

玉真散（《外科正宗》）生白附、防风、白芷、生南星、天麻、羌活。

白玉膏（经验方）尿浸石膏、制炉甘石、麻油、凡士林。

白降丹（《医宗金鉴》）朱砂、雄黄、水银、硼砂、火硝、食盐、白矾、皂矾。

玉露膏（经验方）凡士林、玉露散。

玉黄膏（《朱仁康临床经验集》）当归、白芷、姜黄、甘草、轻粉、冰片、蜂白蜡。

玉露散（经验方）芙蓉叶。

四黄散（经验方）黄连、黄柏、黄芩、大黄、乳香、没药。

四黄膏（经验方）四黄散、凡士林。

皮脂膏（（经验方）青黛、黄柏、煅石膏、烟膏、凡士林。

失笑散（《太平惠民和剂局方》）五灵脂、蒲黄。

半夏泻心汤（《伤寒杂病论》）半夏、干姜、黄芩、黄连、人参、甘草、大枣。

代抵当汤（《血证论》）莪术、山甲、红花、桃仁、丹皮、当归、牛膝、夜明砂。

六　画

肉苁蓉丸（《景岳全书》）肉苁蓉、菟丝子、山茱萸、白茯苓、熟地黄、人参、黄芪、防风、制附子、姜活、泽泻。

阳和解凝膏（《外科全生集》）鲜牛蒡子根叶梗、鲜白凤仙梗、川芎、川附、桂枝、大黄、当归、肉桂、草乌、地龙、僵蚕、赤芍、白芷、白蔹、白及、乳香、没药、续断、防风、荆芥、五灵脂、木香、香橼、陈皮、苏合油、麝香、菜油。

阳和汤（《外科证治全生集》）熟地、肉桂、麻黄、鹿角胶、白芥子、姜炭、生甘草。

血府逐瘀汤（《医林改错》）当归、生地、桃仁、红花、枳壳、赤芍、柴胡、甘草、桔梗、川芎、牛膝。

托里消毒散（《医宗金鉴》）人参、川芎、当归、白芍、白术、银花、茯苓、白芷、皂刺、桔梗、黄芪、甘草。

当归补血汤（《内外伤辨惑论》）黄芪、当归。

当归四逆汤（《伤寒论》）当归、桂枝、白芍、细辛、甘草、通草、大枣、生姜。

冲和膏（《外科正宗》）紫荆皮、独活、赤芍、白芷、石菖蒲。

红油膏（经验方）凡士林、九一丹、东丹。

红灵丹（经验方）雄黄、乳香、煅月石、青礞石、没药、冰片、火硝、朱砂、麝香。

地黄饮子（《宣明论》）生地、巴戟天、山茱萸、苁蓉、肉桂、附子、茯苓、远志、菖蒲、麦冬、五味子、石斛、薄荷、生姜、大枣。

地黄饮（《医宗金鉴》）生地黄、熟地黄、生何首乌、当归、丹皮、黑参、炒白蒺藜、炒僵蚕、红花、生甘草。

百合固金汤（《慎斋遗书》）百合、熟地、生地、当归、白芍、川贝、麦冬、桔梗、玄参、甘草。

红藤煎（经验方）红藤、地丁草、乳香、没药、连翘、大黄、玄胡、丹皮、甘草、银花。

当归饮子（《济生方》）当归、白芍、川芎、生地、白蒺藜、防风、荆芥穗、何首乌、黄芪、甘草。

安宫牛黄丸（《温病条辨》）牛黄、郁金、犀角、黄芩、黄连、栀子、雄黄、朱砂、冰片、麝香、珍珠粉、金箔为衣。

防风通圣散（《宣明论方》）防风、荆芥、连翘、麻黄、薄荷、川芎、当归、白芍、白术、山栀、大黄、芒硝、石膏、黄芩、桔梗、甘草、滑石。

　　导赤散（《小儿药证直诀》）木通、生地、生甘草、竹叶。

　　至宝丹（《和剂局方》）人参、朱砂、麝香、制南星、天竺黄、犀角、冰片、牛黄、琥珀、雄黄、玳瑁（原方无人参、天竺黄、制南星，有安息香、金箔、银箔）、蜂蜜。

　　交泰丸（《脾胃论》）干姜、巴豆霜、人参、肉桂、柴胡、小椒、白术、厚朴、酒煮苦楝、白茯苓、砂仁、川乌、知母、吴茱萸、黄连、皂角、紫菀。

　　全虫方（《赵炳南临床经验集》）全虫、皂刺、猪牙皂角、刺蒺藜、炒槐花、威灵仙、苦参、白鲜皮、黄柏。

　　羊蹄根散（《医宗金鉴》）羊蹄根、枯白矾。

　　如意金黄散（《外科正宗》）天花粉、黄柏、大黄、姜黄、白芷、厚朴、陈皮、苍术、天南星、甘草。

　　回阳玉龙膏（《外科正宗》）草乌、军姜、赤芍、白芷、南星、肉桂。

　　异功散（《小儿药证直诀》）人参、茯苓、白术、陈皮、甘草。

　　竹叶石膏汤（《伤寒论》）竹叶、石膏、人参、麦冬、半夏、甘草、粳米。

七　画

　　苍术泽泻丸（《洁古家珍》）苍术、泽泻、枳实、秦艽、地榆、皂角子。

　　芩部丹（《中草药资料选编》）黄芩、丹参、百部。

　　补阴益肾汤（《罗氏会约医镜》）熟地、山药、菟丝子、枣皮、五味子、杜仲、金樱子、续断、当归、枸杞。

　　补阳还五汤（《医林改错》）黄芪、当归、赤芍、地龙、川芎、桃仁、红花。

　　沙参麦冬汤（《温病条辨》）沙参、玉竹、生甘草、冬桑叶、天花粉、麦冬。

　　补中益气汤（《脾胃论》）人参、黄芪、白术、甘草、当归、陈皮、升麻、柴胡。

　　补养还五汤（《医林改错》）黄芪、当归尾、赤芍、地龙、川芎、红花、桃仁。

　　附桂八味丸（《崔氏方》）熟地、山药、山萸肉、丹皮、茯苓、泽泻、肉桂、附子。

　　更衣丸（《先醒斋医学广笔记》）朱砂、芦荟。

　　辛香酊（经验方）丁香、细辛、95％乙醇。

八　画

　　知柏地黄丸（《医宗金鉴》）熟地、山萸肉、山药、泽泻、茯苓、丹皮、知母、黄柏。

　　金匮肾气丸（《金匮要略》）茯苓、地黄、山药、山茱萸、丹皮、泽泻、肉桂、牛膝、车前子。

　　金黄散（《外科正宗》）大黄、黄柏、姜黄、白芷、南星、陈皮、苍术、厚朴、甘草、天花粉。

　　金黄膏（《医宗金鉴》）凡士林、金黄散调匀成膏。

　　金铃子散（《素问病机气宜保命集》）金铃子、玄胡。

　　乳增宁片（《新编中成药手册》）艾叶、淫羊藿、天冬、柴胡、川楝子。

　　参苓白术散（《太平惠民和剂局方》）人参、茯苓、白术、薏苡仁、砂仁、白扁豆、山药、莲子肉、甘草、桔梗。

　　参附汤（《圣济总录》）人参、附子、青黛。

　　苦参汤（《疡科心得集》）苦参、蛇床子、白芷、金银花、野菊花、黄柏、地肤子、菖蒲。

　　青蒿鳖甲汤（《汤头歌诀》）青蒿、鳖甲、生地黄、知母、丹皮。

　　青黛散（经验方）青黛、石膏、滑石、黄柏。

　　青黛膏（经验方）青黛散、凡士林调。

　　青吹口散（经验方）煅石膏、煅人中白、青黛、薄荷、黄柏、川连、煅月石、冰片。

　　苓桂术甘汤（《金匮要略》）茯苓、桂枝、白术、甘草。

　　炉甘石洗剂（经验方）炉甘石、氧化锌、石炭酸、甘油。

　　枇杷清肺饮（《医宗金鉴》）人参、枇杷叶、生甘草、黄连、桑白皮、黄柏。

　　泻白散（《小儿药证直诀》）地骨皮、桑白皮、甘草。

九　画

神功内托散（《外科正宗》）当归、白术、黄芪、人参、白芍、陈皮、茯苓、附子、山甲、木香、甘草、川芎、煨姜，大枣。

神效瓜蒌散（《外科大成》）瓜蒌、当归、甘草、乳香、没药。

前列腺汤（经验方）丹参、泽兰、桃仁、红花、赤勺、乳香、没药、王不留行、青皮、川楝子、小茴香、白芷、败酱草、蒲公英。

茵陈将军汤（《伤寒六书》）大黄、茵陈、山栀、甘草、厚朴、黄芩、枳实。

茵陈蒿汤（《伤寒论》）茵陈、栀子、大黄。

香砂六君子汤（《杏苑生春》）人参、白术、茯苓、甘草、陈皮、半夏、木香、砂仁。

香贝养荣汤（《医宗金鉴》）香附、贝母、白术、党参、茯苓、陈皮、川芎、熟地黄、当归、桔梗、甘草、生姜、大枣、白芍。

香砂养胃汤（《增补万病回春》）炒香附、砂仁、炒苍术、姜厚朴、陈皮、茯苓、人参、木香、白术、白豆蔻仁、甘草、生姜、大枣。

活血通脉汤（经验方）鸡血藤、生黄芪、蒲公英、赤芍、天葵子、花粉、地丁、乳香、没药。

活血祛风解毒汤（经验方）当归、川芎、红花、威灵仙、白芷、防风、僵蚕、七叶一枝花、半边莲、地丁。

活血止痛散（《赵炳南临床经验集》）土鳖虫、当归、乳香、自然铜、三七。

活血散瘀汤（《外科正宗》）当归尾、川芎、赤芍、苏木、丹皮、枳壳、栝蒌仁、桃仁、槟榔、大黄。

神应养真丹（《医宗金鉴》）当归、川芎、白芍、天麻、羌活、熟地、菟丝子、木瓜。

除湿胃苓汤（《医宗金鉴》）苍术、厚朴、陈皮、猪苓、泽泻、赤茯苓、白术、滑石、防风、山栀子、木通、肉桂、甘草、灯心草。

复方土槿皮酊（经验方）土槿皮酊、苯甲酸、水杨酸、酒精。

复方大柴胡汤（《医学资料选编》）柴胡、黄芩、枳壳、川楝子、大黄、玄胡、白芍、蒲公英、木香、丹参、甘草。

济川煎（《景岳全书》）当归、牛膝、肉苁蓉、泽泻、升麻、枳壳。

前列安栓（中成药）黄柏、虎杖、栀子、大黄、泽兰、毛冬青、吴茱萸、威灵仙、石菖蒲、荔枝核。

养阴清肺汤（《重楼玉钥》）生地、麦冬、生甘草、玄参、贝母、丹皮、薄荷、白芍。

疯油膏（经验方）轻粉、东丹、朱砂、麻油、黄蜡。

保和丸（《笔花医镜》）知母、贝母、天门冬、麦门冬、款花、天花粉、薏仁、五味子、粉草、兜铃、紫菀、百合、桔梗、阿胶、当归、地黄、紫苏、薄荷。

十　画

柴胡疏肝散（《医学统旨》）柴胡、陈皮、川芎、枳壳、芍药，香附、甘草。

柴胡清肝散（《医宗金鉴》）生地、白芍、川芎、柴胡、黄芩、山栀、当归、天花粉、防风、牛蒡子、连翘、甘草、麦冬、海藻、陈皮、贝母。

柴胡清肝汤（《医宗金鉴》）生地、当归、白芍、川芎、柴胡、黄芩、山栀、天花粉、防风、牛蒡子、连翘、甘草。

桃红四物汤（《医宗金鉴》）当归、生地、川芎、红花、赤芍药、桃仁。

桃花散（《先醒斋医学广笔记》）白石灰、大黄片。

逍遥散（《局方》）柴胡、白芍、当归、白术、茯苓、炙草、生姜、薄荷。

逍遥丸（《太平惠民和剂局方》）柴胡、白芍、当归、茯苓、白术、炙甘草、薄荷、生姜。

逍遥蒌贝散（经验方）柴胡、当归、白芍、茯苓、白术、瓜蒌、贝母、半夏、南星、生牡蛎、山慈菇。

透脓散（《外科正宗》）生黄芪、当归、穿山甲、皂角刺、川芎。

海藻玉壶汤（《医宗金鉴》）海藻、陈皮、贝母、连翘、昆布、半夏、青皮、独活、川芎、当归、甘草、海带。

海浮散（《疮疡经验全书》）乳香、没药。

益胃汤（《温病条辨》）沙参、麦冬、生地、玉竹、冰糖。

桂枝汤（《伤寒论》）桂枝、芍药、甘草、生姜、大枣。

桂枝麻黄各半汤（《伤寒论》）桂枝、芍药、生姜、炙甘草、麻黄、大枣、杏仁。

桂枝加当归汤（经验方）桂枝、白芍、甘草、生姜、大枣、当归。

桂麝散（《药蔹启秘》）麻黄、细辛、肉桂、牙皂、生半夏、丁香、南星、麝香、冰片。

凉血地黄汤（《外科大成》）细生地、当归尾、地榆、槐角、黄连、天花粉、生甘草、升麻、赤芍、枳壳、黄芩、荆芥。

凉血消风散：生石膏、生地、丹皮、赤芍、紫草、刺蒺藜、荆芥、防风、蝉蜕、甘草。

凉血活血汤（《中医症状鉴别诊断学》）槐花、紫草根、赤芍、白茅根、生地、丹参、鸡血藤。

润肠汤（《证治准绳》）当归、生地、麻仁、桃仁泥、甘草。

脏连丸（《证治准绳》）黄连、公猪大肠。

失笑散（《太平惠民和剂局方》）五灵脂、蒲黄。

通窍活血汤（《医林改错》）赤芍、川芎、桃仁、红花、生姜、红枣、老葱、麝香。

通经逐瘀汤（《医林改错》）桃仁、红花、赤芍、山甲、皂刺、连翘、地龙、柴胡、麝香。

消风散（《医宗金鉴》）荆芥、防风、当归、生地、苦参、苍术、蝉蜕、胡麻仁、牛蒡子、知母、石膏、木通、甘草。

消导承气汤（《新急腹症学》）生大黄、厚朴、枳壳、芒硝、白术、鸡内金、山楂、神曲、麦芽、莱菔子、陈皮、甘草。

真武汤（《伤寒论》）茯苓、芍药、生姜、白术、附子。

通腑汤（经验方）生大黄、芒硝、厚朴、枳壳、陈皮、半夏、木香、乌药、川楝子、当归、白芍、炒莱菔子。

桃仁承气汤（《伤寒论》）桃仁、生大黄、桂枝、炙甘草、芒硝。

消痞膏（《景岳全书》）三棱、莪术、穿山甲、土鳖虫、杏仁、水红花、萝卜子、透骨草、大黄、独头蒜、真阿魏、乳香、没药、麝香。

消风活血解毒汤（《喉科秘诀》）鲜生地、银花、葛根、防风、荆芥、升麻、连翘、枳实、归尾、赤芍、桔梗、山豆根、黄芩、栀子、苦参根。

十 一 画

旋复代赭石汤（《伤寒论》）旋复花、代赭石、人参、半夏、炙甘草、生姜、大枣。

清燥救肺汤（《医门法律》）桑叶、人参、石膏、甘草、胡麻仁、阿胶、麦冬、杏仁、枇杷叶。

银花甘草汤（《外科十法》）金银花、甘草。

萆薢渗湿汤（《疡科心得集》）萆薢、薏苡仁、黄柏、赤茯苓、牡丹皮、泽泻、滑石、通草。

萆薢分清饮（《杨氏家藏方》）益智仁、川萆薢、石菖蒲、乌药。

萆薢化毒汤（《疡科心得集》）萆薢、归尾、丹皮、牛膝、防己、木瓜、苡仁、秦艽。

黄连解毒汤（《外台秘要》）黄连、黄芩、黄柏、山栀。

黄连膏（《医宗金鉴》）黄连、当归、生地黄、姜黄、麻油、黄蜡、黄柏。

黄土汤（《金匮要略》）干地黄、甘草、白术、附子、阿胶、黄芩、灶心黄土。

麻仁丸（《伤寒论》）麻子仁、芍药、枳实、大黄、厚朴、杏仁。

清利通络汤（经验方）；金银花、蒲公英、地丁、鸡血藤、炮甲珠、车前子、生苡仁、茯苓、白花蛇舌草。

黄芪鳖甲汤（《医学入门》）人参、肉桂、苦桔梗、生干地黄、半夏、紫菀、知母、赤芍、黄芪、炙甘草、桑白皮、天门冬、鳖甲、秦艽、白茯苓、地骨皮、柴胡。

银翘散（《温病条辨》）金银花、连翘、桔梗、薄荷、牛蒡子、竹叶、荆芥、淡豆豉、生甘草、鲜芦根。

清凉膏（《赵炳南临床经验集》）当归、紫草、大黄粉、香油、黄蜡。

清营汤（《温病条辨》）犀角、生地、玄参、竹叶、银花、连翘、麦冬、丹参、黄连。

清瘟败毒饮（《疫疹一得》）石膏、生地、犀角、黄连、山栀、桔梗、黄芩、知母、赤芍、玄参、连翘、甘草、丹皮、竹叶。

清骨散（《证治准绳》）银柴胡、鳖甲、炙甘草、秦艽、青蒿、地骨皮、胡黄连、知母。

清胰汤（经验方）柴胡、白芍、生大黄、黄芩、胡黄连、延胡索、木香、芒硝。

清凉油乳剂（《医宗金鉴》）风化石灰、清水。

清金化痰汤（《医学统旨》）黄芩、栀子、桔梗、麦门冬、贝母、橘红、茯苓、桑皮、知母、瓜蒌仁、甘草。

黄芪建中汤（《金匮要略》）黄芪、白芍、桂枝、炙甘草、生姜、大枣、饴糖。

黄芪汤（《金匮翼》）黄芪、麻仁、白蜜、陈皮。

麻黄连翘赤小豆汤（《伤寒论》）麻黄、连翘、杏仁、赤小豆、大枣、桑白皮、生姜、甘草。

疏凿饮子（《济生方》）泽泻、赤小豆、商陆、羌活、大腹皮、椒目、木通、秦艽、槟榔、茯苓皮。

十 二 画

葱归溻肿汤（《医宗金鉴》）独活、白芷、当归、甘草、葱头。

黑退消（经验方）；生川乌、生草乌、生南星、生半夏、生磁石、公丁香、肉桂、制乳没、制松香、硇砂、冰片、麝香。

雄黄膏（经验方）雄黄、氧化锌、凡士林。

硫黄软膏（经验方）硫黄、凡士林。

黑豆馏油软膏（经验方）黑豆馏油、羊毛脂、凡士林。

紫雪丹（《和剂局方》）黄金、寒水石、石膏、滑石、磁石、升麻、玄参、甘草、犀角、羚羊角、沉香、丁香、朴硝、硝石、辰砂、青木香、麝香。

犀角地黄汤（《备急千金要方》）犀角屑、生地、丹皮、芍药。

普连软膏（《赵炳南临床经验集》）黄连粉、黄芩粉、凡士林。

痤疮洗剂（经验方）沉降硫黄、樟脑醋、西黄芪胶、石灰水。

温脾汤（《备急千金要方》）大黄、当归、干姜、附子、人参、芒硝、甘草。

滋阴除湿汤（《朱仁康临床经验集》）生地、元参、当归、丹参、茯苓、泽泻、白鲜皮、蛇床子。

紫草油（经验方）紫草、香油。

斑蝥酊（经验方）斑蝥、乙醇。

滋阴平肝潜阳汤（《杂病证治新义》）天麻、钩藤、决明、川牛膝、杜仲、益母草、桑寄生、夜交藤、朱茯神。

十三画及以上

槐角丸（《和剂局方》）槐角、炒枳壳、当归、黄芩、防风、地榆炭。

凿石丸（《湖南中医学院附二院方》）火硝、琥珀、海金沙、茯苓、泽泻、地龙、白芍、甘草梢、滑石、冬葵子、沉香、牛膝。

锡类散（经验方）西瓜霜料、硼砂、卤砂、生寒水石、珍珠粉、青黛、冰片、牛黄。

增液汤（《温病条辨》）玄参、生地、麦冬。

橘核丸（《济生方》）橘核、海藻、昆布、海带、川楝子、桃仁、厚朴、木通、枳实、延胡索、桂心、木香。

颠倒散（《医宗金鉴》）大黄、硫黄。

膈下逐瘀汤（《医林改错》）灵脂、当归、川芎、桃仁、丹皮、赤芍、乌药、玄胡索、甘草、香附、红花、枳壳。

撮风散（《直指小儿方》）蜈蚣、钩藤、僵蚕、血竭、麝香。

脾肾双补丸（《先醒斋医学广笔记》）人参、莲肉、菟丝子、五味子、山茱萸肉、怀山药、车前子、肉豆蔻、橘红、砂仁、巴戟天、补骨脂。

熨风散（《外科精义》）羌活 防风 白芷 当归 芍药 细辛 芫花 吴茱萸 官桂 连须赤皮葱。